新編
プログラム学習による
病態と処方解析

北海道大学大学院薬学研究院教授 　徳島文理大学薬学部教授 　近畿大学薬学部教授
　　井関　健　　　　　　　　　　岡野　善郎　　　　　　松山　賢治

編　集

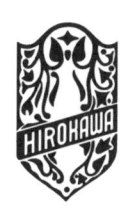

東京　廣川書店　発行

新編 プログラム学習による病態と処方解析

	平成25年3月20日 初版発行
編者 井関 健 岡野 善 松山 賢 郎 治	

発行所 株式会社 廣川書店

〒113-0033 東京都文京区本郷3丁目27番14号
電話 03(3815)3651 FAX 03(3815)3650

執筆者一覧（五十音順）

安倉　　央	マスカット薬局倉敷店薬局長
石田　志朗	徳島文理大学薬学部准教授
井関　　健	北海道大学大学院薬学研究院教授
江川　　孝	就実大学薬学部准教授
大鳥　　徹	近畿大学薬学部准教授
岡野　善郎	徳島文理大学薬学部教授
小野寺憲治	横浜薬科大学教授
小野　浩重	就実大学薬学部准教授
片岡　泰文	福岡大学薬学部教授
京谷庄二郎	徳島文理大学薬学部教授
小林　道也	北海道医療大学薬学部教授
重山　昌人	横浜薬科大学教授
柴田　隆司	就実大学薬学部教授
柴山　良彦	北海道大学大学院薬学研究院臨床薬学教育研究センター准教授
島田　憲一	就実大学薬学部講師
菅原　　満	北海道大学大学院薬学研究院教授
靍田　　聡	崇城大学薬学部教授
徳永　　仁	九州保健福祉大学薬学部准教授
平野　　剛	神戸大学医学部附属病院薬剤部　准教授・副薬剤部長
松山　賢治	近畿大学薬学部教授
森内　宏志	崇城大学薬学部准教授
山内　淳史	福岡大学薬学部准教授
山口　浩明	北海道大学大学院薬学研究院准教授
山田　武宏	北海道大学病院薬剤部　准教授・副部長

プログラム学習による処方解析学

――――― **執筆者一覧** （五十音順）（所属・肩書き執筆当時）―――――

石田　志朗	徳島文理大学薬学部
井関　　健	北海道大学大学院薬学研究科教授
稲垣　承二	藤田保健衛生大学病院薬剤部長
岩川　精吾	神戸薬科大学教授
内田　享弘	武庫川女子大学薬学部教授
江川　　孝	福岡大学薬学部
岡野　善郎	徳島文理大学薬学部教授
奥村　　学	宮崎大学医学部附属病院薬剤部副部長
小野　浩重	就実大学薬学部助教授
片岡　泰文	福岡大学薬学部教授
木津　純子	共立薬科大学教授
小林　大介	城西大学薬学部助教授
小林　道也	北海道医療大学薬学部助教授
駒田　富佐夫	城西大学薬学部助教授
上能　伊公雄	(株)エーエム・サポート紀北薬局
上能　由起	八尾徳洲会総合病院薬剤部
菅原　　満	北海道大学医学部附属病院薬剤部副部長・助教授
砂田　季彦	藤田保健衛生大学病院薬剤部
髙村　徳人	九州保健福祉大学薬学部教授
谷口　律子	岡山大学医学部附属病院薬剤部
徳永　　仁	九州保健福祉大学薬学部講師
徳山　尚吾	神戸学院大学薬学部教授
西方　真弓	武庫川女子大学薬学部講師
早勢　伸正	北海道薬科大学助教授
平井　正巳	九州保健福祉大学薬学部教授
平野　　剛	北海道大学大学院薬学研究科
牧野　和隆	就実大学薬学部教授
松原　和夫	旭川医科大学附属病院薬剤部教授
松山　賢治	武庫川女子大学薬学部教授
山内　淳史	福岡大学薬学部
山田　安彦	東京薬科大学薬学部教授
吉山　友二	共立薬科大学助教授

はじめに

　平成22年の国の通知〔平成22年医政発0430第1号〕で，薬剤師は「クスリの安全性確保の責任者」と認められ，それに伴う臨床行為，例えば喘息治療における薬物投与時の効果判定に呼吸音を聴診器で診る，降圧薬の効果を確認するために血圧を測る等，は適法との御墨付が出ました．そして，更に平成24年の診療報酬改定で一定範囲の臨床行為に保険点数が付くという流れになっています．

　このような中で，薬剤師は，医師が書いた処方箋から処方意図を察知して，患者の病態やバイタルサイン等と処方薬間の合理性を科学的に検証し，時に応じて疑義照会や副作用の予見などができる能力を要求されています．

　本書は，この新しい潮流に沿うべく，旧版である「プログラム学習による処方解析学」の実績をベースにして，時代に合うように最新のクスリを大幅に採用し，装いも新たに「新編　プログラム学習による　病態と処方解析」として発刊することとなりました．

　薬学生が大学で学ぶ最も臨床に近い科目が，薬理学，薬剤学ですが，5年次に病院実習へ行った薬学生が戸惑うことは大学で学んだことと臨床実習との間にあるギャップです．薬剤師教育において，今，最も望まれているものは，臨床と基礎薬学を架橋（ブリッジング）する本の存在だと思います．本書の特徴は，実習中の薬学生が病院や薬局で感じた疑問をピックアップして各章末に取り上げ，Q＆A形式で問題点をフィードバックするプログラム学習方式を採用しています．具体例をあげてみますと，「Q：シスプラチンは生理食塩液に溶解しなければならないのに，オキサリプラチンは生理食塩液でなく5％の糖液に溶かすのは何故ですか？」との問いに対して，「A：シスプラチンを生理食塩液に溶かせば，高いクロルイオン強度により白金に結合しているクロルの脱離，アクアフォーム形成防止にはたらき安定化しますが，オキサリプラチンの場合，クロルイオンが白金に置換し，極性基であるオキサレート基が離脱するからです．」という答えに添えて，それぞれの抗がん薬の化学変化を図示しながら解答しています．「シスプラチンは生理食塩液に溶解して，オキサリプラチンは5％糖液に溶解するもの！」と記述した従来の暗記式に比べて，立体的かつ科学的に理解でき，正しい知識が頭に刻まれます．

　前述したように，本書は臨床と薬理学，薬剤学のギャップを埋めるということが大きなコンセプトです．例えば，不整脈の分野で，今ではシシリアン・ギャンビット分類を掲載するのは常識となっていますが，それでは実際に臨床でどう使いこなすのかということにはどの本も答えていません．同分類でSlow kinetic drugに該当するエンカイニド，フレカイニドはナトリウムチャネルからの離脱が遅いから，心不全のヒトでは却って症状を悪化するので使用してはいけないということを図示しながら説明しました．

　また，抗不整脈薬は各種カリウムチャネル阻害作用により有効不応期を延長してリエントリーを解消しますが，例えばIKATP（ATP依存性カリウムチャネル阻害作用）を有するシベンゾリンは糖尿病患者では低血糖を惹起します．それは，心筋でのATP依存性カリウムチャネル阻害作用

が膵臓のβ細胞にも影響して経口糖尿病薬と同様のメカニズムでインスリンを遊離するから低血糖を起こすのです．この因果関係も，経口糖尿病薬とβ細胞の関係図を用いながら納得がいくように記述してあります．このような知識があれば，経口糖尿病薬を服用している糖尿病患者に抗不整脈薬が処方された場合，シベンゾリンなどの抗不整脈薬が処方されていたら，IKATP作用のない他の代替薬を見つけ，意義のある処方支援を行うことができます．つまり，暗記でない真の薬物療法は，この薬ではダメですという根拠を示すことができるとともに，代替薬の提示も行えるということなのです．ここまで来れば，6年制を出た薬剤師としては合格です．

　本書は，薬学生の教科書として書かれていますが，現職の薬剤師にも最適の本です．我々はこの本を編集している中で，「今まで，こんな本が欲しかった！」，「この本で癌専門薬剤師の勉強をしよう！」という読者の声が聞こえてきそうです．そしてそれは我々の，こんな本を出したかったという想いと協奏しているのです．

　今まで，丸暗記していた臨床的な事項を，科学的（論理的）に思考し，臨床における問題点と関連付けられることも，これからの薬剤師には必須事項です．因みに，イギリスの田舎では，薬局を"Chemist"と書いた看板を散見します．これは，以前から薬剤師は科学者として認識されていた証左であり，これからの医療現場における薬剤師の基本的存在意義を暗示しているものと考えます．医師や看護師と同じ目線で薬を考える旧弊から脱して，新しい薬剤師になってほしいと思います．

　最後に，本書の刊行を訴え，我々に執筆の筆を取らせて下さった廣川書店の廣川節男会長ならびに廣川典子常務，それから編集スタッフの皆さんに深く感謝申し上げます．

　本書が，薬学生のみならず薬剤師の方々の科学的薬物療法推進に少しでも役立てば我々の望外の喜びです．

2013年2月

井関　健
岡野　善郎
松山　賢治

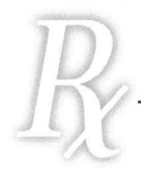

目次

1. 悪性腫瘍 ……………………………………………………………… *1*

- 1.1 悪性腫瘍の概論　1
- 1.2 急性骨髄性白血病　7
- 1.3 急性リンパ性白血病　12
- 1.4 慢性白血病　15
- 1.5 悪性リンパ腫　19
- 1.6 多発性骨髄腫　24
- 1.7 肺癌　28
- 1.8 大腸癌　33
- 1.9 胃癌　44
- 1.10 乳癌　47
- 1.11 膵癌　54
- 1.12 肝癌　56
- 1.13 胃癌　59
- 1.14 膀胱癌　61
- 1.15 前立腺癌　63
- 1.16 子宮頸癌，子宮体癌　65
- 1.17 卵巣癌　66
- 1.18 食道癌　68
- 1.19 支持療法　69
- 1.20 緩和療法　78

2. 骨・関節疾患 ……………………………………………………… *87*

- 2.1 骨粗鬆症　87
- 2.2 骨軟化症　95
- 2.3 関節リウマチ　97
- 2.4 変形性関節症　106

3. 免疫疾患 ………………………………………………………………… *109*

    3.1   アトピー性皮膚炎　109
    3.2   アレルギー性鼻炎　114
    3.3   アレルギー性結膜炎　119
    3.4   ショック（アナフィラキシー・心原性・エンドトキシンなど）　121
    3.5   免疫疾患（腎移植）　127
    3.6   全身性エリテマトーデス　132
    3.7   後天性免疫不全症候群（AIDS）　137

4. 心臓・血管系疾患 ……………………………………………………… *147*

    4.1   心不全　147
    4.2   不整脈　156
    4.3   狭心症　167
    4.4   心筋梗塞　177
    4.5   高血圧　183
    4.6   低血圧　191

5. 腎・泌尿生殖器疾患 …………………………………………………… *193*

    5.1   糸球体腎炎（急性・慢性）　193
        （1）急性糸球体腎炎　195
        （2）慢性糸球体腎炎　196
    5.2   腎不全（急性・慢性）　200
        （1）急性腎不全　202
        （2）慢性腎不全　205
    5.3   ネフローゼ症候群　211
    5.4   前立腺肥大　218
    5.5   尿路感染症　223
        （1）急性単純性膀胱炎　225
        （2）急性単純性腎盂腎炎　226
        （3）複雑性尿路感染症　227

6. 呼吸器疾患 ……………………………………………………………… *229*

    6.1   急性気管支炎　229
    6.2   肺　炎　233

- 6.3 気管支喘息/慢性閉塞性肺疾患（慢性気管支炎・肺気腫） 240
  - （1）気管支喘息 240
  - （2）慢性閉塞性肺疾患（慢性気管支炎・肺気腫） 250
- 6.4 肺結核 257

7. 消化器疾患 ……………………………………………………… *263*

- 7.1 急性胃炎・慢性胃炎 263
- 7.2 消化性潰瘍 268
- 7.3 胃食道逆流症（GERD） 277
- 7.4 肝炎 280
  - （1）急性肝炎 280
  - （2）慢性肝炎 283
  - （3）肝硬変 290
- 7.5 膵炎 295
  - （1）急性膵炎 295
  - （2）慢性膵炎 299
- 7.6 便秘・下痢 302
  - （1）便秘 302
  - （2）下痢 303
- 7.7 腸炎 305
  - （1）潰瘍性大腸炎 305
  - （2）過敏性腸症候群 309
  - （3）クローン病 312
- 7.8 痔疾患 315

8. 血液および造血器疾患 ……………………………………………… *317*

- 8.1 鉄欠乏性貧血 317
- 8.2 再生不良性貧血 321
- 8.3 自己免疫性溶血性貧血 327
- 8.4 悪性貧血 331
- 8.5 特発性血小板減少性紫斑病 334
- 8.6 血友病 337
- 8.7 播種性血管内凝固症候群（DIC） 343
- 8.8 血栓・塞栓症 349
  - （1）脳塞栓 350
  - （2）肺血栓塞栓症（PTE）/深部静脈血栓症（DVT） 359

9. 感覚器疾患 ………………………………………………………………… *365*

 9.1 緑内障 365
 9.2 めまい（眩暈） 371

10. 内分泌・代謝疾患 ……………………………………………………… *375*

 10.1 糖尿病 375
 10.2 甲状腺機能亢進症・甲状腺機能低下症 392
  （1）甲状腺機能亢進症 392
  （2）甲状腺機能低下症 394
 10.3 脂質異常症・動脈硬化症 397
  （1）脂質異常症（高脂血症） 397
  （2）動脈硬化症 399
 10.4 高尿酸血症 404

11. 感染症 …………………………………………………………………… *411*

 11.1 細菌感染症 411
  （1）MRSA 感染症 411
  （2）日和見感染症：セラチア感染症 421
 11.2 ウイルス感染症 425
  （1）インフルエンザ 426
  （2）単純ヘルペス 430
  （3）水痘・帯状疱疹ウイルス感染症 434
  （4）サイトメガロウイルス感染症 437
  （5）HIV 感染症 439
  （6）SARS：Severe Acute Respiratory Syndrome（重症急性呼吸器症候群） 440
  （7）ノロウイルス 440
 11.3 真菌感染症 441
  （1）皮膚真菌症（白癬） 442
  （2）カンジダ症 444
  （3）アスペルギルス症 447
  （4）肺クリプトコッカス症 450
  （5）ニューモシスチス肺炎（*Pneumocystis* pneumonia；PCP） 451
 11.4 寄生虫・原虫感染症 455
  （1）赤痢アメーバ 455
  （2）マラリア 456

12. 精神・神経障害 *459*

 12.1 不安障害 459
 12.2 うつ病・躁病 465
 12.3 統合失調症 472
 12.4 てんかん 480
 12.5 パーキンソン病/パーキンソン症候群 493
 12.6 認知症 501
  （1）認知機能障害（中核症状） 501
  （2）精神症状（周辺症状　BPSD） 503

索引 *511*

Chapter 1

悪性腫瘍

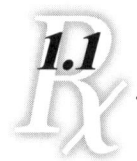

1.1 悪性腫瘍の概論

病態の概要

　腫瘍（tumor）のなかで良性腫瘍（benign tumor）に対し，治療しなければ死に至る腫瘍を悪性腫瘍（malignant tumor）とおおまかに分類するが，悪性腫瘍はその細胞の性質から大きく2つに分けられる．上皮性細胞由来の悪性腫瘍を癌腫（carcinoma），上皮由来でない（非上皮）細胞から発生する悪性腫瘍を肉腫（sarcoma）と分類している．一般的に癌は癌腫のことを指し，悪性腫瘍を総称してひらがなで「がん」と表現されている．代表的な癌腫として腺組織から発生する腺癌（adenocarcinoma）があり，代表的なものに胃癌，大腸癌，乳癌，肺癌がある．扁平上皮組織から発生する扁平上皮癌（squamous cell carcinoma）には，食道癌，子宮頸癌，扁平上皮肺癌があり，これらの癌腫には，一般的に放射線療法が奏効する．また，移行上皮組織から発生する移行上皮癌（transitional cell carcinoma）の代表的な癌腫には膀胱癌が該当する．一方，肉腫は筋肉，骨，結合組織などから発生する悪性腫瘍であり，骨肉腫（osteosarcoma），脂肪肉腫（liposarcoma）などがある．また，癌腫にも肉腫にも分類できない悪性腫瘍として，白血病，多発性骨髄腫，メラノーマなどがある．悪性腫瘍の分類の例として胃に発生する代表的な悪性腫瘍について図2に示した．がん細胞は細胞周期回転が速く，正常細胞は遅い．抗がん薬は，細胞周期回転速度の速い細胞に多くのより大きな影響を及ぼすが，正常細胞の中で骨髄細胞，口腔粘膜細胞，毛根細胞（毛母細胞）ならびに腸管上皮細胞は細胞周期の回転速度が速いので，それぞれ抗がん薬により，骨髄抑制，口内炎，脱毛，下痢を惹起する．

　進行がんに対する化学療法は大きく分けて治癒が期待できる化学療法と治癒が見込めない化学療法に大別される．治癒が見込める腫瘍（造血器悪性腫瘍など）には治療強度の高い化学療法が

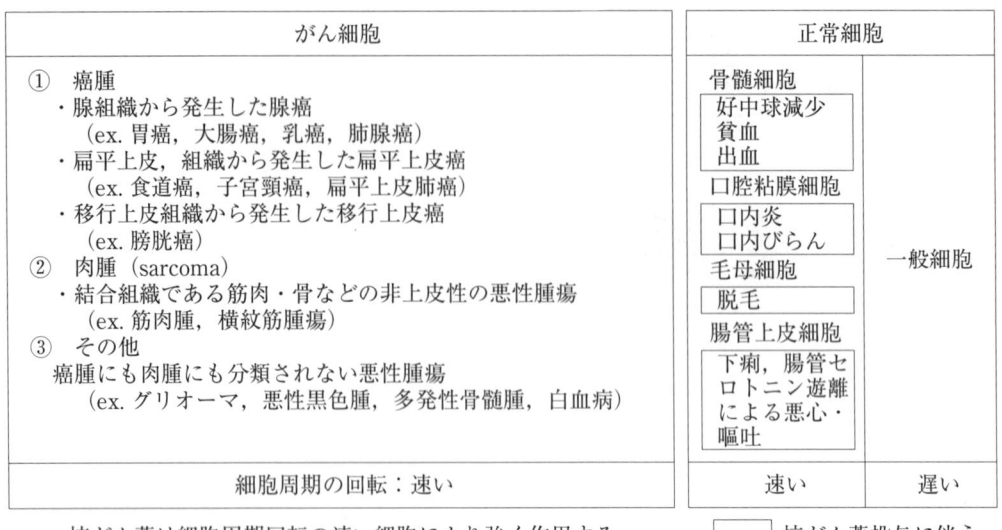

がん細胞	正常細胞	
① 癌腫 ・腺組織から発生した腺癌 　（ex. 胃癌，大腸癌，乳癌，肺腺癌） ・扁平上皮，組織から発生した扁平上皮癌 　（ex. 食道癌，子宮頸癌，扁平上皮肺癌） ・移行上皮組織から発生した移行上皮癌 　（ex. 膀胱癌） ② 肉腫（sarcoma） ・結合組織である筋肉・骨などの非上皮性の悪性腫瘍 　（ex. 筋肉腫，横紋筋腫瘍） ③ その他 　癌腫にも肉腫にも分類されない悪性腫瘍 　（ex. グリオーマ，悪性黒色腫，多発性骨髄腫，白血病）	骨髄細胞 　好中球減少 　貧血 　出血 口腔粘膜細胞 　口内炎 　口内びらん 毛母細胞 　脱毛 腸管上皮細胞 　下痢，腸管セロトニン遊離による悪心・嘔吐	一般細胞
細胞周期の回転：速い	速い	遅い
抗がん薬は細胞周期回転の速い細胞により強く作用する	□ 抗がん薬投与に伴う副作用	

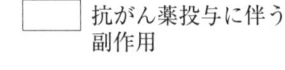

図1　がん細胞と正常細胞

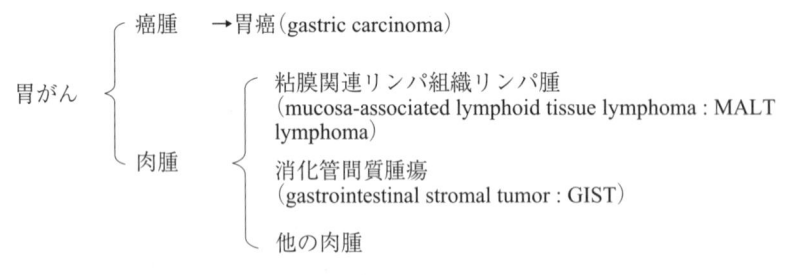

胃がん ┬ 癌腫 → 胃癌（gastric carcinoma）
　　　└ 肉腫 ┬ 粘膜関連リンパ組織リンパ腫
　　　　　　 │　（mucosa-associated lymphoid tissue lymphoma：MALT lymphoma）
　　　　　　 ├ 消化管間質腫瘍
　　　　　　 │　（gastrointestinal stromal tumor：GIST）
　　　　　　 └ 他の肉腫

図2　胃に発生する代表的な悪性腫瘍

行われる．その他の化学療法により治癒が見込めない多くのがんは生存期間の延長，症状の緩和，QOLの向上を目的として化学療法を行う．固形がんに対する化学療法には切除不能な癌に対する化学療法と術後補助化学療法（adjuvant chemotherapy），術前化学療法（neoadjuvant chemotherapy）がある．術後補助化学療法は原発病巣を外科的切除などで根治的に除去された後に，再発のリスクが高いと予想される患者群に対して行われる化学療法である．術前化学療法は外科的切除や放射線照射前に行う化学療法で，早期の治療開始による治療成績の向上，腫瘍の縮小による手術の縮小，乳癌では正常組織の機能温存などが期待できるが，薬物療法が無効であった場合，病状が進行するリスクなどを伴う．

　がん化学療法において複数の薬剤の併用療法は，それぞれ単独に用いるより効果と延命の面ではより効果的であることが多く，薬剤耐性細胞の出現を防止する面からも効果があると考えられている．また，細胞周期特異的な薬剤と非特異的な薬剤を組み合わせて投与する併用化学療法が行われることがある．細胞周期に非特異的な薬剤を投与すると細胞をより活発に分裂する状態へ導くので，細胞周期特異的な薬剤への感受性を上昇させると考えられている．

　DNAを傷害する抗がん薬と放射線による治療は，がん細胞が遺伝的に不安定であり細胞周期の

チェックポイント応答あるいは DNA の修復機能が欠損していることを利用している．細胞周期は精密にコントロールされていて，生化学的なスイッチ機構を有している．まず，オンかオフかどちらか一つであり，一度オンになると後戻りはできない．細胞周期を正常に回転させるために三つのチェックポイントが存在する（図 3）．まず，G_1 期の終わりに置かれた開始点，2 番目に G_2/M 期チェックポイント，第 3 に中期-後期遷移である．それぞれのチェックポイントにおいて細胞の内外の状態をチェックし，問題がある場合，正常細胞は細胞周期の進行を停止し，遺伝子損傷を修復させ，あるいはアポトーシスを誘導する．多くの抗がん薬と放射線がある種のがん細胞を選択的に殺すのは，がん細胞が DNA を損傷すると生き残る能力を大きく失っているためである．多くのがん細胞では，チェックポイント応答に欠損があるので，遺伝子損傷を修復させないまま分裂を続けて深刻な遺伝子損傷を起こして細胞が死滅する．

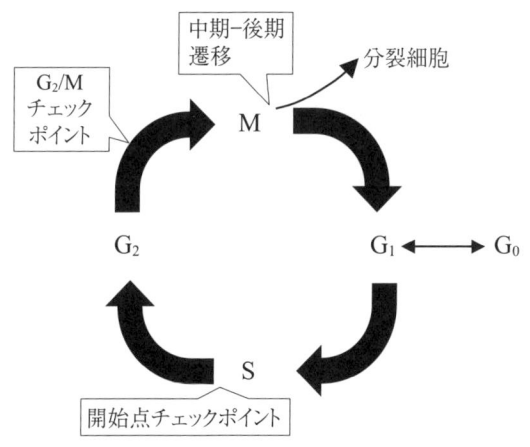

図 3　細胞周期と細胞回転チェックポイント

キーワード

癌腫　　肉腫　　細胞周期特異性　　最大耐用量

Q & A

Q 抗がん薬の効果は細胞周期と密接に関連していると聞きますが，細胞周期と抗がん薬の効果について教えてください．

A 殺細胞性の抗がん薬は大きく分けて細胞周期特異的な薬剤と非特異的な薬剤に分類されます．細胞周期特異的な薬剤（例：フッ化ピリミジン系代謝拮抗薬は S 期特異的である）は投与した時に感受性のある細胞のみ死滅させるので，1 回あたりの投与量を増加してもより多くの細胞を死滅させることはできません．細胞周期特異的な薬剤の場合，1 回あたりの投与量を増やすのではなく，投与時間を延ばすか，反復投与により効果を上げ

ることができます．例えばS期特異的であるシタラビンは12時間おきに反復投与することでより大きな効果が得られるので，急性白血病では12時間おきに投与します．一方，細胞周期非特異的な薬剤（アルキル化薬や白金製剤など）はほとんどの細胞周期の細胞に効果を示すので，1回あたりの投与量と殺細胞効果が相関します．そのため，アルキル化薬や白金製剤などでは1回あたりの投与量を増やした投与法が多くのレジメンで採用されています．

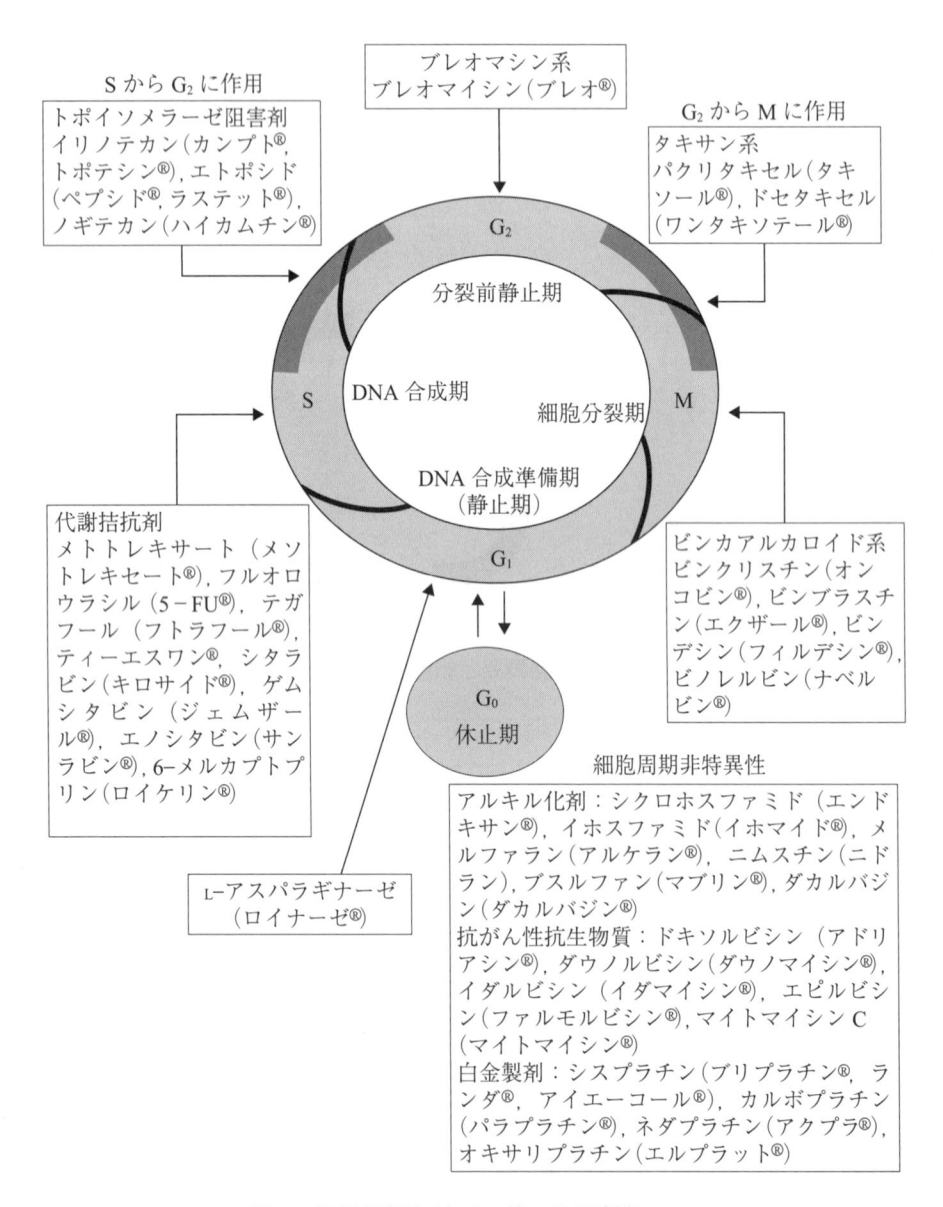

SからG₂に作用
トポイソメラーゼ阻害剤
イリノテカン（カンプト®，トポテシン®），エトポシド（ペプシド®，ラステット®），ノギテカン（ハイカムチン®）

ブレオマシン系
ブレオマイシン（ブレオ®）

G₂からMに作用
タキサン系
パクリタキセル（タキソール®），ドセタキセル（ワンタキソテール®）

代謝拮抗剤
メトトレキサート（メソトレキセート®），フルオロウラシル（5-FU®），テガフール（フトラフール®），ティーエスワン®，シタラビン（キロサイド®），ゲムシタビン（ジェムザール®），エノシタビン（サンラビン®），6-メルカプトプリン（ロイケリン®）

ビンカアルカロイド系
ビンクリスチン（オンコビン®），ビンブラスチン（エクザール®），ビンデシン（フィルデシン®），ビノレルビン（ナベルビン®）

L-アスパラギナーゼ（ロイナーゼ®）

細胞周期非特異性
アルキル化剤：シクロホスファミド（エンドキサン®），イホスファミド（イホマイド®），メルファラン（アルケラン®），ニムスチン（ニドラン），ブスルファン（マブリン®），ダカルバジン（ダカルバジン®）
抗がん性抗生物質：ドキソルビシン（アドリアシン®），ダウノルビシン（ダウノマイシン®），イダルビシン（イダマイシン®），エピルビシン（ファルモルビシン®），マイトマイシンC（マイトマイシン®）
白金製剤：シスプラチン（ブリプラチン®，ランダ®，アイエーコール®），カルボプラチン（パラプラチン®），ネダプラチン（アクプラ®），オキサリプラチン（エルプラット®）

（細胞周期図：G₂ 分裂前静止期，S DNA合成期，M 細胞分裂期，G₁ DNA合成準備期（静止期），G₀ 休止期）

図4 細胞周期と抗がん薬の作用部位
（古河洋，松山賢治監修（2004）外来がん化学療法Q&A, p.23, じほうより抜粋）

Q 抗がん薬の投与量設定は体表面積を用いて計算すると聞きますが，その計算方法について教えてください．

A 一般に薬剤は体重あたりの用量が設定されているが，多くの抗がん薬で体表面積あたりの投与量設定がなされています．その理由にはいくつかあり，腎機能，肝機能，基礎代謝量などが体重よりも体表面積に相関していることが示唆されています．抗がん薬を投与する際にはこれらの要因が効果・副作用に相関するので体表面積当たりの投与量が設定されています．また，前臨床試験を経てヒトでの臨床試験により投与可能な最高用量，最大耐用量（maximum tolerated dose：MTD）が調べられますが，薬の候補を初めてヒトへ投与する場合，最も重要なことは安全性であり，薬の特性上，有効用量で毒性を生じる抗がん薬は極めて用量設定の難しい薬剤です．前臨床試験での致死濃度等を考慮してヒトでの投与量を外挿しますが，体重あたりの投与量では種差が大きいが体表面積あたりでは類似していること，骨髄抑制の生じる用量レベルは体表面積補正により予測可能であることが知られており，多くの殺細胞性抗がん薬の臨床試験では体表面積あたりの用量設定が採用されています．一つ例外としてカルボプラチンは腎機能を指標として投与量が設定されています．一方，ほとんどの分子標的薬の MTD は有効用量よりも高用量であり，有効性を示す用量で用量設定がなされています（図5）．

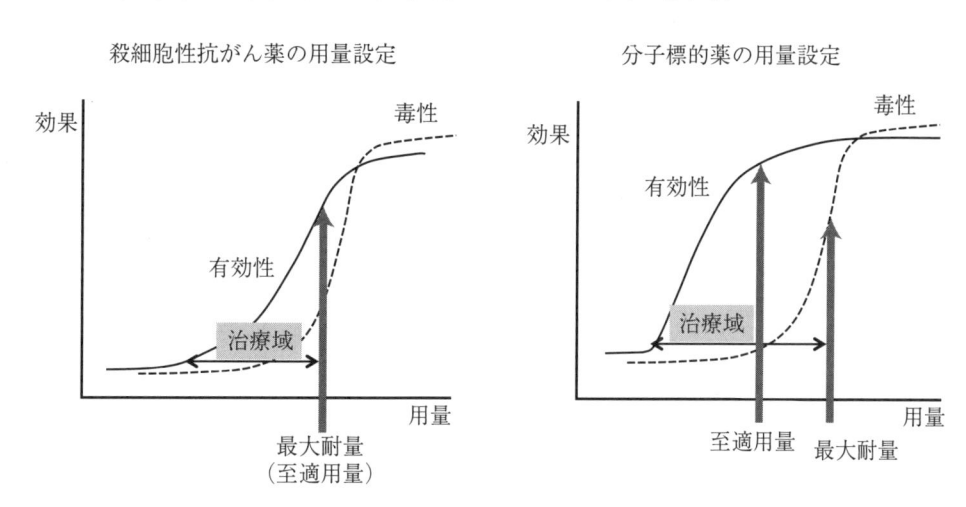

図5 投与量と効果，毒性の関係

体表面積を実測することは困難なため，身長，体重から計算できる DuBois 式（体表面積＝体重（kg）$^{0.425}$ × 身長（cm）$^{0.725}$ × 0.007184）または藤本式が主に用いられています．どちらの式を用いて体表面積を計算しても問題ないですが，投与量設定の根拠となる臨床研究のほとんどは国際共同研究で行われた試験であり，それらの臨床試験では DuBois 式により計算しているので同式を用いて体表面積を計算することが多いです．

Q 抗がん薬の治療域は狭いと聞きますが，薬物血中濃度測定（TDM）は有用ではないのでしょうか．

A 投与された薬物は血流によって標的部位に運ばれ，薬物の効果は作用部位での濃度と薬力学的な関係により規定されます．通常，作用部位での薬物濃度を測定することは困難ですが，作用部位への薬物の組織移行，血流速度が十分に大きい場合は，作用部位での濃度と血中濃度が相関すると考えられ，そのような薬物の場合，TDM は治療効果の評価の指標として応用可能です（図6）．抗がん薬は治療域が狭く，治療の個別化に TDM の応用が期待されていますが，実際にはメトトレキサートが重篤な副作用発現の防止のために応用されているのみです．

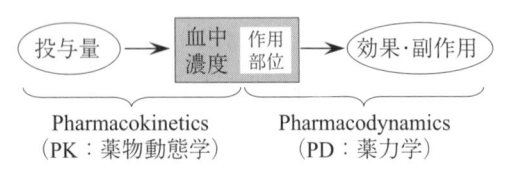

図6 薬物動態学と薬力学

がん化学療法において，特に癌腫の多くを占める固形がんにおいて TDM による治療の個別化には多くの問題が存在します．固形がんでは腫瘍の増大による虚血，あるいは新生血管の影響（新生血管の特性については，卵巣癌の項目，EPR 効果も参照），腫瘍の病理学的特性，腫瘍の形態，転移部位の違い，薬剤耐性獲得など病態や腫瘍の悪性度などの個人差が大きく，薬力学的・薬物動態学的特性は極めて複雑で個人差が大きいです．

従来の殺細胞性抗がん薬の場合，一般的に MTD もしくは MTD に近い値で用量・用法が設定してありますので，減量することはあっても増量することはありません．実際に多くの抗がん薬の増量基準は知られていません．一方，腎・肝機能低下時の減量基準がいくつかの抗がん薬で示されています．一般的に分子標的薬の治療域は殺細胞性抗がん薬よりも広く，増量できる可能性がありますが，慢性骨髄性白血病に用いるいくつかのチロシンキナーゼ阻害薬においては高い奏効率，高い忍容性があり，TDM が用量設定に有効であることを示唆する報告があります．

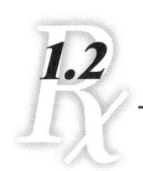

1.2 急性骨髄性白血病

病態の概要

　白血病は造血細胞の悪性腫瘍である．骨髄において造血幹細胞が腫瘍化し白血病は発生する．骨髄系幹細胞/前駆細胞が腫瘍化したものが骨髄性白血病，リンパ球系幹細胞/前駆細胞が腫瘍化したものがリンパ性白血病である（図1）．幹細胞が分化・成熟し本来の機能を果たす血球細胞として造られるが，一定の段階で分化が停止し，未分化の細胞が増殖する代表的な病態が急性白血病である．一方，慢性白血病では一定の分化能力を保持しているため，未成熟の前駆細胞に加えて成熟した血球も観察される．急性白血病では未分化の芽球が増殖し，骨髄での正常造血を抑制す

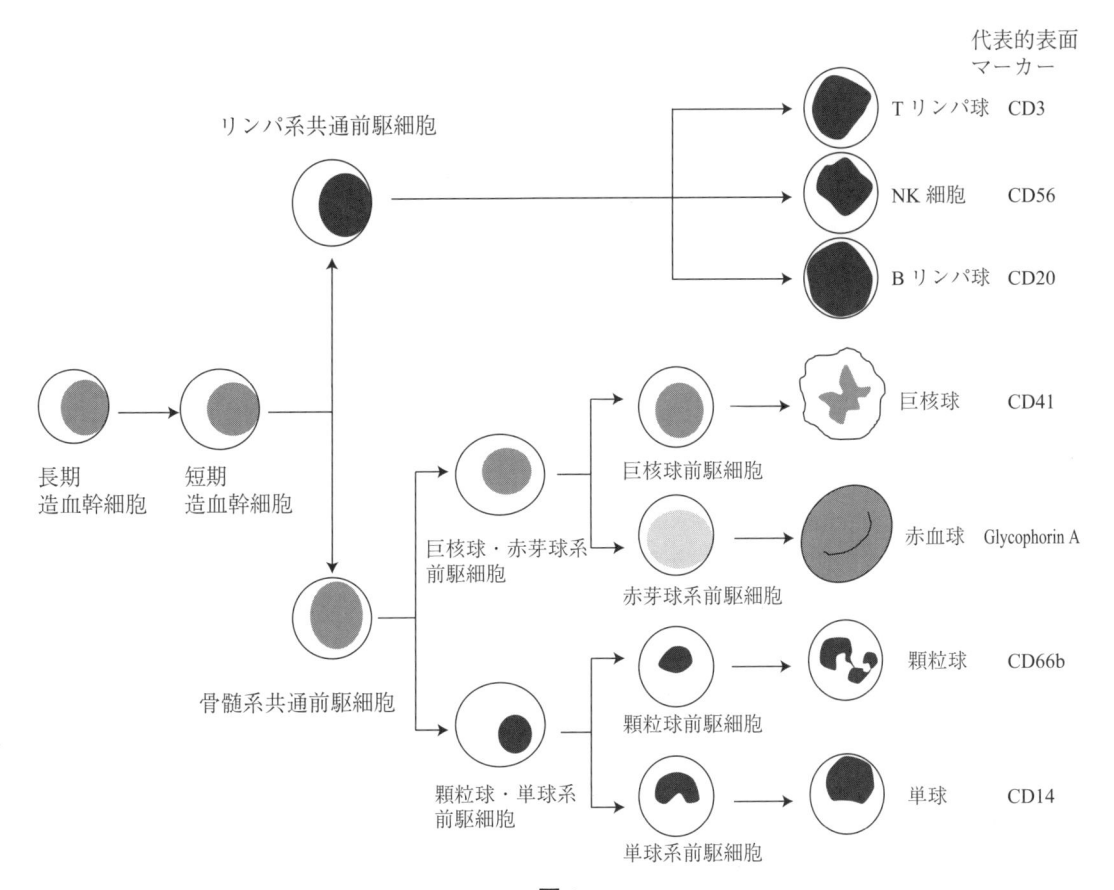

図1

るとともに末梢血にも出現して各種臓器に浸潤する．このため正常な赤血球，血小板などが欠乏し，治療しない場合，出血や感染などによって死に至らしめる．

急性骨髄性白血病（acute myeloid leukemia ： AML）は芽球が骨髄系分化を示す白血病の総称である．白血病の国際的な分類としてFAB（French/American/British）分類が広く用いられてきたが，遺伝子変異の基準を取り入れたWHO分類が用いられるようになった．AMLは成人の白血病で最も一般的な病態であり，AMLの約2/3の患者では未分化の白血病芽球が末梢血に増加して白血球増多が認められるが，1/3の患者では末梢血に白血病芽球が出現しないために白血球数は減少する．自然に発症する白血病の原因は不明であるが，遺伝子異常や染色体異常が見出される事実から，遺伝子に変異を及ぼす変異原物質や放射線などの環境要因に加え，遺伝的素因も考えられている．AML細胞は肝臓や脾臓などに浸潤し，再発時には中枢神経系に転移することが多い．自覚症状には全身倦怠感，易疲労感，貧血症状，発熱，皮下出血，粘膜出血などを生じ，好中球減少に伴う感染症も起こしやすい．

急性前骨髄球性白血病（acute promyelocytic leukemia ： APL）はAMLの一つの病態であり，AMLの約15％に認められる（欧米では10％以下）．15番目の染色体にあるPML遺伝子と17番目の染色体にあるα遺伝子（RAR-α）の転座が生じて形成される *PML-RARα* という異常な遺伝子が原因遺伝子である．前骨髄球細胞から血液凝固の外因系を活性化する組織因子（TF）が分泌されるので高頻度に播種性血管内凝固症候群（disseminated intravascular coagulation ： DIC）を生じ，多くの症例で出血傾向が認められる．

キーワード

骨髄系幹細胞　　骨髄芽球　　寛解　　*PML-RARα* 融合遺伝子　　相互転座　　分化誘導療法
レチノイン酸症候群　　total cell kill　　がん幹細胞　　log kill 仮説　　治療強度

治療方針

急性骨髄性白血病の治療は寛解導入療法と寛解後療法に大別され，急性骨髄性白血病の一つの病態である急性前骨髄性白血病に使う薬剤は異なっている．急性白血病発症時，体内には2～3 kg（10^{12}～10^{13}個）の白血病細胞が存在する．寛解導入療法により白血病細胞を減少させて骨髄の芽球が5％以下になれば正常な造血機能が回復し末梢血が正常化する．この状態を完全寛解（complete remission）という．標準的な寛解導入療法はシタラビンとイダルビシンの併用化学療法である．完全寛解が得られても体内には10^8～10^9個の白血病細胞が残存しており，放置すると再発はまぬがれない．寛解をさらに強固なものとするために寛解後療法が行われる．通常は寛解後療法を強化するための維持療法は行っていない．

APLにおいては15番目染色体と17番目染色体の相互転座により *PML-RARα* 融合遺伝子が形成されると，遺伝子転写が阻害され，前骨髄球から好中球に正常に分化することが阻害されてい

るためにがん化することが明らかにされている．APL では正常な分化が抑制されているが，その抑制された分化を正常に分化させることで，がん化した前骨髄球細胞にアポトーシスを誘導することが可能である．ビタミン A の受容体であるレチノイン酸受容体 α とレチノイド X 受容体は 2 量体を形成し，標的遺伝子の転写を開始させる．APL ではその遺伝子転写が PML‒RARα 融合遺伝子の形成により阻害されているが，ビタミン A の 1 種（全トランス型レチノイン酸 all‒trans retinoic acid：ATRA）を高用量で投与することで，その抑制を解除して正常な細胞に分化させ，アポトーシスを誘導して治療する独特な治療法である（分化誘導療法）．ATRA 療法では単剤での投与では耐性化し再発しやすいこと，分化・増殖した白血病細胞から放出されるサイトカインによるレチノイン酸症候群が生じることから抗がん薬との併用療法が行われる．レチノイン酸症候群が発現した場合には休薬し，副腎皮質ホルモン剤のパルス療法等の適切な処置を行うことが必要である．

◆ 処方例 ◆

(1) 寛解導入療法
　イダルビシン（イダマイシン®）　　12 mg/m^2 点滴静注 30 分
　　　　　　　　　　　　　　　　　　　　　　第 1 日目から 3 日目まで 1 日 1 回
　シタラビン（キロサイド®）　100 mg/m^2 24 時間持続点滴静注
　　　　　　　　　　　　　　　　　　　　　　第 1 日目から 7 日目まで 1 日 1 回

(2) 寛解後療法
　シタラビン（キロサイド®）　2,000～3,000 mg/m^2 3 時間持続点滴静注
　　　　　　　　　　　　　　　　　　　　　　12 時間毎 1 日 2 回
　第 1, 3, 5 日目，4 週おきの投与を 3～4 回繰り返す
　（国際的な標準用量は 3,000 mg/m^2 であるが，国内での保険適応は 2,000 mg/m^2 まで）

(3) AML 再発時
　ゲムツズマブオゾガマイシン（マイロターグ®）　9 mg/m^2 3 時間持続点滴静注
　　　　　　　　　　　　　　　　　　　　　　1 日 1 回
　（CD33 陽性の AML のみ投与可，少なくとも 14 日間の間隔をあけて投与し，最大 2 回まで）

(4) APL の寛解導入療法（分化誘導療法）
　エトレチナート（チガソン®）　45 mg/m^2 を 1 日 3 回に分割して完全寛解に至るまで内服
　イダルビシン（イダマイシン®）　12 mg/m^2 点滴静注 30 分
　　　　　　　　　　　　　　　　　　　　　　第 1 日目から 3 日目まで 1 日 1 回

(5) APL の再発時
　三酸化ヒ素　0.15 mg/kg 点滴静注 2 時間，寛解が得られるまで連日投与（最大 60 日）

◆ 処方解説

　寛解導入療法としてシタラビンとアントラサイクリン系抗がん薬であるイダルビシン，ダウノルビシンが使われる．ダウノルビシンよりイダルビシンが優れているとの結果からイダルビシン

との併用療法が標準治療となったが，ダウノルビシンを増量することで同等の効果が得られるとの報告もある．寛解導入後，寛解後療法としてシタラビン大量療法が行われる．この治療は高度の危険性を伴うので，慎重な経過観察と注意が必要である．点滴時間を3時間以上に延長すると薬剤の暴露時間増加により骨髄抑制の遷延に伴う感染症・敗血症の増加につながるおそれがあるので点滴時間は遵守することが必要である．この治療は強い骨髄機能抑制作用を有し，易感染状態を生じるので，感染予防として無菌状態に近い状況下（無菌室，簡易無菌室等）で治療を行うこと，感染予防処置（消化管殺菌，真菌予防等）を行うことが必要である．

AML再発時の標準治療は確立していないが，ゲムツズマブオゾガマイシン（マイロターグ®）が有効であるとの報告がある．この薬はAMLの多くの症例で高発現するCD33を標的とした抗体に抗腫瘍性抗生物質であるカリケアマイシンの誘導体を結合した抗体医薬である．CD33は骨髄性マーカーの一つで，単球，一部の赤芽球，巨核球系や顆粒球などに発現しているが，正常な造血幹細胞，リンパ系細胞および非造血系組織には発現が認められないので，ゲムツズマブオゾガマイシンは高い選択性を有している．CD33抗原を発現した白血病細胞に結合し細胞内に取り込まれた後に，遊離したカリケアマイシン誘導体が殺細胞活性を発揮して抗腫瘍作用を示す．

APLの再発時には三酸化ヒ素が用いられることがあるが，その作用メカニズムは完全には解明されていない．三酸化ヒ素は前骨髄球性白血病細胞にアポトーシスを引き起こすこと，PML-RARα融合タンパク質の分解を引き起こすことが知られている．一方，三酸化ヒ素はQT延長，完全房室ブロック等の不整脈を起こすことがあるあるので投与開始前および投与開始後の定期的な心電図検査は必須であり，投与期間の上限が決められている．

Q & A

Q 白血病の化学療法では寛解導入療法により血液中に腫瘍細胞が検出できなくなっても寛解後療法は必要なのでしょうか．

A 細菌感染では大部分の細菌を消滅させることで免疫システムが残余の細菌を根絶させることで治癒できます．しかし腫瘍細胞においては微小残存を免疫システムが除去できないため，原発巣が消失したように見えてもわずかに残存した腫瘍細胞から再発します．**total cell kill**とはすべての腫瘍細胞を根絶させる考え方であり，全ての腫瘍細胞を除去しない限りがんは治癒しないと考えられています．急性白血病などでは腫瘍細胞を根絶させるため，原発巣が消失（寛解導入）しても，微小に残存した腫瘍を検出できない状態になっているだけなので，寛解導入後も一定のレジメンに従って投薬を継続します（寛解後療法）．

　造血細胞など自己再生を繰り返す必要のある組織には，幹細胞が存在することが明らかになっています．幹細胞とはそれ自身は最終的な分化段階に達していない（分化の経路の終点ではない），際限なく（少なくともその動物の一生の間は）分裂できる，分裂で生じた娘細胞は，親と同じ幹細胞のままとどまるか，最終分化する細胞に分裂する機

能を持つ細胞であり，細胞集団の中のごく一部に存在します．近年，がんにおいても幹細胞が存在することが明らかとなり，その性質が注目されています．がん幹細胞が腫瘍を形成することが可能で，薬剤抵抗性を有し，細胞回転も遅いことから抗がん薬や放射線が効きにくい性質を有していると考えられています．

Q 白血病の化学療法では強い副作用が生じますが，休薬期間を延ばせば体力が回復することにより患者さんへの負担を減らせるのではないでしょうか．

A がん化学療法において，投与された抗がん薬は存在するがん細胞の数にかかわらず，一定の割合の細胞を殺します（図2，log kill 仮説）．例えば 10^9 個を 10^7 個に減らす化学療法は 2 log cell kill の殺細胞効果を有する化学療法であり，10^5 個の場合，10^3 個に減らします．Log kill 仮説は以下の三つの仮定の下に成立しますが，血液悪性腫瘍に比較的当てはまり，治療法構築の理論的背景となっています．

1. 腫瘍細胞群中の全ての細胞は投与する薬剤に同じ感受性を持っていること
2. 薬剤の到達性と細胞感受性とは宿主の中の細胞の存在部位や血液の供給状態および周囲の組織（繊維集団）のような宿主側の局所的な因子とは無関係であるとすること
3. 繰り返される一連の治療において細胞の薬剤感受性が変化しないこと

がん化学療法では投薬と休薬を繰り返しますが，休薬中は細胞数が増えるので，薬物療法の成否の要因には腫瘍量，殺細胞効果，増殖スピードが重要であり，化学療法の強さと休薬期間の設定は重要です．安易な投与量減量，休薬期間の延長はかえって治療強度の低下を招き，腫瘍の増殖スピードに腫瘍縮小効果が追い付かなくなり危険です．

一般的に抗がん薬の抗腫瘍効果は単位時間あたりに投与される薬剤の量（治療強度：dose intensity）に依存しています．1 回あたりの投与量を高めるか投与間隔を狭めて頻回に投与する dose dense 療法は dose intensity を高め，治療効果を上げることが乳癌などで報告されています（図2参照）．

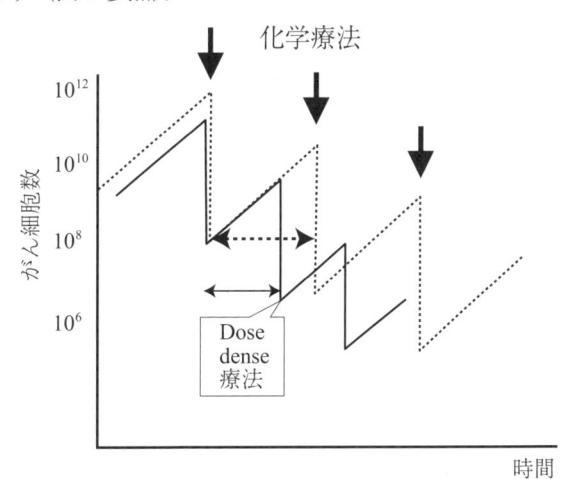

図2 log kill 仮説と dose dense 療法

1.3 急性リンパ性白血病

病態の概要

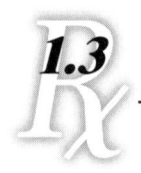

急性リンパ性白血病（acute lymphocytic leukemia：ALL）はリンパ系幹細胞/前駆細胞が骨髄で単クローン性の腫瘍性増殖を示し，正常造血幹細胞による造血を抑制し，増殖したリンパ系の芽球は全身の臓器に浸潤する．この結果，感染症や出血，臓器不全などを生じ治療しなければ死に至る悪性腫瘍である．新規に発症する白血病全体の約2割を占める．ALLでは慢性骨髄性白血病で高率に認められる*Bcr-Abl*遺伝子が20〜40％の患者で検出される（フィラデルフィア染色体陽性ALL）．ALLは小児白血病の80〜90％を占め，治療による高い生存率が期待できる．一方，成人のALLは予後不良である．

キーワード

小児白血病　　フィラデルフィア染色体　　*Bcr-Abl*遺伝子　　メトトレキサート・ロイコボリン救援療法　　造血幹細胞移植　　薬理学的聖域　　血液脳関門　　薬物トランスポーター

治療方針

AMLと同様に殺細胞性抗がん薬を用いた寛解導入療法を行い，寛解後療法として地固め療法を行い，維持療法を1〜2年継続する．維持療法を省略すると再発が多くなるので維持療法は必須である．寛解導入後，造血幹細胞移植を行う場合もある．フィラデルフィア染色体陽性ALLは化学療法に対する感受性が低く，予後不良なALLとされてきたが，チロシンキナーゼ阻害薬のイマチニブやダサチニブなどを使用した化学療法により治療成績は改善している．中枢神経に浸潤した白血病にはメトトレキサート・ロイコボリン救援療法が有効である．

◆ 処方例 ◆

(1) 寛解導入療法
　シクロホスファミド（エンドキサン®）1,200 mg/m² 点滴静注3時間，第1日目，1日1回

ダウノルビシン（ダウノマイシン®）45 mg/m²　点滴静注1時間，第1，2，3日目，
　　　　　　　　　　　　　　　　　　　　　　　　　　　　　　　　　　1日1回
　　ビンクリスチン（オンコビン®）1.3 mg/m²（最大2 mg）静脈注射，第1，8，15，22日目，
　　　　　　　　　　　　　　　　　　　　　　　　　　　　　　　　　　1日1回
　　L-アスパラギナーゼ（ロイナーゼ®）6,000 IU/m²，皮下注，第5，8，11，15，18，22日目
　　プレドニゾロン（プレドニン®）60 mg/m²，内服または静注，第1〜22日目
（2）中枢神経系からの再発予防と中期維持療法
　　メトトレキサート（メソトレキセート®）15 mg，髄腔内注射，第1，8，15，22，29日目
　　メルカプトプリン（ロイケリン®）60 mg/m²，内服，第1〜70日目
　　メトトレキサート（メソトレキセート®）20 mg/m²，内服，第36，43，50，57，64日目
　　上記抗がん薬に加えて頭部放射線照射24グレイ，第1〜12日目を追加することもある．
（3）造血幹細胞移植（ivBU/CYレジメン）
　　ブスルファン（マブリン®）0.8 mg/kg，点滴静注，移植7〜4日前，1日4回
　　シクロホスファミド（エンドキサン®）60 mg/kg，点滴静注，移植3，2日前，1日1回
（4）中枢神経系に浸潤した急性白血病（メトトレキサート・ロイコボリン救援療法）
　　メトトレキサート（メソトレキセート®）1週間に1回30〜100 mg/kgを約6時間で点滴静注，その後，ロイコボリンの投与を行う．
（5）フィラデルフィア染色体陽性急性リンパ性白血病
　　イマチニブ（グリベック®）（100 mg）　1回6錠（1日6錠）　1日1回食後
（6）再発または難治性のフィラデルフィア染色体陽性急性リンパ性白血病
　　ダサチニブ（スプリセル®）（50 mg）1回1錠（1日2錠）
　　ダサチニブ（スプリセル®）（20 mg）1回1錠（1日2錠）
　　1日2回内服　（1日最大180 mgまで）

◆ 処方解説

　AMLと同様にALLの治療でも中枢神経系からの再発が問題となることがある．通常の用法用量では中枢神経系に浸潤した白血病の治療は難しいが，抗がん薬を直接，髄腔内に投与する方法と，抗がん薬の大量投与が有効である．抗がん薬の大量投与には2つの方法がある．中枢移行性のあるアルキル化薬の大量投与もしくはメトトレキサートの大量投与である．通常の用法用量では薬理学的聖域において有効濃度に到達しないが，シクロホスファミドなどは大量に投与することで静脈内投与でも薬理学的聖域に抗がん薬が到達する．これらの大量療法では造血幹細胞の死滅など致死的な副作用が生じるので，化学療法後の造血幹細胞移植，あるいはメトトレキサートの拮抗薬であるロイコボリンの投与により実現可能な化学療法である．

　薬物は標的部位に到達してはじめてその効果を発揮する．抗がん薬も腫瘍に到達しなければ効果を発揮しない．腫瘍に薬物が到達しない主な原因に，薬物の標的組織への移行性と薬物トランスポーターによる薬物の排除機構が存在する．中枢神経系や睾丸などは多くの抗がん薬が到達しない薬理学的聖域（sanctuary area）である．そのため，中枢神経系に転移した腫瘍には通常の化

学療法が無効であり，白血病などでは中枢神経系からの再発が問題となる．薬理学的聖域からの再発を防止するための化学療法が白血病などのレジメンに採用されている．薬理学的聖域への抗がん薬投与には，例えば，抗がん薬の髄腔内投与（処方例（2））があり，頭蓋内放射線照射と併せて治療成績は改善した．薬物トランスポーターは中枢神経系，胎盤，精巣などにおいても発現し，そのような重要な臓器が生体異物に曝露されることを防御している．中枢神経系には血液脳関門（blood-brain barrier）が存在し，血管内皮細胞は密着して tight junction を形成している．tight junction は通常の血管とは異なり，細胞同士が密着しているので物質の移動が制限されている．多くの抗がん薬は脳内へ移行しないが，脳内への抗がん薬の移行抑制に薬物トランスポーターが重要な機能を果たしている．

Q & A

Q チロシンキナーゼ阻害薬には併用注意の薬剤があると聞きました．詳しく教えてください．

A ほとんどのチロシンキナーゼ阻害薬はチトクロム P450 3A4（CYP3A4）で代謝され，代謝過程で競合や CYP の誘導による相互作用が生じます．シメチジンやアゾール系抗真菌薬は CYP の活性中心に存在するヘム鉄に配位し，薬物代謝を競合的に阻害します．また，エリスロマイシンの代謝物は CYP のヘム鉄に共有結合を形成し，安定な複合体を形成して薬物代謝を阻害するのでチロシンキナーゼ阻害薬の血中濃度を上昇させます．

薬物代謝酵素の誘導による薬物相互作用にも注意が必要です．CYP は核内受容体と呼ばれる転写因子により発現が制御されています．核内受容体のリガンドとなるリファンピシンなどが作用すると核内受容体は活性化し，他の転写因子と 2 量体を形成して CYP の発現を亢進させます．リファンピシンはプレグナン X 受容体のリガンドとなり CYP3A の発現を亢進させます．カルバマゼピンやフェニトイン，西洋オトギリソウも CYP の発現を亢進させるので，併用薬について注意が必要です．

1.4 慢性白血病

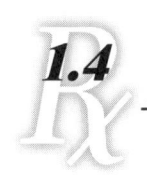

病態の概要

慢性白血病は骨髄性とリンパ性に大別される．慢性リンパ性白血病は単クローン性に増殖したリンパ球が生じる腫瘍である．欧米では全白血病の約 1/3 を占める白血病であるが，本邦では稀な白血病である．慢性骨髄性白血病（chronic myelogenous leukemia : CML）は末梢血白血球数が増加し，骨髄芽球から成熟好中球まで各成熟段階の顆粒球系細胞が認められる白血病である．CML は全白血病の約 15〜20％を占め，世界中でその発生頻度はほぼ一定である．CML は難治性の白血病であったがチロシンキナーゼ阻害薬であるイマチニブやダサチニブの登場によりその治療法は大きく変化した．ここでは CML について治療と処方について解説する．

CML では 9 番および 22 番染色体が相互転座して生じるフィラデルフィア（Ph[1]）染色体を認めることが特徴で，これによって形成される *Bcr-Abl* 遺伝子が CML の直接的な病因であることが証明されている．*Bcr-Abl* 遺伝子からつくられる Bcr-Abl 融合タンパク質は正常 Abl 遺伝子産物よりも高いチロシンキナーゼ活性を有し，細胞増殖能を亢進させる．染色体検査，蛍光免疫組織染色や RT-PCR 法を組み合わせて Ph[1] 染色体，*Bcr-Abl* 遺伝子の有無について検査を行い診断する（図1）．

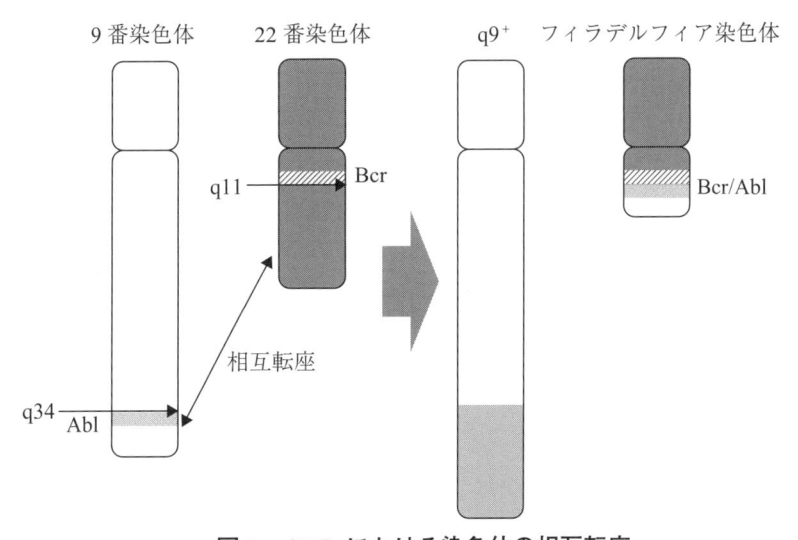

図1 CML における染色体の相互転座

CMLでは造血幹細胞の増殖，特に顆粒球系の前駆細胞の増殖が亢進する．急性白血病と異なり分化過程には異常は認められない．発症後，一定期間がたつと増殖過程の異常に加えて分化過程にも異常が認められるようになり，未熟な芽球が増加する．CMLでは慢性期に付加的な遺伝子異常が重なり急性転化へ進行する．慢性期に致死的な経過をたどることはないが，一度，急性期へ移行すると予後はきわめて不良である．

キーワード

フィラデルフィア染色体　　*Bcr-Abl* 遺伝子　　急性転化　　がん遺伝子

治療方針

　慢性期CMLの治療の目標は急性転化への移行を阻止することである．チロシンキナーゼ阻害薬であるイマチニブは急性期への移行を阻止し，高い生存率が得られるようになった．しかし，イマチニブによってCMLの根治が得られるかは現時点では不明である．イマチニブ投与により薬剤耐性が生じることがあるが，ニロチニブ，ダサチニブはイマチニブ耐性のCMLにも効果を示す．しかし，ニロチニブ，ダサチニブも315番目のアミノ酸がスレオニンからイソロイシンに変異（T315I変異）したCMLでは無効である．
　慢性期CMLに対する造血幹細胞移植の再発率は低く，有力な治療法である．しかし移植関連合併症による死亡リスクは低くなく，慢性期CMLでの移植適応はイマチニブが無効になった場合に位置付けられている．

◆ 処方例 ◆

(1) 慢性期のCML（以下のいずれか1つ）
　　イマチニブ（グリベック®）100 mg　　　1回4錠（1日4錠）
　　　　　　　　　　　　　　　　　　　　　1日1回食後（1日最大600 mgまで）
　　ダサチニブ（スプリセル®）50 mg　　　　1回2錠（1日2錠）
　　　　　　　　　　　　　　　　　　　　　1日1回内服（1日最大140 mgまで）
(2) 慢性期または移行期のCML
　　ニロチニブ（タシグナ®）200 mg　　　　 1回2錠（1日4錠）
　　　　　　　1日2回食事の1時間以上前または食後2時間以降に内服（1日最大600 mg）
(3) 移行期または急性期のCML
　　イマチニブ（グリベック®）100 mg　　　1回6錠（1日6錠）
　　　　　　　　　　　　　　　　　　　　　1日1回食後（1日最大800 mgまで）
(4) 移行期または急性期のCML

ダサチニブ（スプリセル®）50 mg	1回1錠（1日2錠）
ダサチニブ（スプリセル®）20 mg	1回1錠（1日2錠）
	1日2回内服　（1日最大 180 mg まで）

◆ 処方解説

　チロシンキナーゼは ATP のリン酸を転写活性化因子（activating transcription factor：ATF）のチロシン残基に付加しリン酸化する反応を触媒する酵素である．チロシンキナーゼ阻害薬は標的とするチロシンキナーゼの ATP 結合部位に競合的に結合することで，チロシンキナーゼ活性を阻害する（図2）．チロシンキナーゼの ATP 結合部位の構造は類似しているため，チロシンキナーゼ阻害薬は複数のチロシンキナーゼの阻害効果を有することが多い．さまざまなチロシンキナーゼ阻害薬が臨床で使用されるようになった（表1）．

　イマチニブは CML の原因である Bcr-Abl 融合タンパク質を阻害する薬剤として開発された．また，消化管間質腫瘍（gastrointestinal stromal tumor：GIST）の原因となる幹細胞因子受容体（KIT）チロシンキナーゼも阻害する作用もある．慢性骨髄性白血病は極めて予後不良の悪性腫瘍であったが，イマチニブの登場により，その治療成績は大きく改善した（表2）．ダサチニブは発癌性チロシンキナーゼ/キナーゼファミリー（Bcr-Abl，SRC ファミリーキナーゼ，c-KIT，EPH（エフリン）A2 受容体および PDGF（血小板由来増殖因子）β受容体）に対する ATP の結合を競合的に阻害する作用を有している．ニロチニブは Bcr-Abl だけでなく，幹細胞因子受容体の KIT および血小板由来成長因子受容体（PDGFR）チロシンキナーゼも阻害する．

　チロシンキナーゼ阻害薬の服用時間は食後，空腹時，時間指定のないものなど薬剤によって異なっている．イマチニブは食後投与，ニロチニブは空腹時，ダサチニブの服用時間は指定されていない．チロシンキナーゼ阻害薬の多くは脂溶性が高く，その吸収は食事の影響を受ける場合が

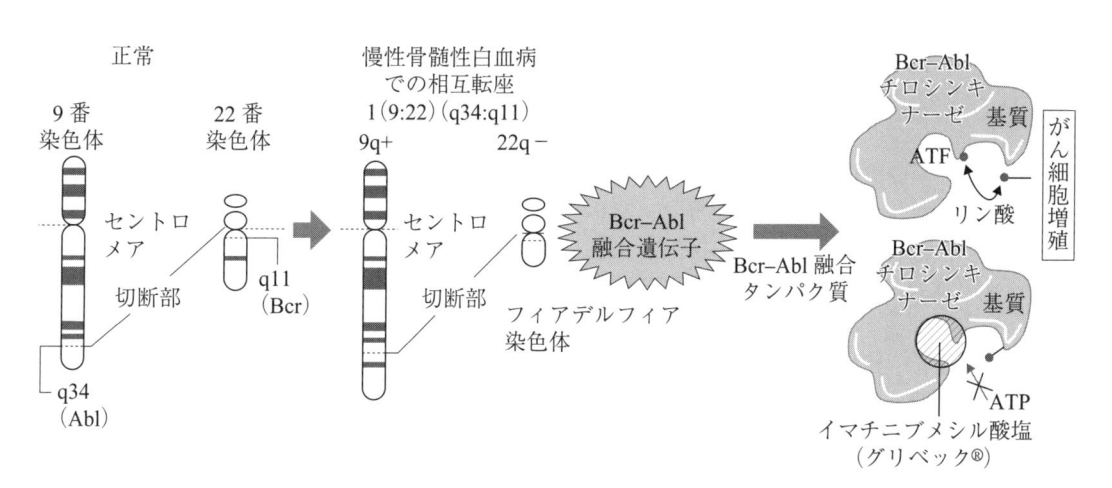

ATF：activating transcription factor（転写活性化因子）

図2　イマチニブによる ATF のリン酸化抑制
（岸本祐司（2005）血液診療3巻2号，32-37 より改変）

ある．ニロチニブを食後に服用した場合，血中濃度が増加することがあるが，ダサチニブは食事の影響はわずかにあるものの，臨床上影響がないとされている．それぞれ類似の薬剤であるが，服用方法の指導には注意が必要である．

表1 がんに用いられるチロシンキナーゼ阻害薬とそのバイオマーカー

薬品名	適応症	バイオマーカー
ゲフィチニブ（イレッサ®）	非小細胞肺癌	EGFR遺伝子変異
エルロチニブ（タルセバ®）	非小細胞肺癌	EGFR遺伝子発現
クリゾチニブ（ザーコリ®）	非小細胞肺癌	ALK
ラパチニブ（タイケルブ®）	乳癌	HER2, HER3, EGFR
イマチニブ（グリベック®）	慢性骨髄性白血病，フィラデルフィア染色体陽性急性リンパ性白血病，KIT陽性GIST	Bcr-Abl, KIT
ダサチニブ（スプリセル®）	慢性骨髄性白血病，フィラデルフィア染色体陽性急性リンパ性白血病	Bcr-Abl, T315I変異
ニロチニブ（タシグナ®）	慢性骨髄性白血病	Bcr-Abl, T315I変異
ソラフェニブ（ネクサバール®）	腎細胞癌，肝細胞癌	Raf, FLT-3, c-KIT, VEGFR
スニチニブ（スーテント®）	腎細胞癌，消化管間質腫瘍	VEGFR-1,-2,-3，およびPDGFR（血小板由来増殖因子）
アキシチニブ（インライタ®）	腎細胞癌	VEGFR-1,-2,-3
パゾパニブ	悪性軟部腫瘍	VEGFR, PDGFR, c-KIT

表2 慢性骨髄性白血病に対するイマチニブ療法とインターフェロン/シタラビン療法（IFN/Ara-C）の効果の比較

	イマチニブ（$n = 553$）	IFN/Ara-C（$n = 553$）	p値
	比率（%）		
完全血液学的寛解	95.3	55.5	< 0.001
主要細胞遺伝学的寛解	85.2	22.1	< 0.001
完全細胞遺伝学的寛解	73.8	8.5	< 0.001

IFN/Ara-Cは従来の標準治療．血液学的完全寛解：白血球数10,000/mm^{3}以下，かつ分画の正常化，血小板数500,000/mm^{3}以下，CMLに関連した臨床症状の消失，主要細胞遺伝学的寛解：Ph^{1}染色体の発現1〜35%を少なくとも1回確認，完全血液学的寛解：Ph^{1}染色体の消失を少なくとも1回確認．
（*Oncologist*. **9**, 259–270（2004）から引用）

Q & A

Q がん遺伝子と原がん遺伝子の違いがよくわかりません．

A がん遺伝子（oncogene）は正常細胞には存在しない遺伝子であり，原がん遺伝子がジェネティックな遺伝子異常を起こした結果，がんをつくる原因となる遺伝子です．例えば，*Bcr-Abl* 遺伝子のような遺伝子です．それは対立遺伝子の一つが遺伝子異常を起こしてもがん化させます．対立遺伝子とは両親から受け継いだ1組の二つの遺伝子のことです．原がん遺伝子が染色体の相互転座や遺伝子翻訳領域の点突然変異，欠失するなどジェネティックな変異をすることによりがん遺伝子が形成されます．一方，原がん遺伝子（proto-oncogene）とは正常細胞が本来有している遺伝子であり，通常の細胞機能を調節しています．遺伝子が変異するとがん遺伝子になるとされる遺伝子です．

　遺伝子の変異はどこから発生するのか長い間不明でしたが，鶏に感染するラウス肉腫ウイルスの研究からがん遺伝子の研究は大きく発展しました．ラウス肉腫を発生させる *v-Src*（サーク）遺伝子が発見され，正常細胞には *c-Src* 遺伝子が存在すること，それは *v-Src* 遺伝子に類似していることが発見されました．その後の研究で *c-Src* 遺伝子（原がん遺伝子）の変異により，がんを生じさせる *v-Src* 遺伝子（がん遺伝子）が作られるという発見は，がん研究に大変革をもたらしました．

　原がん遺伝子が存在することは正常です．原がん遺伝子のジェネティックな変異だけでなく，原がん遺伝子の転写調節領域の異常や，遺伝子の複製過程の異常により染色体に原がん遺伝子が複数組み込まれる遺伝子増幅により発現量が過剰に増加する（エピジェネティックな変化）とがん化の原因となります．

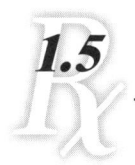

1.5 悪性リンパ腫

病態の概要

　悪性リンパ腫（malignant lymphoma）はリンパ組織より発生する腫瘍の総称である．ホジキン（hodgkin）病（約10%）と非ホジキンリンパ腫（約65～80%）に大別されてきた．新たに提案

されたWHO分類ではホジキンリンパ腫と細胞の系統発生に基づいてB細胞腫瘍とT/NK細胞腫瘍に分類されている．臨床的にはリンパ節から発生する節性リンパ腫（nodal lymphoma）とリンパ節以外のリンパ装置から発生する節外性リンパ腫（extranodal lymphoma）に区別されることが多い．悪性リンパ腫は若年者にも認められるが30歳以上で年齢と共に増加する．本邦での悪性リンパ腫の発生率は米国よりも低いが，国内では節性リンパ腫であるホジキンリンパ腫，濾胞性リンパ腫の発生率が低いためである．一方，国内ではT細胞リンパ腫の発生率が高い．

　悪性リンパ腫の多くの原因は不明であるが，染色体の変異，自己免疫疾患，ウイルス感染，*Helicobacter pylori* 感染が発生原因となりうる．成人T細胞白血病/リンパ腫（adult T-cell leukemia/lymphoma：ATLL）はレトロウイルスの一つである human T-lymphotropic virus 1：HTLV1により発生する．南西日本にHTLV1キャリアが多く，感染経路は母乳が主であり，性交渉（主に男性から女性），血液（献血はHTLV1検査を行っており献血からの感染はない）を介して感染する．キャリアのうちATLLを発症する確率は生涯のうち3％程度と考えられている．

　粘膜関連リンパ組織リンパ腫（mucosa-associated lymphoid tissue lymphoma：MALT lymphoma）は胃に好発し，肺や唾液腺など様々な臓器で発生するリンパ腫である．*Helicobacter pylori* 感染がほとんどの症例で認められる．

キーワード

B細胞　　T細胞　　*Helicobacter pylori* 除菌　　MALTリンパ腫　　HTLV1　　CD20　　抗体医薬　　抗体依存性細胞介在性細胞傷害　　補体依存性細胞傷害　　ヒストン脱アセチル化酵素

治療方針

　悪性リンパ腫は治癒を目指した集学的治療が行われる．限局期リンパ腫では放射線療法が有効であり，進行期リンパ腫では化学療法が有効である．ホジキンリンパ腫ではABVD（A：ドキソルビシンの商品名アドリアシンに由来，B：ブレオマイシン，V：ビンブラスチン，D：ダカルバジン）レジメンが，非ホジキンリンパ腫ではCHOP（C：シクロホスファミド，H：ドキソルビシンを昔はハイドロキシダウノマイシンと呼んだときのなごり，O：ビンクリスチンの商品名であるオンコビン，P：プレドニゾロン）レジメンが標準治療として用いられている．B細胞のマーカー（急性骨髄性白血病，図1参照）であるCD20に対するモノクローナル抗体を利用した治療が効果を発揮する．*Helicobacter pylori* 陽性限局期の胃MALTリンパ腫は *Helicobacter pylori* 除菌療法により治療可能である．

◆ 処方例 ◆

(1) ホジキンリンパ腫（ABVDレジメン）
 ドキソルビシン（アドリアシン®）25 mg/m²，点滴静注，第1，15日目，1日1回
 ブレオマイシン（ブレオ®）10 mg/m²（最大15 mg）点滴静注，第1，15日目，1日1回
 ビンブラスチン（エクザール®）6 mg/m²（最大10 mg）静注，第1，15日目，1日1回
 ダカルバジン（ダカルバジン®注）375 mg/m²，点滴静注，第1，15日目，1日1回
 4週おきに投与
(2) CD20陽性B細胞性非ホジキンリンパ腫（R-CHOPレジメン）
 リツキシマブ（リツキサン®）375 mg/m²，点滴静注，前日もしくは第1日目，1日1回
 シクロホスファミド（エンドキサン®）750 mg/m²，点滴静注3時間，第1日目，1日1回
 ドキソルビシン（アドリアシン®）50 mg/m²，点滴静注3時間，第1日目，1日1回
 ビンクリスチン（オンコビン®）1.4 mg/m²，（最大2 mg）
 　　　　　　　　　　　　　　　　　　　　　　　点滴静注3時間，第1日目，1日1回
 プレドニゾロン（プレドニン®）100 mg/body，経口，day 1-5
 3週おきに投与
(3) CD20陽性の再発または難治性の低悪性度B細胞性非ホジキンリンパ腫
 イットリウム（⁹⁰Y）イブリツモマブ チウキセタン（ゼヴァリン®イットリウム（⁹⁰Y）静注用セット）
 　　　　　　　　　　　　　　　　　　　　　　　14.8MBq/kg　10分間かけて静脈内投与
(4) 再発または難治性のCCR4陽性の成人T細胞白血病リンパ腫
 モガムリズマブ（ポテリジオ®）　1回量1mg/kgを1週間間隔で8回点滴静注
(5) 再発または難治性の皮膚T細胞性リンパ腫
 ボリノスタット（ゾリンザー®）400 mg　1回1錠（1日1錠）1日1回食後

◆ 処方解説

　進行した悪性リンパ腫の治療は殺細胞性抗がん薬を組み合わせた多剤併用療法が主体となる．悪性リンパ腫の治療では抗がん薬の投与を繰り返すが，アントラサイクリン系抗がん薬は心臓に対する蓄積毒性があるので累積投与量に注意が必要である（表1）．殺細胞性抗がん薬に併用されるプレドニゾロンはリンパ球系組織に対する異化作用（肝臓では同化作用を示す）を示し，白血病細胞のような病的リンパ球を正常細胞より容易に破壊する作用を有している．

　ある抗原を認識する均一な抗体をモノクローナル抗体という．免疫したマウスから得られるB細胞と骨髄腫細胞を融合させ，不死化させることによりモノクローナル抗体を安定的に大量に得ることができる．抗体医薬として初期にはマウス型モノクローナル抗体が使用されていたが，異種抗体産生によるアナフィラキシー，抗体の急速な消失，抗腫瘍効果の低さが問題であった．これらの欠点を克服するため開発されたのがキメラ抗体，ヒト化抗体，ヒト抗体である（図1）．キメラ抗体は抗原を認識する可変部がマウス由来であり，定常部をヒト由来に改変した抗体である．ヒト化抗体は可変部のマウス由来の領域をさらに減少させた抗体であり，ヒト抗体はヒト抗体遺

表1 アントラサイクリン系抗がん薬の限界総投与量

	限界総投与量
ドキソルビシン	500 mg/m²
エピルビシン	900 mg/m²
ダウノマイシン	25 mg/Kg
イダルビシン	120 mg/m²
ピラルビシン	950 mg/m²
アムルビシン	不明,下記参照
ミトキサントロン	160 mg/m²

アムルビシン開発時の臨床試験ならびに動物実験の結果では,重篤な心筋障害の発現は認められていない.

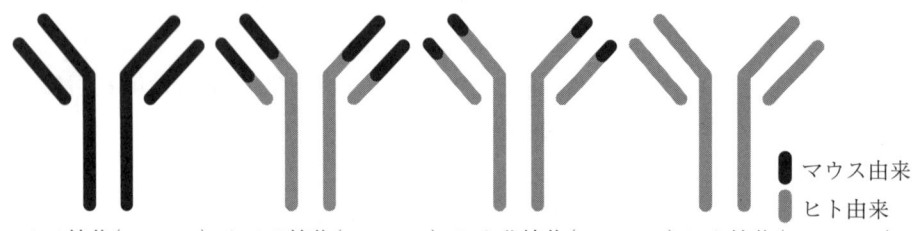

マウス抗体(〜 omab)　キメラ抗体(〜 ximab)　ヒト化抗体(〜 zumab)　ヒト抗体(〜 mumab)

■ マウス由来
■ ヒト由来

図1　モノクローナル抗体の種類

表2　がんに用いる抗体医薬の種類とその標的

抗体の種類(接尾辞)	一般名	標的
マウス抗体　全てマウス由来(-momab)	イブリツモマブ(Ibritu**momab**)	CD20
キメラ抗体　可変領域はマウス由来(-ximab)	リツキシマブ(Ritu**ximab**) セツキシマブ(Cetu**ximab**)	CD20 EGFR
ヒト化抗体　相補性決定領域がマウス由来(-zumab)	ベバシズマブ(Bevaci**zumab**) トラスツズマブ(Trastu**zumab**) ゲムツズマブ(Gemtu**zumab**) モガムリズマブ(Mogamuli**zumab**)	VEGF HER2 CD33 CCR4
ヒト抗体　全てヒト由来(-mumab)	パニツムマブ(Panitu**mumab**)	EGFR

抗体の種類(遺伝子組換えの比率)により一般名の接尾辞が決められている.

伝子を導入した動物に免疫してつくられる抗体であり,すべてがヒト由来の抗体である(表2).
　抗体医薬の作用機序には主にAPCCとCDCの二つがある.抗体依存性細胞介在性細胞傷害(antibody-dependent cell-mediated cytotoxicity：ADCC)とは,抗原分子に抗体が結合し,結合した抗体をマクロファージやNK細胞が認識して標的となる腫瘍細胞を破壊する.もう一つの機序に補体依存性細胞傷害(complement-dependent cytotoxicity：CDC)があり,補体系(complement system)を活性化することで標的の細胞を傷害する.補体系は約20種類の相互に作用し合うタンパク質からなり,おもに肝臓で作られ,血液と細胞外液中を循環しているが,大部

分は活性がなく，感染によって活性化する．補体系が活性化されると，膜を貫通する大きな孔を形成し，標的の細胞を傷害する．

CD（Cluster of Differentiation）抗原とは白血球を主とした細胞表面に表出している抗原のことで，白血球の分化段階により表出している CD 抗原が異なっている（急性骨髄性白血病，図 1 参照）．例えば CD20 抗原は成熟した B 細胞に発現していて，造血幹細胞，形質細胞には発現していないので，CD20 の抗体であるリツキシマブは B 細胞悪性リンパ腫に対して，ADCC 効果と CDC 効果により抗腫瘍効果を示す．

放射性同位元素を結合させたイブリツモマブ チウキセタンはイブリツモマブにイットリウム 90 を結合させた抗体医薬である．イットリウム 90 は半減期 64 時間，2.3 MeV のベータ線を放出し，飛程は約 5 mm である．イブリツモマブ チウキセタンは結合した腫瘍細胞だけでなく，隣接する腫瘍細胞もベータ線により傷害する特徴を有している．イブリツモマブ チウキセタンは治療前にインジウム 111 で標識したイブリツモマブ チウキセタンを投与することで治療の可否を判断することができる特徴も有している．

ボリノスタットは，ヒストン脱アセチル化酵素（histone deacetylase：HDAC）の酵素活性を阻害する．HDAC は，ヒストン（真核生物の核内 DNA と結合して，複合体を形成している塩基性タンパク質．この複合体をヌクレオヒストン（核タンパク質）という）や転写因子などのタンパク質のリジン残基からアセチル基を離脱させる酵素であり，ヒストンの脱アセチル化はクロマチン構造を強固にし，遺伝子転写を抑制する．HDAC の抑制によりヒストンにアセチル基が蓄積するとクロマチン構造が弛緩し，がん抑制遺伝子などの転写活性が促進される．それにより分化やアポトーシスが誘導され，腫瘍増殖が抑制されるものと考えられている．

CC chemokine receptor 4（CCR4）は，白血球の遊走に関与するケモカイン受容体の一つである．CCR4 は，正常組織中では IL-4 および IL-5 などのサイトカインを産生するヘルパー 2 型 T 細胞や免疫系の抑制に機能する抑御性 T 細胞に選択的に発現することが知られている．また，CCR4 は，ある種の造血器腫瘍において高発現していることが知られており，成人 T 細胞白血病リンパ腫においては，約 90 ％の症例で発現していることが報告されている．CCR4 の発現が ATL の独立した予後不良因子であることも明らかになっている．モガムリズマブは CCR4 を標的としたヒト化モノクローナル抗体である．

1.6 多発性骨髄腫

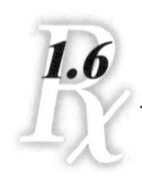

病態の概要

多発性骨髄腫（multiple myeloma）は赤色髄内での形質細胞（B細胞の成熟した段階のもので免疫グロブリン抗体を産生する細胞）の腫瘍性増殖を主体とする疾患である．貧血，血小板減少などの血液学的な異常や骨吸収の亢進による骨折，腫瘍増殖を反映した単クローン性免疫グロブリン（Mタンパク質）に伴う易感染性などの症状が生じる．図1に多発性骨髄腫の症状をまとめる．罹患率は人口10万人あたり3人程度であり65〜70歳が発症年齢のピークである．5年生存率は20〜30％程度と予後は悪く，若年者では造血幹細胞移植が行われることもある．

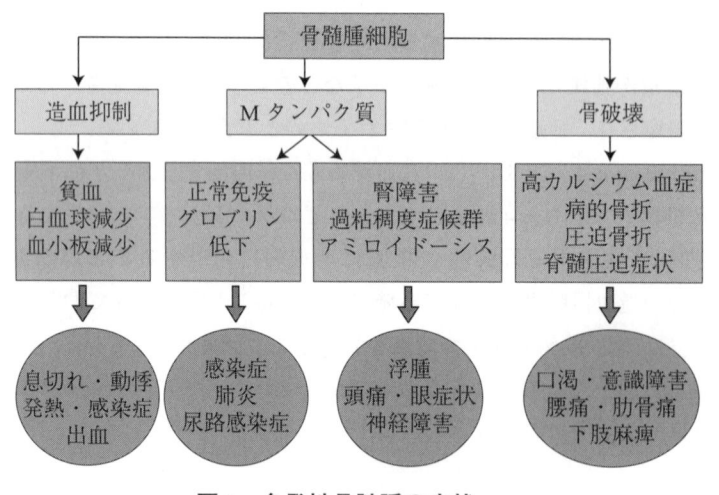

図1 多発性骨髄腫の症状

キーワード

Mタンパク質　　ユビキチン　　ボルテゾミブ　　サリドマイド

治療方針

　殺細胞性の抗がん薬と副腎皮質ステロイドによる化学療法が標準的な治療法である．再発・難治性の多発性骨髄腫に新規抗がん薬としてボルテゾミブ，サリドマイドが使われるようになった．骨吸収の亢進に対して放射線療法やビスホスフォネート製剤が有効である．

◆ 処方例 ◆

(1) VAD レジメン
　ビンクリスチン（オンコビン®）0.4 mg，24時間持続静注，第1～4日目
　ドキソルビシン（アドリアシン®）9 mg/m^2，24時間持続静注，第1～4日目
　デキサメタゾン（デカドロン®）40 mg，第1～4，9～12，17～20日目，内服
　4週おきに投与（デキサメタゾンの9～12，17～20日目は投与しない場合もある）
(2) 未治療，再発または難治性の多発性骨髄腫
　ボルテゾミブ（ベルケイド®）として1.3mg/m^{2}を静脈内投与（未治療あるいは再発・難治性により投与スケジュールが異なる）
(3) 再発または難治性の多発性骨髄腫
　サリドマイド（100 mg）（サレド®）　1回1カプセル（1日1カプセル）
　　　　　　　　　　　　　　　　　　1日1回　就寝前　（1日最大400 mgまで）

◆ 処方解説

　多発性骨髄腫に用いられるボルテゾミブはユビキチン-プロテアソームシステムに作用する分子標的薬である．
　細胞内の情報伝達においてリン酸化のような質的変化だけでなく，そのタンパク質の量的変化も重要な役割を果たしている．ユビキチン-プロテアソームシステムはエネルギー依存的に標的タンパク質を特異的かつ急速に分解するシステムである．ユビキチン化活性化酵素は標的とするタンパク質を認識してATP依存的に複数のユビキチンを付加する反応（ポリユビキチン化）を行う．ポリユビキチンはプロテアソームが認識するための「目印」になり，ポリユビキチン化されたタンパク質はプロテアソームにより分解される．プロテアソームは全ての真核細胞に存在し，細胞内で不要になったタンパク質を分解する役割を担っている．細胞増殖などを制御しているNF-κBはIκBαと複合体を形成して不活性化されている．サイトカインなどの情報を受けるとIκBαはユビキチン-プロテアソームシステムにより分解され，NF-κBによる遺伝子転写が開始される．ボルテゾミブは，プロテアソームを阻害することにより，IκBαの分解を抑制，NF-κBの活性化を抑制する．その他プロテアソームが関連する腫瘍細胞の複数のシグナル伝達経路へ影響を及ぼして抗腫瘍活性を発揮する．
　睡眠薬として使用されていたサリドマイドは重篤な四肢奇形などの催奇形性を有し，その製

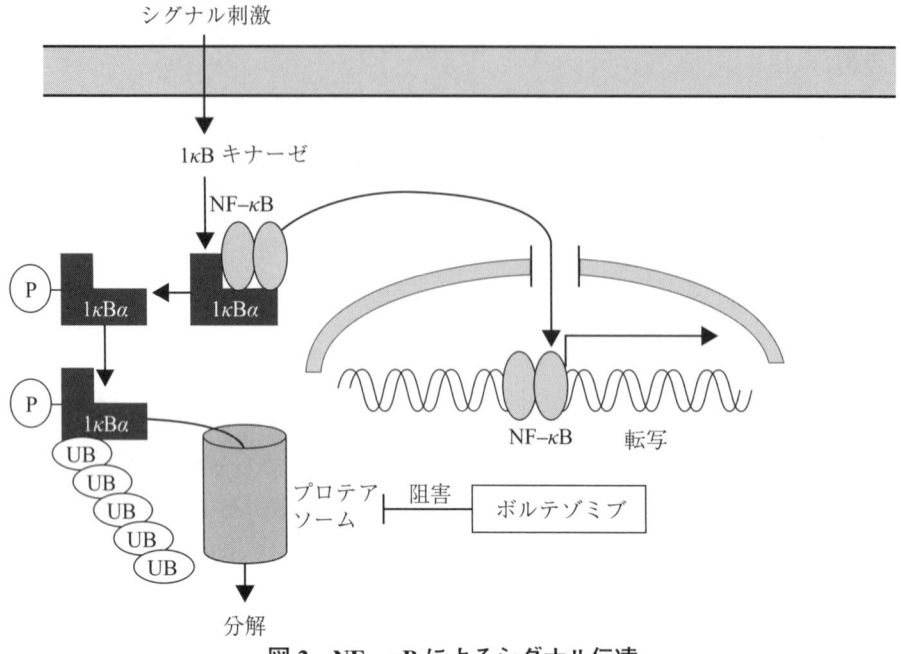

図2 NF-κBによるシグナル伝達
(松山賢治監修 (2012) Scientific 疾患分解解析, p.70, 京都廣川書店)

造・使用が禁止されていた．近年，サリドマイドが多発性骨髄腫に高い有効性があることが明らかになり，抗がん薬として使われるようになった．催奇形性があるので適切な服薬指導と使用状況の厳重な管理が必要な薬剤である．サリドマイドの作用機序は完全に解明されていないが，血管新生の抑制，TNF-αとIL-6産生の抑制，ナチュラルキラー（NK）細胞数の増加，IL-2およびIFN-γ産生の亢進とT細胞の増殖促進，アポトーシス誘導と細胞増殖抑制，といった機序が提唱されている．サリドマイド単剤では30％，デキサメタゾンとの併用で40～50％，化学療法との併用では50～60％の奏功率が報告されている．

Q & A

Q: CHOP療法で現れる副作用について教えてください．

A: CHOP療法では，大量の腫瘍細胞を殺傷するので，細胞から大量の核酸，カリウムおよびリン酸が放出されて，高尿酸血症，高リン酸血症，高カリウム血症を引き起こします．特に，尿酸は尿酸結石となり急性腎不全を起こして致命的な状態になります．このようながん化学療法に伴う高尿酸血症などの症状を腫瘍壊死症候群（Tumor lysis syndrome）といい，CHOP療法や白血病治療において生じやすい副作用です．これを予防するためには，昔はアロプリノールの前投与が行われてきましたが，尿酸値をさげるまで時間がかかること，経口剤であることから服薬が困難な患者には使用できないな

どの問題がありました．最近では速効性を期待して尿酸の分解酵素であるラスブリカーゼ（ラスリテック®）を静注する方法が可能になりました．

　CHOP療法では核塩基のアルキル化薬であるシクロホスファミドが使用されているので，出血性膀胱炎の発生が懸念されるところですが，それに対してはメスナ（ウロミテキサン®）投与による予防措置がとられています．図4はシクロホスファミドによる膀胱炎発症の原因となるアクロレインの生成経路です．なお，シクロホスファミドは揮発性があり，計量調剤時には注意が必要です．注射針により開通したピンホールからシクロホスファミドが揮発し，調剤者が曝露される危険性がありますので，外排気タイプの安全キャビネットを使用します．やむを得ず循環タイプ安全キャビネットを使用する場合は，閉鎖系調剤機具も曝露防止に有効です．

　また，CHOP療法ではドキソルビシンが使用されています．ドキソルビシンはじめシスプラチンなどは腸クロム親和細胞からセロトニンを放出させるので急性嘔吐ならびに遅延性嘔吐を惹起します．その対策は，グラニセトロンなど5-HT$_3$受容体拮抗薬の前投与，最近ではニューロキニン1受容体拮抗薬のアプレピタントを前投与します．また，ドキソルビシンは前述したように正常細胞で細胞周期回転の速い細胞に影響を及ぼ

図3　シクロホスファミドの活性化とアクロレインの生成

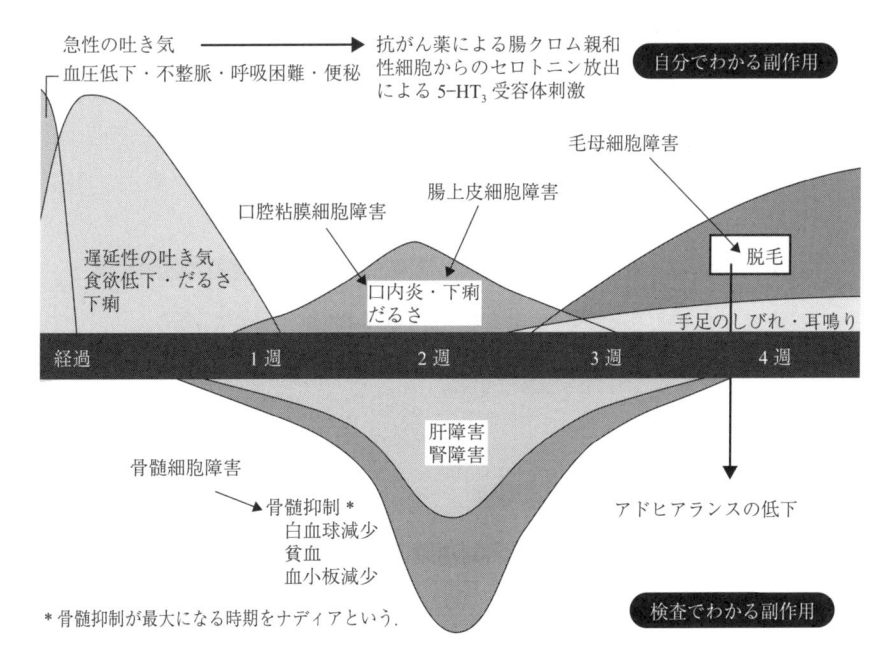

図4　抗がん薬投与後に出現する各種の副作用

し，骨髄細胞障害に伴う白血球減少，貧血，血小板減少，口腔粘膜細胞障害に伴う口内炎，腸管上皮細胞障害に伴う下痢を引き起こします．毛根の毛母細胞障害は3週過ぎた辺りから出現し，脱毛が発生します．特に脱毛は患者のアドヒアランスを著しく低下させることがあるので，抗がん薬投与前に，リスクコミュニケーションの一環として化学療法終了後は脱毛は回復すること，必要があればウィッグ（かつら）を使用することなど適切な服薬指導をしておくことの項目の一つです．

一方，ビンクリスチンによる副作用はビンカアルカロイド全般にいえることですが，初期には倦怠感（だるさ）や便秘，手足のしびれなどの神経障害が出現します．

1.7 肺癌

病態の概要

肺癌は男性，女性とも死亡率が第1位のがんであり，その5年生存率は他の主要な癌腫と比べても低く，罹患しやすく治りにくい代表的な癌である（図1）．原発性肺癌は小細胞肺癌と非小細胞肺癌に大別され，組織型により治療法が大きく変わる．非小細胞肺癌の主要組織型は腺癌，扁

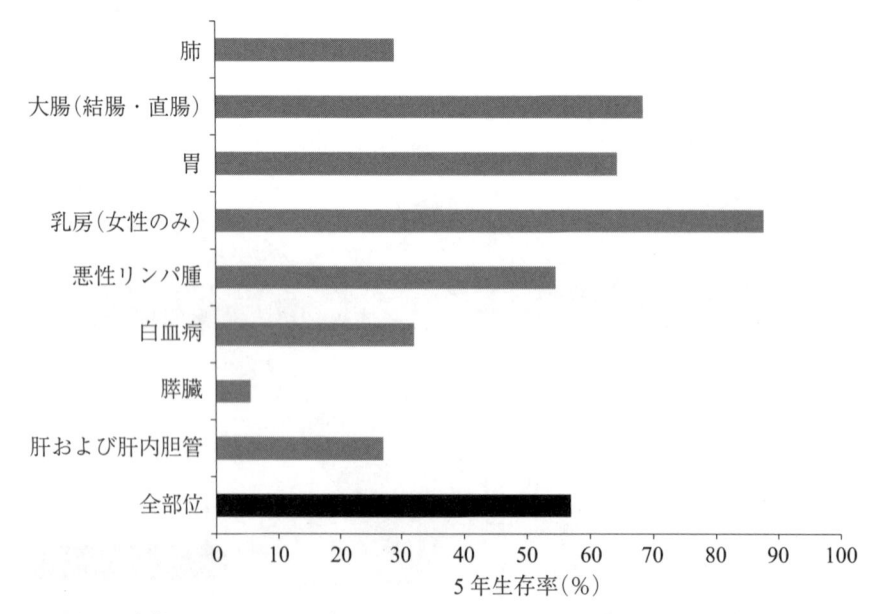

図1 本邦における2000年～2002年診断例の5年相対生存率（男女計）

平上皮癌，大細胞癌の三つである．原発性肺癌の中で腺癌，扁平上皮癌がそれぞれ約30〜40％，大細胞癌が5％，非小細胞癌が10〜15％である．発症年齢のピークは60〜70歳代であり，男女比は約3：1である．女性では腺癌の割合が高く，喫煙との関係が高い扁平上皮癌，小細胞癌は男性で高い傾向にある．

肺癌の中で肺門が癌化する扁平上皮癌と小細胞癌の最も重要な危険因子は喫煙であり，喫煙指数（ブリンクマン指数：1日喫煙本数 X 喫煙期間（年））が高いほどこれらの癌における肺癌死亡リスクが高くなることが明らかとなっている．喫煙による肺癌発症リスクは扁平上皮癌，小細胞癌で5〜20倍，腺癌，大細胞癌で2〜5倍とされている．なお，悪性胸膜中皮腫は胸部に発生する悪性腫瘍であるが，肺癌とは異なる病態であり，アスベスト吸引が重要な危険因子である．

キーワード

小細胞肺癌　　非小細胞肺癌　　パフォーマンスステータス　　上皮成長因子受容体　　*EML4*-*ALK* 融合遺伝子　　Calvert の式　　悪性胸膜中皮腫　　アスベスト

治療方針

肺癌の主な治療には外科療法，化学療法，放射線療法，内視鏡治療，緩和療法がある．小細胞肺癌は極めて進行が速く，予後の悪い肺癌であるが，抗がん薬と放射線への感受性が高いので，化学療法と放射線治療が主体となる肺がんである．限局型の場合，全身状態が良好であれば外科的切除が推奨されているが，外科切除後に化学療法を行うことが推奨されている．シスプラチンとエトポシドの併用療法（VP療法：V はエトポシドの商品名であるベプシド，P は白金に由来）や，イリノテカンとシスプラチンの併用療法（IP療法）が標準的な化学療法である．

早期の非小細胞肺癌は外科切除が主体となる治療である．外科切除が不能な進行がんでは化学療法が主な治療法であるが，その治療の個別化は進歩している．まず，全身状態の指標であるパフォーマンスステータス（PS，表1および図2参照）により分類される．化学療法適応可能で，

表1　ECOG（Eastern Cooperative Oncology Group）のパフォーマンスステータス（Performance Status：PS）

Grade 0	全く問題なく活動できる．発病前と同じ日常生活が制限なく行える．
Grade 1	肉体的に激しい活動は制限されるが，歩行可能で，軽作業や座っての作業は行うことができる．例：軽い家事，事務作業
Grade 2	歩行可能で自分の身の回りのことはすべて可能だが作業はできない．日中の50％以上はベッド外で過ごす．
Grade 3	限られた自分の身の回りのことしかできない．日中の50％以上をベッドか椅子で過ごす．
Grade 4	全く動けない．自分の身の回りのことは全くできない．完全にベットか椅子で過ごす．

上皮成長因子受容体（epidermal growth factor receptor ： EGFR）の遺伝子変異がある場合にはゲフィチニブが推奨されている．その遺伝子変異はアジア人，女性，腺癌，非喫煙者での割合が高いことが知られている．ゲフィチニブは急性肺障害・間質性肺炎の重篤な副作用を生じることがあるので，聴診器で呼吸音をチェックするなど慎重に経過を観察することが必要である．

　EGFR 遺伝子変異陰性の場合などでは殺細胞性の抗がん薬は白金製剤を含む 2 剤併用療法が行われる．カルボプラチンとパクリタキセル，シスプラチンとゲムシタビンにベバシズマブを併用することがある．血管内皮細胞増殖因子（vascular endothelial growth factor ： VEGF）に対する抗体であるベバシズマブは腫瘍組織での血管新生を抑制し，腫瘍の増殖を阻害する．ベバシズマブは扁平上皮癌において肺出血が高いことが報告されており，安全性の観点から扁平上皮癌以外の非小細胞肺癌に適応が認められている．また，ペメトレキセドは腺癌，大細胞癌に有効であるが，扁平上皮癌には有効性が低いことや，EML4-ALK 融合遺伝子陽性の非小細胞肺癌にはクリゾチニブの有効性が高いことが知られており，組織型分類なども考慮して治療法が選択される．非小細胞肺癌の治療は個別化が進んでおり，ガイドラインを参考に適切な薬を適切な患者に使うことが重要である（図 2）．

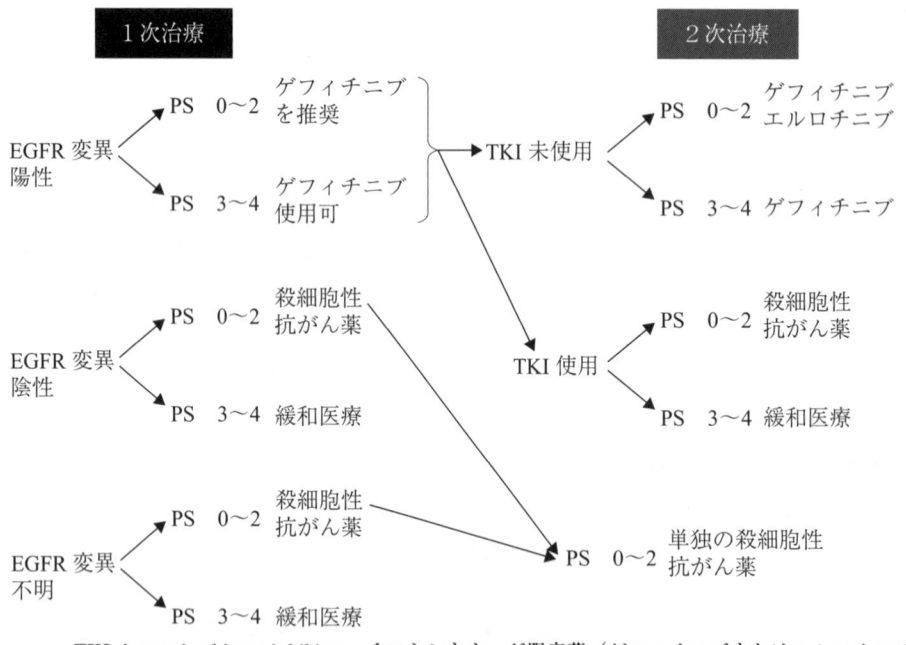

TKI ： tyrosine kinase inhibitor　チロシンキナーゼ阻害薬（ゲフィチニブまたはエルロチニブ）

図 2　非小細胞肺癌の化学療法ガイドラインの概要

◆ 処方例 ◆

（1）白金製剤をベースとした殺細胞性抗がん薬レジメン（以下のいずれか 1 つを使用）
　　シスプラチン（ブリプラチン®，ランダ®）100 mg/m²
　　　　　　　　　　　　　第 1 日目＋エトポシド 100 mg/m²　第 1～3 日目　4 週毎

シスプラチン（ブリプラチン®，ランダ®）80 mg/m²
　　　　　第1日目＋イリノテカン 60 mg/m² 第1, 8, 15日目　4週毎
シスプラチン（ブリプラチン®，ランダ®）80 mg/m²
　　　　　第1日目＋ゲムシタビン 1000 mg/m² 第1, 8日目　3週毎
シスプラチン（ブリプラチン®，ランダ®）80 mg/m²
　　　　　第1日目＋ビノレルビン 25 mg/m² 第1, 8日目　3週毎
カルボプラチン（パラプラチン®）AUC ＝ 6
　　　　　第1日目＋パクリタキセル 200 mg/m² 第1日目　3週毎
（2）腺癌または大細胞癌（扁平上皮癌以外の非小細胞肺癌）
　ペメトレキセド（アリムタ®）500 mg/m² 第1日目　3週毎
（3）悪性胸膜中皮腫
　ペメトレキセド（アリムタ®）500 mg/m²
　　　　　第1日目　3週毎（シスプラチンとの併用が必須）
（4）扁平上皮癌を除く切除不能な進行・再発の非小細胞肺癌
　ベバシズマブ（アバスチン®）1回 15 mg/kg を点滴静脈内注射する．投与間隔は 3 週間以上
（5）EGFR 遺伝子変異陽性の手術不能または再発非小細胞肺癌
　ゲフィチニブ（イレッサ®錠250）　1回1錠（1日1錠）1日1回　食後
（6）切除不能な再発・進行性で，がん化学療法施行後に増悪した非小細胞肺癌
　エルロチニブ（タルセバ®錠150）　1回1錠（1日1錠）1日1回
　　　　　　　　　　　　　　食事の1時間以上前または食後2時間以降
（7）ALK 融合遺伝子陽性の切除不能な進行・再発の非小細胞肺癌
　クリゾチニブ（ザーコリ®カプセル250）1回1カプセル（1日2カプセル）1日2回　内服

◆ 処方解説

　非小細胞肺癌の治療は治療効果のバイオマーカーである上皮成長因子受容体（epidermal growth factor receptor：EGFR）の遺伝子変異の有無を基に治療の個別化が行われており（図2），ゲフィチニブはチロシンキナーゼドメインに変異を有する肺癌において有効性が高いことが知られている．EGFR にある種の遺伝子変異を有する場合，ATP結合部位への親和性が高まり，EGFR のチロシンキナーゼ阻害作用が増強することや，変異型EGFRを持つ腫瘍においては，その増殖がよりEGFRのシグナルに依存しており，EGFR の阻害効果が発揮されやすいことが示唆されていて，EGFR 遺伝子変異はアジア人，女性，腺癌，非喫煙者での割合が高いことが報告されている．ゲフィチニブは急性肺障害・間質性肺炎の重篤な副作用を生じることがあるので，使用している患者では副作用発現の有無について慎重に経過を観察することが必要である．

　エルロチニブは非小細胞癌に有効なチロシンキナーゼ阻害薬である．ゲフィチニブと同様の薬理作用を有し，副作用の特性なども類似している．ゲフィチニブとは異なり，1次治療には適応が認められていない．エルロチニブの奏効率に関してはEGFR 発現が関連し，生存期間延長に関してはEGFR 発現，EGFR コピー数，EGFR 変異のいずれの影響も受けなかったと報告されてい

る．ALK 阻害薬であるクリゾチニブは c-MET（HGFR）と ALK の受容体チロシンキナーゼの双方を阻害する経口剤で，非小細胞肺癌細胞のアポトーシスを誘導する．*EML4-ALK* 融合遺伝子は，細胞内骨格タンパク質をコードする *EML4* 遺伝子と，受容体型チロシンキナーゼをコードする *ALK* 遺伝子が染色体転座により融合したがん遺伝子である．

　ベバシズマブは，ヒト血管内皮増殖因子（VEGF）に対する遺伝子組換え型ヒト化モノクローナル抗体である．VEGF は，血管内皮細胞の細胞分裂促進・生存を制御するとともに血管透過性の亢進に関与しており，扁平上皮癌を除く非小細胞肺癌，大腸癌，乳癌に使用される．

Q & A

Q ガイドラインとエビデンスについて教えてください．

A 薬物療法を行うには患者ごとに最適な薬の種類，用量，用法を設定しなければなりませんが，抗がん薬の場合，他の一般的な薬とは異なり，ほとんどの抗がん薬は個人ごとの最適化は不可能です．現在可能であるのは確率に基づいた治療法の選択のみです．さまざまな臨床試験のエビデンスを総合的にまとめたものがガイドラインとして公開されており，それらのエビデンスを参考に患者ごとに最適な治療法を選択します（エビデンスに基づいた医療，evidence based medicine：EBM）．

　奏効率が低く毒性が必発するがん化学療法は，治療法選択における確率論が抱える問題を内包しており，個々の患者が個性的であるがん治療において evidence が当てはまる部分は相対的に低下する傾向にあります．EBM は効く確率の高い治療法を杓子定規に推奨するものではなく，個々の患者のケアに関わる意志を決定するために，最新かつ最良の根拠を，一貫性を持って，明示的な態度で，思慮深く用いることです．この EBM を補完する実践法として個々の患者の病の体験に基づき治療法を選択する Narrative Based Medicine が注目されています．

Q カルボプラチンは体表面積当たりで投与しないと聞きました．その辺がよくわかりません．教えてください．

A カルボプラチンは腎臓における分泌・再吸収がないため，カルボプラチンのクリアランスは GFR に比例し，目標 AUC が決まればクリアランスを指標とした投与量設定が可能です．クレアチニンクリアランス値（Ccr）を実測するのはとても大変ですので，血清クレアチニン値から Ccr を計算する Cockcroft-Gault の Ccr 計算式が一般的に用いられています．一般的に Ccr を GFR として代用しており，Calvert の式によりカルボプラチンの投与量は各個人のクリアランスに基づいた設定が可能です．一方，白金系抗がん薬であるシスプラチン，オキサリプラチン，ネダプラチンは腎排泄型の薬剤ですが，腎臓における分泌・再吸収があるため GFR はクリアランスに相関しません．

Calvert の式：【投与量＝ AUC 目標値×（GFR ＋ 25）】

Cockcroft–Gault 法： Ccr＝体重×（140 －年齢）/ 72 ×血清クレアチニン値

女性の場合，計算結果に 0.85 を掛ける

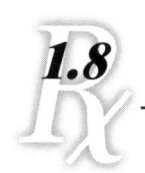

1.8 大腸癌

病態の概要

　大腸は長さ 1.5 〜 1.8 m で，盲腸，上行結腸，横行結腸，下行結腸，S 状結腸，直腸に分類される．結腸には下腸間膜動脈，下腸間膜静脈がつながっており，下腸間膜静脈は上腸間膜静脈とつながって門脈となり肝臓につながっている．大腸癌（colorectal cancer）とは，大腸（盲腸，結腸，直腸）に発生する癌のことである．大腸の静脈は肝臓につながっているため，大腸癌の血行性転移は肝臓に多く認められる．直腸には門脈以外に直腸静脈から下大静脈につながる静脈も存在す

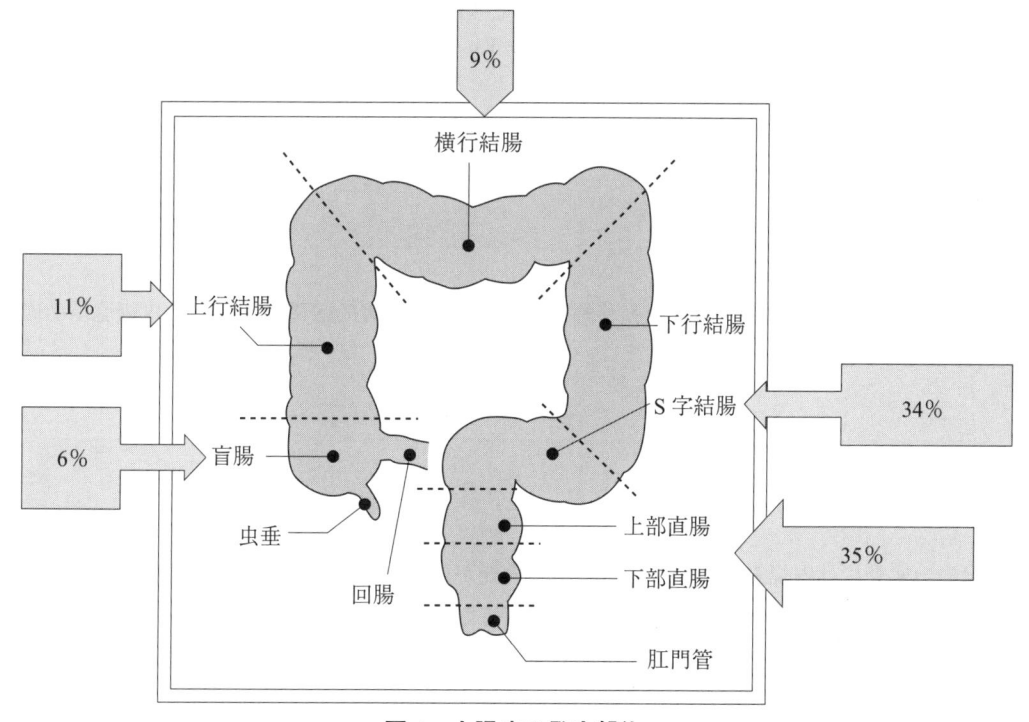

図 1　大腸癌の発生部位

る．直腸癌の場合，上直腸動脈から下腸管膜動脈に向かう上方向への転移が主なリンパ節転移であるが，中直腸動脈根リンパ節など側方向へのリンパ節転移が生じた場合は治療が難しくなる．

　組織学的に大腸は粘膜，粘膜下層，固有筋層，漿膜（直腸にはない）の層で構成されていて，進行度は腫瘍の大きさではなく壁深達度により早期がんか進行がんに大別される（図2）．大腸に発生する悪性腫瘍の多くは癌腫（carcinoma）であり，大腸癌の9割以上が腺癌である．早期がんの場合は内視鏡などによる外科的切除により高い生存率が期待できる．進行がんの場合には外科的切除が可能な場合には切除し，術後化学療法などを併用する．手術適応のない進行がんでは化学療法，放射線治療の適応となる．

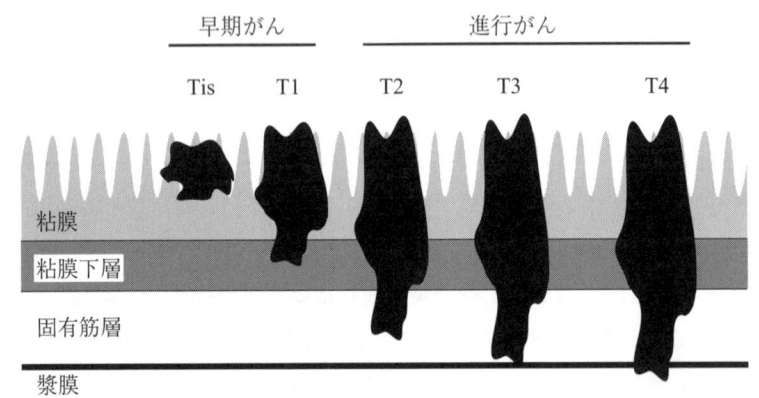

図2　大腸癌のT分類

大腸癌は腫瘍の大きさではなく，壁深達度が予後に影響するため，壁深速度によりT分類されている．粘膜内にとどまる癌（粘膜内癌）はTis，粘膜下層に到達する癌（粘膜下層癌）はT1である．TisとT1までが早期癌である．固有筋層に到達する癌はT2，固有筋層を超える癌はT3，固有筋層を超え，他臓器に浸潤する癌はT4に分類される（表1も参照）．

キーワード

生物化学修飾　　UDPグルクロン酸転移酵素（UGT1A1）　　*KRAS*遺伝子　　上皮細胞増殖因子受容体

治療方針

　大腸癌の検査には内視鏡，画像診断，生化学検査が用いられるが，特に内視鏡検査は重要である．内視鏡は大腸粘膜の詳細な観察が可能なだけでなく，鉗子口も備えており，生検やポリープ切除などの様々な検査や治療が可能である．腫瘍表面の微細な形態を観察することで，良性・悪性の鑑別が可能であり，生検を行うことで病理組織学的診断を行うことができる．画像診断には主なものに注腸造影検査，CT，MRI，超音波検査がある．注腸造影検査は比較的簡便に実施でき

表1 大腸癌のTNM分類およびStage分類

T－原発腫瘍壁深達度	
TX	壁深達度評価不能
T0	原発腫瘍が存在しない
Tis	上皮内癌または粘膜内癌
T1	腫瘍が粘膜下層まで浸潤している
T2	腫瘍が固有筋層まで浸潤している
T3	腫瘍が固有筋層を超えて漿膜下層または傍結腸組織または傍直腸組織まで浸潤している
T4	腫瘍が他臓器に直接浸潤している．または腫瘍が漿膜を破って浸潤している

N－領域リンパ節転移	
NX	領域リンパ節転移評価不能
N0	領域リンパ節転移がない
N1	1～3個の領域リンパ節転移がある
N2	4個以上の領域リンパ節転移がある

Stage分類			
Stage 0	Tis	N0	M0
Stage I	T1, T2	N0	M0
Stage II A	T3	N0	M0
Stage II B	T4	N0	M0
Stage III A	T1, T2	N1	M0
Stage III B	T3, T4	N1	M0
Stage III C	Any T	N2	M0
Stage N	Any T	Any N	M1

M－遠隔転移	
MX	遠隔転移評価不能
M0	遠隔転移がない
M1	遠隔転移がある

る有用な検査である．特に狭窄など内視鏡検査が困難な場合に有用である．確定診断は困難であるが，病巣の広がりや形態の診断に有用な検査である．CT，MRIは原発腫瘍の大きさや形態の評価と同時に，遠隔転移やリンパ節転移の診断に有用である．超音波検査は肝転移の評価に特に有用である．

生化学的な検査には便潜血や，血清中CEA，CA19-9の腫瘍マーカーの検査が行われるが，いずれも非特異的な検査であり，大腸癌以外の疾患でも検査値は変化する．

確定診断は内視鏡検査などで得られた組織の，組織診断により行われる．診断分類として国際対癌連合（international union against cancer：UICC）のTNM分類（表1）や，大腸癌研究会の大腸癌取り扱い規約が主に用いられている．T（tumor）は原発腫瘍の進展度・大きさの指標であり，大腸癌などでは壁深達度により早期がんか進行がんに分類される（図2）．N（lymph node）はリンパ節転移，M（metastasis）は遠隔転移の程度であり，大腸癌は原発腫瘍の壁深達度，リンパ節転移，遠隔転移の程度により進行度が分類され，進行度の指標としてstage分類が用いられる．stage分類は予後をよく反映する．

大腸癌化学療法の有効性は長く不明であったが，1990年代に入ってから化学療法の有効性が臨床試験により証明されてきた．殺細胞性の抗がん薬に加えて，抗体医薬も使えるようになり，大腸癌化学療法の有効性はさらに向上している．手術により腫瘍が完全に摘出できた場合も再発することがあり，術後補助化学療法により生存率が改善することが報告されている．大腸癌治療ガイドラインでは補助化学療法としてR0切除（がんの遺残がない切除）を実施し，いくつかの条件を満たす大腸癌は補助化学療法が推奨されている．5-FU/LV療法，UFT/LV療法あるいはカペシタビン療法，さらにFOLFOX4またはmFOLFOX6療法が推奨されている．それぞれ投与期間は6か月を原則とする．

切除不能な進行大腸癌では化学療法を実施しない場合，生存期間中央値（median survival

time：MST）は約 8 か月と報告されている．化学療法によって治癒することはほとんど望めないが，化学療法の進歩によって 2 年を超える MST も報告されており，化学療法により生存期間を延長できることが明らかになっている．

◆ 処方例 ◆

(1) mFOLFOX6 レジメン
　オキサリプラチン（エルプラット®）　85 mg/m²　　2 時間で点滴静注，第 1 日目，1 日 1 回
　レボホリナート（アイソボリン®）　100 mg/m²　　2 時間で点滴静注，第 1 日目，1 日 1 回
　フルオロウラシル　400 mg/m²　　　　　　　　　5 分で点滴静脈注射，第 1 日目，1 日 1 回
　　　　　　　　　　　　　　　　　　　　　　　　（L-OHP と l-LV の同時点滴後に投与）
　フルオロウラシル　2,400 mg/m²　　　　　　　　46 時間で持続点滴静注，第 1〜2 日目
　　　　　　　　　　　　　　　　　　　　　　　　（上記投与後）

2 週おきの投与

(2) FOLFIRI レジメン
　イリノテカン（カンプト®，トポテシン®）180 mg/m²
　　　　　　　　　　　　　　　　　　　　　　　　2 時間で点滴静注，第 1 日目，1 日 1 回
　レボホリナート（アイソボリン®）200 mg/m²　　　2 時間で点滴静注，第 1 日目，1 日 1 回
　フルオロウラシル　400 mg/m²　　　　　　　　　5 分で点滴静脈注射，第 1 日目，1 日 1 回
　　　　　　　　　　　　　　　　　　　　　　　　（CPT-11 と l-LV の同時点滴後に投与）
　フルオロウラシル　2,400 mg/m²　　　　　　　　46 時間で持続点滴静注，第 1〜2 日目
　　　　　　　　　　　　　　　　　　　　　　　　（上記投与後）2 週おきの投与
　　　　　　　　　　　　　　　　　　　　　　（CPT-11 の保険承認用量は 150 mg/m² まで）

(3) CapeOX レジメン（XELOX レジメン）
　カペシタビン（ゼローダ®）2,000 mg/m²　経口投与，第 1〜14 日目，1 日 2 回に分服
　オキサリプラチン（エルプラット®）　130 mg/m²　2 時間で点滴静注，第 1 日目，1 日 1 回

(4) 治癒切除不能な進行・再発の結腸・直腸癌
　ベバシズマブ（アバスチン®）1 回 5 mg/kg または 10 mg/kg を点滴静脈内注射する．
　　　　　　　　　　　　　　　　　　投与間隔は 2 週間以上
　ベバシズマブ（アバスチン®）1 回 7.5 mg/kg を点滴静脈内注射する．
　　　　　　　　　　　　　　　　　　投与間隔は 3 週間以上
　（ベバシズマブは他の抗悪性腫瘍薬との併用が必須）

(5) EGFR 陽性の治癒切除不能な進行・再発の結腸・直腸癌
　セツキシマブ（アービタックス®）初回は 400 mg/m² を 2 時間かけて，2 回目以降は 250 mg/m² を 1 時間かけて点滴静注する．週に 1 回投与

(6) KRAS 遺伝子野生型の治癒切除不能な進行・再発の結腸・直腸癌
　パニツムマブ（ベクティビックス®）6 mg/kg を 60 分以上かけて点滴静注する．
2 週に 1 回投与

◆ 処方解説

　大腸癌化学療法でのキードラッグはフッ化ピリミジン系抗がん薬であり，多くのレジメンで採用されている．代謝拮抗薬である 5-FU は持続静脈注射が行われるが，投与時間を延長することで，急速単回投与よりもより大きな効果が得られることが証明されている．さらにレボホリナートにより 5-FU の効果を上げることができる．レボホリナートはロイコボリンの *l* 体のみの立体異性体である．ロイコボリンは *l* 体と *d* 体を含むラセミ体である．抗がん薬の薬物動態を，薬物を併用することにより変化させ，がん薬物療法の効果を増強または副作用を軽減させる方法を生物化学修飾（biochemical modulation）という．5-FU は活性代謝物であるフルオロデオキシウリジン一リン酸が，チミジル酸合成酵素（thymidylate synthase：TS）と結合し，TS 活性を阻害することにより，チミジル酸合成を抑制し DNA 合成を阻害する．レボホリナートは細胞内で還元され，5,10-メチレンテトラヒドロ葉酸（5,10-CH$_2$-THF）となる．この 5,10-CH$_2$-THF は FdUMP，TS と強固な三元複合体（ternary complex）を形成し，TS の解離を遅延させることにより，フルオロウラシルの抗腫瘍効果を増強させる．

　また，フッ化ピリミジン系内服薬であるカペシタビンも大腸癌に高い効果が得られる．カペシタビンは初回通過効果と腫瘍選択性を改善するためにプロドラッグ化された薬剤である（図3）．カペシタビンは消化管より未変化体のまま吸収され，肝臓でカルボキシルエステラーゼにより 5′-deoxy-5-fluorocytidine に代謝される．次に主として肝臓や腫瘍組織に存在するチミジンデアミナーゼにより 5′-deoxy-5-fluorouridine に変換される．更に，腫瘍組織に高頻度に存在するチミジンホスホリラーゼにより活性体である 5-FU に変換され抗腫瘍効果を発揮するので腫瘍組織選択性も向上させた製剤である．

　大腸癌の化学療法では遺伝子診断による治療の個別化も進んでいる．イリノテカン塩酸塩（CPT-11）の活性代謝物である SN-38 による重篤な副作用と，UDP グルクロン酸転移酵素（UGT1A1）の遺伝子変異との関係が知られている．UGT1A1 の遺伝子診断により，CPT-11 に

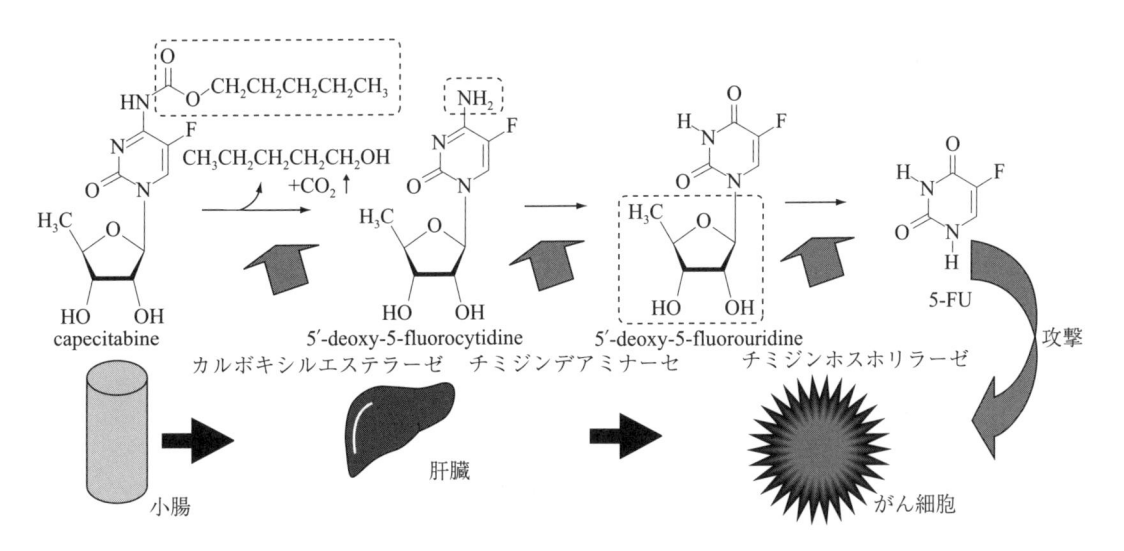

図3　カペシタビンのがん細胞に対する選択的攻撃
（松山賢治監修（2012）Scientific 疾患分解解析，p.63，京都廣川書店）

表2 *UGT1A1* の遺伝子多型と AUC 比率

	遺伝子多型	AUC比率（中央値）
野生型	*UGT1A1*6* と *UGT1A1*28* をともにもたない	5.55
ヘテロ接合型	*UGT1A1*6* または *UGT1A1*28* のヘテロ接合体	3.62
ホモ接合型	*UGT1A1*6* または *UGT1A1*28* をホモ接合体としてもつ，もしくは *UGT1A1*6* と *UGT1A1*28* をヘテロ接合体としてもつ	2.07

AUC比率はSN-38のグルクロン酸抱合体（SN-38G）のAUCをSN-38のAUCで除した値．CPT-11はプロドラッグでSN-38は活性代謝物である．AUC比率が高いほど毒性をもたないSN-38Gが高いことを示し，毒性が軽減していることが示唆される．

よる重篤な副作用発生の可能性を推定することが可能になった．UGT1A1 には *UGT1A1*6*，*UGT1A1*28* 等の遺伝子多型が存在し，*UGT1A1*6*，もしくは *UGT1A1*28* においては，これら遺

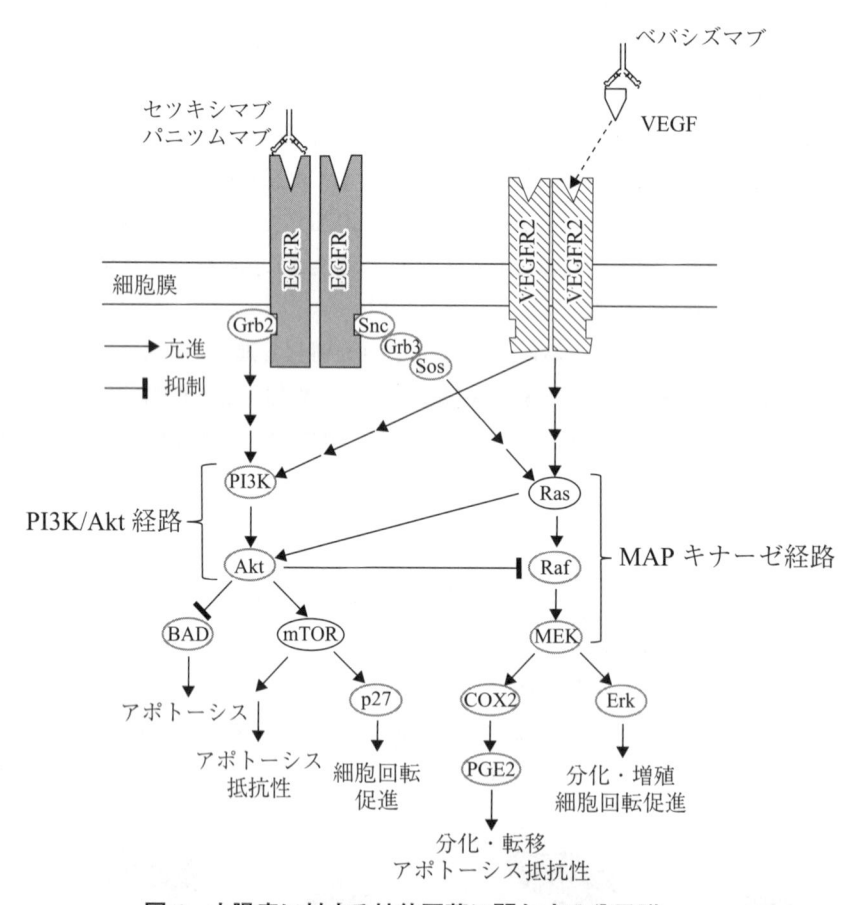

図4　大腸癌に対する抗体医薬に関与する分子群

EGFR は細胞増殖と細胞生存（アポトーシス抵抗性）を制御する受容体である．セツキシマブとパニツムマブは EGFR の抗体であり，結合することにより EGFR の機能を阻害する．ベバシズマブは VEGFR2 のアゴニストとなる血管内皮増殖因子（vascular endothelial growth factor：VEGF）に対する抗体である．EGFR および VEGFR2 の下流には細胞増殖を制御する MAP キナーゼ経路と，細胞生存を制御する PI3K/Akt 経路が存在する．

伝子多型をもたない患者に比べてヘテロ接合体，ホモ接合体としてもつ患者の順に SN-38G のグルクロナイド体の生成能力が低下し，SN-38 の体外への排出が遅延する．日本人における *UGT1A1*6*, *UGT1A1*28* のアレル頻度は 13.0 ～ 17.7 %，8.6 ～ 13.0 %との報告がある．カペシタビンとオキサリプラチンを併用する CapeOX レジメン（XELOX レジメン）はカペシタビン内服が中心で 5-FU の持続静注を行わなくてもよいためインフューザーポンプが不要で，抗がん薬の調製時間が短縮できる．注射薬の投与は 3 週間に 1 回で済むので，来院回数が少なくなるなど患者の利便性が高い治療法である．

　セツキシマブなどの EGFR 抗体を使用する際には *KRAS* 遺伝子検査が必要である．*KRAS* は上皮細胞増殖因子受容体（epidermal growth factor receptor：EGFR）のシグナル伝達を仲介する重要な分子である．*KRAS* に遺伝子異常がある場合，異常な増殖シグナルが発生し続けるため，EGFR に対するキメラ抗体であるセツキシマブを投与しても，EGFR 阻害効果が発揮されないと考えられている（図 4）．抗体医薬は大腸癌化学療法において，医学的に優れた効果を示すが，非常に高価な薬剤であり，医療資源の配分の観点から費用対効果が問題となりつつある．

Q & A

Q 大腸がん化学療法はここ数年の間に進化していると聞いています．治療効果はどのように評価するのでしょうか．

A 通常の薬の場合，薬物療法の真の目的を評価する代替指標（代替エンドポイントまたはサロゲートマーカー）あるいはバイオマーカーが明らかなので，最適な薬の種類，用量，用法を最適化できます．例えば降圧薬の場合，代替エンドポイントは血圧であり，それは容易に計測できます．また，大規模試験の結果から降圧目標が明らかなので，薬剤の種類や用法・用量を変更することで各患者に最適な用法・用量を設定できます．降圧薬の場合，薬物療法の真の目的（真のエンドポイント）は高血圧に伴う死亡率上昇や心血管イベントの発症などを抑制することが目的であり，血圧を下げるためだけに服用するのではありません．

　一方，ほとんどの抗がん薬の場合，代替エンドポイントの設定が困難です．一般的に腫瘍縮小効果の高い化学療法は有効性が高いですが，腫瘍縮小効果と生存率改善は必ずしも相関しません．一般的に固形がんの腫瘍縮小効果は RECIST（Response Evaluation Criteria in Solid Tumors，表 3）ガイドラインにより評価されます．仮に腫瘍縮小効果が認められたとしても，毒性が増強することがあり，生存率が改善するとは限りません．腫瘍が縮小しても全生存期間（overall survival：OS，ランダム化時点を起点として他死因を除外することなく全ての死因による死亡をイベントとして定義し，このイベントが発生するまでの時間を測定したもの），生存期間中央値（median survival time：MST，調査した患者群の生存率が 50 %になるまでの期間）や無増悪生存期間（progression free survival：PFS，対象の疾患が進行することなく，患者が生存している期間）が改

善するとは限りません．がん化学療法のエンドポイントの標準は延命効果であり，その指標として OS, MST, PFS などが用いられます．大腸癌化学療法の進歩により MST は大きく延長しています（図5）．

表3　RECIST 効果判定基準の概要（標的病変の評価）

完全奏効（complete response：CR）	すべての標的病変の消失．
部分奏効（partial response：PR）	ベースライン長径和と比較して標的病変の最長径の和が30％以上減少．
進行（progressive disease：PD）	治療開始以降に記録された最小の最長径の和と比較して標的病変の最長径の和が20％以上増加．
安定（stable disease：SD）	PR とするには腫瘍の縮小が不十分で，かつ PD とするには治療開始以降の最小の最長径の和に比して腫瘍の増大が不十分．

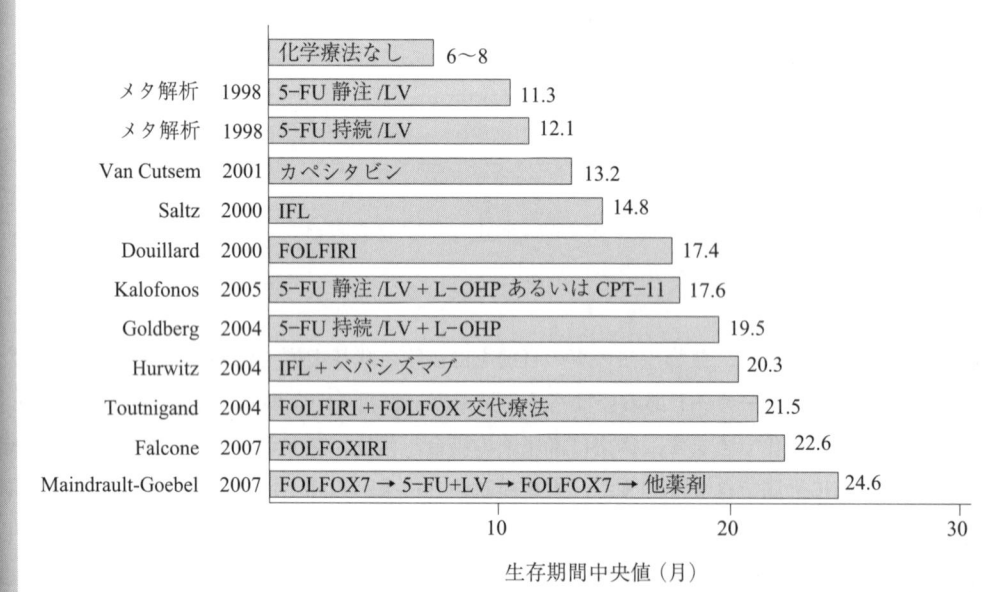

著者	年	レジメン	生存期間中央値（月）
		化学療法なし	6～8
メタ解析	1998	5-FU 静注/LV	11.3
メタ解析	1998	5-FU 持続/LV	12.1
Van Cutsem	2001	カペシタビン	13.2
Saltz	2000	IFL	14.8
Douillard	2000	FOLFIRI	17.4
Kalofonos	2005	5-FU 静注/LV + L-OHP あるいは CPT-11	17.6
Goldberg	2004	5-FU 持続/LV + L-OHP	19.5
Hurwitz	2004	IFL + ベバシズマブ	20.3
Toutnigand	2004	FOLFIRI + FOLFOX 交代療法	21.5
Falcone	2007	FOLFOXIRI	22.6
Maindrault-Goebel	2007	FOLFOX7 → 5-FU+LV → FOLFOX7 → 他薬剤	24.6

図5　大腸癌化学療法の進歩
生存期間中央値（月）を示す．左側は報告した著者と年度，それぞれレジメンを示す．
（*Cancer* 2008：112：1879-91 から引用）

Q FOLFOX4 と FOLFOX6 の違い，また，FOLFIRI との違いを教えてください．

A FOLFOX 療法は，1回の治療を2週間で行う大腸癌化学療法です．スペルにもありますように，FOL は folic acid からレボホリナート（levofolinate）（アイソボリン®），真ん中の F は 5-FU，末尾の OX はオキサリプラチン（エルプラット®）を意味しています．FOLFOX4 は図6にも示しますように FOLFOX6 のレボホリナート投与を二分割して，2日目も 100 mg/m² で投与するため，主に入院で用いられるレジメンです．これに比べて mFOLFOX6 は FOLFOX6 を簡略化したレジメンで，携帯型ディスポーザブルポ

FOLFOX4

```
             5-FU 400 mg/m²           5-FU 400 mg/m²
                bolus                    bolus
Day 1           ↓          Day 2         ↓
┌──────────┐                        ┌──────────┐
│ l-LV     │  5-FU      │ l-LV     │  5-FU
│ 100 mg/m²│  600 mg/m² │ 100 mg/m²│  600 mg/m²
│ L-OHP    │            │          │
│ 85 mg/m² │  22 hr     │  2 hr    │  22 hr
└──────────┘
    2 hr
```

l-LV：レボホリナート（アイソボリン®）　　L-OHP：オキサリプラチン（エルプラット®）

FOLFOX6

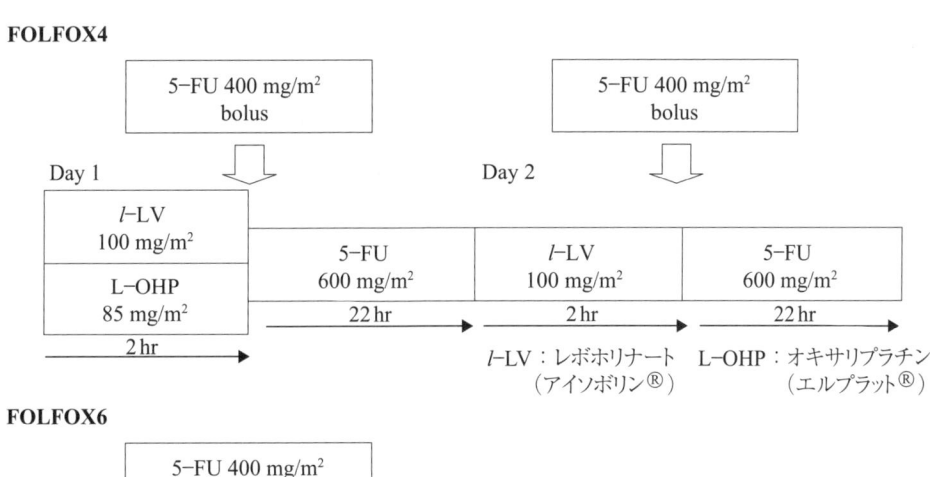

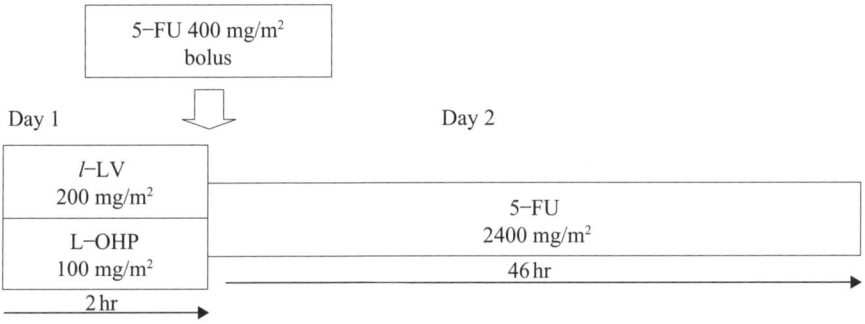

```
             5-FU 400 mg/m²
                bolus
Day 1           ↓          Day 2
┌──────────┐
│ l-LV     │
│ 200 mg/m²│     5-FU
│ L-OHP    │     2400 mg/m²
│ 100 mg/m²│     46 hr
└──────────┘
    2 hr
```

図 6　FOLFOX4 および FOLFOX6 レジメンの概要

mFOLFOX6 = modified FOLFOX6

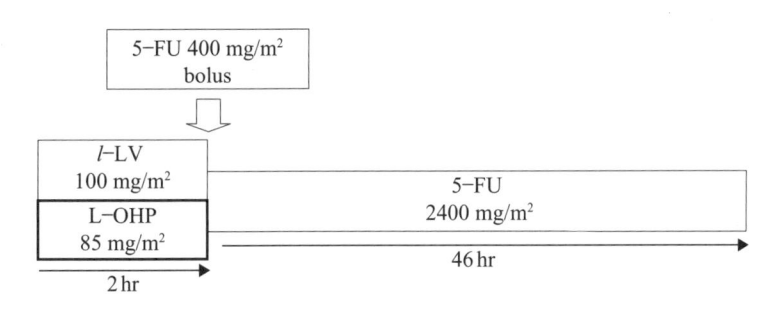

```
             5-FU 400 mg/m²
                bolus
                   ↓
           ┌──────────┐
           │ l-LV     │
           │ 100 mg/m²│    5-FU
           │ L-OHP    │    2400 mg/m²
           │ 85 mg/m² │    46 hr
           └──────────┘
              2 hr
```

l-LV：レボホリナート（アイソボリン®）　　L-OHP：オキサリプラチン（エルプラット®）

図 7　mFOLFOX6 レジメンの概要

ンプを使用して在宅でも薬物療法ができる点が異なり，外来患者で多く用いられています．最近では，処方例に示すように，より簡単な mFOLFOX6（modified FOLFOX6）が汎用されています（図 7）．FOLFOX 療法には，オキサリプラチンの特徴的な副作用として冷覚過敏症状があります．そのような過敏症状が出てきたら，減量，休業等の適切な処置を行います．FOLFOX 療法の治療継続が困難あるいは抵抗性になった場合は **FOLFIRI**（FOL：レボホリナート，F：5-FU，IRI：イリノテカン）療法に変更します（図 8，9 参照）．

投与スケジュール

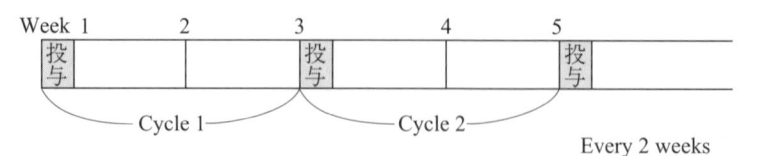

Week	1	2	3	4	5
	投与		投与		投与

Cycle 1 ─── Cycle 2 ─── Every 2 weeks

FOLFIRI

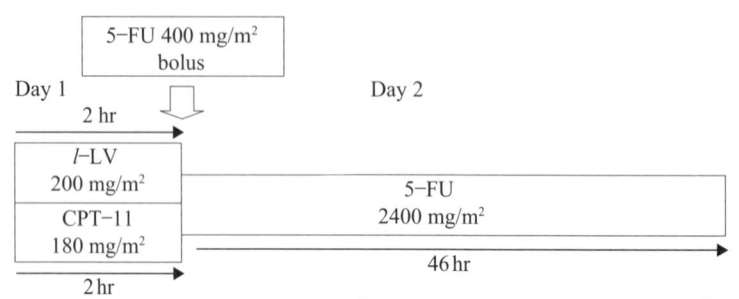

```
              5-FU 400 mg/m²
                  bolus
Day 1                            Day 2
      2 hr  ↓
┌─────────────┐
│ l-LV        │
│ 200 mg/m²   │  ┌──────────────────────────┐
├─────────────┤  │         5-FU             │
│ CPT-11      │  │      2400 mg/m²          │
│ 180 mg/m²   │  └──────────────────────────┘
└─────────────┘            46 hr
      2 hr
```

l-LV：レボホリナート（アイソボリン®）　CPT-11：イリノテカン（トポテシン®）

図8　FOLFIRI レジメンの概要

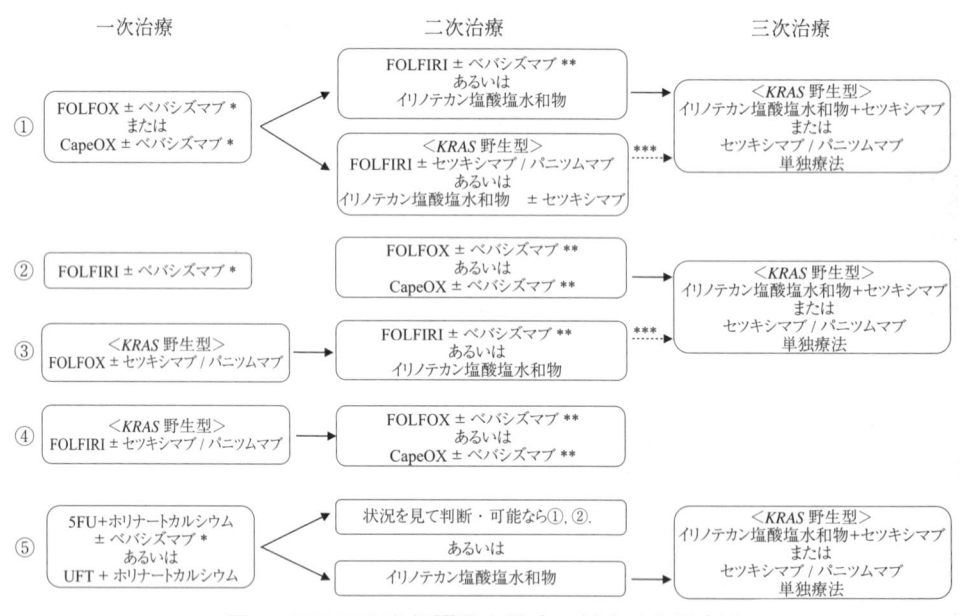

一次治療／二次治療／三次治療

① FOLFOX ± ベバシズマブ＊
　または
　CapeOX ± ベバシズマブ＊
　→ FOLFIRI ± ベバシズマブ＊＊
　　あるいは
　　イリノテカン塩酸塩水和物
　→ ＜KRAS 野生型＞
　　イリノテカン塩酸塩水和物＋セツキシマブ
　　または
　　セツキシマブ／パニツムマブ
　　単独療法

　→ ＜KRAS 野生型＞
　　FOLFIRI ± セツキシマブ／パニツムマブ
　　あるいは
　　イリノテカン塩酸塩水和物　± セツキシマブ
　＊＊＊

② FOLFIRI ± ベバシズマブ＊
　→ FOLFOX ± ベバシズマブ＊＊
　　あるいは
　　CapeOX ± ベバシズマブ＊＊
　→ ＜KRAS 野生型＞
　　イリノテカン塩酸塩水和物＋セツキシマブ
　　または
　　セツキシマブ／パニツムマブ
　　単独療法

③ ＜KRAS 野生型＞
　FOLFOX ± セツキシマブ／パニツムマブ
　→ FOLFIRI ± ベバシズマブ＊＊
　　あるいは
　　イリノテカン塩酸塩水和物
　＊＊＊

④ ＜KRAS 野生型＞
　FOLFIRI ± セツキシマブ／パニツムマブ
　→ FOLFOX ± ベバシズマブ＊＊
　　あるいは
　　CapeOX ± ベバシズマブ＊＊

⑤ 5FU＋ホリナートカルシウム
　± ベバシズマブ＊
　あるいは
　UFT ＋ ホリナートカルシウム
　→ 状況を見て判断・可能なら①，②．
　　あるいは
　　イリノテカン塩酸塩水和物
　→ ＜KRAS 野生型＞
　　イリノテカン塩酸塩水和物＋セツキシマブ
　　または
　　セツキシマブ／パニツムマブ
　　単独療法

図9　切除不能進行再発大腸癌に対する化学療法

＊ベバシズマブの投与が推奨されるが，投与の適応でないと判断した場合はその限りではない．
＊＊一次治療においてベバシズマブを投与していない場合，および一次治療の効果が持続しているが CPT-11 や L-OHP の毒性のために投与を中止した場合は，二次治療でベバシズマブの投与が推奨される．
＊＊＊二次治療までに抗 EGFR 抗体薬を未使用の場合．
（大腸癌治療ガイドライン 医師用 2010 年版から引用）

Q オキサリプラチンは調製する場合，何故，シスプラチンのように生理食塩液を使ってはいけないのですか？

A

図10(A)にシスプラチンを塩素イオン低濃度環境下で溶解した場合のシスプラチンの変化を示しています．塩素イオン強度が低い場合，シスプラチンのクロル基が脱離して，代わりに水分子が白金に結合したアクアフォームを形成してしまいます．だからシスプラチンを溶解する場合には，塩素イオン濃度が高い生理食塩液（0.9％NaCl溶液）に溶解します．一方，オキサリプラチンの溶解に生理食塩液を使用した場合，塩素イオンが白金に結合していくかわりに，水溶性を付与していたオキサレート基が脱離してオキサリプラチンが分解するからです．

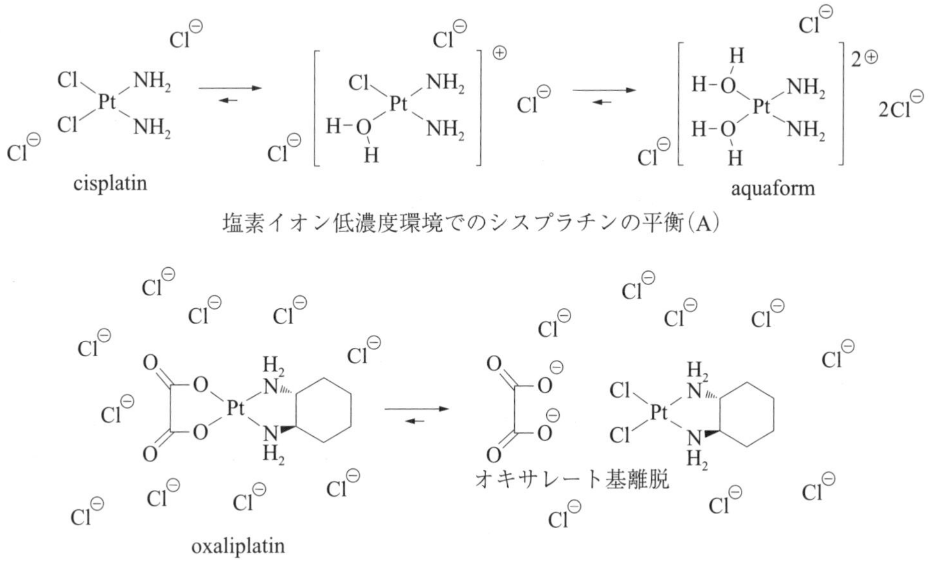

塩素イオン低濃度環境でのシスプラチンの平衡(A)

塩素イオン高濃度環境でのオキサリプラチンの平衡(B)

図10

1.9 胃癌

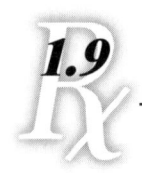

病態の概要

　胃に発生する悪性腫瘍は胃粘膜の上皮細胞から発生する胃癌，非上皮細胞由来の胃肉腫に大別されるが主要な病態である胃癌と胃粘膜下腫瘍について解説する（悪性リンパ腫も参照）．

　胃癌の原因には様々な遺伝子異常が関与していることが知られている．ある種のウイルス感染も関与していることが示唆されている．胃潰瘍の原因となる*Helicobacter pylori*感染は胃癌の発生にも関与していることが明らかとなり，2004年にはWHOの国際癌研究機関において明らかに発がん性を持つものとして分類された．国内での胃癌死亡者数は最も高かったが，現在は肺癌に次いで2位である．がん全体の約20％が胃癌で死亡しており，世界的に見ても国内の胃癌の罹患率，死亡率は高い状態にある．

　胃癌の進行度は大腸癌と同様に腫瘍の大きさではなく壁深達度により大きく分類される．胃癌の特有な臨床症状はなく，消化性潰瘍との鑑別は困難であり，早期診断のための検診は重要である．検査方法には内視鏡検査，X線検査，生検が特に重要であり，補助的な検査としてCTや超音波などの画像診断，血液生化学検査が用いられる．胃癌の予後因子は壁深達度と転移である．壁深達度が深いほどリンパ節転移，肝転移，腹膜播種を起こしやすく予後が悪い．

　胃粘膜下腫瘍とは主病変が胃粘膜より下層に存在し，従来，多くは平滑筋由来の腫瘍と考えられてきた．その後，新しい診断法を用いた探索により消化管間質腫瘍（gastrointestinal stromal tumor：GIST）という概念が導入され，GISTの頻度が高いことが知られるようになった．GISTは消化管運動のペースメーカーであるCajal（カハール）の介在細胞の*KIT*遺伝子の異常が原因と考えられている．

キーワード

Helicobacter pylori　　消化管間質腫瘍　　*KIT*遺伝子　　MALTリンパ腫

治療方針

　胃癌の治療には主に外科切除，内視鏡的治療法，化学療法がある．早期の病変では内視鏡的治療法や腹腔鏡下手術が用いられる．手術不能の進行癌では化学療法が用いられ，有効性が認められるようになってきた．GIST の治療も外科切除が第一選択であるが，*KIT* 遺伝子陽性の GIST にはチロシンキナーゼ阻害薬が有効であり，イマチニブ，スニチニブが臨床応用されている．

◆ 処方例 ◆

(1) 切除不能進行胃癌に対する初回治療
　ティーエスワン® 　　80 mg/m^2 　　　　　1日2回に分服，第1～21日目
　シスプラチン　　60 mg/m^2　　　　　　　2時間で点滴静注，第8日目
　以上を5週おきに投与，最大7回まで

(2) HER2 過剰発現が確認された治癒切除不能な進行・再発の胃癌
　トラスツズマブ（ハーセプチン®）初回投与時 8mg/kg，2回目以降は 6mg/kg を1日1回90分以上かけて3週間間隔で点滴静注する．他の抗悪性腫瘍剤と併用する．

(3) KIT（CD117）陽性消化管間質腫瘍
　イマチニブ（グリベック®錠 100 mg）　　1回4錠（1日4錠）　　1日1回食後

(4) イマチニブ抵抗性の消化管間質腫瘍
　スニチニブ（スーテント®錠 25 mg）　　1回2錠（1日2錠）　　1日1回内服
　　　　　　　　　　　　　　　　　　　　4週間連日経口投与し，その後2週間休薬する．

◆ 処方解説

　胃癌に対する抗がん薬の効果は長い間不明であったが，近年，その効果が認められるようになってきた．胃癌に使える抗がん薬としてティーエスワン®（テガフール，ギメラシル，オテラシルカリウムの配合剤），5-FU，シスプラチン，カペシタビン，パクリタキセル，ドセタキセル，イリノテカンなどがあるが国際的に確立した標準治療はない．日本胃癌学会の胃癌治療ガイドライン第3版では切除不能進行胃癌に対する初回治療としてティーエスワン®＋シスプラチンのレジメンを推奨している．

　経口薬は消化管から吸収され門脈から肝臓に運ばれ，全身に運ばれる前に必ず消化管と肝臓を経由する．薬物代謝酵素は肝臓や消化管に存在し，腸および肝臓を通過する際に薬物の一部が除去される．これを初回通過効果という．例えば，5-フルオロウラシル（5-FU）の内服薬は肝臓のジヒドロピリミジン脱水素酵素（dihydropyrimidine dehydrogenase：DPD）により急速に代謝されるため，腫瘍組織に到達する 5-FU はわずかな量になってしまう．5-FU を経口で投与する場合，初回通過効果が問題となるが，この問題を解決した製剤がカペシタビン（ゼローダ®）およびティーエスワン®である．

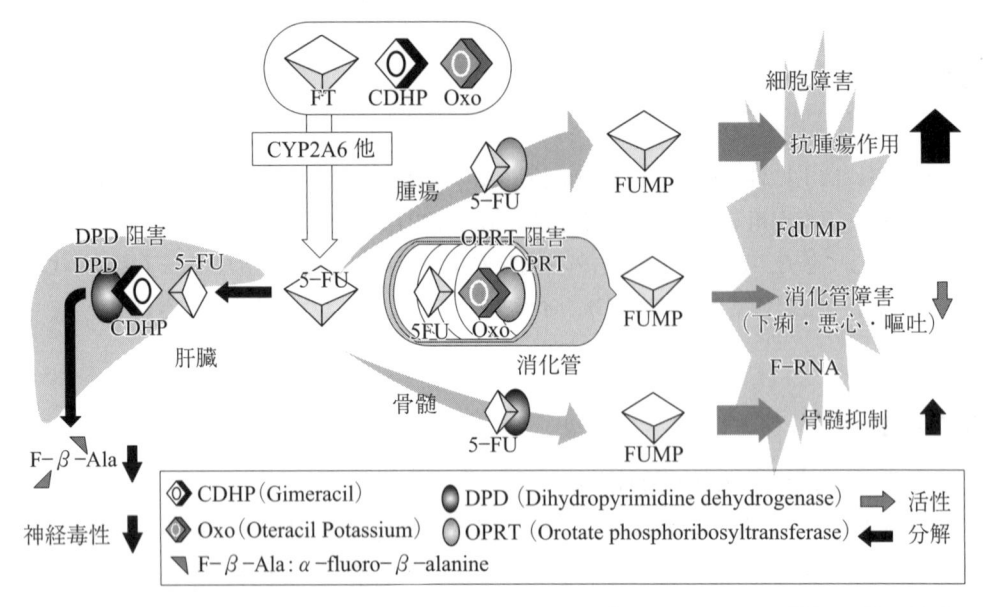

図1 テガフール・ギメラシル・オテラシルカリウム（ティーエスワン®）の作用機序
（松山賢治監修（2012）Scientific 疾患分析解析，京都廣川書店）

　ティーエスワン®は5-FUのプロドラッグであるテガフールを含んだ製剤である．ティーエスワン®に含まれるギメラシル（CDHP）は主として肝に多く分布する5-FUの代謝酵素であるDPDを選択的に拮抗阻害することによって，テガフールより派生する5-FU濃度を上昇させる．またティーエスワン®はオテラシル（Oxo）も含んだ製剤であるが，オテラシルは経口投与により主として消化管組織に分布してorotate phosphoribosyltransferaseを選択的に拮抗阻害し，5-FUから5-フルオロヌクレオチドへの生成を選択的に抑制する．その結果5-FUの抗腫瘍効果を損なうことなく消化器毒性を軽減すると考えられている．

　ティーエスワン®を他のフッ化ピリミジン系抗がん薬に変更する場合には7日以上の間隔をあけなければならない．かつて抗ウイルス薬として使用されていたソリブジンは帯状疱疹に使用されていたが，フッ化ピリミジン系抗がん薬との薬物相互作用により患者が死亡した医療事故が多発し使用されなくなった．ソリブジンの代謝物であるブロモビニルウラシルは5-FU異化代謝酵素であるDPDを不可逆的に阻害する．フッ化ピリミジン系抗がん薬の活性代謝物である5-FUはDPDにより解毒的に代謝されるが，ブロモビニルウラシルによりDPDが不可逆的に阻害されることで，5-FUの代謝が強く阻害されることにより，5-FUによる骨髄抑制などの副作用が増強され死亡に至る重篤な副作用が生じた．

　トラスツズマブはHER2（human epidermal growth factor receptor type 2：ヒト上皮増殖因子受容体2型）受容体に対する抗体であり，ADCC効果により抗腫瘍効果を発揮する．トラスツズマブは乳癌で使用されてきたが，HER2を過剰に発現する胃癌の存在が明らかとなり，実際にトラスツズマブが有効であることが認められている．

1.10 乳癌

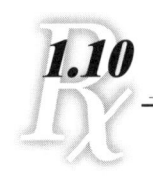

病態の概要

　乳癌の患者はほとんどが女性であり，その罹患率は上昇を続け，女性では最も罹患しやすいが生存率は比較的高い癌である．30歳代から増加し，50歳前後をピークとしてその後漸減する．乳癌の発生原因にはエストロゲンが重要な働きをしており，多くの危険因子はエストロゲンレベルと関連している．経口避妊薬の使用，初経年齢が早い，閉経年齢が遅い，出産歴がないなどが主な危険因子である．また肥満は閉経後乳癌の確立した危険因子である．

　乳腺に発生する悪性腫瘍には上皮性腫瘍と非上皮性腫瘍があり，非上皮性腫瘍には悪性葉状腫瘍，肉腫，悪性リンパ腫などが含まれ，それぞれ軟部組織腫瘍や造血器腫瘍に準じた治療が行われる．ここでは上皮性腫瘍（以下，乳癌）について述べる．

　乳癌には非浸潤癌，浸潤癌，Paget病に大別され，国内では浸潤癌が約9割を占める．乳腺は乳汁産生と分泌を担う臓器であり，乳管・小葉からなる腺単位が形成されている．乳癌は腺単位の末梢側に位置する終末乳管小葉単位から発生すると考えられている．乳癌は痛みを伴わない腫瘤で，腋窩（えきか：わきの下）や鎖骨上の領域リンパ節の転移が発見の契機になることもある．Paget病では特徴的な乳頭びらんを示す．乳癌は血行性，リンパ行性に転移し，骨，肺，皮膚，リンパ節，肝，胸膜，中枢神経系など様々な臓器に転移する．乳癌の予後因子には腫瘍径，リンパ節転移，年齢（35歳未満の若年性乳癌は予後不良），組織型，腫瘍浸潤径，異形度，脈管侵襲，ホルモン受容体，HER2など分子マーカーなどがある．診断方法には視触診，マンモグラフィー，CTなどの画像診断，超音波画像診断，病理組織診断，シンチグラフィーなど核医学検査，センチネルリンパ節（原発腫瘍から最初にがん細胞が転移したと思われるリンパ節）生検などを組み合わせて行う．

キーワード

非浸潤癌　　浸潤癌　　Paget病　　センチネルリンパ節　　内分泌療法　　triple negative 乳癌
HER2　　dose dense 療法　　黄体形成ホルモン放出ホルモン　　EPR効果

治療方針

　乳癌では診断治療のための多数のバイオマーカーがあり，治療の個別化が進んでいる．主な治療法には外科切除，薬物療法，放射線療法があり非浸潤癌では外科切除と放射線療法が行われる．浸潤癌では外科切除が可能な場合は，外科切除が第一選択であり，放射線療法と薬物療法が追加されることがある．浸潤癌の切除不能な進行癌に対しては化学療法，放射線療法が行われる．組織学的診断は必須であり，組織型，異形度やリンパ節転移などとともにバイオマーカーの診断が薬物療法の選択に必須である．ホルモン依存性の腫瘍である乳癌は，エストロゲン受容体（ER: Estrogen Receptor），プロゲステロン受容体（PgR : Progesterone Receptor）および HER2 の発現の有無が薬物療法の選択に重要である．また，卵巣から分泌されるエストロゲンが腫瘍に作用するので閉経前か閉経後で使用する薬剤が異なっている．ホルモン受容体や HER2 陽性の乳癌には内分泌療法やトラスツズマブ療法が可能であり，予後は比較的良好である．しかし，ホルモン受容体と HER2 陰性乳癌（いわゆる triple negative 乳癌）は内分泌療法薬が使えず，殺細胞性抗がん薬のみの適応になるので予後不良の傾向にある．殺細胞性抗がん薬にはアントラサイクリン系，シクロホスファミド，フッ化ピリミジン系，タキサン系抗がん薬が使用される．

◆ 処方例 ◆

（1）閉経前乳癌（以下のいずれかを 1 つ）
　リュープロレリン酢酸塩（リュープリン®）3.75 mg を 4 週に 1 回皮下に投与
　ゴセレリン（ゾラデックス®）3.6 mg 含有を前腹部に 4 週ごとに 1 回皮下投与
（2）乳癌（閉経前後を問わない）
　タモキシフェン（ノルバデックス®錠 20 mg）　　1 回 1 錠（1 日 1 錠）1 日 1 回内服
　　　　　　　　　　　　　　　　　　　　　　　　（1 日最高量 40 mg まで）
（3）閉経後乳癌（以下のいずれかを 1 つ）
　エキセメスタン（アロマシン®錠 25 mg）　　　 1 回 1 錠（1 日 1 錠）1 日 1 回食後
　アナストロゾール（アリミデックス®錠 1 mg）　 1 回 1 錠（1 日 1 錠）1 日 1 回内服
　フルベストラント（フェソロデックス®）（内分泌療法未治療例には投与できない）
　　　　　　　　500 mg を初回，2 週後，4 週後，その後 4 週ごとに 1 回左右の臀部に 1 筒
　　　　　　　　ずつ筋肉内投与する
（4）HER2 陽性乳癌
　HER2 過剰発現が確認された転移性乳癌には A 法，B 法を使用
　HER2 過剰発現が確認された乳癌における術後補助化学療法には B 法を使用
　HER2 過剰発現が確認された乳癌における術前補助化学療法には A 法または B 法を使用
　A 法：トラスツズマブ（ハーセプチン®）初回投与時 4 mg/kg，2 回目以降 2 mg/kg を 1 日 1
　　　　回 90 分以上かけて 1 週間間隔で点滴静注
　B 法：トラスツズマブ（ハーセプチン®）初回投与時 8 mg/kg，2 回目以降 6 mg/kg を 1 日 1

回 90 分以上かけて 3 週間間隔で点滴静注

再発または転移性乳癌のための殺細胞性抗がん薬のレジメン

(5) AC レジメン

ドキソルビシン（アドリアシン®）60 mg/m^2，1 日 1 回点滴静注，第 1 日目

シクロホスファミド（エンドキサン®）600 mg/m^2，1 日 1 回点滴静注，第 1 日目　3 週おき

(6) FEC レジメン

5-FU 500 mg/m^2，1 日 1 回点滴静注，第 1，8 日目

エピルビシン（ファルモルビシン®）50 mg/m^2，1 日 1 回点滴静注，第 1，8 日目

シクロホスファミド（エンドキサン®）400 mg/m^2，1 日 1 回点滴静注，第 1，8 日目　4 週おき

(7) パクリタキセル単独

パクリタキセル（タキソール®）175 mg/m^2，1 日 1 回点滴静注，第 1 日目　3 週おき

パクリタキセル（タキソール®）80 mg/m^2，1 日 1 回点滴静注，第 1 日目　1 週おき

(8) アントラサイクリン系またはタキサン系抗がん薬施行後の再発乳癌

エリブリン（ハラヴェン®）1.4 mg/m^2，1 日 1 回点滴静注，第 1，8 日目　3 週おき

(9) 乳癌（補助化学療法における有効性および安全性は確立していない）

アルブミン懸濁型パクリタキセル注射剤（アブラキサン®）　260 mg/m^2，1 日 1 回点滴静注，第 1 日目　3 週おき

(10) HER2 過剰発現が確認された手術不能または再発乳癌

ラパチニブ（タイケルブ®錠 250 mg）　1 回 5 錠（1 日 5 錠）1 日 1 回食事の 1 時間以上前または食後 1 時間以降（カペシタビン（ゼローダ®）との併用が必要）

◆ 処方解説

　ホルモン受容体が陽性の場合には，まず，ホルモン療法の適応となる．閉経前には黄体形成ホルモン放出ホルモン（LH-RH：luteinizing hormone-releasing hormone, 図 1）アゴニスト製剤が，閉経後はアロマターゼ阻害薬が有用である．抗エストロゲン薬は閉経前後で使用できる内分泌療法薬である．LH-RH アゴニスト製剤は受容体への持続的刺激（頻回刺激）によりダウンレギュレーションを惹起して下垂体における性腺刺激ホルモン（FSH：follicle-stimulating hormone 卵胞刺激ホルモン，LH：luteinizing hormone 黄体形成ホルモン）の産生・放出を抑制する．さらに卵巣・精巣の性腺刺激ホルモンに対する反応性も低下させるので，結果的にエストラジオール，テストステロン産生能が低下するのでホルモン依存性の腫瘍（女性では乳癌，男性では前立腺癌）に効果を示す．

　閉経後は卵巣の機能が低下しエストロゲンが生成されにくくなるが，副腎皮質から男性ホルモンのアンドロゲンが分泌され，アンドロゲンは脂肪組織にあるアロマターゼという酵素によってエストロゲンに変換される．アロマターゼ阻害薬はこのエストロゲン生成を抑制し，エストロゲン依存性の乳癌の増殖を抑制する．なおアロマターゼは脂肪組織に多く含まれるので，肥満は閉経後乳癌の危険因子の一つとなっている．

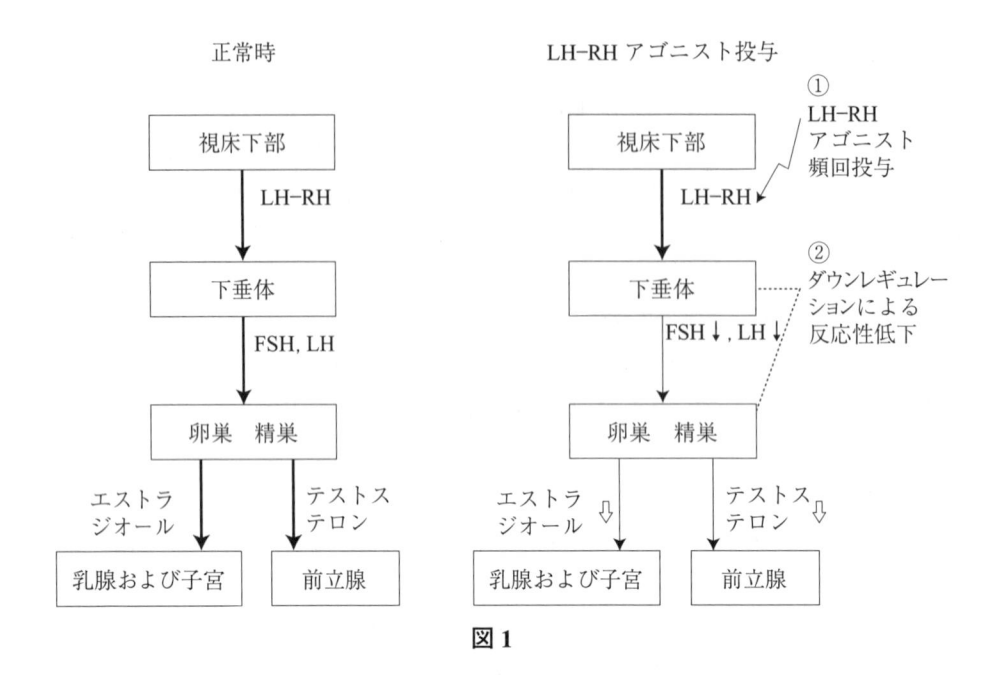

図1

正常時:
視床下部 → (LH-RH) → 下垂体 → (FSH, LH) → 卵巣　精巣 → エストラジオール → 乳腺および子宮／テストステロン → 前立腺

LH-RH アゴニスト投与:
視床下部 → (LH-RH) → 下垂体 → (FSH↓, LH↓) → 卵巣　精巣 → エストラジオール↓ → 乳腺および子宮／テストステロン↓ → 前立腺

① LH-RH アゴニスト頻回投与
② ダウンレギュレーションによる反応性低下

通常エストロゲンは，エストロゲン受容体に結合するとエストロゲン受容体が1対に結合して2量体となることでがん細胞に増殖シグナルを送る．これに対して抗エストロゲン薬のタモキシフェンはSERM（選択的エストロゲン受容体調整薬：selective estrogen reseptor modulator）として，エストロゲンの代わりにエストロゲン受容体と結合すると，エストロゲン受容体が2量体となった場合にも増殖シグナルを発信せず，乳癌細胞を退縮させる（図2）．しかし，タモキシフェンは部分アゴニスト活性を示し，結果としてエストロゲンが介在する作用の阻害が不完全になると考えられている．フルベストラントは部分アゴニスト作用を示さない selective estrogen receptor

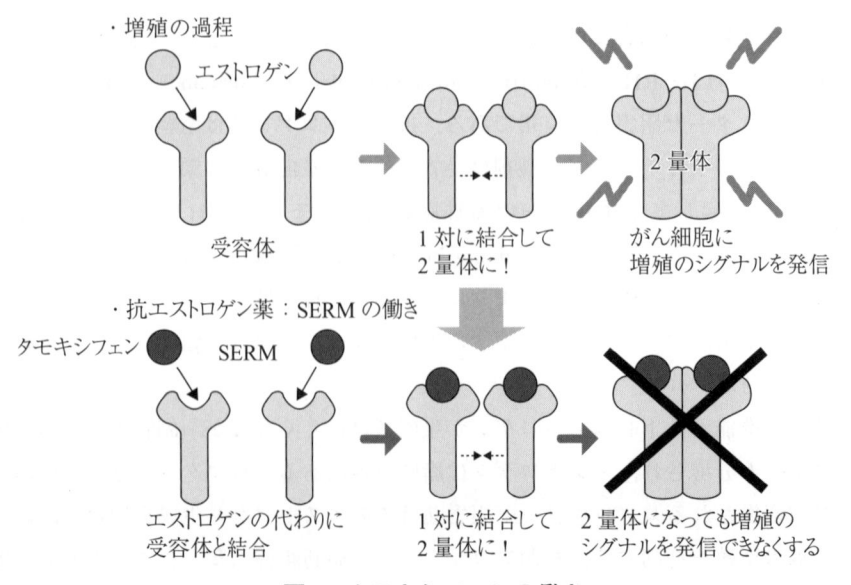

図2　タモキシフェンの働き

・増殖の過程
エストロゲン → 受容体 → 1対に結合して2量体に！ → 2量体 がん細胞に増殖のシグナルを発信

・抗エストロゲン薬：SERMの働き
タモキシフェン SERM → エストロゲンの代わりに受容体と結合 → 1対に結合して2量体に！ → 2量体になっても増殖のシグナルを発信できなくする

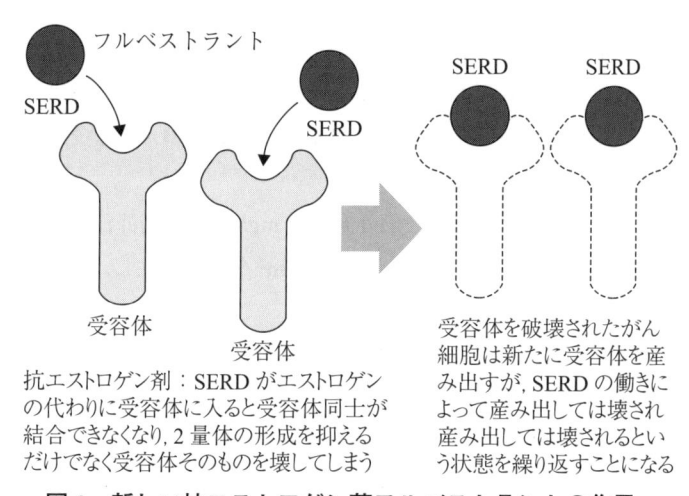

図3　新しい抗エストロゲン薬フルベストラントの作用
（http://www.gsic.jp/cancer/cc_25/rbcO2/index.html より引用）

downregulator（SERD）であり，乳癌細胞においてエストロゲン受容体をダウンレギュレーションすることにより，抗腫瘍効果を発揮する（図3参照）．

　タモキシフェンはプロドラッグでありCYP2D6に代謝されて活性代謝物が生成される．CYP2D6を阻害する作用のあるパロキセチン等により活性代謝物の血中濃度が低下する恐れがあり，乳癌による死亡リスクが増加したとの報告があるので薬物相互作用には注意が必要である．

　HER2陽性乳癌に対してはトラスツズマブ（ハーセプチン®）とラパチニブ（タイケルブ®）が有効である．これらの特性として心不全等の重篤な心障害を生じる可能性があるので薬剤の投与前，投与中は適宜心機能検査（心エコー等）を行い患者の状態を十分に観察する必要がある．トラスツズマブはHER2に特異的なモノクローナル抗体でがん細胞の外側のHER2タンパクに結合し受容体シグナルをストップする．一方，ラパチニブは低分子化合物でがん細胞の細胞膜を通過し，EGFRとHER2の受容体シグナルを細胞膜の内側から特異的に抑制するチロシンキナーゼ阻害薬である（図4参照）．単独での使用は認められておらず，カペシタビンとの併用が必要である．カペシタビンにラパチニブを併用することにより無増悪生存期間を有意に延長することが報告されている．他のチロシンキナーゼ阻害薬と同様に間質性肺炎やざ瘡様皮疹等の発疹などの副作用に加えて重篤な肝機能障害が生じることがあるので注意が必要である．

Q & A

Q パクリタキセルは3週毎の投与より，毎週投与により効果が上がると聞きました．その辺がよくわかりません．教えてください．

A 一般的に抗がん薬の抗腫瘍効果は単位時間当たりに投与される薬剤の量（治療強度：dose intensity）に依存しています．dose intensityを高めるためには1回当たりの投与量

を高めるか投与間隔を狭めて頻回に投与する dose dense 療法が行われます（急性骨髄性白血病，図 2 も参照）．dose dense 療法の例として乳癌に対するパクリタキセルが応用されています．パクリタキセル注およびアルブミン懸濁型パクリタキセル（アブラキサン®）の用法・用量は以下の通りです．

　パクリタキセル 3 週おき投与：1 日 1 回 210 mg/m^2 を点滴静注し 3 週間休薬

　パクリタキセル毎週投与：1 日 1 回 100 mg/m^2 を点滴静注し，週 1 回投与を 6 週連続し，少なくとも 2 週間休薬．

　アブラキサン®：1 日 1 回 260 mg/m^2 を点滴静注し，少なくとも 20 日休薬します．

　それぞれの dose intensity は

　パクリタキセル 3 週おき投与：210 mg/m^2 ÷ 3 weeks = 70 mg/m^2/week

　パクリタキセル毎週投与：6 × 100mg/m^2 ÷ 8 weeks = 75 mg/m^2/week

　アブラキサン®：260 mg/m^2 ÷ 3 weeks = 86.7 mg/m^2/week

であり，A 法より B 法，さらにアブラキサンは dose intensity の高い化学療法です．奏効率においてもパクリタキセル注は 11.1 ％（95 ％信頼区間：7.00 ～ 15.22 ％） アブラキサン® 24.0 ％（95 ％信頼区間：18.48 ～ 29.55 ％）で dose intensity の高いアブラキサンが高い奏効率を示します（卵巣癌，EPR 効果も参照）．

Q 乳癌に使う薬は多くの薬があり，治療前にバイオマーカーを調べる必要があると聞きました．バイオマーカーとは何でしょうか？　教えてください．

A バイオマーカーとは正常な生物学的過程，発病の過程もしくは治療介入による薬理学的反応を反映する測定および評価可能な特性のことをさします．バイオマーカーには薬効予測バイオマーカーと予後予測バイオマーカーがあります．薬効予測バイオマーカーには HER2 や KRAS 遺伝子があり，予後予測マーカーには腫瘍の大きさや壁深達度などがあります．分子標的薬の臨床応用においてバイオマーカーの利用が進んでおり，理論的な治療の実施だけでなく，臨床試験，薬物療法の有効性・安全性向上に必要不可欠になっています．

Q HER2（ErbB2）耐性の乳癌にトラスツズマブは効かないと聞いているのですが，その場合どのような治療をするのですか？

A HER2 のホモ/ヘテロ二量体を図 4 に示します．HER2（ErbB2）は上皮成長因子（EGFR）ファミリー（ErbB サミリー）に属する膜タンパク質で，その細胞領域にチロシンキナーゼ活性を有しています．他の ErbB と異なり，HER2 には特異的なリガンドは知られておらず，リガンド結合していないホモ二量体（図 4 左　シグナルインデックスは 3.1）あるいは EGFR（ErbB1）と HER2（図 4 中：シグナルインデックスは 5.0）もしくは ErbB3（HER3）と HER2（図 4 右：シグナルインデックスは 10.5）のようにそれぞれヘテロ二量体を形成して，シグナル伝達を行っています．ここではシグナルイ

ンデックスが大きいものほど，強いチロシンキナーゼ活性を示し，トラスツズマブ単独投与ではコントロールできません．図5の右図はEGFRとHER2による二量体に対して，トラスツズマブと二量体を内側からブロックするラパチニブを併用したケースを示しています．HER2耐性乳癌にはこのようにトラスツズマブとラパチニブを併用する化学療法が有効であることを示唆する報告があります（保険適応なし）．

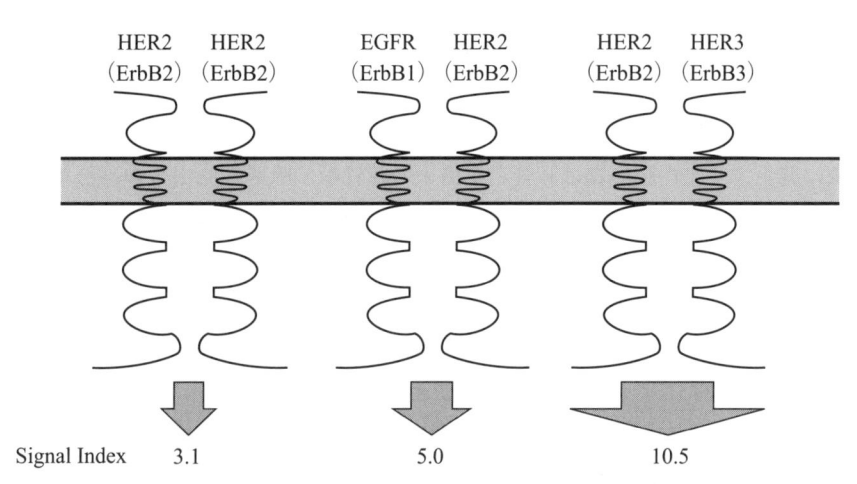

Signal Index　　3.1　　　　5.0　　　　10.5

図4　HER2ホモ/ヘテロ二量体とシグナル伝達

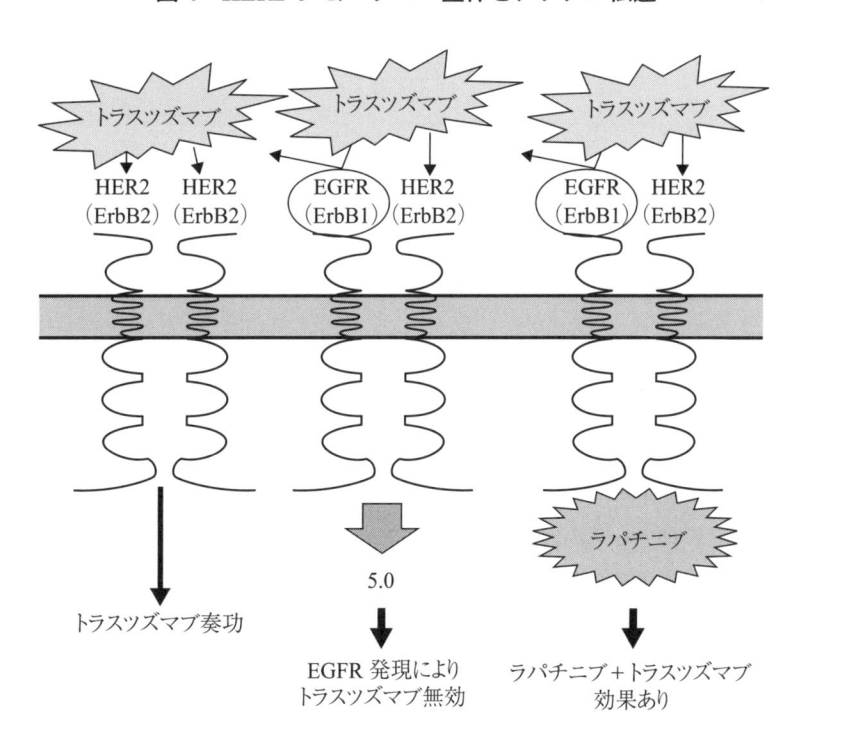

トラスツズマブ奏功

5.0

EGFR発現により
トラスツズマブ無効

ラパチニブ＋トラスツズマブ
効果あり

図5

1.11 膵癌

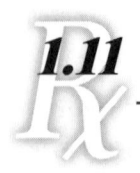

病態の概要

膵臓に発生する悪性腫瘍には膵管上皮由来の膵管癌，腺房細胞由来の腺房細胞癌，内分泌腺由来の膵内分泌腫瘍（pancreatic endocrine tumor：P-NET）があるが，95％以上は膵管上皮由来の膵管癌である．膵癌は年々増加しており，男性にやや多く，60歳代が発症のピークで癌による死因の第5位である．原因は明らかではないが，喫煙，高脂肪食の食習慣，飲酒，産業関連発がん物質などが示唆されている．一般に浸潤性に増大し，直接浸潤，リンパ節，肝転移をきたしやすく，臨床上，進行した状態で見つかることが多い．自覚症状としては黄疸，疼痛，体重減少，腫瘤の触知などがある．検査方法としては超音波，CTなどの画像検査，CA-19-9，Span-1などの腫瘍マーカーおよび膵酵素などの生化学検査，糖負荷試験，組織生検などが行われる．

治療方針

外科的切除が第一選択であるが切除不能の膵癌が多い．切除不能で遠隔転移が明らかでなく腫瘍が限局していれば体外照射や術中照射など放射線治療が適応となる．進行癌の場合は薬物療法の適応となるが，ゲムシタビンが標準治療薬である．

◆ 処方例 ◆

(1) 転移性膵癌に対する一次治療
ゲムシタビン（ジェムザール®）1,000 mg/m²，1日1回30分で点滴静注，第1，8，15日目　4週目は休薬し，これを1回として投与を繰り返す．
(2) 転移性膵癌に対する二次治療（Cancer Chemother. Pharmacol. 2009, 63, 313-9）
ティーエスワン® 80 mg/m²，1日2回に分服，4週間服用，2週休薬
(3) 転移性膵癌に対する二次治療（Cancer Chemother. Pharmacol. 2009, 63, 1141-5，国内での膵癌に対するイリノテカン（カンプト®，トポテシン®）の保険適応はない）イリノテカン 150 mg/m²，3週ごとに1回投与
(4) FOLFIRINOXレジメン（N. Engl. J. Med. 2011, 364, 1817-25，国内での膵癌に対するオキサリプラチンの適応はない）

オキサリプラチン（L-OHP） 85 mg/m² 2時間で点滴静注，第1日目，1日1回
レボホリナート（*l*-LV） 200 mg/m² 2時間で点滴静注，第1日目，1日1回
イリノテカン（CPT-11） 180 mg/m² 90分で点滴静注，第1日目，1日1回
フルオロウラシル 400 mg/m² 5分で点滴静脈注射，第1日目，1日1回
フルオロウラシル 2,400 mg/m² 46時間で持続点滴静注，第1～2日目（上記投与後）
2週おきの投与

◆ 処方解説

　ゲムシタビンはシタラビンの2′位の水素をフッ素に置換したヌクレオシド誘導体であり，肺癌，膵癌，胆道癌，尿路上皮癌，卵巣癌に有効性を示す抗がん薬である．点滴時間は30分間で行うべきである．点滴を60分以上かけて行うと，副作用が増強した例が報告されている．5-FU 単独と比較して，治療効果は向上し，生存期間を延長させる．また吐き気，脱毛，下痢の副作用も比較的軽く，週1回，30分程度の点滴ですむため，入院から外来への移行も可能である．米国では上皮成長因子受容体（EGFR）のチロシンキナーゼを阻害する分子標的治療薬のエルロチニブ（タルセバ®）とゲムシタビン（ジェムザール®）の併用が行われている（*J. Clin. Oncol.* 2007, 25, 1960-6，国内での保険適用はない）．

　ティーエスワン®は第二選択として 80 mg/m²/日，1日2回朝夕食後に分服し，これを4週間服用し，2週休薬という投与を行う．また第二選択の化学療法には，イリノテカンで 150 mg/m² を3週ごとに投与する方法がある（保険適用はない）．

　FOLFIRINOX レジメンは，ゲムシタビン単独より好中球減少症などの毒性が上回るものの，全生存率を有意に改善することが報告されており，その効果が期待されている．

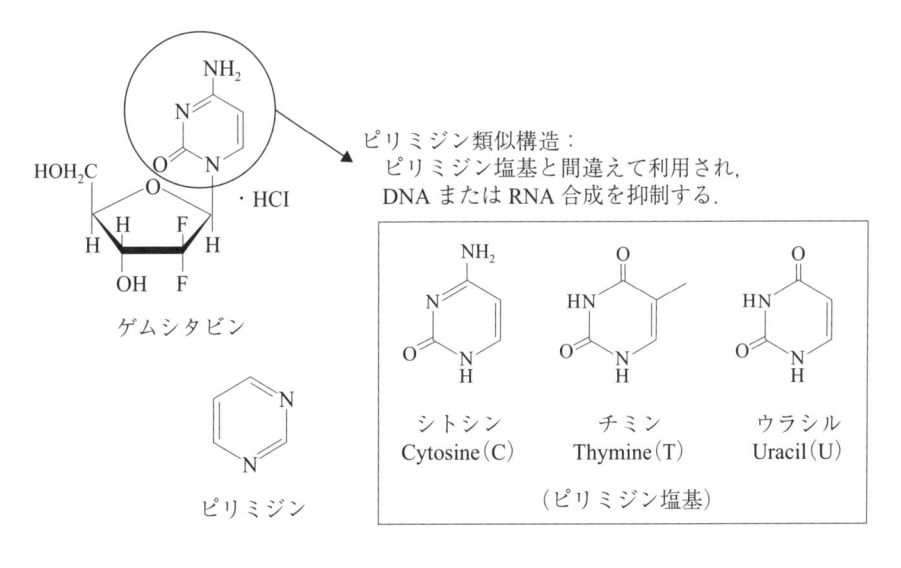

図1　ゲムシタビンの構造とピリミジン塩素の構造類似性

1.12 肝癌

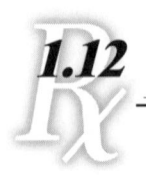

病態の概要

肝臓に発生する主要な癌には肝細胞癌（HCC：hepatocellular carcinoma）と胆管細胞癌（CCC：cholangiocellular carcinoma）に分けられるが，約9割が肝細胞癌である．男性の罹患が多く，B型およびC型肝炎ウイルスに伴う慢性肝炎，肝硬変などの症状の後に発癌をきたす患者が国内では多い．肝細胞癌の原因にはB型（約15％）およびC型（約80％）肝炎ウイルスの持続感染がある．他にアルコール性肝炎や糖尿病，肥満，高脂血症を合併する肝癌などがある．肝細胞癌の進行度の評価には肝障害度（表2 Child-Pugh分類を参照），腫瘍数，腫瘍径が用いられる．診断には超音波などの画像診断，腫瘍マーカー（AFP，PIVKA II，AFP-L3分画など）が用いられる．

表1 肝癌の分類と特徴

	原発性肝癌		転移性肝癌
	肝細胞癌	肝内胆管癌（胆管細胞癌）	
原因	HCV 68％，HBV 15％ アルコール性 数％	不明（肝硬変やウイルス性肝炎とは無関係）	胃癌，大腸癌からの転移が多く，次いで消化管，膵，胆の経門脈転移
疫学	60歳以降 男女比3：1	60歳以降 男女差なし	
組織型		ほとんど腺癌	多くは腺癌
エコー所見	halo（腫瘍を取り囲む低エコー域）	低エコー	halo bull's eye sign
血管造影所見	hypervascular	造影効果に乏しい	hypervascular
腫瘍マーカー	AFP↑，PIVKA-II↑	CEA↑，CA19-9↑	CEA↑（胃癌，大腸癌転移による），CA19-9↑（膵臓癌転移による）
転移	経門脈的に肝内転移	あらゆる進展（肝内転移，リンパ行性，血行性［骨や肺］，腹膜播種）	
治療	外科的切除，RFA，TAE	原則，外科的切除．ただし進行してから発見されることが多く，切除率は低い	肝切除，RFA

表2 Child-Pugh分類

	1点	2点	3点
脳症	なし	軽度	時々昏睡
腹水	なし	少量	中等度
Bil (mg/dL)	< 2	2.0〜3.0	3 <
Alb (g/dL)	3.5 <	2.8〜3.5	< 2.8
PT (s)	< 4	4〜6	6 <
または活性値 (%)	70% <	40〜70%	< 40%

以上の合計点が高いほど肝障害度が高い．
Grade A：5〜6点，Grade B：7〜9点，Grade C：10〜15点

キーワード

肝炎ウイルス，Child-Pugh分類，AFP

治療方針

治療には外科切除，分子標的治療薬による薬物療法，放射線療法がある．その他，ラジオ波焼灼療法（RFA）やマイクロ波凝固療法（PMCT），経皮的エタノール注入療法（PEIT），肝動脈化学塞栓療法（TACE）などがある．肝障害度の高い（Child-Pugh分類がGrade C）では薬物療法は原則として行わない．

◆ 処方例 ◆

(1) 切除不能な肝細胞癌
　ソラフェニブ（ネクサバール®錠200 mg）　　1回2錠（1日4錠）1日2回内服
　（高脂肪食摂取時には食事の1時間前から食後2時間までの間を避けて服用する）
(2) 肝細胞癌におけるリピオドリゼーション
　ミリプラチン（ミリプラ®）腫瘍血管に懸濁液が充満するまで（最大120 mg）肝動脈内に投与

◆ 処方解説

肝細胞癌に対する薬物療法について生存期間の改善が得られる標準的治療法は確立していなかったが，ソラフェニブは無増悪生存期間，全生存期間が改善することが認められた初めての薬剤である．ソラフェニブは細胞増殖に関わるシグナル伝達経路であるMAPキナーゼ経路（大腸癌，図4参照）を構成するRafなど，腫瘍の増殖および転移に必要とされる血管新生に関わる受容体型チロシンキナーゼである血管内皮細胞増殖因子受容体などの複数のチロシンキナーゼ活性を阻

害する．特徴的な副作用として皮膚障害，高血圧，手足症候群がある．

 2）ミリプラチン水和物は再発を繰りかえす肝癌に対してラジオ波焼灼療法（RFA）の後に肝動脈化学塞栓療法（TACE）に使用される．図1に示すように股動脈からカテーテルを入れ肝動脈までカテーテルを侵入させ，腫瘍の栄養血管においてヨード化ケシ油脂肪酸エチルエステルを担体としてミリプラチンを腫瘍局所に入れ，その後さらに塞栓材を入れる肝動脈化学塞栓療法（TACE）が行われる．図2はミリプラチン水和物の化学構造を示す．

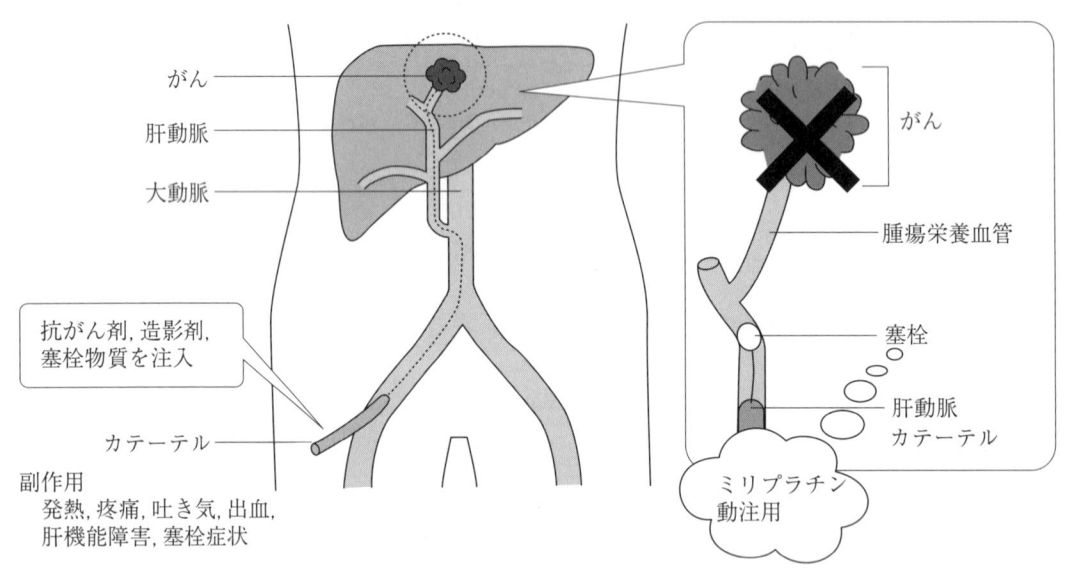

図1 肝動脈塞栓療法（TAE），肝動脈化学塞栓療法（TACE）

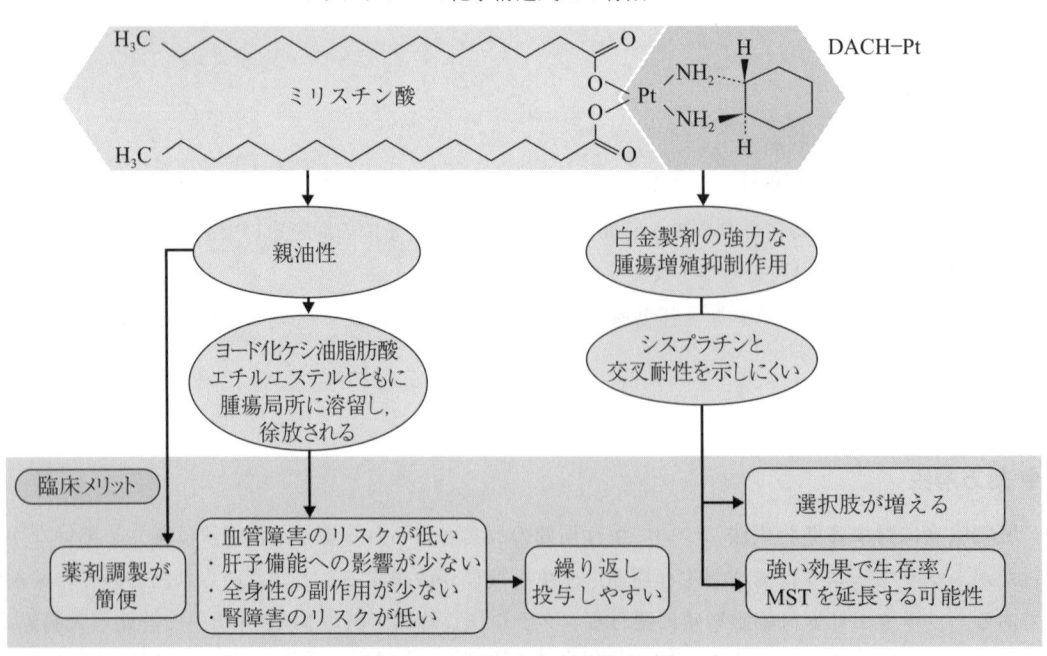

図2 肝細胞がんに対するリピオドリゼーション
（福島昭二 他（2009）癌の臨床，55(6), 467-474 改変）

1.13 腎癌

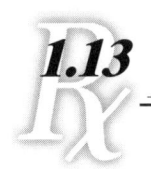

病態の概要

　腎細胞癌の好発年齢は50歳代後半で男性に多い癌である．危険因子として喫煙，肥満などがある．臨床症状としては疼痛，血尿，腹側部腫瘤があるが，偶然発見されることも増えている．診断には画像診断などが用いられる．特異的な腫瘍マーカーはないが血清LDH，カルシウム濃度などが調べられる．生検により腫瘍が散布される危険性があるので一般的に生検は行われない．病期は腫瘍の大きさ，リンパ節転移，遠隔転移を総合して分類される．

キーワード

サイトカイン療法　　マルチキナーゼ阻害薬　　mTOR

治療方針

　外科切除が第一選択の治療法である．放射線療法や従来の薬物療法はほとんど行われない．薬物療法にはサイトカインとチロシンキナーゼ阻害薬が用いられる．

◆ 処方例 ◆

(1) サイトカイン療法（以下のいずれかを1つ）
　　インターフェロン・アルファ（イントロンA®，スミフェロン®）
　　　　　　　　　　　　　1日1回300万〜600万国際単位を皮下または筋肉内に投与
　　テセロイキン（イムネース®）1日70万単位を1日1〜2回に分けて連日点滴静注
(2) 根治切除不能または転移性の腎細胞癌（以下のいずれかを1つ）
　　ソラフェニブ（ネクサバール®錠200 mg）　1回2錠（1日4錠）1日2回内服
　　スニチニブ（スーテント®錠25 mg）　　　1回2錠（1日2錠）1日1回内服
　　　　　　　　　　　　　　　　　　　　4週連日経口投与　その後2週間休薬し，
　　　　　　　　　　　　　　　　　　　　これを1回として投与を繰り返す

アキシチニブ（インライタ®錠5 mg）　　　1回1錠（1日2錠）1日2回内服
(3) 根治切除不能または転移性の腎細胞癌（スニチニブまたはソラフェニブによる治療歴のない患者に対する本剤の有効性および安全性は確立していない）
エベロリムス（アフィニトール®錠5 mg）　1回2錠（1日2錠）1日1回内服

◆ 処方解説

　腎細胞癌には殺細胞性の抗がん薬は無効であり，サイトカイン療法により10〜20％程度，腫瘍縮小効果が得られる．インターフェロンの投与方法は確立した方法はなく，週に2〜5回投与されることが多い．インターロイキン2製剤であるテセロイキン（イムネース®錠35）もサイトカイン療法として行われる．チロシンキナーゼ阻害薬などの分子標的薬の登場により，腎細胞癌の薬物療法は進歩しつつある．

　肝細胞癌に用いられるソラフェニブは腎細胞癌にも用いられる．スニチニブ（スーテント®）はソラフェニブ（ネクサバール®）と同様に複数のチロシンキナーゼを阻害するマルチキナーゼ阻害薬である（表1参照）．スニチニブは血小板由来増殖因子受容体PDGFR-αおよびPDGFR-β，血管内皮増殖因子受容体VEGFR-1，VEGFR-2およびVEGFR-3，KIT，fms様チロシンキナーゼ3，コロニー刺激因子-1受容体およびグリア細胞株由来神経栄養因子受容体のチロシンキナーゼ活性を阻害する．

　Mammalian target of rapamycin（mTOR）はPI3K/Akt経路の下流で細胞周期，増殖，生存，および血管新生を調節する重要な分子である（大腸癌，図4参照）．mTOR阻害薬であるタクロリムス（プログラフ®），テムシロリムス（トーリセル®）およびエベロリムス（アフィニトール®）は免疫抑制薬であり，エベロリムスおよびテムシロリムスは抗がん薬として使用されている．これらの薬物はFK506 binding protein 12に結合し，その複合体はmTORを阻害する．mTORは細胞の生存シグナルを仲介する重要な分子であり，テムシロリムスやエベロリムスは腫瘍細胞の増殖を抑制する直接的作用機序および腫瘍細胞からのVEGFの産生，VEGFによる血管内皮細胞の増殖を抑制と血管新生を抑制する間接的作用機序により抗腫瘍効果を発揮すると考えられている．テムシロリムスやエベロリムスはスニチニブまたはソラフェニブによる治療後に進行した腎細胞癌に適応があり，無増悪生存期間の延長が認められている．抗がん作用と同時に免疫抑制作用に伴う感染症や間質性肺炎，高血糖など重篤な副作用を生じることがあるので注意が必要である．

　アキシチニブ（インライタ®）は血管内皮増殖因子受容体（PDGFR，VEGFR-1，-2および-3）をターゲットとした選択的キナーゼ阻害剤である．VEGFRは細胞増殖（VEGFR-1，VEGFR-2，PDGFR），血管新生（VEGFR-1，-2）およびリンパ管新生（VEGFR-3）を調節する主要な受容体型チロシンキナーゼであり，腫瘍の増殖および転移に関与している．アキシチニブはVEGFR-1，-2および-3に対する強い阻害活性を示し，また，抗腫瘍効果および遠隔転移に対する抑制効果，血管新生阻害作用および腫瘍の微小血管密度の減少ならびにそれに関連した腫瘍細胞の生存率および増殖の低下を示す．

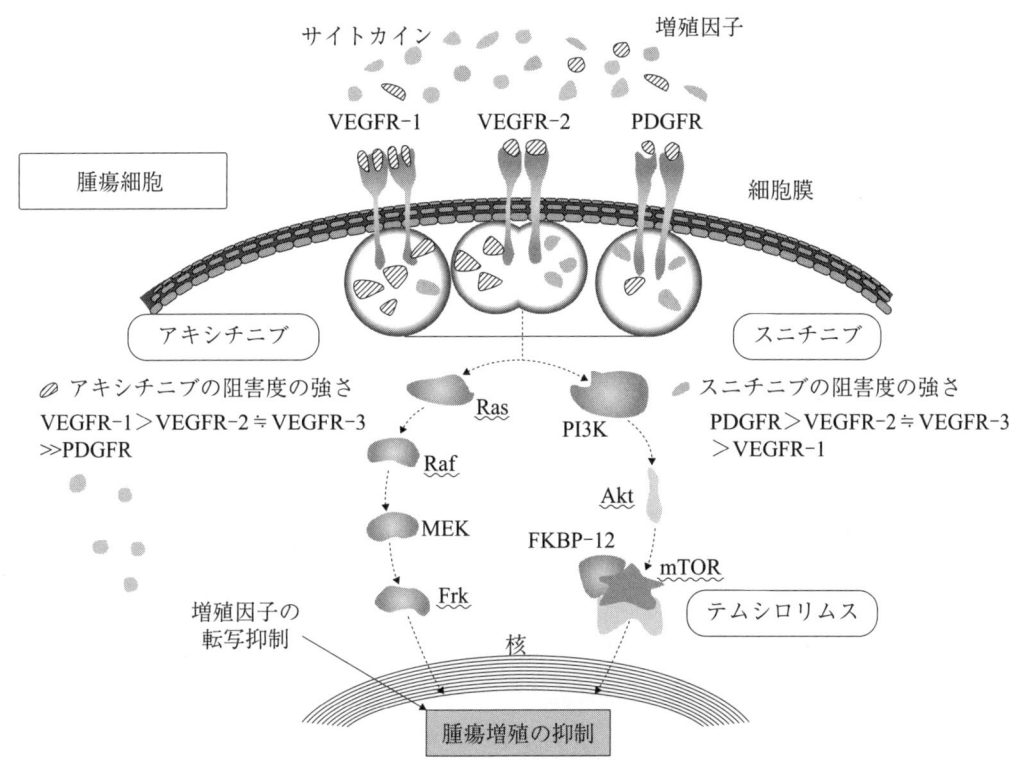

図1 腎癌に奏功する分子修飾製剤の作用部位

1.14 膀胱癌

病態の概要

　膀胱粘膜上皮から発生する悪性腫瘍で移行上皮癌が多い．男性に多く米国では黒人男性に特に多い喫煙が最大の危険因子である．臨床症状として血尿を認めることがあり，尿細胞診，膀胱鏡，造影検査やCTなどの画像検査を行い診断する．

治療方針

　表在癌では経尿道的膀胱腫瘍切除術やBCG膀胱内注入療法が有効である．浸潤癌では根治的膀胱全摘術が標準治療である．遠隔転移や他臓器への浸潤がある場合は化学療法の適応となり，放射線を併用することもある．病態が進行し全身状態が悪い場合は緩和医療の適応となる．

◆ 処方例 ◆

(1) 表在性膀胱癌，膀胱上皮内癌（BCG膀胱内注入療法）
　尿道カテーテルを膀胱内に無菌条件下で挿入し，残尿を排出した後，通常80 mgの生きたカルメット・ゲラン菌（BCG）を含有している希釈液を同カテーテルより膀胱内にできるだけゆっくりと注入し，原則として2時間膀胱内に保持するようにつとめる．これを通常週1回8週間繰り返す．

(2) 膀胱癌の化学療法（MVACレジメン）
　　メトトレキサート（メソトレキセート®）30 mg/m^2　第1，15，22日目　静注
　　ビンブラスチン（エクザール®注）3 mg/m^2　　　第2，15，22日目　静注
　　ドキソルビシン（アドリアシン®注）30 mg/m^2　　第2日目　静注
　　シスプラチン（ランダ®注，ブリプラチン®注）70 mg/m^2　第2日目　静注
　　　　　　　　　　　　　　　　　　　　　　　　　　　　以上を4週おき

(3) 膀胱癌の化学療法（GCレジメン）
　　ゲムシタビン（ジェムザール®注）1,000 mg/m^2　　第1，8，15日目　点滴静注　30分
　　シスプラチン（ランダ®注，ブリプラチン®注）70 mg/m^2　第2日目　点滴静注
　　　　　　　　　　　　　　　　　　　　　　　　　　　　以上を4週おき

◆ 処方解説

　BCGの明確な作用機序は未解明であるが，BCGはフィブロネクチンを介して腫瘍細胞内に取り込まれ，BCGを取り込んだ腫瘍細胞は直接的に抗原提示細胞として，あるいは間接的にマクロファージに貪食されることにより，抗腫瘍効果が発揮されると考えられている．MVACレジメン，GCレジメンは標準化学療法として行われており，どちらも生存期間に有意差はないが，GCレジメンがMVACレジメンよりも治療関連死などの有害事象が少ないことが証明されている．

Q & A

Q レジメンとプロトコルの違いはなんでしょうか．

A 米国国立がん研究所が提供するPDQ®（Physician Data Query）がん用語辞典には以下のように説明されています．

　レジメン（regimen）は用量や用法，治療期間を明記した治療計画のことです．

　プロトコル（protocol）は科学的または医学的な実験，治療，処置についての詳細な計画．臨床試験では，プロトコルに研究の目的，方法，理由が記載されます．その中で，何人の人が関わるか，誰が関与したら一番適任か，どのような試験薬剤および他の介入が与えられるか，どのような検査をどのくらい行うのか，どのような情報が集められる予定かについて説明を行います．

　レジメンとは抗がん薬や支持療法薬などを含めた用量・用法などであり，プロトコルは治験，臨床研究における用語です．

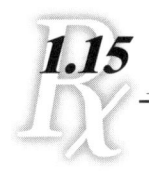

1.15 前立腺癌

病態の概要

　欧米と比べ本邦での前立腺癌の罹患率は低いが，高齢者の増加とPSA検診の普及に伴い増加している．PSA検診によって前立腺癌の死亡率は約20％低下したとの報告もある一方で，有意差はなかったとの報告もあり，過剰医療の可能性も指摘されている．現時点ではPSA検診の有用性については議論の余地がある．血清PSAは前立腺癌の腫瘍マーカーとして広く用いられているが，前立腺肥大でも上昇することがある．生検により確定診断する．

キーワード

PSA　　ホルモン療法

治療方針

治療には経過観察から手術，放射線，ホルモン療法，化学療法など多岐にわたる．進行が緩徐で，高齢者の患者が多いので，病期だけでなく症状の有無，予想される余命も考慮して治療の必要性を考慮する．薬物療法の第一選択はホルモン療法であり（乳癌の項目も参照），ホルモン療法に抵抗性が生じたときは殺細胞性抗がん薬を使用する．

◆ 処方例 ◆

(1) LH-RH アゴニスト製剤
　　リュープロレリン酢酸塩（リュープリン®）　3.75 mg を 4 週に 1 回皮下に投与
　　ゴセレリン（ゾラデックス®）　3.6 mg 含有を前腹部に 4 週ごとに 1 回皮下投与
(2) 抗アンドロゲン製剤
　　フルタミド（オダイン®錠 125 mg）　　1回1錠（1日3錠）1日3回　朝昼夕食後
　　ビカルタミド（カソデックス®錠 80 mg）　1回1錠（1日1錠）1日1回　朝食後
　　クロルマジノン酢酸エステル（ルトラール®錠 25 mg）
　　　　　　　　　　　　　　　　　　　　1回2錠（1日4錠）1日2回　朝夕食後
(3) 女性ホルモン製剤
　　エチニルエストラジオール（ノルゲストレル®錠 0.5 mg）
　　　　　　　　　　　　　　　　　　　　1回1錠（1日3錠）1日3回　朝昼夕食後
　　　　　　　　　　　　　　　　　　　　（1 日最大量 3 mg）
(4) ホルモン療法に抵抗性の前立腺癌
　　ドセタキセル（タキソテール®）85 mg/m²　第1日目　点滴静注　3週おきに投与
　　プレドニゾロン（プレドニン®）10 mg/m²　1日2回に分けて内服　連日

◆ 処方解説

　LH-RH アゴニスト製剤は目立った副作用もなく，去勢術と同じレベルまでテストステロンを下げる効果がある．抗アンドロゲン製剤は単剤では抗腫瘍効果に不十分な可能性がある．女性ホルモン製剤は心血管の副作用を生じ，今日ではほとんど用いられていない．フルタミドは非ステロイド性の抗アンドロゲン製剤で，前立腺癌に用いられる．女性のタモキシフェンによる抗エストロゲン療法と同様に LH-RH アゴニストと併用されることが多い．副作用は，女性化乳房やほてり，悪心・嘔吐，下痢などがあるが，近年，フルタミドによる薬剤性肝障害が出現することが判明し，警告の欄に記載されている．上記ホルモン療法に耐性となった場合には，ドセタキセルをベースとした化学療法により生存期間が延長することが報告されている．

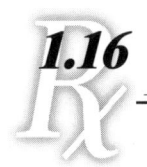

1.16 子宮頸癌，子宮体癌

病態の概要

　子宮頸癌は婦人科悪性腫瘍の中で最も罹患率の高い癌で，20〜30代の癌で罹患率は第1位で，日本での罹患者数は毎年1万人，死亡者は毎年3500人である．その多くが扁平上皮癌である．子宮頸癌のリスク因子であるパピローマウイルス（特に16, 18型が約65％を占める）の感染がほとんどの症例で認められる．喫煙もリスク因子である．検診の有用性を直接証明した研究報告はないが，先進国では検診導入後に死亡数が減少したとの報告がある．パピローマウイルスワクチン（サーバリックス®，ガーダシル®）がHPV16, 18型に起因する高度子宮頸癌を96.9％予防，HPV6, 11, 16, 18型に起因する低度病変を含む子宮頸部病変を100％予防するといわれている．診断には生検と画像診断等が用いられる．

　子宮体癌には内膜あるいは平滑筋から発生する悪性腫瘍が多いが，ほとんどは子宮内膜から発生し，いわゆる子宮体癌とは子宮内膜癌をさす．子宮体癌の典型的な初期症状は閉経後出血であり，生検や超音波などの画像診断が診断に用いられる．

キーワード

パピローマウイルス　　子宮内膜癌

治療方針

　治療には手術，化学療法，放射線が用いられる．全身状態が悪い場合は緩和医療の適応となる．化学療法の適応となるのは遠隔転移を有する進行例や再発例である．子宮頸癌，子宮体癌とも生存率を明らかに改善する標準的な化学療法は確立していない．

◆ 処方例 ◆

(1) 子宮頸癌の化学療法
　　シスプラチン（ブリプラチン®，ランダ®）50 mg/m^2

パクリタキセル（タキソール®）135 mg/m²	第1日目　点滴静注　1〜2時間
	第1日目　持続点滴静注　24時間　以上を3週おき
(2) 子宮体癌の化学療法	
ドキソルビシン（アドリアシン®）60 mg/m²	第1日目　静注
シスプラチン（ブリプラチン®，ランダ®）50 mg/m²	第1日目　静注　以上を3週おき

◆ 処方解説

　子宮頸癌の化学療法にはシスプラチンをベースとした殺細胞性の抗がん薬が，子宮体癌には殺細胞性の抗がん薬，プロゲステロンが用いられる．エストロゲンレセプター，プロゲステロンレセプター発現が陽性の再発例にはプロゲステロンは良い適応になることが示唆されているが，子宮体癌に対する抗ホルモン療法は正式に確立されたものではない．

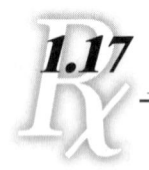

1.17　卵巣癌

病態の概要

　卵巣に発生する悪性腫瘍のうち上皮性由来の悪性腫瘍が約9割を占める．自覚症状に乏しく，発見された時は進行していることが多い．腫瘍の浸潤，リンパ節転移，腹腔内播種，遠隔転移などの程度により進行度が分類される．超音波などの画像診断，腫瘍マーカー（CA125など）を組み合わせて診断される．

キーワード

EPR効果　　パクリタキセル　　カルボプラチン

治療方針

　外科切除，薬物，放射線療法が用いられるが，大半の症例では外科切除のみでは治癒は望めず，化学療法も併せて行われる．放射線療法は限局した再発巣への照射に限定される．薬物療法には白金系抗がん薬，タキサン系抗がん薬，ゲムシタビン，ドキソルビシン塩酸塩リポソーム注射剤などが用いられる．

◆ 処方例 ◆

(1) 初回化学療法（TC レジメン）
　　パクリタキセル（タキソール®）175〜180 mg/m²　　点滴静注　3 時間　第 1 日目
　　カルボプラチン（パラプラチン®）AUC＝5〜7.5　　点滴静注　1 時間　第 1 日目
　　　　　　　　　　　　　　　　　　　　　　　　　3 週ごと　6〜8 回繰り返す．

(2) がん化学療法後に増悪した卵巣癌
　　ドキソルビシン塩酸塩リポソーム注射剤（ドキシル®）
　　　　1 日 1 回 50 mg/m² を 1 mg/分の速度で静脈内投与し，その後 4 週間休薬する．
　　　　これを 1 回として投与を繰り返す．

◆ 処方解説

　卵巣癌に対する標準治療はパクリタキセル＋カルボプラチン（TC レジメン）の化学療法である．75％以上の奏効率を示す．エピルビシンなどを追加する 3 剤併用療法も試験されたが TC レジメンを超える効果は得られていない．近年，増悪した卵巣癌に drug delivery system（DDS）を応用したドキソルビシン塩酸塩リポソーム注射剤（ドキシル®）が使えるようになった．

　ドキシル® はドキソルビシンをポリエチレングリコール化リポソームに封入した DDS 製剤であり，薬剤の腫瘍選択性を高めた製剤である．一般的に固形腫瘍では血管新生が亢進しているが，血管の増加に見合うだけのリンパ系システムの増勢がなく，また，腫瘍血管においては正常な血管のように緻密な構造を形成しておらず，血管透過性の亢進が生じている．このことから正常血管では血管外に漏れにくい粒子径 100 nm 程度の高分子物質も腫瘍血管からは漏出する．腫瘍へ漏出した高分子はリンパ系システムにより回収されないので，その場に停滞し，腫瘍への抗がん薬選択性を向上させることができると考えられている（enhanced permeability and retention：EPR 効果）．また，ドキシル® は全身に分布する遊離または組織固定性のマクロファージなどの細網内皮系に捕捉されにくく，血中循環時間が長くなるように改善した DDS 製剤である．

　EPR 効果を応用した製剤にはアルブミン懸濁型パクリタキセル注射剤（アブラキサン®）もある（乳癌の項目も参照）．アブラキサン® は人血清アルブミンにパクリタキセルを結合させた平均 130 nm のナノ粒子製剤である．アルブミンと結合していることにより，水溶性となり従来のパクリタキセル注射薬に含まれるクレモフォール EL® とエタノールを含まない製剤である．クレモフォール EL® にはアレルギー惹起作用があり，抗アレルギー薬等の予防投与が必要であった

がアブラキサン®には不要である．短時間での投与も可能になり，治療強度もあげられることから抗腫瘍効果の向上が期待されている．

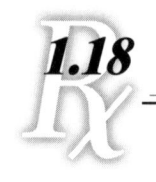

1.18 食道癌

病態の概要

食道には粘膜上皮である扁平上皮と腺を形成している円柱上皮がある．国内の食道癌のほとんどは扁平上皮癌であり，逆流性食道炎に起因した特殊円柱上皮腺癌（Barrett食道腺癌）は成人白人に増加している．危険因子には喫煙，飲酒などがあり，男性に多い腫瘍である．進行度は胃癌や大腸癌と同様に壁深達度と転移により分類される．食道癌は扁平上皮癌が多いので放射線療法が奏効する．シスプラチンとフッ化ピリミジン系を用いるCP療法に放射線療法を加えるChemo Radiation療法は相乗効果がある．内視鏡，造影，生検により診断される．

キーワード

扁平上皮癌　　Barrett食道　　化学放射線療法

治療方針

食道癌の治療には手術，放射線，抗がん薬などが用いられる．進行していない癌では内視鏡による切除がとられる．食道扁平上皮癌は放射線に感受性が比較的高く，化学療法と併せて行う（化学放射線療法）ことが多い．放射線単独での治療は化学放射線療法よりも生命予後が悪いことがわかっており，化学療法が適応できない場合のみに適応される．

◆ 処方例 ◆

(1) 食道癌に対する化学放射線療法（RTOGレジメン）= FP療法
　シスプラチン（ランダ®，ブリプラチン®）75 mg/m²

	第1,29日目	点滴静注 2時間
5-FU 1,000 mg/m²	第1〜4,29〜32日目	持続点滴静注 24時間
放射線 1.8グレイ/日(計50.4グレイ)		
	第1〜5,8〜12,15〜19,22〜26,29〜33,36〜38日目	

◆ 処方解説

　食道癌に用いる抗がん薬のキードラッグはシスプラチンと5-FUである．タキサン系抗がん薬の有効性も示唆されており，シスプラチン，5-FUにドセタキセルを組み合わせた化学療法の有効性が高いとの報告がある．

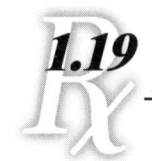

1.19 支持療法

病態の概要

　抗がん薬は有効量でも毒性を発生させるため，がん化学療法を行う際には支持療法は必須であり，支持療法の発展もがん化学療法の有効性向上に寄与している．基本的に用量規制毒性が発生した場合には投薬を中止しなければならない．用量規制毒性ではない毒性の場合は基本的に投与を継続するが，治療継続は非常に困難になる．適切な副作用対策（抗菌薬，G-CSF，メスナなど）により治療域を広げることが可能になり，がん化学療法の安全性・有効性は向上してきた．支持療法として副作用発生の有無にかかわらず実施するもの，副作用が発生した後に実施する副作用対策に大別される．

キーワード

ロイコボリン　　メスナ　　G-CSF　　infusion reaction　　ポリオキシエチレンヒマシ油

（1）副作用発生の有無にかかわらず実施する支持療法

副作用発生の有無にかかわらず実施する支持療法には，実施しなければ副作用発現が避けられない必須の支持療法であるものと，重篤な副作用が発現を予防するために実施が推奨されている副作用対策がある．

◆ 処方例 ◆

（1）メトトレキサート大量療法後の救援
　ロイコボリン（筋注用ロイコボリン®）　1回 15 mg を 3 時間間隔で 9 回静脈内注射，以後 6 時間間隔で 8 回静脈内注射または筋肉内注射する．

（2）イホスファミド（イホマイド®）による出血性膀胱炎抑制
　イホスファミド（イホマイド®）1 日量の 20％相当量をメスナの 1 回量とし，1 日 3 回静脈内注射する（最大 1 日量の 100％相当量）．

（3）シクロホスファミド（エンドキサン®）（造血幹細胞移植の前治療）による出血性膀胱炎抑制
　シクロホスファミド（エンドキサン®）1 日量の 40％相当量をメスナの 1 回量とし，1 日 3 回静脈内注射する．

（4）造血幹細胞移植時の好中球数の増加促進
　造血幹細胞移植施行翌日ないし 5 日後からフィルグラスチム（グラン®）300 μg/m² を 1 日 1 回点滴静注する．

（5）ペメトレキセド（アリムタ®）の重篤な副作用防止
　葉酸：投与 7 日以上前から葉酸として 1 日 1 回 0.5 mg を連日経口投与する．
　ビタミン B_{12}：少なくとも投与 7 日前にビタミン B_{12} として 1 回 1 mg を筋肉内投与する．その後，投与期間中および投与中止後 22 日目まで 9 週ごとに 1 回投与する．

（6）パクリタキセル注射液（タキソール®）投与時の過敏症状の予防
　投与 30 分前までにデキサメタゾン（デカドロン®）として 20 mg，ジフェンヒドラミン塩酸塩（レスタミン®）として 50 mg，ラニチジン（ザンタック®）50 mg またはファモチジン（ガスター®）20 mg を投与する．

（7）リツキシマブ（リツキサン®）投与時の infusion reaction の予防
　投与 30 分前に抗ヒスタミン薬，解熱鎮痛薬等の前投与を行う．

（8）がん化学療法に伴う高尿酸血症
　ラスブリカーゼ（ラスリテック®）0.2 mg/kg　1 日 1 回 30 分以上かけて点滴静注（最大投与期間は 7 日）

◆ 処方解説

前述のように薬理学的聖域に浸潤したがんではメトトレキサートの通常の用量では標的に薬物は到達しない．メトトレキサートは大量に投与することで薬理学的聖域に浸潤したがんや骨肉腫

などの治療抵抗性のがんにも効くようになる．ある種のがん細胞（骨肉腫細胞等）では能動的にロイコボリンや葉酸を取り込む機構が欠落していると考えられている．メトトレキサート大量療法は大量のメトトレキサート投与により受動的に取り込ませた後，一定時間後にメトトレキサートの解毒剤であるロイコボリンを投与し，能動的にロイコボリンを取り込むことのできる正常細胞を救援させて，腫瘍細胞を選択的に消滅させる薬物療法である．

イホスファミドとシクロホスファミドの尿中代謝物であるアクロレインにより出血性膀胱炎が生じる．メスナはアクロレインの二重結合がメスナに付加し（図2），無傷害性の付加体を形成する．メスナを投与することで出血性膀胱炎の発生を防ぎ，抗がん薬の大量投与も可能になった．

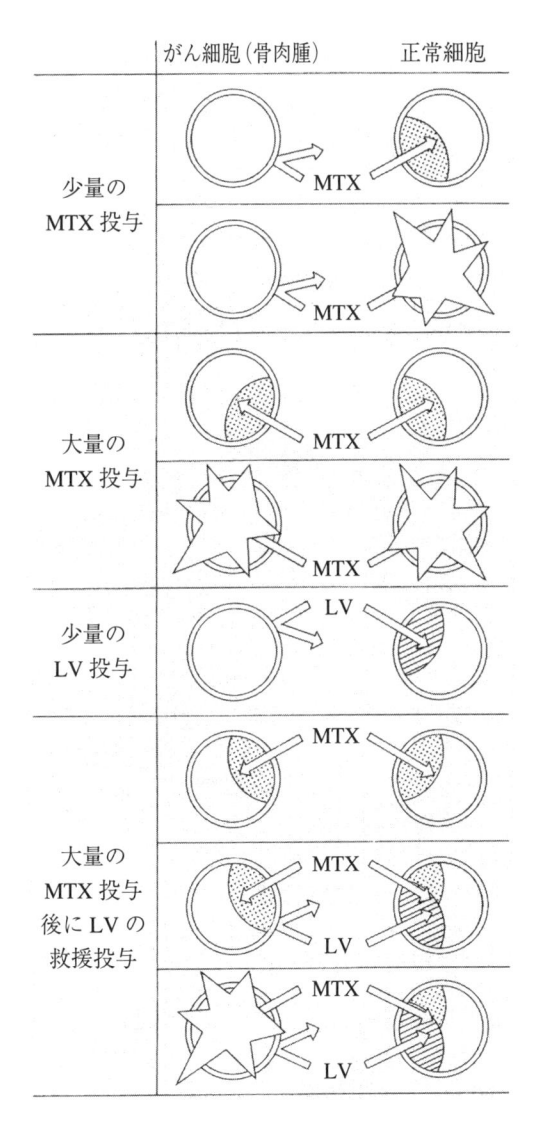

図1　MTX-LV 救援療法の原理
（Methotrexate-Leucovorin rescue therapy（1991）
WHY WHY SERIES, p.13, 日本レダリー-武田薬品工業）

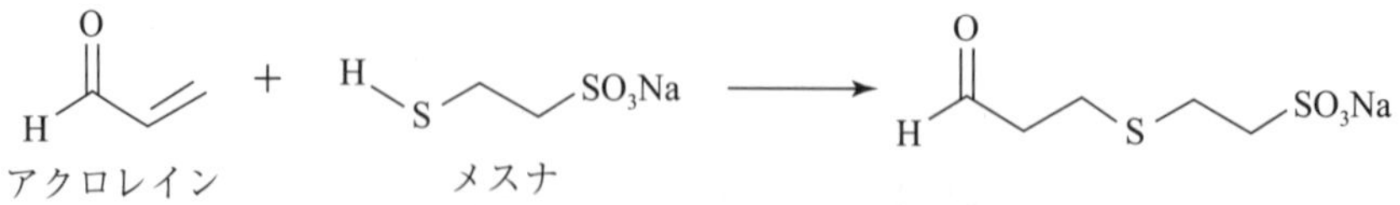

図2 メスナによるアクロレインの無毒化反応

　パクリタキセルは水に溶けにくいため，ポリオキシエチレンヒマシ油（クレモフォール EL®）とエタノールにより溶解させてある．ポリオキシエチレンヒマシ油は過敏症状を惹起することがあるので，上記の処方を投与することが求められている．

　抗体医薬は infusion reaction を生じやすく，それは薬物投与 24 時間以内に生じるアレルギー反応である．瘙痒感，悪寒，発熱などが代表的な症状である．重度の infusion reaction として，気管支痙攣，蕁麻疹，低血圧，意識消失またはショックを症状としたアナフィラキシー様症状が現れることがあるので，投与中および投与後も観察を十分に行う必要がある．リツキシマブは infusion reaction を軽減させるための前処置薬が必要であり，セツキシマブ，ゲムツズマブオゾガマイシンも前処置薬が必要である．

　ラスブリカーゼは遺伝子組換え型尿酸オキシダーゼであり，尿酸を酸化してアラントインと過酸化水素に分解し血中尿酸値を低下させる．この薬剤は腫瘍崩壊（壊死）症候群の発症リスクを考慮して適応患者を選択し，既存の支持療法では血中尿酸値の管理が不十分と考えられる場合のみ投与することとされている．

（2）副作用発生後に実施する支持療法

キーワード

G-CSF　　輸血　　発熱性好中球減少症　　エンピリック治療　　急性・遅発性の悪心・嘔吐
5-HT₃セロトニン受容体　　NK1受容体　　腫瘍壊死（崩壊）症候群

（2）-1　血液毒性

病態の概要

　抗がん薬は正常組織にも毒性を生じるが，細胞回転の速い造血機能は特に傷害が大きくなり，白血球減少，貧血，血小板減少などを生じる．

治療方針

　血液毒性はがん化学療法を行う際にはほぼ必発する有害事象である．好中球減少症は抗がん薬を投与してから1週以降に生じることが多いが，その程度や期間は抗がん薬の種類や患者の状態により異なる．顆粒球コロニー刺激因子（granulocyte colony stimulating factor：G-CSF）は好中球減少症を改善する優れた薬剤であるが安易な使用は避けなければならない．発熱性好中球減少症を高頻度に生じやすい化学療法では予防的投与が推奨されており，癌腫により保険適応が異なるので，使用目的や患者の状態を考慮して使用の是非を判断することが重要である．好中球減少症が生じた場合（好中球数 500/mm³ 未満）は G-CSF の治療的投与が国内では可能であるが，ガイドラインでは発熱のない好中球減少症には G-CSF の投与は必須ではない．

　貧血，血小板減少が生じた場合，重症な場合にはどちらも輸血が必要である．赤血球，血小板とも増殖因子が臨床応用されているが，がん化学療法の支持療法としては使用できない．赤血球の増殖因子としてエリスロポエチンがあり，海外ではその使用が承認されているが，国内ではがん化学療法に伴う貧血には投与できず，エリスロポエチンによりがんに伴う貧血患者の生存率が低下するとの報告もある．血小板に対する増殖因子としてトロンボポエチン受容体作動薬であるエルトロンボパグ，ロミプロスチムがあるが，慢性特発性血小板減少性紫斑病のみ投与できる薬剤である．血小板減少症は多くの抗がん薬で生じるが，カルボプラチンはシスプラチンと異なり大量補液が不要であることから，特に外来化学療法で汎用される薬である．血小板減少症は自覚症状がなく，カルボプラチンは血小板減少症に対する慎重な観察が必要となる代表的な薬剤である．

◆ 処方例 ◆

（1）がん化学療法による好中球減少症（AML以外）
　フィルグラスチム（グラン®）がん化学療法剤投与終了後から 50 μg/m² を1日1回皮下投与する．
（2）発熱性好中球減少症（以下のいずれかを1つ）
　セフェピム（マキシピーム®）1日4g（力価）を2回に分割し，静脈内注射または点滴静注する．
　メロペネム（メロペン®）　1日3gを3回に分割し，30分以上かけて点滴静注する．

◆ 処方解説

　好中球減少症に使用できる G-CSF にはフィルグラスチム以外にもナルトグラスチム，レノグラスチムがあり，それぞれ効果はほぼ同等である．癌腫により用法・用量が異なる．
　感染症の治療においては起因菌を同定し，効果のある抗菌薬を使用するのが原則であるが，がん化学療法により生じる発熱性好中球減少症（febrile neutropenia：FN）が生じた場合には，抗菌薬の投与が遅れると致命的な経過をたどることがあるので，起因菌の同定を待たずに速やかに

広域スペクトルの抗菌薬使用が必要である（経験的治療：エンピリック治療）．FN とは添付文書では 1 回の検温で 38 ℃ 以上の発熱，または 1 時間以上持続する 37.5 ℃ 以上の発熱し，好中球数が 500/mm^3 未満の場合，または 1,000/mm^3 未満で 500/mm^3 未満に減少することが予測される場合とされている．国内で FN に用いることのできる薬剤はセフェピム，メロペネムであり，これら以外にも施設内の臨床分離菌の感受性を参考にカルバペネム系，セフェム系抗菌薬を選択することがガイドラインでは推奨されている．低リスクの患者では経口抗菌薬による外来治療も可能である．FN の重症化リスクの判断には Multinational Association of Supportive Care in Cancer (MASCC) スコア（表 1）が有効であり，リスクに応じて抗菌薬の使用を判断する．

表 1　Multinational Association of Supportive Care in Cancer (MASCC) スコア

項　目	スコア
臨床症状	
無症状	5
軽度	5
中等度	3
血圧低下なし	5
慢性閉鎖性肺疾患なし	4
固形腫瘍，あるいは造血器腫瘍で真菌感染症の既往がない	4
脱水症状なし	3
外来管理中に発熱した患者	3
60 歳未満（16 歳未満には適応しない）	2

スコアの合計点が 21 点以上を低リスク症例，20 点以下を高リスク症例とする．

(2)−2　消化器症状

病態の概要

　がん化学療法において悪心・嘔吐は頻繁に生じる副作用である．悪心・嘔吐が生じると治療継続の妨げとなることがあるので，ガイドラインを参考に適切な対策が必要である．多くの抗がん薬は粘膜も傷害するので口内炎や下痢を生じやすい．また，ベバシズマブ，ゲフィチニブ，エルロチニブ，ソラフェニブ，スニチニブなど血管新生を阻害する作用のある薬剤は重篤な有害事象である消化管穿孔を生じることがあるので，消化管穿孔を示す消化器症状はないか慎重な観察が必要である．

治療方針

　催吐リスクの高い抗がん薬を用いる場合はリスク（表1）に応じてデキサメタゾン，5-HT₃セロトニン受容体拮抗薬，アプレピタントなどを使用し，その発現を防止しなければならない．口内炎は化学療法の約4割に発生する副作用で，痛みや摂食量の低下，感染リスクの増大など生じるので適切な対策が必要である．口内炎に対する対策はいくつか提唱されているが，確立した治療はないため，口腔内を清潔にして発症を予防することが重要である．塩酸イリノテカンなど，いくつかの殺細胞性抗がん薬は下痢を生じやすい．下痢が生じた時はロペラミド，抗コリン薬や脱水症状への対応など適切な対症療法が必要であるが，確立した予防法はない．

◆ 処方例 ◆

(1) 急性の悪心・嘔吐に対する支持療法
　デキサメタゾン注射液（デカドロン®）　9.9 mg　静脈内投与
　オンダンセトロン（ゾフラン®）　4 mg　静脈内投与

(2) 遅発性の悪心・嘔吐（以下のいずれかを1つ）
　アプレピタント（イメンド®）抗がん薬投与1日目は125 mg，2日目以降は80 mgを1日1回，経口投与
　ホスアプレピタントメグルミン（プロイメンド®点滴静注用　150 mg）150 mgを抗がん薬投与1日目に1回，点滴静注

◆ 処方解説

　消化管粘膜にはクロム親和性細胞（EC細胞）が多く存在し，抗がん薬の投与によりEC細胞からセロトニン（5-HT）の分泌が亢進する．5-HT₃セロトニン受容体拮抗薬は，その情報伝達を遮断し悪心・嘔吐を抑制する．オンダンセトロン以外にもグラニセトロン，パロノセトロンなどが用いられる．延髄の最後野や孤束核にはNK1受容体が多く存在し，抗がん薬の投与によりサブスタンスP（SP）の分泌が亢進する．SPは中枢神経系のNK1受容体に結合し，嘔吐を誘発する．アプレピタントはNK1受容体拮抗薬であり遅発性の悪心・嘔吐に有効な薬剤である．5-HT₃セロトニン受容体拮抗薬，アプレピタントともリスクに応じて使用する薬剤がガイドラインで推奨されており，適正に使用することが重要である．また，ドパミン受容体拮抗薬や抗不安薬が有効なこともあり，必要に応じて薬剤を追加する．

表2 主な抗がん薬の催吐性リスク分類

高度（催吐性）リスク 催吐頻度＞90%	シスプラチン，ダカルバジン，シクロホスファミド大量投与
中等度（催吐性）リスク 催吐頻度30〜90%	カルボプラチン，ドキソルビシン，イホスファミド，イリノテカン
軽度（催吐性）リスク 催吐頻度10〜30%	エトポシド，ドセタキセル，ゲムシタビン，パクリタキセル，ペメトレキセド
最少度（催吐性）リスク 催吐頻度＜10%	ベバシズマブ，トラスツズマブ，ゲフィチニブ，エルロチニブ，ビンクリスチン

（日本癌治療学会「制吐薬適正使用ガイドライン」より抜粋）

（3）他の重要な支持療法
（3）－1　末梢神経障害

病態の概要

抗がん薬による末梢神経障害はビンカアルカロイド系，タキサン系，白金製剤で生じやすい．用量規制毒性なのでしびれ，麻痺，知覚異常等の異常が認められた場合には減量，休薬，中止等の適切な処置を行う必要がある．微小管はビンカアルカロイド系，タキサン系抗がん薬が標的とする分子である．微小管は細胞分裂だけでなく細胞の運動，細胞内物質の輸送に重要な役割を果たしている．神経細胞における軸索輸送における細胞内物質の輸送に微小管は重要な役割を果たしており，ビンカアルカロイド系，タキサン系抗がん薬により末梢神経障害は微小管への傷害によるものと考えられている．オキサリプラチンによる末梢神経毒性は多くは，手，足や口唇周囲部等の異常感覚として現れ，低温または冷たいものへの曝露により誘発または悪化することが多い特徴を有する．

治療方針

確実な対策法はないので，患者の状態を十分に観察し，また臨床検査（末梢神経伝達速度検査，握力測定，振動覚を含む知覚検査など）を定期的に行う．現在使用できる薬剤としてプレガバリ

ンがある．また，マグネシウムの投与や抗てんかん薬などが用いられることがあるが，そのエビデンスは明らかでない．

◆ 処方例 ◆

(1) 末梢性神経障害性疼痛
プレガバリン（リリカ® カプセル 25 mg）1 日 150 mg を 1 日 2 回に分けて経口投与し，その後 1 週間以上かけて 1 日用量として 300 mg まで漸増する（最大 600 mg）．

(3) － 2 その他の副作用の概要

　抗がん薬により急速に腫瘍が消滅することにより生じる一連の症状を腫瘍崩壊（壊死）症候群といい，高カリウム血症，高尿酸血症，高リン血症，低カルシウム血症などが生じ，補液などの対症療法が必要になる．高尿酸血症にはアロプリノールが推奨されている．近年ではラスブリカーゼが用いられるようになっている．
　殺細胞性の抗がん薬は細胞毒性に伴う毒性が共通する傾向にあったが，分子標的薬は特徴的な副作用を生じることがあるため注意が必要である．ベバシズマブ，スニチニブなど血管新生を阻害する薬剤は高血圧を生じやすい．高血圧と共に脳血管障害の危険性もあるため，適切な血圧管理が必要である．またこれらの薬剤は血栓・梗塞を生じやすい特徴もあるため，凝固系の定期的な確認や，四肢の腫脹といった訴えに注意を払うべきである．
　肺に対する障害はさまざまな抗がん薬により生じるが，分子標的薬により急性肺障害，間質性肺炎が重症化することがある．特にゲフィチニブ，ボルテゾミブは致死的な肺障害が生じることがあるので薬剤師が在宅医療で訪問した際，聴診器で呼吸音をチェックするなど慎重な観察が必要である．息切れ，呼吸困難，咳などの自覚症状がないか，胸部 X 線検査や動脈血酸素分圧などの検査を行う必要がある．
　EGFR 阻害薬はざ瘡様などの特徴的な皮疹を生じ，重篤な場合は休薬・減量が必要である．スニチニブ，ソラフェニブ，カペシタビンなどは手足症候群のような皮膚障害を生じることがあるので，必要に応じてステロイド軟膏や保湿クリームなどを塗布するなどの対策を行う．
　心毒性を生じる代表的な薬剤としてアントラサイクリン系抗がん薬があるが，分子標的薬についても注意が必要である．トラスツズマブ，ラパチニブ，リツキシマブ，ベバシズマブなどの分子標的薬も循環器毒性を生じることがあるので，適宜心機能検査を行い患者の状態を十分に観察する必要がある．

1.20 緩和医療

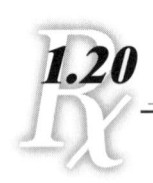

病態の概要

　がん医療においてがん自体の治療と同時にがんに伴う症状，特に痛みの対策は重要である．過去にはがん治療ができなくなった段階で緩和医療および至適支持療法（Best Supportive Care）に移行していたが，現在はがん治療と並行して緩和医療を提供している（図1）．がんの緩和医療には疼痛医療のほかに，がんの増大に伴う症状の制御（疼痛緩和を目的とした放射線照射，放射性医薬品によるがん骨転移の疼痛緩和，神経ブロックなど）が含まれる．がん患者はその疾患の

従来の緩和医療 / 現在の緩和医療

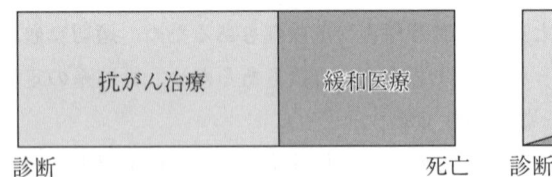

抗がん治療 / 緩和医療

診断 / 死亡

図1

身体的苦痛
痛み以外の身体症状
日常生活の動作の支障
治療の副作用
その他

精神的苦痛
不安
孤独感
苛立ち
恐れ
うつ状態
怒り
その他

社会的苦痛
仕事上の問題
経済的な問題
家族内の問題
人間関係
その他

スピリチュアルペイン
死の恐怖
人生の意味への問い
価値体系の変化
神の存在への追求
苦しみの意味
その他

全人的苦痛（total pain）

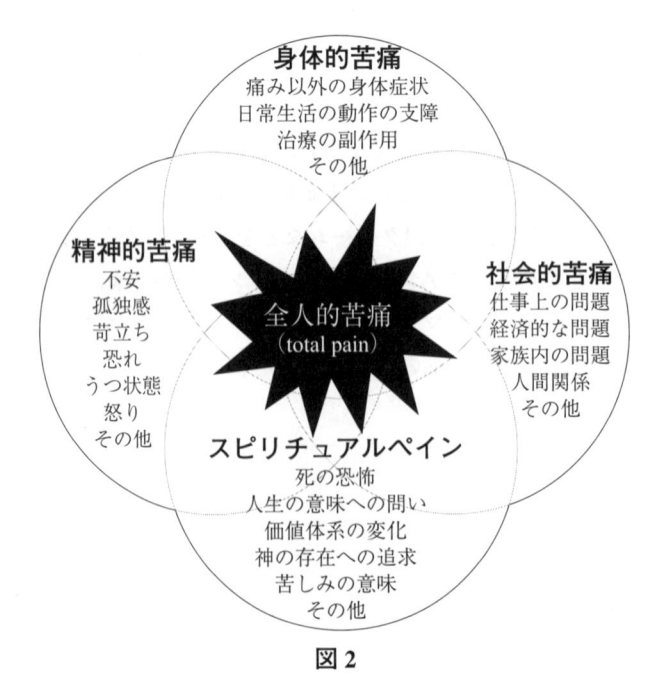

図2

医学的・社会的・経済的特異性から「死の恐怖」,「仕事の解雇」,「高額な医療費」など強いストレスを受ける場合が多く,これらは身体的苦痛を増強させる.このようにがん患者の苦痛は,身体的苦痛だけでなく,精神的苦痛,社会的苦痛,スピリチュアルペインが絡み合った複雑なものであり,これを全人的苦痛（total pain,図2）という.ここでは身体的苦痛について解説する.

疼痛の種類と伝達経路

A. 痛みの種類

痛みは時間的な分類によって急性疼痛と慢性疼痛に分類される.急性疼痛は身体の傷害に続いて起こり,傷害の治癒に伴い消失する痛みで体の危険信号を伝達する役割を担い,交感神経による頻脈,血圧上昇,発汗などの生理的現象を伴う.一方,慢性疼痛は数か月以上と長期に続く痛みであり,がんに伴うがん性疼痛は急性疼痛と慢性疼痛が複合した痛みである.痛みは原因により以下の三つに分類されている.

1. 侵害受容性疼痛：切り傷や炎症,機械的刺激など侵害刺激から生じる痛みで体性痛と内臓痛に分類される.体性痛は体性脊髄神経を介し,内臓痛は内臓神経を介して伝達される痛みである.

2. 神経障害性疼痛：末梢あるいは中枢神経が傷害されて発生する痛みで,知覚低下,知覚脱出,自発痛や痛覚過敏などの特徴を有する.通常は痛みとして感じない触覚刺激も痛みとして感じる症状であるアロディニア（allodynia）も生じることがある.また,痛みを誘発する刺激がないにもかかわらず持続的な灼熱痛を訴える場合もある.

3. 心因性疼痛：身体的な痛みの原因が存在せず,心理的な要因で生じる痛み.

B. 痛みのメカニズム

痛みは痛覚受容器が刺激されて生じるが,この受容器には機械的侵害受容器,温度侵害受容器,ポリモーダル侵害受容器およびサイレント受容器がある.機械的侵害受容器は刺す,つねる,挟むなどの組織の損傷に至る強い機械的な刺激に対してのみ応じる識別性の高い受容器である.この受容器はAδ線維の末梢側終末に存在し,即時痛に関係している.温度侵害受容器は43℃以上の侵害性熱刺激や15℃以下の侵害性冷刺激に反応する受容器である.ポリモーダル侵害受容器は機械刺激（触刺激）,熱刺激,化学的刺激のいずれの刺激でも応答する受容器でC線維の末梢側終末に存在する.局在は不明瞭で二次的に生じる持続的な遅い痛みに関係している.ブラジキニンやプロスタグランジンなどの多数の受容体を有している.サイレント侵害受容器は炎症や外傷時にポリモーダル侵害受容器として機能する受容体である.

一次求心性神経（一次知覚神経）は侵害受容器で感知された刺激を伝達し,その情報は脊髄後

表1 痛みに関する一次求心性神経線維と感覚の種類

神経線維	太さ（μm）	伝達速度（m/sec）	感覚の種類
Aβ	6 〜 12	30 〜70	触覚,圧覚,振動
Aδ	1 〜 5	10 〜25	一次痛：速い鋭い痛み,冷覚
C	0.3 〜 1	0.5 〜 2	二次痛：遅い鈍い痛み,内臓痛,炎症

根神経節を経て脊髄後角へ伝達される．一次求心性神経は伝導速度により分類されており，痛覚に関与しているのは有髄の Aδ 線維と無髄の C 線維である．

一次求心性神経の情報は二次求心性神経（脊髄視床路）に伝達され，大脳へ情報が伝達される．脊髄視床路には新脊髄視床路と旧脊髄視床路があり，Aδ 線維の情報は新脊髄視床路を介して，C 線維の情報は旧脊髄視床路を介して大脳へ情報が伝えられる．オピオイド鎮痛薬は脊髄後角において一次求心性神経から放出されるサブスタンス P，グルタミン酸，神経ペプチドの放出を抑制し，脊髄後角神経を直接抑制すること，大脳の GABA（γ-aminobutyric acid）神経系に直接作用して大脳知覚領域への疼痛伝達を抑制し，下向性抑制系神経を活性化させることで疼痛効果を発揮する（図 3 参照）．

疼痛情報伝達を抑制するノルアドレナリン，セロトニン神経系の下向性抑制系神経が存在しており，鎮痛補助薬として使用される三環系抗うつ薬はこの神経に作用していると考えられている．

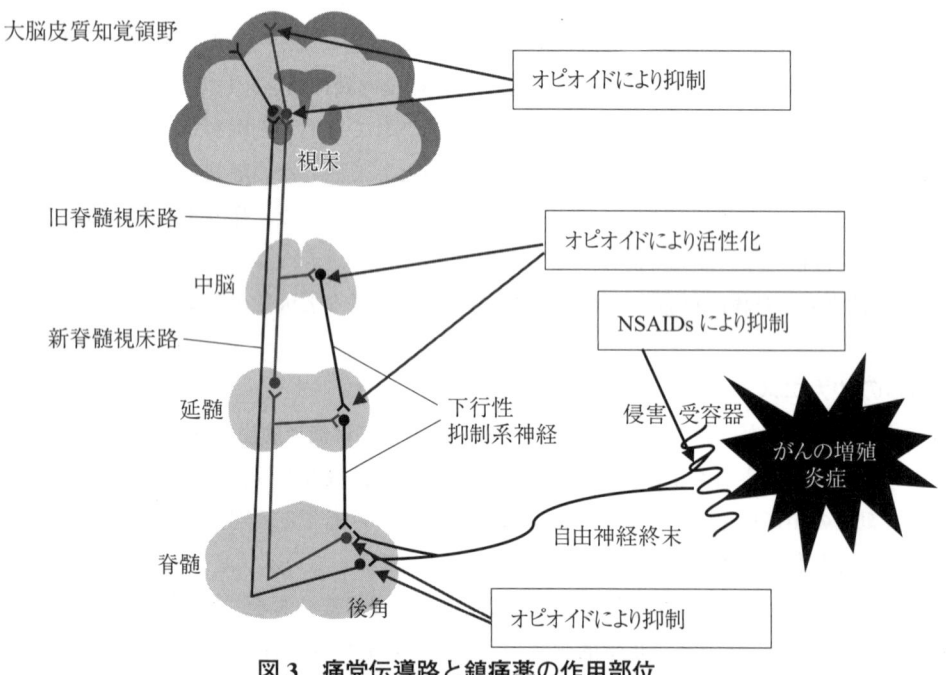

図 3 痛覚伝導路と鎮痛薬の作用部位

治療方針

疼痛治療

がん疼痛の治療を行うためには痛みの評価をする必要がある．痛みの感覚は主観的，個人的体験であるため，その評価は患者自身が行うという点で他の治療と若干異なる点がある．痛みの評価には部位，始まりと経時的変化，性質，強さの程度，痛みに影響する因子などを評価して総合的に治療計画を立てる必要がある．

がん疼痛に用いられる医療用麻薬の使用が敬遠され，多くのがん患者が痛みに苦しんできたが，非ステロイド性鎮痛薬，医療用麻薬や鎮痛補助薬を適正に用いるためのガイドラインである

WHO方式がん疼痛治療法が広く普及し，がん患者のQOLは改善してきた．WHO方式がん疼痛治療法では以下の段階的な治療目標を設定している（表2）．

表2　WHO方式がん疼痛治療法における治療目標

1. 痛みに妨げられない睡眠時間の確保
2. 安静にしていれば痛みが消えている状態の確保
3. 起立したり，身体を動かしたりしても痛みが消えている状態の確保

疼痛治療の主軸は鎮痛薬であり，以下の薬剤が代表的な基本薬である（表3）．

表3　WHO方式がん疼痛治療法における代表的な基本薬

選択条件	基本薬	代替薬
軽度の強さの痛み	アスピリン，アセトアミノフェン，イブプロフェン，インドメタシン	ナプロキセン，ロキソプロフェン，ジクロフェナク
軽度から中等度の強さの痛み	リン酸コデイン，オキシコドン	ジヒドロコデイン，ブプレノルフィン，ペンタゾシン，トラマドール
中等度から高度の強さの痛み	モルヒネ，フェンタニル，オキシコドン	ペチジン，メサドン

非ステロイド性鎮痛薬（NSAIDs）は炎症を抑え，神経終末の痛覚閾値を低下させるプロスタグランジンの生合成を抑制することで末梢受容レベルでの鎮痛作用を示す．特に骨転移痛，感染や炎症による痛みに対して有効な薬剤である．胃腸障害，血小板凝集抑制，腎機能障害などの副作用を生じやすいので注意が必要である．

モルヒネなどのオピオイド鎮痛薬が作用するオピオイド受容体が生体内に存在し，鎮痛作用に関与しているのは μ（ミュー），κ（カッパ），δ（デルタ）受容体である．疼痛制御に最も関与しているのが μ 受容体で，モルヒネ，フェンタニルが作用するのは μ 受容体，ペンタゾシンが作用するのは κ 受容体である．

WHO方式がん疼痛治療法では鎮痛薬使用法の基本原則として以下の五つを挙げている．

① by mouth（経口的に）

経口投与は最も簡便な薬の投与法であり，患者自身で行える薬の投与経路である．経口投与が可能であるので非経口投与は避けるべきである．経口投与が困難な場合に，坐薬，貼付薬，注射薬の投与経路を考慮すべきである．

② by the clock（時間を決めて定期的に）

鎮痛効果は薬物濃度に依存するので鎮痛効果が消失する前に次回分の薬剤を投与することで痛みの消失を維持する．そのため一定時間の間隔で服用することが必要であり，食事の時間に合わせて服用することではない．

表4 各オピオイドの薬理学的特性と副作用の特徴

		モルヒネ	オキシコドン	フェンタニル
μ受容体の親和性		+++	+++	+++（μ1選択性が高い）
活性代謝物		モルヒネ-6-グルクロニド	−（きわめて少ない）	−
腎障害の影響		+++	±	−
副作用	嘔気・嘔吐	++	+	±
	便秘	++	++（+++）	±
	眠気・傾眠	++	+	±
	せん妄	++	+	±
	呼吸抑制	++	+	±
	瘙痒	++	+	−

③ by the ladder（除痛ラダーにそって）

除痛ラダーとは痛みの強さに応じた薬の選択法を示した階段図である（図4）．痛みのアセスメントで把握された痛みの強さに応じて薬を選ぶ目安であり，最初に使う薬はどの段階から選んでも良い．最初に選んだ薬を増量しても十分に効果を上げない場合は，上の段階の薬に切り替えるのが基本原則である（図4参照）．

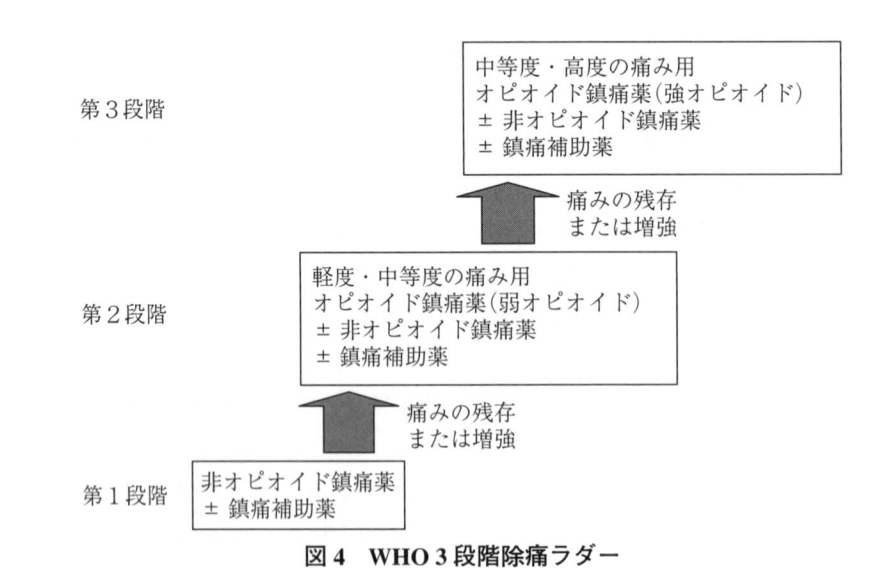

第3段階　中等度・高度の痛み用
オピオイド鎮痛薬（強オピオイド）
± 非オピオイド鎮痛薬
± 鎮痛補助薬

痛みの残存または増強

第2段階　軽度・中等度の痛み用
オピオイド鎮痛薬（弱オピオイド）
± 非オピオイド鎮痛薬
± 鎮痛補助薬

痛みの残存または増強

第1段階　非オピオイド鎮痛薬
± 鎮痛補助薬

図4　WHO 3段階除痛ラダー

④ for the individual（患者ごとの個別な量で）

薬の効き方には個人差があるが，多くの薬には標準的な用法・用量がある．一方，がんの痛みに効く標準量はないので患者ごとの個別な量に調節することが重要である．必要量より少ないと副作用が出るだけになり，過剰になれば好ましくない副作用が多くなる．患者ごとの個別な量と

は痛みが消え，副作用が最少で済む用量であるが，投与前に予知することは困難である．

オピオイドによる代表的な副作用には嘔気，便秘，眠気であるが，便秘，嘔気は鎮痛が得られる用量よりも低い用量で生じることが報告されている（図5参照）．そのため，オピオイド鎮痛薬を使う際には便秘や嘔気に対する副作用対策が並行して進められている．便秘には酸化マグネシウムやセンノシドが，嘔気にはプロクロルペラジンのようなドパミン受容体拮抗薬が用いられている．

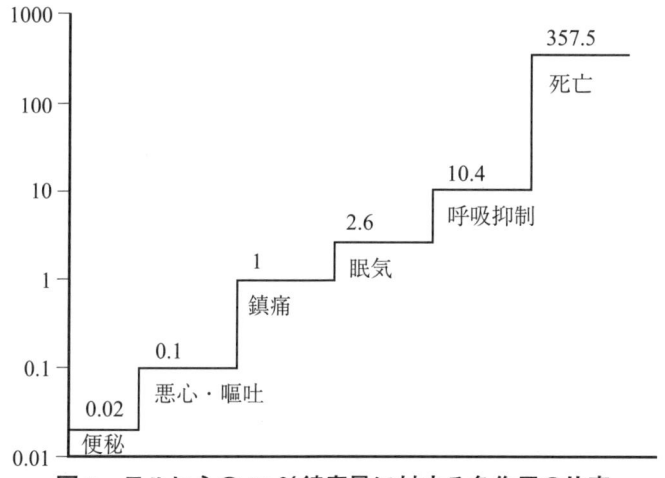

図5　モルヒネの50％鎮痛量に対する各作用の比率

オピオイド鎮痛薬はそれぞれ高い鎮痛効果を有しているが薬物動態や副作用の特性が異なっている．オピオイドローテーションとはより適切な鎮痛効果が必要な場合や，副作用や全身状態のために，現在使用しているオピオイドから他のオピオイドへ，その特性を活かして切り替えることを指している（図6参照）．例えば，モルヒネは肝代謝を受けて多くが腎排泄されるが，腎機能が悪い場合，モルヒネ-6-グルクロニドが蓄積し，傾眠，せん妄，嘔気，呼吸抑制などの副作用が生じやすくなることがある．一方，オキシコドン，フェンタニルは腎機能低下の影響を受けにくい．

⑤ attention to detail（そのうえで細かい配慮を）

以上の4点を守ったうえで，わかりやすい服薬指導，鎮痛薬の副作用予防策の必要性と実施法，薬の保管方法，患者の心の状態への配慮などをしっかり行う．

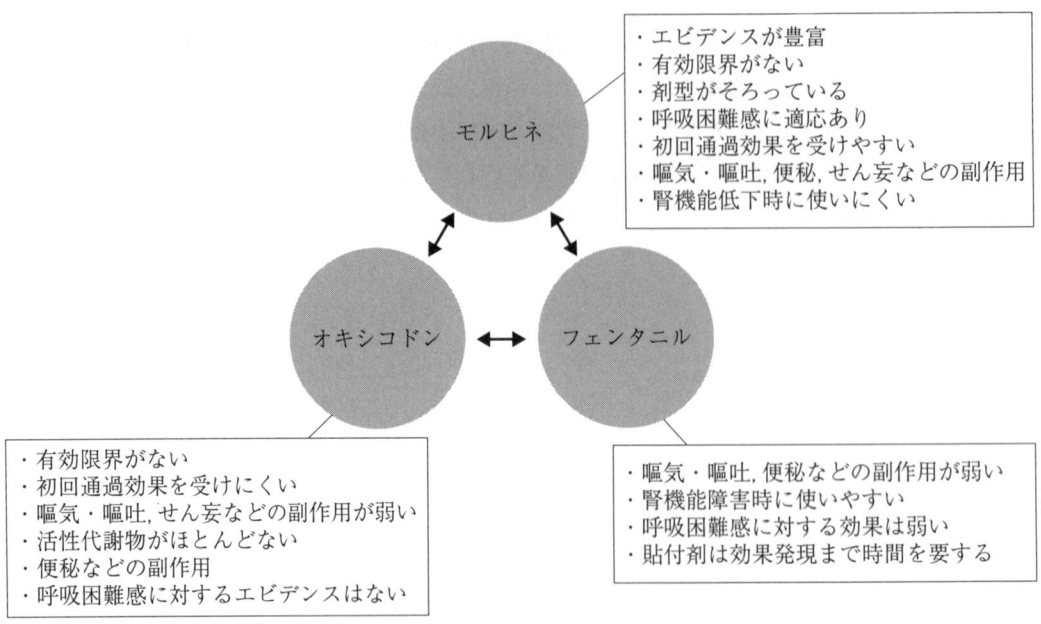

図6 オピオイドローテーション

モルヒネ
・エビデンスが豊富
・有効限界がない
・剤型がそろっている
・呼吸困難感に適応あり
・初回通過効果を受けやすい
・嘔気・嘔吐, 便秘, せん妄などの副作用
・腎機能低下時に使いにくい

オキシコドン
・有効限界がない
・初回通過効果を受けにくい
・嘔気・嘔吐, せん妄などの副作用が弱い
・活性代謝物がほとんどない
・便秘などの副作用
・呼吸困難感に対するエビデンスはない

フェンタニル
・嘔気・嘔吐, 便秘などの副作用が弱い
・腎機能障害時に使いやすい
・呼吸困難感に対する効果は弱い
・貼付剤は効果発現まで時間を要する

鎮痛補助薬

非オピオイド鎮痛薬とオピオイド鎮痛薬によりほとんどの痛みは制御できるが，約1～2割の患者では十分な除痛ができないことがある．鎮痛補助薬として抗うつ薬，抗てんかん薬，抗不整脈薬，NMDA 受容体拮抗薬などが経験的に用いられている．プレガバリンが末梢性神経障害性疼痛に使える薬であるが，ほとんどの鎮痛補助薬が適応外使用で用いられている．

Q & A

Q ブプレノルフィンとモルヒネの併用はいけないと聞いているのですが，それはなぜですか？

A ブプレノルフィンはモルヒネが作用する μ 受容体に作用する部分的作動薬であるため，どちらか一つを使用します．ブプレノルフィン，ペンタゾシンとも高用量投与するとモルヒネの効果に拮抗することがあります．

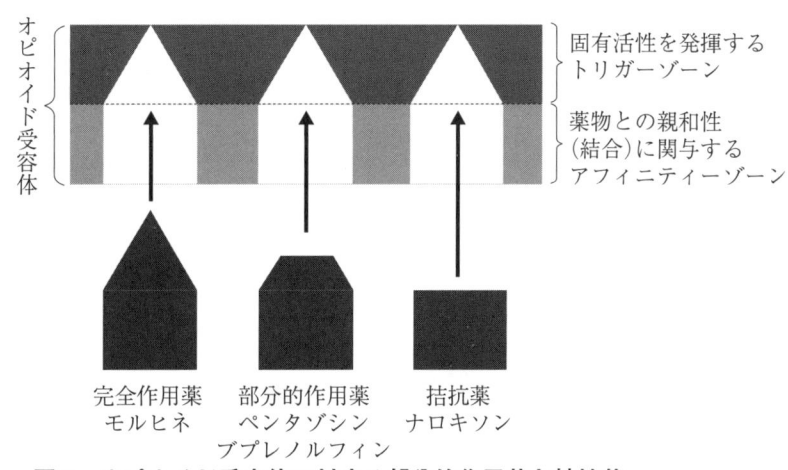

図7 オピオイド受容体に対する部分的作用薬と拮抗薬

Q ある量のモルヒネを健常人が摂取した場合，モルヒネ依存症になりますが，痛みがある癌患者では，同量投与しても依存症にはならないと聞いています．それなら癌患者には安心してモルヒネを投与できますが，そのわけを教えてください．

A 図8で，薬物依存に関係する神経は，腹側被蓋野から側座核に投射するドパミンニューロンです．この神経は報酬系に関係しており，仕事を達成した場合の爽快さ，セックスやギャンブルを当てた時など快感，いわば，クセになる気持ちよさと関係しています．通常，このドパミン神経は，さらに上位の GABA 神経で抑制されています．モルヒネ，大麻，アルコールなどの依存は，これらの物質が GABA 神経の働きを抑制することと関係しています．つまり，抑制の抑制は，ドパミン神経末端からドパミンを放出して快感を生み出し，それが何回か継続すると依存性が生まれます．モルヒネ依存，大麻依存などがそれです．

　一方，がん性疼痛で痛みがある人は，痛みによりダイノルフィン神経が緊張し，ドパミン神経の末端にある κ（カッパ）受容体にダイノルフィンが結合すると腹側被蓋野から側座核に投射するドパミンニューロンからのドパミン放出が抑制されます．つまり，がん患者の痛みは，ダイノルフィン神経を介して，ドパミン神経からのドパミンの遊離を抑制するのです．したがって，私たち健常人とがん性疼痛に苦しむ人が塩酸モルヒネ 100 mg を 2〜3 回服用すると，ダイノルフィン神経が亢進していない健常人は，間違いなくモルヒネ依存になって，モルヒネを強く求めるようになりますが，がん性疼痛のある人は，モルヒネを鎮痛目的で服用しても，モルヒネ依存症にはなりません．

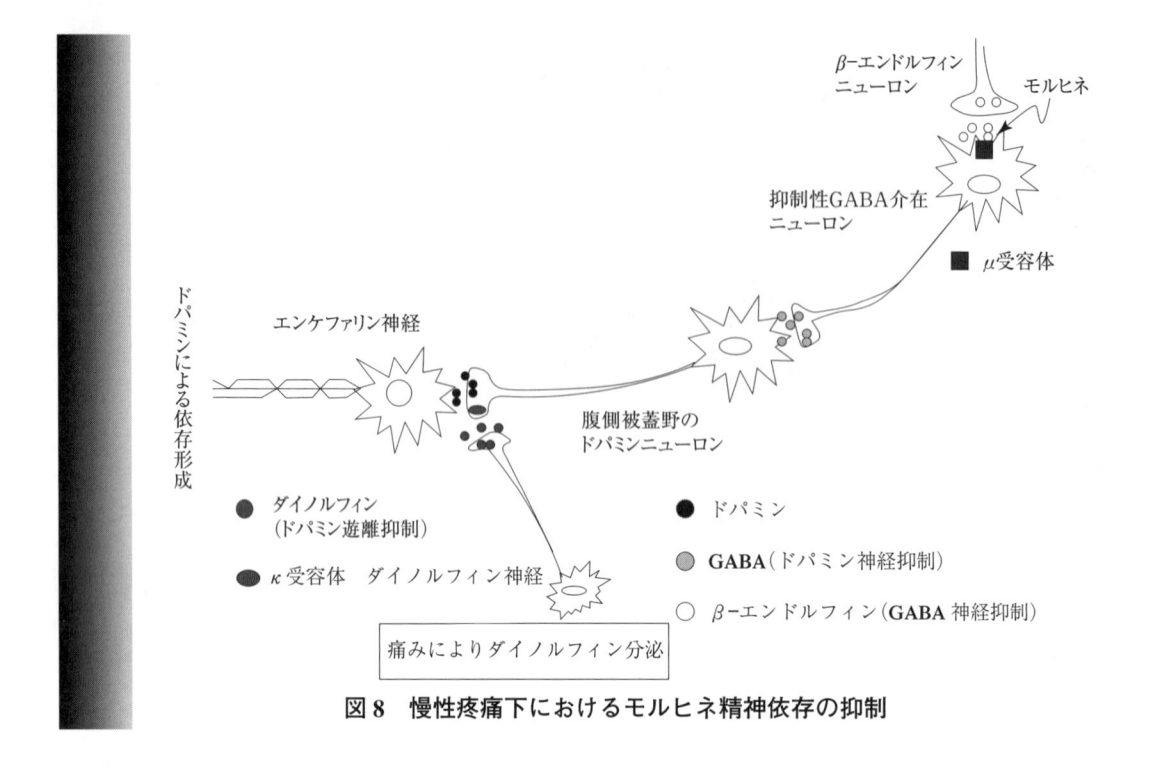

図8 慢性疼痛下におけるモルヒネ精神依存の抑制

参考文献

1) 中村桂子，松原謙一監訳（2010）細胞の分子生物学 第5版，NEWTON PRESS
2) 高久史麿，尾形悦郎，黒川清，矢崎義雄監修（2009）新臨床内科学 第9版，医学書院
3) 日本臨床腫瘍学会編集（2009）新臨床腫瘍学 改訂第2版，南山堂
4) 日本乳癌学会編（2011）科学的根拠に基づく乳癌診療ガイドライン 1. 治療編，金原出版
5) 日本癌治療学会編集（2010）制吐薬適正使用ガイドライン，金原出版
6) 日本胃癌学会編集（2010）胃癌治療ガイドライン医師用 ― 付 胃悪性リンパ腫診療の手引き―（第3版），金原出版
7) 大腸癌研究会編集（2010）大腸癌治療ガイドライン 医師用2010年版，金原出版
8) 国立がん研究センター内科レジデント編（2010）がん診療レジデントマニュアル 第5版，医学書院
9) 日本緩和医療薬学会編（2009）臨床緩和医療薬学，真興交易医書出版部
10) 日本臨床薬理学会編（2011）臨床薬理学 第3版，医学書院
11) 各医薬品添付文書およびインタビューフォーム

Chapter 2
骨・関節疾患

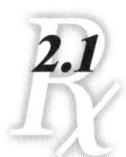

2.1 骨粗鬆症

病態の概要

　骨粗鬆症とは，骨基質（コラーゲンが主体）と骨塩（リン酸カルシウムが主体）の組成比は一定のまま，単位体積当たりの骨量（骨密度）が減少し，骨組織の微細構造（骨質）が劣化した結果，骨がもろくなり骨折しやすくなった病態である．診断には，脆弱性骨折の有無と脊椎単純X線像あるいは腰椎，大腿骨近位部などの骨密度を指標とする．閉経後の60歳以降の女性の有病率が高い．症状は，腰背部の重圧感，倦怠感または疼痛などの慢性疼痛を訴えるものがほとんどである．脊椎椎体骨折や大腿骨頸部骨折を起こす場合がある．

　骨粗鬆症は，原因により原発性骨粗鬆症と続発性骨粗鬆症に分類される．原発性骨粗鬆症は，さらに閉経後骨粗鬆症（骨代謝高回転型：Ⅰ型）と老人性骨粗鬆症（骨代謝低回転型：Ⅱ型）に分類され，これらが骨粗鬆症全体の約90％を占める．閉経後骨粗鬆症とは，閉経に伴い骨の溶解（骨吸収）を促進する副甲状腺ホルモン（parathyroid hormone, PTH, パラトルモンとも呼ばれる）の感受性を低下させるエストロゲンの分泌が減少し，PTHに対する反応性が高まった結果，破骨細胞が活性化され，骨代謝回転は亢進しているものの骨吸収が骨形成を上回るために骨量が減少する症状をいう（図1）．老人性骨粗鬆症では，老化に伴い骨芽細胞の機能が低下し骨形成が抑制されるとともに，老化により腎機能が低下し，腎でビタミンD_3の1α位の水酸化が抑制され，活性型ビタミンD_3（カルシトリオール）の産生低下が生じる．その結果，腸管からのカルシウム吸収が低下してPTH分泌が増大し，骨の溶解が亢進して骨量が減少する．続発性骨粗鬆症は，ステロイド剤，副甲状腺機能亢進症，クッシング症候群，慢性腎不全，糖尿病またはアルコール中毒などが原因となる．

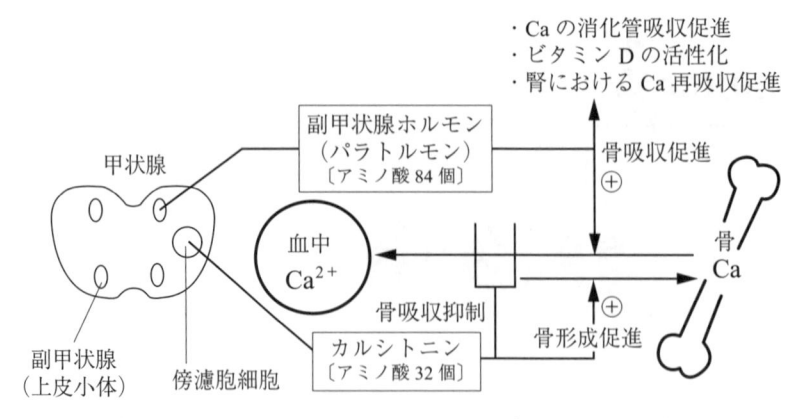

図1 パラトルモン・カルシトニンによる血中カルシウム濃度の調節
(水柿道直,松山賢治編集(2003)イラストから学ぶ必修薬物治療学,廣川書店)

骨のリモデリング（図2）

 骨は一見変化がないようにみえるが，破骨細胞による古い骨の破壊（骨吸収）と骨芽細胞による新しい骨の形成（骨形成）が適切に繰り返されることにより維持されている．このような骨代謝回転を骨のリモデリングと呼び，副甲状腺ホルモン（**PTH**，パラトルモン），カルシトニン，エストロゲン，活性型ビタミンD_3などにより調節・維持されている．

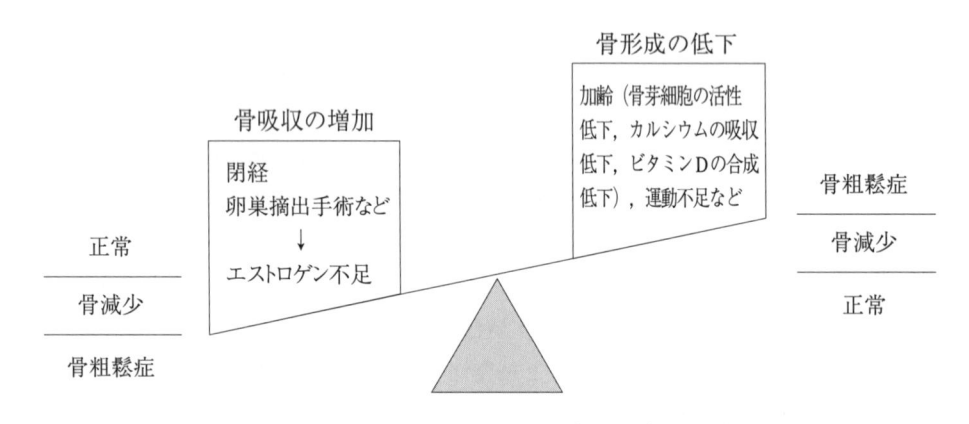

図2 骨吸収と骨形成の維持（リモデリング）

キーワード

骨基質　　コラーゲン　　骨塩　　リン酸カルシウム　　骨密度減少　　破骨細胞　　骨芽細胞
60歳以降の女性　　骨折　　骨代謝高回転型（Ⅰ型）　　骨代謝低回転型（Ⅱ型）
閉経後骨粗鬆症　　老人性骨粗鬆症　　副甲状腺ホルモン（**PTH**，パラトルモン）
エストロゲン　　活性型ビタミンD_3　　ビスホスホネート　　SERM　　ビタミンK_2
カルシウム　　カルシトニン　　**PTH**製剤

治療方針

骨粗鬆症における治療目標は，疼痛の除去と骨折を予防するなどの ADL（activities of daily living）や QOL（quality of life）の維持である．よって，脆弱性骨折をきたす前に薬物治療を行うことが重要である．WHO は 10 年以内の骨折発生リスクを骨密度データがある場合とない場合について評価するツール "FRAX®" を発表しており[1]，骨密度データがない場合でもリスクの推測ができるようにしている．また「骨粗鬆症の予防と治療ガイドライン 2011 年度版」では，骨粗鬆症の診断基準とは独立して薬物治療開始基準が設けられており，"FRAX®" の結果と合わせることにより薬物療法開始の判断ができる（図3）[2]．

骨密度を上げる薬としてカルシウム製剤，活性型ビタミン D_3 製剤，骨の破壊を抑える薬としてビスホスホネート製剤，選択的エストロゲン受容体モジュレーターである SERM（selective estrogen receptor modulator），エストロゲン製剤などがある．その他，ビタミン K_2 製剤，カルシトニン製剤などを用いる．一方，骨の形成を促す薬として PTH 製剤が新しく加わっている．薬物療法を開始するにあたり，骨病態（骨代謝回転）や骨代謝マーカー値を把握することが重要である．

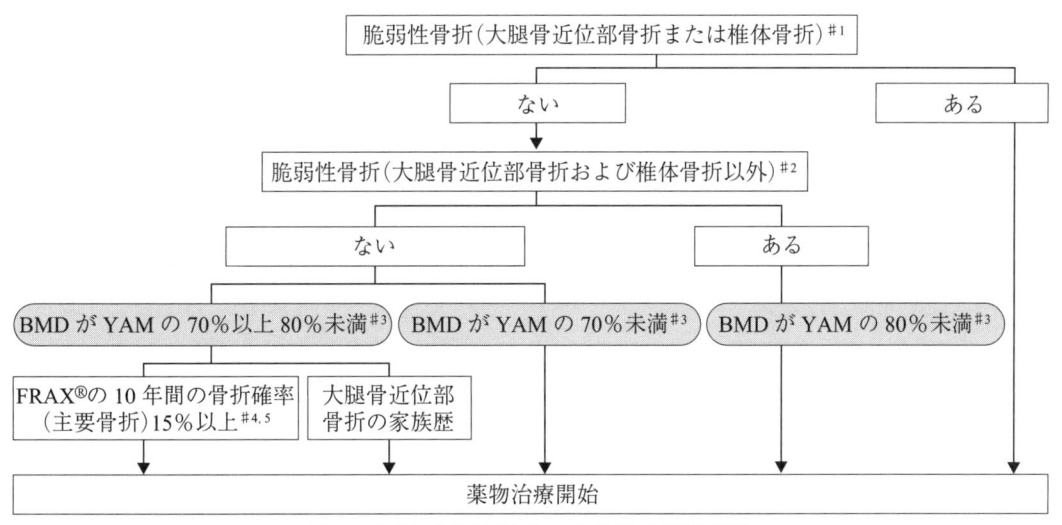

図3 原発性骨粗鬆症の薬物治療開始基準

[#1]：女性では閉経以降，男性では 50 歳以降に軽微な外力で生じた，大腿骨近位部骨折または椎体骨折をさす．
[#2]：女性では閉経以降，男性では 50 歳以降に軽微な外力で生じた，前腕骨遠位端骨折，上腕骨近位部骨折，骨盤骨折，下腿骨折または肋骨骨折をさす．
[#3]：測定部位によっては T スコアの併記が検討されている．
[#4]：75 歳未満で適用する．また，50 歳代を中心とする世代においては，より低いカットオフ値を用いた場合でも，現行の診断基準に基づいて薬物治療が推奨される集団を部分的にしかカバーしないなどの限界も明らかになっている．
[#5]：この薬物治療開始基準は原発性骨粗鬆症に関するものであるため，FRAX® の項目のうち糖質コルチコイド，関節リウマチ，続発性骨粗鬆症にあてはまる者には適用されない．すなわち，これらの項目がすべて「なし」である症例に限って適用される．

（骨粗鬆症の予防と治療ガイドライン作成委員会編集（2011）骨粗鬆症の予防と治療ガイドライン 2011 年度版，ライフサイエンス出版）

> 骨代謝マーカー
>
> 　骨代謝マーカーには，骨形成マーカーと骨吸収マーカーがあり，これらの数値の高値は骨代謝回転亢進を示す．骨形成マーカーとして血清骨型アルカリホスファターゼ（BAP），骨吸収マーカーして尿中デオキシピリジノリン（DPD），尿中または血清Ⅰ型コラーゲン架橋N-テロペプチド（NTX），尿中Ⅰ型コラーゲン架橋C-テロペプチド（CTX）がある．

◆ 処方例 ◆ 1

Rp.
1) リセドロン酸ナトリウム水和物（ベネット®またはアクトネル®）2.5 mg
　　　　　　　　　　　　　　　　　　　　　　　　　1回1錠（1日1錠）
　　1日1回　朝起床時
　　または
　　リセドロン酸ナトリウム水和物（ベネット®またはアクトネル®）17.5 mg
　　　　　　　　　　　　　　　　　　　　　　　　　1回1錠（1週間に1錠）
　　1週間に1回　朝起床時
　　起床時に水約180 mLとともに服用し，少なくとも30分は横にならず，飲食（水を除く）ならびに他薬の経口摂取を避ける．
2) アレンドロン酸ナトリウム水和物（フォサマック®またはボナロン®）5 mg
　　　　　　　　　　　　　　　　　　　　　　　　　1回1錠（1日1錠）
　　1日1回　朝起床時
　　または
　　アレンドロン酸ナトリウム水和物（フォサマック®またはボナロン®）35 mg
　　　　　　　　　　　　　　　　　　　　　　　　　1回1錠（1週間に1錠）
　　1週間に1回　朝起床時
3) ミノドロン酸水和物（リカルボン®またはボノテオ®）1 mg　1回1錠（1日1錠）
　　1日1回　朝起床時
　　または
　　ミノドロン酸水和物（リカルボン®またはボノテオ®）50 mg　1回1錠（4週間に1錠）
　　4週間に1回　朝起床時

◆ 処方解説

　ビスホスホネート製剤は高齢者に対する第一選択薬であり，1)～3)のいずれかを用いる．1)，2)は1日1回の製剤と週1回の製剤があり，コンプライアンスの状況に応じて製剤を選ぶ．3)のミノドロン酸水和物50 mg錠は4週間に1回での投与となる．服用方法はいずれも，起床時に水約180 mLとともに服用し，少なくとも30分は横にならず，飲食（水を除く）ならびに他薬の経口摂取を避けるようにする．ビスホスホネート製剤は，破骨細胞のアポトーシスを誘導し，骨

吸収を強力に抑制する．ビスホスホネート製剤の投与は，ビタミン D_3 とカルシウムが十分に摂取されていることが前提となる．副作用としては，食道炎や顎骨壊死などがある．

Q & A

Q アレンドロン酸・リセドロン酸・ミノドロン酸水和物は，なぜ朝起床時に服用し30分間は横になってはいけないのですか．また，これらの薬剤もエチドロン酸と同じように周期的間欠投与を行うのですか．

A 副作用である口内炎や食道潰瘍を防ぐために，速やかに胃に到達させる必要があります．よって，約 180 mL の水とともに服用してもらいます．また，カルシウム，マグネシウムなどの2価の陽イオンとキレートを作り吸収が抑制されるため，起床時に服用し，30分後に食事をとってもらいます．必ず水で服用し，カルシウム，マグネシウムを多く含むミネラルウォーターで飲むのは禁止です．エチドロン酸とは異なり，休薬期間をおかず継続的に服用できます．

◆ 処方例 ◆ 2

Rp.
1) アルファカルシドール（ワンアルファ® またはアルファロール®）0.5 μg
   1回1カプセル（1日1カプセル）
   1日1回　朝食後
2) カルシトリオール（ロカルトロール®）0.25 μg　　1回1カプセル（1日2カプセル）
   1日2回　朝夕食後
3) エルデカルシトール（エディロール®）0.75 μg　　1回1カプセル（1日1カプセル）
   1日1回　朝食後

◆ 処方解説

活性型ビタミン D_3 の合成能が低下している高齢者，またはビタミンD不足の患者では，活性型ビタミン D_3 製剤である1)〜3)のいずれかを用いる．これらは，腸管からのカルシウム吸収を増加させ，腎からのカルシウム再吸収を高め，PTHの合成・分泌を抑制することにより，骨の石灰化を促す．よって，活性型ビタミン D_3 製剤の投与中は，高カルシウム血症に注意する必要がある．

Q & A

Q 活性型ビタミンD₃製剤（アルファカルシドール・カルシトリオール・エルデカルシトール）にはどのような違いがあるのでしょうか．

A ビタミンD₃は，まず肝臓で25位の水酸化を受けて「25-OH-D₃」となり，次に腎臓で1α位の水酸化を受け，最終的な活性体である「1α,25-(OH)₂-D₃」になります．この活性体が，腸管からのカルシウム吸収を増加させ，骨形成を促進し骨量を増加させます．アルファカルシドールは，ビタミンD₃の1α位があらかじめ水酸化された「1α-OH-D₃」です．ビタミンD₃が肝と腎での水酸化が必要なのに対し，アルファカルシドールは肝での水酸化だけで最終的な活性体になることができます．腎での代謝が必要ないため，慢性腎不全の患者さんにも使用可能です．しかし，肝機能が落ちている患者さんには適していません．カルシトリオールは，腎での1α位水酸化だけでなく，肝での25位の水酸化をも受けており，最終的な活性体である「1α,25-(OH)₂-D₃」そのものであり，体内での活性化が全く必要ありません．よって，カルシトリオールは，そのままの形で効くことになります．さらに，エルデカルシトールは，カルシトリオールの2β位にヒドロキシプロピルオキシ基をつけたもので，既存の活性型ビタミンD₃製剤に対し，効果が強い製剤になります．

エルデカルシトール　　　アルファカルシドール　　　カルシトリオール

◆ 処方例 ◆ 3

Rp.
1) ラモキシフェン塩酸塩（エビスタ®）60 mg　　1回1錠（1日1錠）
　　1日1回　医師の指示通り
2) バゼドキシフェン塩酸塩（ビビアント®）20 mg　　1回1錠（1日1錠）
　　1日1回　医師の指示通り

◆ 処方解説

閉経後比較的早期の患者に対しての第一選択薬の一つであり 1），2）のいずれかの SERM を用いる．骨に対しエストロゲン作用を示す．一方，未閉経の女性に対してはアンタゴニストとして作動し，禁忌である．1）のラモキシフェン塩酸塩は，エストロゲン受容体と結合した後，組織選択的な作用を示し，骨に対しては骨吸収抑制作用を示す．1 日 1 回 1 錠で，食事や時間に関係なく服用できる．2）のバゼドキシフェン塩酸塩もラモキシフェン塩酸塩と同様であるが，ラモキシフェン塩酸塩に比べ非椎体骨折の発生率を有意に低下させたとの報告がある．ともに，副作用として静脈血栓塞栓症などがある．

◆ 処方例 ◆ 4

Rp.
1) エストラジオール（エストラーナ®）テープ 0.72 mg　　　　1 枚/2 日毎
　　下腹部か臀部に貼付
2) エストリオール（エストリール® またはホーリン®）1 mg　　1 回 1 錠（1 日 2 錠）
　　1 日 2 回　食後

◆ 処方解説

1）は閉経後骨粗鬆症に使用する．2）は老人性骨粗鬆症に使用する．ともに投与後 6 か月～1 年後に骨密度を測定し，効果が認められない場合には投与を中止し，他の治療法を考慮すること．

◆ 処方例 ◆ 5

Rp.
1) メナテトレノン（ビタミン K$_2$，グラケー®）15 mg　　　　1 回 1 錠（1 日 3 錠）
　　1 日 3 回　朝昼夕食後

◆ 処方解説

ビタミン K$_2$ であるメナテトレノンは，骨芽細胞が産生するビタミン K 依存性タンパク質オステオカルシンを介して骨形成を促進し，PTH により惹起された骨吸収活性を有意に抑制する．脂肪性ビタミンであるため，食後に服用する．ワルファリンカリウムに拮抗するため，ワルファリンカリウム療法中の患者には禁忌である．

◆ 処方例 ◆ 6

Rp.
1) L-アスパラギン酸カルシウム水和物（アスパラ-CA®）200 mg　　1 回 2 錠（1 日 6 錠）
　　1 日 3 回　朝昼夕食後

◆ 処方解説

食事中のカルシウムが不足している場合にカルシウム製剤を用いる．活性型ビタミンD_3や他の骨粗鬆症治療薬との併用が有効である．カルシウム製剤は，ニューキノロン系・テトラサイクリン系抗生物質と同時に服用することにより，不溶性のキレートを形成することから，これらと併用すると吸収が阻害され薬効が減弱する．これを回避するためには両者の服用間隔をあけるなどの必要があることを指導する．長期間連続して服用すると尿路結石を生じる可能性がある．

Q & A

Q カルシウム含有製剤は活性型ビタミンD_3製剤と併用する場合がありますが，注意すべき点はありますか．

A カルシウム含有製剤を服用している患者さんが，活性型ビタミンD_3製剤を併用すると高カルシウム血症を起こす可能性があるので注意が必要です．カルシウムのみを摂取しても，ホルモンやビタミンD_3のバランスでカルシウムの吸収や体内動態がコントロールされるため，高カルシウム血症になることは少ないのですが，活性型ビタミンD_3製剤を服用している場合には，この制御機構が崩れ，高カルシウム血症が起きやすくなるといわれています．高カルシウム血症になると，食欲不振，嘔吐などの胃腸障害または脱力感などが起き，重症化すると昏睡や心停止が起きます．また高カルシウム血症が慢性化すると，尿路結石や間質性腎炎などが起きますので，定期的に血中カルシウム濃度や尿中カルシウム排泄量を測定しながら，併用することが望ましいでしょう．

◆ 処方例 ◆ 7

Rp.
1) サケカルシトニン（カルシトラン®）注10単位　　　　週2回筋注
2) エルカトニン（エルシトニン®）注10エルカトニン単位　　週2回筋注
　　または
　　エルカトニン（エルシトニン® 20S）注20エルカトニン単位　週1回筋注

◆ 処方解説

中枢神経を介した鎮痛作用があることから，カルシトニン製剤は腰背部痛を有する骨代謝高回転型骨粗鬆症において第一選択薬の一つとなっている．そのような場合は1），2）のいずれかを用いる．骨量増加の注射薬として破骨細胞に直接作用して骨吸収を抑制する．

◆ 処方例 ◆ 8

Rp.
1) テリパラチド酢酸塩（テリボン®皮下注用）皮下注用 56.5 μg　　　　週1回皮下注
2) テリパラチド（フォルテオ®皮下注カートまたは皮下注キット）皮下注 20 μg
　　　　　　　　　　　　　　　　　　　　　　　　　　　　　　　　　1日1回皮下注

◆ 処方解説

　骨折の危険性の高い重症骨粗鬆症に1），2）のいずれかを用いる．テリパラチドはPTHの遺伝子組換えN末端フラグメントであり，既存の骨粗鬆症治療薬にはない骨形成促進作用を有する．前駆細胞から骨芽細胞への分化促進および骨芽細胞のアポトーシス抑制の作用により，骨芽細胞機能が活性化され，破骨細胞機能を上回るため，骨新生を誘発する．ビスホスホネート製剤や活性型ビタミンD₃製剤などとの同時併用は好ましくなく，単剤での投与が望ましい．長期投与では骨肉腫の危険性が否定されず，投与日数としてテリパラチド酢酸塩は18か月間，テリパラチドは24か月間までと制限がある．

引用文献

1) "FRAX®", http://www.shef.ac.uk/FRAX/tool.jsp?lang=jp
2) 骨粗鬆症の予防と治療ガイドライン作成委員会（日本骨粗鬆症学会，日本骨代謝学会，骨粗鬆症財団）編集（2011）骨粗鬆症の予防と治療ガイドライン2011年度版，p.54-55，ライフサイエンス出版

参考文献

1) 浦部晶夫，島田和幸，川合眞一編集（2012）今日の治療薬，p.428-434，南江堂
2) 吉尾隆，鍋島俊隆ら編集（2003）薬物治療学，p.710-721，南江堂
3) 横田千津子，池田宇一，大越教夫監修・編集（2012）薬局増刊号　病気と薬パーフェクトBOOK，p.931-944，南山堂

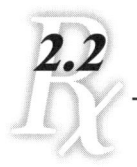

2.2 骨軟化症

病態の概要

　本来，骨は一定量の骨基質にカルシウムやリンからなる一定量のハイドロキシアパタイトの結晶が沈着して，石灰化することにより強度な構造を有するようになる．しかしながら，カルシウ

ムやリンなどの無機質が不足すると，石灰化ができない状態となり，易骨折性となる．骨軟化症とは，この骨基質の石灰化障害であり，石灰化の不十分な類骨の増加を特徴としている．また小児期に発症した場合は，くる病と呼ばれる．カルシウム不足には，ビタミンD依存症Ⅰ型（腎での1α水酸化酵素の活性低下によるビタミンDの活性化障害）とビタミンD依存症Ⅱ型（ビタミンD受容体の異常に起因するビタミンDの作用低下）がある．またリン不足には，低リン血症がある．その他，代謝性アシドーシスなどが原因となる．血液検査においては，血清アルカリホスファターゼ（ALP）の上昇，低リン血症が認められるが，血清カルシウム値は通常，正常値を示す．

キーワード

カルシウム不足　　リン不足　　石灰化障害　　くる病　　代謝性アシドーシス
活性型ビタミンD₃　　カルシウム　　無機リン

治療方針

骨石灰化促進のために，ビタミンD欠乏症によるものは活性型ビタミンD₃製剤の投与，ビタミンD受容体異常によるものは大量の活性型ビタミンD₃製剤とカルシウム製剤の投与を考慮する．低リン血症によるものは，大量の活性型ビタミンD₃製剤と経口無機リン製剤の投与を行う．代謝性アシドーシスによるものは，クエン酸製剤の投与を行う．

参考文献

1) 浦部晶夫，島田和幸，川合眞一編集（2012）今日の治療薬，p.428-434，南江堂
2) 吉尾隆，鍋島俊隆ら編集（2003）薬物治療学，p.740-741，南江堂
3) 横田千津子，池田宇一，大越教夫監修・編集（2012）薬局増刊号　病気と薬パーフェクトBOOK，p.945-949，南山堂

2.3 関節リウマチ

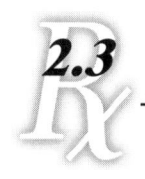

病態の概要

　関節リウマチ（rheumatoid arthritis, RA）は全身の関節を主病変とする慢性，進行性の全身性炎症疾患である．原因の詳細は不明であるが，70～80％の患者血清中に変性 IgG に対する自己抗体のリウマチ因子が認められており，Ⅲ型アレルギーが関与している自己免疫疾患として考えられている．診断は，腫脹・圧痛のある関節数，リウマチ因子（RF），抗環状シトルリン化ペプチド抗体（抗 CCP 抗体：anti-cyclic citrullinated peptide antibody（ACPA））の血清反応，C 反応性タンパク（CRP）と赤沈の急性炎症反応および関節症状の持続期間をもとに行う[1]．好発年齢は 30～50 歳であり，女性に多い．炎症は，関節滑膜で起こり，滑膜細胞はパンヌスと呼ばれる肉芽組織を形成して，増殖しながら周囲の軟骨や骨を侵食していく（図1）．手指などの小関節から左右対称・多発的に進行し，しだいに肘，肩，股，膝などの大関節も侵される．これらの関節の炎症は，寛解・再燃を繰り返しながら徐々に関節の骨破壊へと進行し，終局的には拘縮，強直，変形，離断などを生じ，各種後遺症を呈して日常生活動作が著しく障害されるに至る（図2）．この骨破壊には，パンヌスから分泌される中性プロテアーゼ，とくにマトリックスメタロプロテアーゼ（MMP）が重要な役割を果たしている．また RA の滑膜細胞からは，TNFα，IL-1，IL-6 などの炎症性サイトカインが分泌され，RA の病態進行に大きく関与している．関節症状としては，こわばりを訴えることが多く，朝の持続時間は活動性（勢い）と平行するが，軽度のものは関節を動かすことによって消失する．関節疼痛は，朝に強く天候の影響を受けやすく，屈曲位保持で軽快する．また疼痛は荷重，運動により増強される．

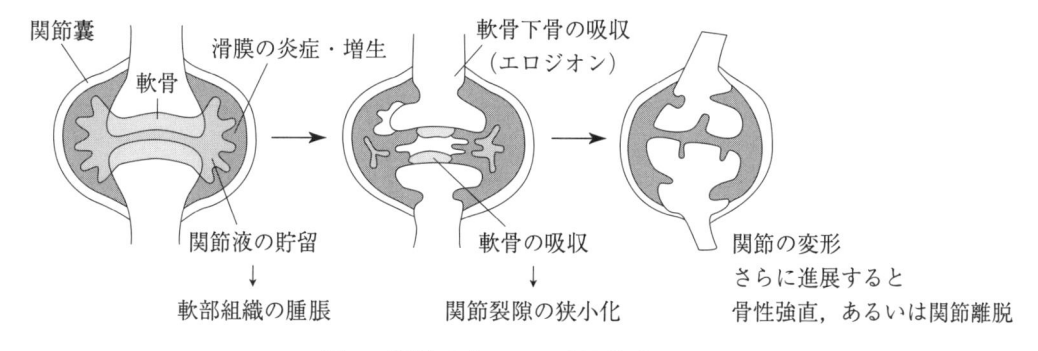

図1　関節リウマチの進展様式

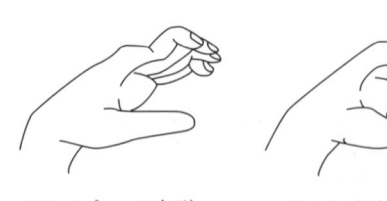

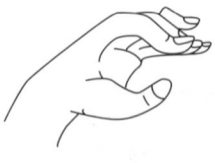

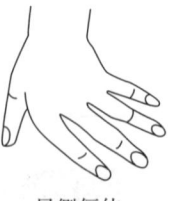

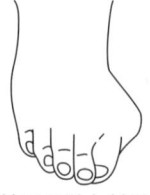

スワンネック変形　　ボタン穴変形　　尺側偏位　　外反母趾と槌趾

関節炎が長時間持続進行すると手指の尺側偏位やスワンネック変形，ボタン穴変形，外反母趾など特徴的な関節の変形をきたす．

図2　関節リウマチにおける変形

キーワード

RA　　IgG　　Ⅲ型アレルギー　　自己免疫疾患　　炎症　　滑膜　　変形　　パンヌス
マトリックスメタロプロテアーゼ（MMP）　　こわばり　　女性　　NSAIDs　　DMARDs
生物学的製剤　　タンパク結合阻害薬

治療方針

　RAにおける治療目標は寛解の達成であるが，何らかの理由でそれがかなわない場合は低疾患活動性を現実とすることに目標をおく．薬物療法には，非ステロイド系消炎鎮痛薬（nonsteroidal anti-inflammatory drugs；NSAIDs），ステロイド剤，疾患修飾性抗リウマチ薬（disease modifying anti-rheumatic drugs；DMARDs），生物学的製剤が用いられる．そのなかでDMARDsが薬物療法の中心であり，RAと診断されれば速やかにDMARDsから開始をする．実際には，メトトレキサート（MTX）などの強力なDMARDsを早期から使用し，NSAIDsおよび少量のステロイドを補助的に用いるステップダウン・ブリッジ方式という考え方が基本である．生物学的製剤はDMARDs不応の難治性RAに対し，優れた臨床的効果を示すのみならず，関節・骨破壊進行をほぼ完全に阻止する．

ステップダウン・ブリッジ方式

　早期の段階から強力なDMARDsを使用して，関節破壊を非可逆的に阻止する．しかしながら，DMARDsは一般的に遅効性であるため，効果が現れるまでの期間，橋渡しの役目として速効性のステロイド薬かNSAIDsを使い，様子をみながら少量ずつ減量して，症状の軽快とともに薬剤を減量または弱い薬剤に変更していく方式である．従来のNSAIDsを第一選択薬とし，効果が不十分な場合に穏やかなDMARDsから段階的に使用していくピラミッド方式とは逆の考え方である．

◆ 処方例 ◆ 1

Rp.
1) メトトレキサート（methotrexate, MTX, リウマトレックス®）2 mg　　　　1回1カプセル
　　週3回（1日目9時, 21時, 2日目9時）服用
2) 葉酸（フォリアミン®）5 mg　　　　　　　　　　　　　　　　　　　　1回1錠
　　メトトレキサート最終服用24〜48時間後に服用
3) ホリナートカルシウム（ロイコボリン®）5 mg　　　　　　　　　　　　　1回1錠
　　メトトレキサート最終服用24〜48時間後に服用

◆ 処方解説

　最も強力なDMARDsとして1）を用いる．MTXは，RA治療薬のなかで第一選択薬として位置づけられている．しかしながら，骨髄抑制，間質性肺炎，肝障害または腎障害などの重篤かつ致命的な副作用が出現することがあるので慎重に投与する必要がある．通常，1週間単位の投与量をMTXとして6 mgとし，1週間単位の投与量を1回または2〜3回に分割して経口投与する．分割して投与する場合，初日から2日目にかけて12時間間隔で投与する．1回または2回分割投与の場合は残りの6日間，3回分割投与の場合は残りの5日間は休薬する．これを1週間ごとに繰り返す．なお，患者の年齢，症状，忍容性および本剤に対する反応等に応じて適宜増減するが，1週間単位の投与量として16 mgを超えないようにする．4〜8週間投与しても十分な効果が得られない場合にはMTXとして1回2〜4 mgずつ増量する．増量する前には，患者の状態を十分に確認し，増量の可否を慎重に判断する必要がある．MTXは催奇形性があるため，妊娠中あるいは妊娠の可能性がある女性には投与しない．同剤は，効果発現が他のDMARDsと比べて早く，薬剤耐性を生じにくいなどが特徴であり，有効率も高い．

　2）または3）は，消化器症状，肝機能障害等の副作用の予防を目的に，いずれかを投与する．また，副作用が発現した場合には，3）は成人1回10 mgを6時間間隔で4回経口投与，または注射剤を成人1回6〜12 mg，6時間間隔で4回筋肉内注射する[2]．

Q & A

Q MTXもDMARDsと同じようにNSAIDsと併用してもよいのですか．

A MTXは腎排泄型の薬剤です．併用するとNSAIDsのプロスタグランジン合成阻害による腎血流量の減少，さらにNSAIDsによるMTXの腎における尿細管分泌を阻害する作用によりMTXの腎排泄が抑制され，作用・副作用が増強する可能性があります．RAの患者さんでは両薬剤の併用例がしばしば認められるので，腎機能が低下している患者さん，高齢者への投与は注意深く観察することが必要です．

◆ 処方例 ◆ 2

Rp.
1) ジクロフェナクナトリウム（ボルタレン®）25 mg　　　　1回1錠（1日3錠）
　　1日3回　朝昼夕食後
2) ロキソプロフェンナトリウム（ロキソニン®）60 mg　　　1回1錠（1日3錠）
　　1日3回　朝昼夕食後
3) エトドラク（ハイペン®）200 mg　　　　　　　　　　　　1回1錠（1日2錠）
　　1日2回　朝夕食後
4) メロキシカム（モービック®）10 mg　　　　　　　　　　 1回1錠（1日1錠）
　　1日1回　食後
5) ナブメトン（レリフェン®）400 mg　　　　　　　　　　　1回2錠（1日2錠）
　　1日1回　食後
6) ジクロフェナクナトリウム坐薬（ボルタレン®坐薬）50 mg
　　屯用　1回1個　医師の指示通り

◆ 処方解説

　RA あるいは RA が疑われる患者の痛みに対して，1)～6) などのいずれかの NSAIDs を使用する．または DMARDs の効果が現れるまでの期間の痛みに対して使用する．これらの NSAIDs が無効でも，系統の異なる NSAIDs に切り換えることにより，効果が得られることもある．直接的な胃腸障害を回避するためには空腹時の服用は避け，十分な水で服用する必要がある．3) のエトドラク，4) のメロキシカムおよび 5) のナブメトンはシクロオキシゲナーゼ（COX）-2 選択的阻害薬で，炎症部位に発現する COX-2 を特異的に阻害するので，薬理学的にアスピリン喘息などにも影響が少ない薬剤である．

Q & A

Q 2種類の NSAIDs を併用することがありますか．

A 痛みが激しく疼痛コントロールの難しい患者さんに，坐薬と内服薬が併用されることがあります．通常 NSAIDs 坐薬は，初回通過効果を受けないために即効性があり効果も強い薬剤です．痛みの増大に伴い内服薬と同時に，キレのよい坐薬が増量され，坐薬の投与は高用量・長期投与になってくるのが現状です．よって，肝障害および腎障害などの副作用に注意を払いながら，NSAIDs の工夫をこらした投与を行う必要があります．
　ジクロフェナクを代表とする NSAIDs の坐薬は，一般にアルブミン分子上のサイト II（アルブミンには，薬物結合サイト I，II および III がある）に強く結合し，分布容積も小さいことから，サイト II 結合の阻害を受けることで，炎症部位への組織移行性が増

大すると予測されています．COX-2選択性の高い内服薬ナブメトン（レリフェン®）の活性代謝物である6-メトキシ-2-ナフチル酢酸（6MNA）は，このサイトⅡに強く結合し高濃度を保つことからサイトⅡのタンパク結合阻害薬として使用することができます．しかも，ナブメトンはRA治療において処方されて当然のものです．この内服薬を併用薬として用い，ジクロフェナク坐薬の投与量を減量し，効果があったとの報告があることから[3]，適切なNSAIDsの併用でNSAIDs坐薬の量を減らすことができるようです．

タンパク結合阻害薬[3]

　タンパク結合阻害薬とは，タンパク結合している薬物の結合を臨床において十分置換することのできる薬剤のことである．タンパク結合阻害薬は，以下の条件を必要とする．① 結合力が強いこと，② 血中の有効域濃度が高いこと，③ 投与方法が簡便であること，④ 安全性の高い薬物であること，などである．これらの条件を満たすタンパク結合阻害薬を用いることで，目的薬物を組織へ効率的に移行させる可能性が高くなります．

◆ **処方例** ◆　3

Rp.
1) プレドニゾロン（プレドニン®）5 mg　　　　1回1錠（1日1錠）
　　1日1回　朝食後
2) デキサメタゾン（デカドロン®）0.5 mg　　　1回1錠（1日1錠）
　　1日1回　朝食後

◆ **処方解説**

　DMARDsの効果が現れるまでの間に，1）または2）を必要に応じて併用する．ステロイド剤の減量は，RAの活動性をみながらゆっくりと行う．

◆ **処方例** ◆　4

Rp.
1) 金チオリンゴ酸ナトリウム注（シオゾール®）10 mg　　1回筋注/週または隔週
2) オーラノフィン（リドーラ®）3 mg　　　　　　　　　1回1錠（1日2錠）
　　1日2回　朝夕食後

◆ 処方解説

炎症の強い時に DMARDs である 1) または 2) の金製剤を使用する場合がある．1) は第 1〜4 週 1 回 10 mg，第 5〜8 週 1 回 25 mg，第 9〜12 週 1 回 50 mg，第 13 週以降 1 回 50 mg，場合によっては 100 mg に増量する．ただし，年齢，体重，体質および症状に応じて適宜増減する．金製剤の効果発現は遅いが，ときに寛解例もみられる．2) は遅効性であり，6 か月以降に効果がみられる例もある．金製剤の副作用発現頻度は高く，重篤なものがあり，長期投与できない場合が多い．副作用として，胃腸障害，腎障害，造血器障害または間質性肺炎などがある．よって，金製剤投与中は定期的に血液検査，腎・肝機能検査および尿検査を行う．

◆ 処方例 ◆ 5

Rp.
1) ペニシラミン（メタルカプターゼ®）100 mg　　　　　　　　　　1 回 1 錠（1 日 1 錠）
　　1 日 1 回　食間
　　および
　　ピリドキサールリン酸エステル化合物（ピドキサール®）10 mg　1 回 1 錠（1 日 3 錠）
　　1 日 3 回　朝昼夕食後
2) ブシラミン（リマチル®）100 mg　　　　　　　　　　　　　　　1 回 1 錠（1 日 3 錠）
　　1 日 3 回　朝昼夕食後
3) サラゾスルファピリジン腸溶錠（アザルフィジン EN®）500 mg　1 回 1 錠（1 日 2 錠）
　　1 日 2 回　朝夕食後

◆ 処方解説

いずれも代表的な DMARDs である．金製剤の使用ができないとき，または無効のときに 1)〜3) のいずれかに NSAIDs を併用することが多い．1) のペニシラミンは，食間空腹時に投与する．ペニシラミンは，ビタミン B_6 の尿中排泄促進によりビタミン B_6 欠乏症を出現させ，末梢神経障害を起こす可能性があることから，ビタミン B_6 との併用が必要である．無顆粒球症や再生不良性貧血などの重篤な造血器障害，腎障害および肝障害を起こすこともあるため，定期的に血液，尿検査などの臨床検査を行う必要がある．ペニシラミンは，金製剤との併用で重篤な造血器障害を起こす可能性があるため併用禁忌である．2) のブシラミンは，空腹時使用の必要性はない．3) のサラゾスルフファピリジンは，上記の DMARDs のなかでは早期に効果が現れる．頻度の高い副作用として発疹，胃腸障害，重篤な副作用として造血器障害がある．サラゾスルファピリジンによる胃腸障害は，腸溶錠の開発により軽減され，継続投与が可能である．

Q & A

Q ペニシラミン，ブシラミンが金属カチオンとキレートを形成することで，気をつけなければならないことは何ですか．

A ペニシラミン，ブシラミンの SH 基が体内の亜鉛とキレートを形成することで，亜鉛が体外に過剰排出され亜鉛欠乏症をきたす可能性があります．亜鉛は，舌の味蕾や嗅粘膜の代謝に深く関わっており，欠乏することで味覚異常・食欲不振をきたします．よって，亜鉛を多く含む牡蠣，煮干しまたはレバーなどの食品をとるように指導しましょう．

Q 同じサラゾスルファピリジンであるアザルフィジン EN® とサラゾピリン® はどこが違うのですか．

A サラゾピリン® は，投与された約 3 分の 1 が小腸でそのままの形で吸収されますが，大部分は大腸に移行し，腸内細菌によって 5-アミノサリチル酸（5-ASA）とスルファピリジン（SP）に分解されます．このうち，5-ASA が抗炎症作用や免疫抑制作用をもち，SP が胃腸障害を起こすと考えられています．適用は潰瘍性大腸炎です．一方，アザルフィジン EN® は腸溶性のフィルムコーティング錠であることから，胃腸障害などの副作用が少ないのが特徴です．よって，かんだり，砕いたりせずに服用するように指導しなければいけません．アザルフィジン EN® は，サラゾスルファピリジンそのものが抗リウマチ作用を示すと考えられおり，適用は RA のみです．5-ASA だけを腸溶性のエチルセルロースで製剤化した潰瘍性大腸炎治療薬メサラジン（ペンタサ®）も，サラゾスルファピリジンよりも副作用発現率が低いことが確認されています．これは同剤が SP を含有しないことに関係すると考えられます．

　サラゾスルファピリジンは，5-ASA と SP がアゾ結合していることからアルカリ尿では黄赤色を呈したり，涙液およびソフトコンタクトレンズも着色する可能性があることを指導しましょう．

◆ 処方例 ◆ 6

Rp.
1) インフリキシマブ（レミケード®）点滴静注用　1 回 3 mg/kg を点滴静注
　　生理食塩水 250 mL に溶解し 2 時間かけて点滴静注
　　初回投与後，2 週，6 週に投与し，以後 8 週間の間隔で投与を行うこと．
2) エタネルセプト（エンブレル®）皮下注用またはシリンジ
　　1 日 1 回 10〜25 mg 週 2 回皮下注射または 1 日 1 回 25〜50 mg 週 1 回皮下注射（自己注射可）

3) アダリムマブ（ヒュミラ®）皮下注シリンジ　　　2週に1回40 mg皮下注射（自己注射可）
4) ゴリムマブ（シンポニー®）皮下注シリンジ　　　4週に1回100 mg皮下注射
5) トシリズマブ（アクテムラ®）点滴静注用　　　　1回8 mg/kgを4週に1回点滴静注
　　生理食塩水100 mLに溶解し1時間かけて点滴静注
6) アバタセプト（オレンシア®）点滴静注用
　　体重60 kg未満500 mg，60〜100 kg以下750 mg，100 kg超は1 gを点滴静注
　　溶解後速やかに約100 mLとなるように生理食塩水で希釈し，30分かけて点滴静注
　　初回投与後，2，4週に投与し，以後4週間隔で投与を行うこと．

◆ 処方解説

　過去の治療において，NSAIDs，DMARDsおよびMTXなどによる適切な治療を行っても，疾患に起因する明らかな臨床症状が残る場合に1）〜6）のいずれかの投与を行うこととなっている．いずれも生物が産生したタンパク質を利用して作った生物学的製剤であり，炎症，痛み，関節破壊を引き起こす原因となる物質を抑える働きがある．1）〜4）は抗ヒトTNFαモノクローナル抗体製剤（TNFα阻害薬），5）は抗ヒトIL-6受容体モノクローナル抗体製剤（IL-6阻害薬），6）はT細胞標的薬である（図3）．

　1）の投与において6週の投与以後，効果不十分または効果が減弱した場合には，投与量の増量や投与間隔の短縮が段階的に可能である．本剤は，MTXによる治療に併用することとなっている．2）はMTXとの併用は必ずしも必要ではないが，併用により効果は増すとされる．3）は効果不十分な場合，1回80 mgまで増量できるが，MTXを併用する場合は，80 mg隔週投与への増量は行わないこととなっている．4）はMTXを併用する場合，4週に1回50 mg皮下注射となっているが，1回100 mgまで増量可能である．5）は本邦発のIL-6阻害薬であり，MTXとの併用は必ずしも必要ではない．6）もMTXとの併用は必ずしも必要ではない．一般に，生物学的製剤はMTXと併用した方がより有効性が高まるとされるが，MTXが種々の理由で使用・継続できない症例もある．

　本剤投与により，結核，敗血症を含む重篤な感染症および髄鞘が一次的に侵されているような脱髄疾患の悪化などが報告されており，2009年にFDAよりTNFα阻害薬の17歳以下の使用に関して，悪性腫瘍合併の警告が出された．本剤が疾病を完治させる薬剤でないことも含め，これらの情報を患者に十分説明し，患者が理解したことを確認した上で，治療上の有益性が危険性を上まわると判断される場合に限っての投与が望ましい．

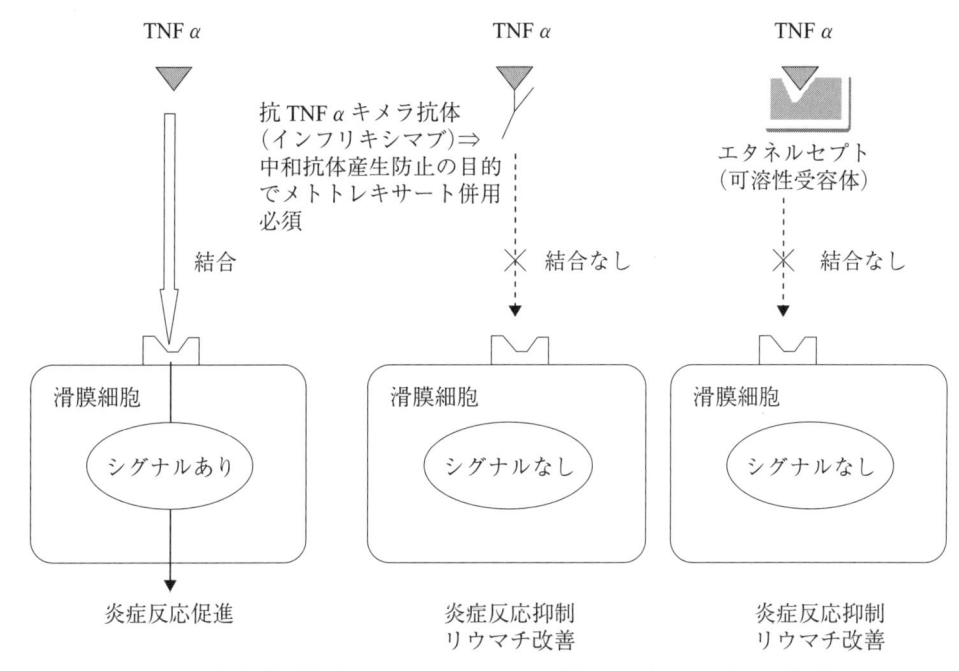

図3　生物学的製剤のインフリキシマブとエタネルセプトの相違
（松山賢治監修（2012）Scientific 疾患分解解析，p.110，京都廣川書店）

引用文献

1) Aletaha, D. *et al.*（2010）2010 rheumatoid arthritis classification criteria: an American College of Rheumatology/European League Against Rheumatism collaborative initiative, *Ann. Rheum. Dis.*, 69, 1580-1588
2) 日本リウマチ学会 MTX 診療ガイドライン策定小委員会（2010）関節リウマチ治療におけるメトトレキサート（MTX）治療ガイドライン 第1版，2010年9月作成
3) 高村徳人ら（2003）医薬ジャーナル，39, p.1041-1046，医薬ジャーナル社

参考文献

1) 浦部晶夫，島田和幸，川合眞一編集（2012）今日の治療薬，p.291-296，南江堂
2) 吉尾隆，鍋島俊隆ら編集（2003）薬物治療学，p.722-733，南江堂
3) 横田千津子，池田宇一，大越教夫監修・編集（2012）薬局増刊号　病気と薬パーフェクト BOOK，p.712-718，南山堂

2.4 変形性関節症

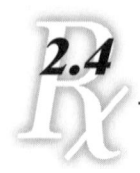

病態の概要

　変形性関節症は，関節軟骨の変性による磨耗とそれに対する反応性の骨増殖をきたした退行性関節疾患である．様々なサイトカイン，タンパク分解酵素の刺激により滑膜炎を合併し，滑膜の肥厚や炎症により，疼痛，関節の変形や関節可動域の制限（膝が真っ直ぐに伸びない，正座ができないなど）を伴う．関節液が貯留し，関節水腫による腫脹が出現する．臨床症状とX線検査によって診断される．変形性関節症は加齢変化を基盤としており，50歳を過ぎると急激に増加し，60歳以上では80％以上に何らかのX線上の変形性変化が出現する．わが国での女性の罹患率は，同年代の男性の1.5～2.0倍とされている．肥満，スポーツ歴や労働歴などの生活習慣も全身的な要因となる．

キーワード

サイトカイン　　タンパク分解酵素　　滑膜炎　　疼痛　　変形　　可動域制限　　水腫
腫脹　　X線検査　　ヒアルロン酸

治療方針

　変形性関節症の治療目標は，疼痛を軽減し，機能改善を図り，ADLやQOLの低下を防止することにある．患者の年齢や活動性を考慮して，治療法を考慮する．保存療法として，減量を目的とした生活指導，筋力低下の防止を目的とした運動療法や装具を利用した関節の支持の補強がある．薬物治療には，NSAIDsの外用や内服，膝関節におけるヒアルロン酸の関節内注射などがある．ヒアルロン酸を投与することにより，関節の潤滑機能改善のみならず，疼痛軽減や変性抑制作用などがある．

◆ 処方例 ◆ 1

Rp.
1) 精製ヒアルロン酸ナトリウム（アルツ® またはスベニール®）25 mg ディスポ関節注
1 週間に 1 回

◆ 処方解説

1 回 25 mg（2.5 mL）を 1 週間ごとに連続 5 回膝関節腔内または肩関節に投与する．症状により適宜，投与回数を増減する．関節水腫を伴う場合には，水腫を除去してから投与を行う．

参考文献

1) 吉尾隆，鍋島俊隆ら編集（2003）薬物治療学，p.734-739，南江堂
2) 横田千津子，池田宇一，大越教夫監修・編集（2012）薬局増刊号 病気と薬パーフェクト BOOK，p.950-954，南山堂

Chapter 3 免疫疾患

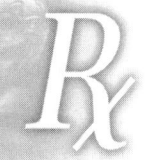

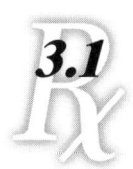

3.1 アトピー性皮膚炎

病態の概要

　アトピー性皮膚炎とは皮膚に炎症を生じて，激しい瘙痒感のある湿疹を主病変とし，増悪と寛解を繰り返して慢性に経過する疾患である．その患者の多くが遺伝的素因であるアトピー素因をもつ．その発症機序については未だ不明な点が多いが，アトピー素因，皮膚の乾燥とバリアー機能の異常という皮膚生理機能の異常，食物やほこり，ダニなど様々な物質に対するI型またはIV型アレルギー反応など，多くの要因が複雑に絡み合って引き起こされ，さらに，発汗や気候の変化，心理的ストレスなどの様々な悪化因子により増悪されると考えられている．アトピー性皮膚炎の症状は加齢により変化し，乳幼児期に多く発症し，思春期までには多くが軽快するが，成人まで持ち越す場合も10～20％ある．

キーワード

アトピー素因　　I型アレルギー反応　　IV型アレルギー反応　　皮膚の瘙痒感　　湿疹

治療方針

　本疾患は多因子性の慢性疾患であり，完治させることが困難である．したがって，無症状また

は軽微な症状で，薬物療法もあまり必要としないで生活を維持することができるよう，症状をうまくコントロールすることが主目標となる．そのため，個々の患者についてのアトピー性皮膚炎の適切な評価に基づく原因・悪化因子の検索と除去対策，スキンケア，そして，薬物療法を適切に組み合わせて治療を実施する．

この疾患を完治させうる薬物療法はなく，対症療法が原則である．炎症に対してはステロイド外用薬，スキンケアのためには保湿薬，痒みに対しては抗ヒスタミン薬や抗アレルギー薬を使用する．

◆ 処方例 ◆

Rp. 1 （小児期以降）
1) 白色ワセリン　　　　　　　　　　　　　　　　　　　　　1～5 g/日，分2，朝・夜
　　　　　　　　　　　　　　　　　　　　　　　　　　　　　顔面，乾燥皮膚に単純塗擦
2) 吉草酸酢酸プレドニゾロン（リドメックス® コーワローション 0.3％）
　　　　　　　　　　　　　　　　　　　　　　　　　　　　　1～3 mL/日，分2，朝・夜
　　　　　　　　　　　　　　　　　　　　　　　　　　　　　頭皮に単純塗擦
3) プロピオン酸アルクロメタゾン（アルメタ® 軟膏）　　　　　1～5 g/日，分2，朝・夜
　　　　　　　　　　　　　　　　　　　　　　　　　　　　　顔面・頭皮以外の湿疹に単純塗擦
4) レボセチリジン塩酸塩（ザイザル® 錠）　　　　　　　　　　5 mg/日，就寝前

◆ 処方解説 ◆

薬物治療の基本は炎症に対するステロイド外用薬である．その使用については，重症度，個々の皮疹の部位と性状および年齢に応じて選択する．使用のポイントは「必要なところに，必要な量だけを使用する」ことである．ただし，顔面にはなるべく使用せず，もし使用する場合においても可能な限り弱いものを短期間使用するように注意する．また，顔面以外においても陰部など角質層が薄く，皮脂腺が多く存在する部位は吸収されやすいので，1ステップ弱いものを使用するとよい．その他，症状の程度に応じて適宜ステロイドを含まない保湿薬や非ステロイド外用薬を使用する．

外用薬の使用においては，その基剤の特徴を理解し，選択することも重要である．軟膏は適応範囲が広く，皮膚刺激性が少ないため，アトピー性皮膚炎に繁用されるが，べとつき感があり，また，水分を吸収しないため，発汗が多い部位，夏期の使用には適さない．クリームはべとつき感はないが，基剤に界面活性剤を使用しているため，刺激性があるので注意が必要である．また，ローションは塗布のしやすさから頭皮など髪が多い部位によく使用される．

この処方をみると，顔面・頭皮以外の湿疹にはIV群 mild に属するステロイド薬であるプロピオン酸アルクロメタゾンの軟膏を，頭皮にはIV群 mild に属する吉草酸酢酸プレドニゾロンのローションを，そして，顔面と乾燥皮膚に対しては，白色ワセリンを使用している．白色ワセリンは保湿薬であり，乾燥皮膚に対する湿疹を予防する目的で使用している．レボセチリジンは抗ヒ

スタミン薬であり，皮膚の痒みに対して処方されている．

薬物療法の基本について『アレルギー疾患診断治療ガイドライン 2010』に従い，表1にまとめた．このガイドラインに従い，約1〜2週間毎に重症度の評価を行い，十分な効果が認められない場合は重症度に応じてステップアップし，効果が認められればステップダウンする．

表1 アトピー性皮膚炎に対する薬物療法

重症度	軽症	中等症			重症			最重症		
重症度のめやす	面積に無関係に，軽度の皮疹のみ	強い炎症を伴う皮疹が体表面積の10％未満			強い炎症を伴う皮疹が体表面積の10〜30％未満			強い炎症を伴う皮疹が体表面積の30％以上		
年齢（歳）	全年齢	<2	2〜12	13≦	<2	2〜12	13≦	<2	2〜12	13≦
外用薬 保湿薬	○	○	○	○	○	○	○	○	○	○
外用薬 非ステロイド性	○	○	○	○	○	○	○	○	○	○
ステロイド V群 weak	△	○	○	○	○	○	○	○	○	○
ステロイド IV群 medium	△	○	○	○	○	○	○	○	○	○
ステロイド III群 strong	×	×	○	○	○	○	○	○	○	○
ステロイド II群 very strong	×	×	×	○	×	○	○	×	○	○
ステロイド I群 strongest	×	×	×	×	×	×	×	×	×	×
内服薬 抗ヒスタミン薬	△	△	△	△	△	△	△	△	△	△
内服薬 抗アレルギー薬										
内服薬 ステロイド	×	×	×	×	×	×	×	×	×	△
入院の必要性	不要	不要			不要			原則一時入院		

○：使用する　△：必要に応じて使用する　×：使用しない

表2 ステロイド外用薬のランク

ストロンゲスト（極めて強い）
0.05％ クロベタゾールプロピオン酸エステル（デルモベート®）
0.05％ ジフロラゾン酢酸エステル（ジフラール®，ダイアコート®）
ベリーストロング（非常に強い）
0.1％ モメタゾンフランカルボン酸エステル（フルメタ®）
0.05％ 酪酸プロピオン酸ベタメタゾン（アンテベート®）
0.05％ フルオシノニド（トプシム®）
0.064％ ベタメタゾンジプロピオン酸エステル（リンデロンDP®）
0.05％ ジフルプレドナート（マイザー®）
0.1％ アムシノニド（ビスダーム®）
0.1％ 吉草酸ジフルコルトロン（テクスメテン®，ネリゾナ®）
0.1％ 酪酸プロピオン酸ヒドロコルチゾン（パンデル®）
ストロング（強い）
0.3％ デプロドンプロピオン酸エステル（エクラー®）
0.1％ プロピオン酸デキサメタゾン（メサデルム®）
0.12％ デキサメタゾン吉草酸エステル（ボアラ®，ザルックス®）
0.1％ ハルシノニド（アドコルチン®）
0.12％ ベタメタゾン吉草酸エステル（ベトネベート®，リンデロンV®）
0.025％ ベクロメタゾンプロピオン酸エステル（プロパデルム®）
0.025％ フルオシノロンアセトニド（フルコート®）
ミディアム（中程度）
0.3％ 吉草酸酢酸プレドニゾロン（リドメックス®）
0.1％ トリアムシノロンアセトニド（レダコート®，ケナコルトA®）
0.1％ アルクロメタゾンプロピオン酸エステル（アルメタ®）
0.05％ クロベタゾン酪酸エステル（キンダベート®）
0.1％ ヒドロコルチゾン酪酸エステル（ロコイド®）
0.1％ デキサメタゾン（グリメサゾン®，オイラゾン®）
ウィーク（弱い）
0.5％ プレドニゾロン（プレドニゾロン®）

（日本皮膚医学会ガイドライン（2009年4月）より）

Q & A

Q アトピー素因とは何ですか？

A アトピー素因とは（1）家族歴，既往歴（気管支喘息，アレルギー性鼻炎・結膜炎，アトピー性皮膚炎のうちいずれか，あるいは複数の疾患），または（2）IgE抗体を産生しやすい素因であると定義されています．また一般に，アトピー性疾患とはIgE抗体がその発症に関与している疾患をさしますが，それにはアトピー性皮膚炎をはじめとして，

アトピー型気管支喘息，花粉症，アレルギー性鼻炎，アナフィラキシーショックなどがあります．

Q ステロイド薬は副作用が怖いというイメージがありますが，長期間使用しても大丈夫でしょうか？

A ステロイド外用薬の局所的副作用としては，皮膚の萎縮，血管拡張，毛のう炎などがみられます．したがって，顔面など皮膚の弱い部位への適用はできるだけ避けたほうが良いです．一方，全身性の副作用についてはステロイド薬の局所使用のみでは，薬物の体内への蓄積は認められず，副作用も認められないことが明らかにされています．これをアンテドラッグといいます．副作用を起こさせないためには正しい使用方法を守ることが大切であり，患者さんへの十分な服薬指導が必要です．

Q タクロリムス軟膏がアトピー性皮膚炎に使用されていますが，その特徴について教えて下さい．

A タクロリムス軟膏（プロトピック軟膏® 0.1％）はステロイドとはまったく異なるメカニズムによりTリンパ球の機能を抑制し，効果を示す薬剤で，ステロイド外用薬では治療が困難であったアトピー性皮膚炎に対して高い有効性を期待できると1999年に上市された薬剤です．また，2歳以上の小児用として0.03％のタクロリムス軟膏（プロトピック軟膏® 0.03％小児用）が2003年12月に上市されました．
タクロリムス軟膏は特に顔や首の湿疹に有効であり，また，ステロイド外用薬の局所副作用である皮膚の萎縮，血管拡張などは認められないため，長期使用が可能であるという利点があります．
一方，副作用としては塗布部位に一過性の灼熱感，ほてり感などの刺激症状が認められています．また，本薬剤の薬効は薬剤の吸収に依存し，使用部位およびそのバリア機能の状態に大きく影響を受け，血中濃度上昇による腎・肝障害の可能性が示唆されており注意が必要です．さらに，免疫抑制作用が強いため，皮膚感染症を増悪させたり，場合によれば，重篤な悪性リンパ腫を引き起こす可能性があることも指摘され，安全性と有効性を十分に考慮して使用しなければなりません．

参考文献および参考書

1）アトピー性皮膚炎治療ガイドライン（2009）日皮会誌 119（8），1515-1534
2）高橋隆一総編集（1996）180専門家による私の処方，じほう

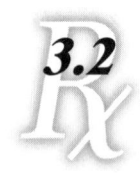

3.2 アレルギー性鼻炎

病態の概要

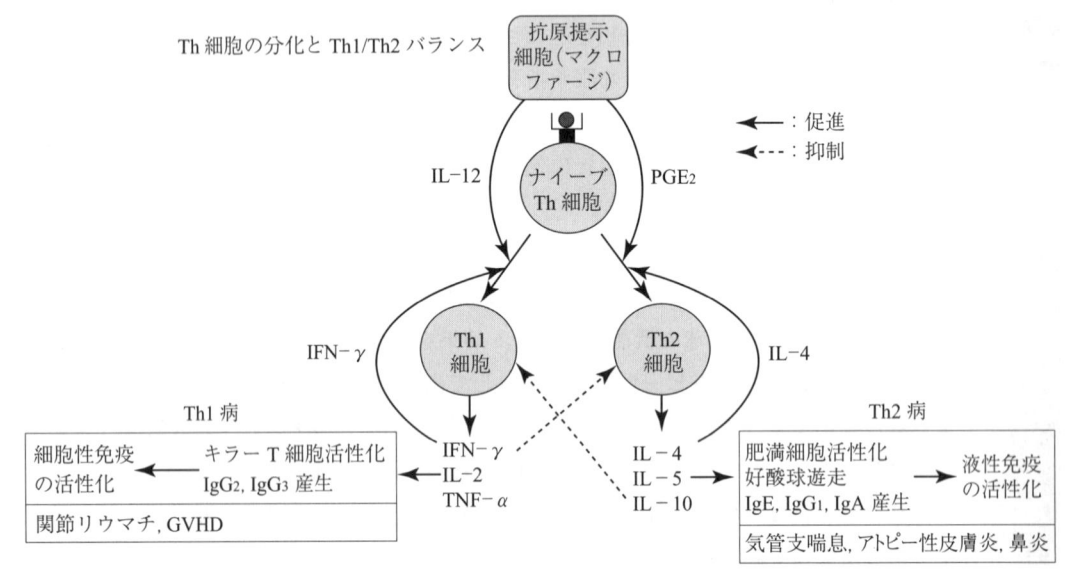

Th細胞の分化とTh1/Th2バランス

図1 アレルギー体質の成り立ち

リンパ球には，T細胞と，抗体（免疫グロブリン）を産生するB細胞とがある．

T細胞には，単球・マクロファージから抗原を提示され，免疫反応を調節するヘルパーT細胞（CD4抗原陽性）と，ウイルス感染細胞などを傷害するキラーT細胞（CD8抗原陽性）がある．

ヘルパーT細胞には，Th1細胞とTh2細胞とがある．

抗原提示細胞が，IL-12を産生するか，それとも，PGE_2を産生するか，さらにTh1細胞（細胞性免疫）と，Th2細胞（液性免疫）のどちらが優位になるのかを決定している．

トシル酸スプラタストはTh2細胞が産生するTh2サイトカイン阻害剤である．

一般にリノール酸（LA）やアラキドン酸の摂取量が多いと，PGE_2の産生が過剰に行われ，Th1細胞による細胞性免疫が低下し，発熱期間が長引き（熱が長く続く），Th2細胞による抗体産生が過剰に行われ，アレルギー体質になりやすくなると考えられている．

アレルギー性鼻炎とは鼻粘膜のI型アレルギー疾患で，原則的には発作性反復性のくしゃみ，水性鼻漏，鼻閉を三主徴とする疾患である．スギ，ヒノキ，ブタクサなどの花粉がアレルゲンとなるものを花粉症と呼び，その症状が，特定の季節にみられることから，季節性アレルギー性鼻

炎とも呼ぶ．一方，ダニやハウスダストがアレルゲンとなり，1年中症状が認められるものを通年性アレルギー性鼻炎と呼ぶ．その発症メカニズムを図2に示す．I型アレルギー反応は即時型反応を引き起こすもので，抗原の侵入により，IgE抗体を産生し，次にもう一度同一抗原が体内に侵入すれば，そこでIgE抗体と抗原抗体反応を引き起こし，肥満細胞や好塩基球から脱顆粒が起こり，ヒスタミン，ロイコトリエン，PAFなどのケミカルメディエーターが遊離される．このケミカルメディエーターがアレルギー性鼻炎の諸症状を引き起こしている．さらに最近，このI型アレルギー反応に引き続き，好酸球の活性化やアラキドン酸代謝物による遅発型のアレルギー性炎症反応の存在も示唆されている．

アレルギー性鼻炎の発症は10歳以下に多く，アレルギー性素因をもち，アトピー性皮膚炎や気管支喘息を合併する患者が多い．

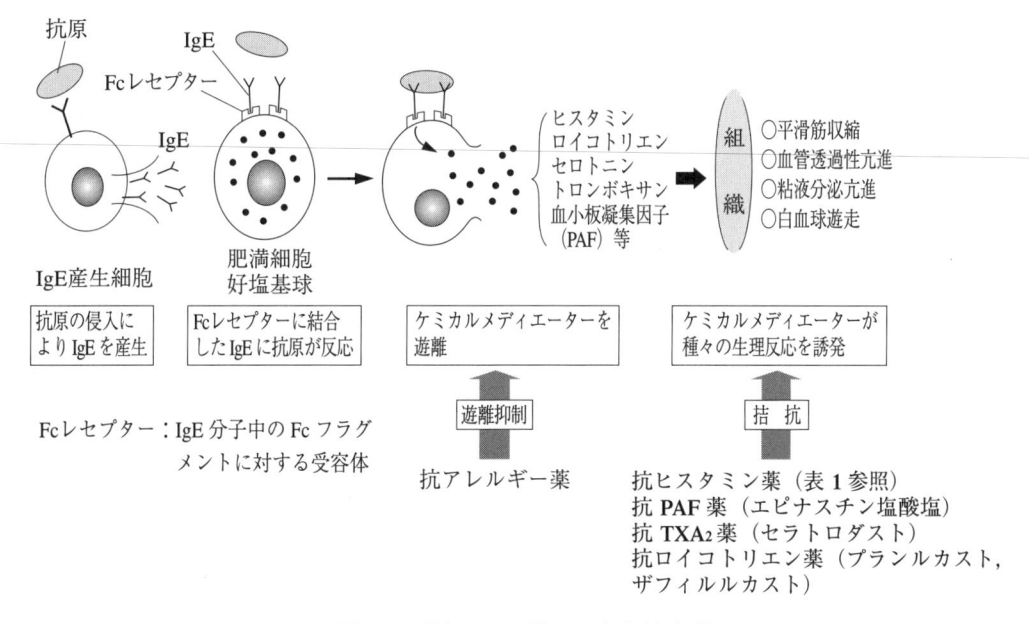

図2 I型アレルギー反応と治療薬
（水柿道直，松山賢治編集（2003）イラストから学ぶ必修薬物治療学，p.106，図6.1.1，廣川書店）

キーワード

I型アレルギー　　IgE抗体　　花粉症　　ハウスダスト　　くしゃみ　　水性鼻漏　　鼻閉

治療方針

アレルギー性鼻炎の治療においてもアトピー性皮膚炎と同様に，無症状または軽微な症状で，日常生活に支障なく，薬物療法もあまり必要としないで生活を維持することができるよう，症状をうまくコントロールすることが目標になる．

I型アレルギー反応が原因であるアレルギー性鼻炎の治療においては，原因となるアレルゲンの同定と除去および再接触を避けることが第一であり，時には減感作療法が有効な場合もある．

薬物療法においてはアレルギー性鼻炎の発症機序，症状の重症度と発現期間による治療法の選択がポイントであり，ガイドラインに沿って，適応薬物を選択する．表1に『アレルギー疾患診断・治療ガイドライン2010』にある治療法の選択を紹介する[1]．

表1 重症度に応じた花粉症に対する治療法の選択

重症度	初期療法	軽症	中等症		重症	
病型			くしゃみ・鼻漏型	鼻閉型または鼻閉を主とする充全型	くしゃみ・鼻漏型	鼻閉型または鼻閉を主とする充全型
治療	①第2世代抗ヒスタミン薬 ②遊離抑制薬 ③Th2サイトカイン阻害薬 ④抗LTs薬 ⑤抗PGD$_2$・TXA$_2$薬 ①，②，③，④，⑤のいずれか1つ．	①第2世代 ②鼻噴霧用ステロイド薬 ①と点眼薬で治療を開始し，必要に応じて②を追加．	第2世代抗ヒスタミン薬 ＋ 鼻噴霧用ステロイド薬	抗LTs薬 ＋ 鼻噴霧用ステロイド薬 ＋ 第2世代抗ヒスタミン薬	鼻噴霧用ステロイド薬 ＋ 第2世代抗ヒスタミン薬	鼻噴霧用ステロイド薬 ＋ 抗LTs薬 ＋ 第2世代抗ヒスタミン薬 必要に応じて点鼻用血管収縮薬を治療開始時の7～10日間に限って用いる．鼻閉が特に強い症例では経口ステロイド薬4～7日間処方で治療開始することもある．
		点眼用抗ヒスタミン薬または遊離抑制薬			点眼用抗ヒスタミン薬，遊離抑制薬またはステロイド薬	
					鼻閉型で鼻腔形態異常を伴う症例では手術	
		特異的免疫療法				
		抗原除去・回避				

注）遊離抑制薬：ケミカルメディエーター遊離抑制薬．
　　抗LTs薬：ロイコトリエン受容体拮抗薬．
　　抗PGD$_2$・TXA$_2$薬：プロスタグランジンD$_2$・トロンボキサンA$_2$受容体拮抗薬．
（アレルギー疾患診断・治療ガイドライン2010）

◆ 処方例 ◆

Rp. 1
クロモグリク酸ナトリウム（インタール®点鼻液）　　　両側鼻腔に1噴霧，1日6回

Rp. 2
レボセチリジン塩酸塩（サイザル®錠）　　　1T（5 mg/日），夕食後

> Rp. 3
> 1) 副腎皮質ホルモン配合剤（セレスタミン®）　　　2T，分2，朝食後・就寝前
> 2) プロピオン酸フルチカゾン（フルナーゼ®点鼻液）　両側鼻腔に1噴霧，1日2～3回，
> 　　　　　　　　　　　　　　　　　　　　　　　　　朝・夕食後
> 3) 塩酸トラマゾリン（トーク®点鼻液）　　　　　　2～3滴/回，1日1～2回以内

◆ 処方解説

　季節性アレルギー性鼻炎（花粉症）に対しては，現在，花粉の飛散時期がわかるようになったため，抗アレルギー薬による予防的治療が可能となっている．したがって，ケミカルメディエーター遊離抑制薬である抗アレルギー薬は現在アレルギー性鼻炎の薬物治療において，中心的役割を果たしている．これを初期療法という．

　一方，すでに症状が発現している場合には，その症状に対して速効性のある薬剤が第一選択薬となる．くしゃみと鼻漏に対しては抗ヒスタミン薬や抗コリン薬が有効で，鼻閉に対しては血管収縮薬の点鼻薬が有効である．ただし，血管収縮薬の乱用は薬物性鼻炎を引き起こすおそれがあるため，鼻閉に有効な第2世代以降の抗アレルギー薬を併用し，血管収縮薬の減量に留意しなければならない．また，ステロイド薬は強力な抗炎症作用，抗アレルギー作用をもち，アレルギー性鼻炎の諸症状に対して著効を示す．

　処方1のクロモグリク酸ナトリウムはケミカルメディエーターの遊離抑制作用のみをもつ抗アレルギー薬で，使用開始時より効果発現まで数週間ほどかかるため，花粉飛散約2週間前から，予防的に投与を始める．点鼻用製剤としては，処方1にあるマイクロフレーターを用いるインタール®点鼻液とネーザルインサフレーターを用いる吸入カプセル剤がある．

　処方2のレボセチリジンは，セチリジンのR-エナンチオマー体で，セチリジンの活性本体であるヒスタミンH_1受容体に対しては強力な拮抗作用を有するが，アセチルコリン受容体，アドレナリン受容体，セロトニン受容体などへの結合親和性は低く，第1世代の抗ヒスタミン薬の多くで問題になっていた抗コリン作用などに基づく副作用が極めて少ないことが特徴である．また，レボセチリジンは，両性イオンとして血中に存在するために血液-脳関門の通過性が低く，中枢への影響も少ないとされる．さらに同薬は，投与早期から効果が現れ，薬効の持続時間が長いことから，1日1回投与が可能となっている．海外の薬物動態試験および臨床試験では，レボセチリジンは，セチリジンの半量で，セチリジンと同等の抗アレルギー効果が得られることが確認されている．

　処方3は急速な改善を要する重症の鼻閉型アレルギー性鼻炎に対する処方である．処方中のセレスタミン®はベタメタゾン0.25 mgとd-マレイン酸クロルフェニラミン2 mgを含む製剤で，それぞれ異なる作用機序により，アレルギーの諸症状に対して効果的な抑制作用を示し，また，この配合により本剤中のステロイド薬の用量の節減を可能にしている薬剤である．プロピオン酸フルチカゾンは局所的な抗炎症作用を目的としたステロイド点鼻薬である．塩酸トラマゾリンはα-アドレナリン受容体に直接作用して血管を収縮させる点鼻用局所血管収縮薬であるが，連用や頻回使用により反応性の低下や薬物性鼻炎を惹起する可能性があるため，短期間の使用にとどめなければならない．

Q & A

Q くしゃみ・鼻漏型と鼻閉型に対する選択薬物が異なるのはなぜですか？

A 図3はアレルギー性鼻炎の症状発症機序を示しています．まず，くしゃみと鼻漏の発現にはヒスタミンが大きく関与していることがわかっています．すなわち，遊離されたヒスタミンが三叉神経知覚終末のヒスタミンH_1受容体に結合し，求心性インパルスにより，くしゃみ中枢または粘膜下腺分泌中枢に達し，くしゃみと鼻漏を引き起こします．一方，鼻閉の発現においてはヒスタミンよりもむしろロイコトリエンの関与が大きく，ロイコトリエンが直接鼻粘膜血管系に作用し，うっ血や血管透過性亢進による浮腫を生じ，粘膜腫脹を引き起こすことが知られています．したがって，くしゃみ・鼻漏に対しては抗ヒスタミン薬が効果的でありますが，鼻閉に対して，第1世代の抗ヒスタミン薬は効果がなく，抗ロイコトリエン作用をもつ，抗アレルギー薬や好酸球性炎症に効果のあるステロイド薬，さらには，うっ血の除去作用がある$α_1$-交感神経刺激薬による血管収縮薬が有効です．また，鼻漏の発現において腺分泌中枢から遠心性には副交感神経が関与し，アセチルコリンが伝達物質となり，鼻腺細胞のムスカリンレセプターを刺激し，鼻汁分泌を引き起こすことが知られています．したがって，鼻漏に対しては，臭化フルトロピウムや臭化イプラトロピウムなどの鼻腔用抗コリン薬も大変効果的です．

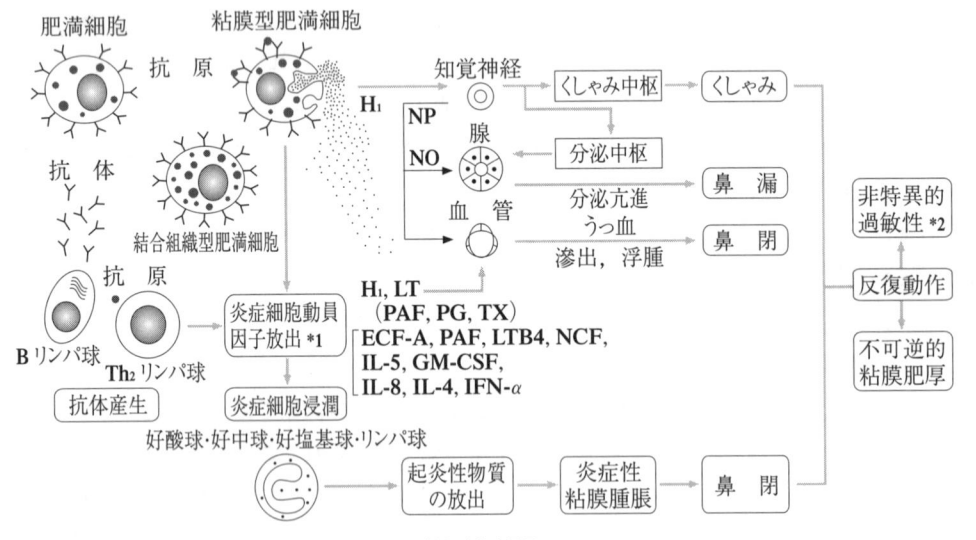

ECF-A：アナフィラキシー性好酸球遊走因子
H1：ヒスタミン
GM-CSF：顆粒球／マクロファージコロニー刺激因子
IFN：インターフェロン
IL：インターロイキン
LT：ロイコトリエン
NCF：好中球遊走因子
NO：一酸化窒素
NP：神経ペプチド
PAF：血小板活性化因子
PG：プロスタグランジン
TX：トロンボキサン

*1：遊走因子については，なお一定の見解が得られていないので，可能性のあるものを並べたにすぎない
*2：アレルギー反応の結果起こると推定される

図3 アレルギー性鼻炎のメカニズム
(臨床と薬物治療 20(5), p.472, 図1(2001))

Q 減感作療法について教えて下さい．

A 減感作療法とは特異的免疫療法ともいわれ，IgE抗体が関与するⅠ型アレルギー反応の原因であるアレルゲンを皮下注射し，アレルゲンに対する過敏反応を軽減しようとする治療法です．特定のアレルゲンが原因の場合には，長期寛解や治癒が期待できますが，複数のアレルゲンが原因の場合には治療効果が低く，効果発現までの時間が遅いこと，また，治療期間が2～3年と長く，さらにはまれではありますが，全身性アナフィラキシーショックのような重篤な副作用を引き起こす危険性があります．したがって，アレルギー性鼻炎の治療法としては，薬物療法のほうがより一般的に認識されています．

参考文献および参考書

1) アレルギー疾患診断・治療ガイドライン 2010
2) 水柿道直，松山賢治編集（2003）イラストから学ぶ必修薬物治療学，廣川書店
3) 臨床と薬物治療　20（5）（2001）
4) 高橋隆一総編集（1996）180 専門家による私の処方，じほう

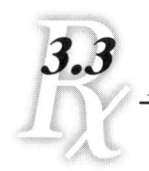

3.3 アレルギー性結膜炎

病態の概要

　結膜は角膜とともに外界に直接接しており，外界からの刺激や感染を受けやすく，種々の原因により炎症を引き起こす．この炎症を結膜炎という．その中でも，特に，IgE抗体が関与するⅠ型アレルギー反応により引き起こされる結膜炎をアレルギー性結膜炎という．このアレルギー性結膜疾患としては，ダニやハウスダストなどにより引き起こされる通年性アレルギー性結膜炎と花粉などにより引き起こされる季節性アレルギー性結膜炎（花粉症），さらに重症化して，瞼結膜の乳頭増殖や輪部結膜の増殖がみられる春季カタル，そして，アトピー性皮膚炎を合併した慢性角結膜炎であるアトピー性角結膜炎に大別される．一般にアレルギー性結膜炎の患者は学童期の子供に多く見られ，成長につれて起こりにくくなる．症状は両眼性に認められる眼の瘙痒感，充血，流涙であり，また，眼の痒みによりしばしば眼瞼をこすり，球結膜（白目部分）に浮腫を生じる．患者はアレルギー性鼻炎，気管支喘息，アトピー性皮膚炎などの疾患を合併していることが多い．

キーワード

I型アレルギー　　ダニ　　花粉症　　眼の瘙痒感　　充血　　流涙

治療方針

　I型アレルギー反応が原因であるため，原因となるアレルゲンの検索と除去および再接触を避けることが第一である．アレルギー性結膜炎のアレルゲンとしてはダニが最も多く認められている．実際の症状に対する薬物療法においては抗アレルギー薬の点眼薬が第一選択薬である．瘙痒感を抑える目的には抗ヒスタミン作用をもつ点眼薬を，そして，重症例に対してはステロイド点眼薬を使用する．点眼薬だけで，効果が不十分な場合は，抗ヒスタミン薬および抗アレルギー薬の内服薬を使用する．

◆ 処方例 ◆

Rp. 1（軽症・中等症）
オロパタジン塩酸塩点眼液（パタノール® 点眼液 0.1 %）
　　　　　　　　　　　　　　　　　　各側1滴，1日4回，朝昼夕就寝前

Rp. 2（重症）
1) 塩酸エピナスチン（アレジオン®）　　20 mg/日，分1，就寝前
2) フルオロメトロン（フルメトロン® 0.02 %）　各側1滴，1日2〜4回

◆ 処方解説

　処方1のオロパタジン塩酸塩点眼液は抗ヒスタミン作用を有する第二世代抗ヒスタミン薬の点眼薬である．同薬は肥満細胞や好塩基球からの種々のケミカルメディエーター遊離を抑制するとともに抗ヒスタミン作用を示す薬であり，作用発現には数週間を要する．したがって，アレルギー性結膜炎の諸症状が好発する時期を考えて，その直前からアレルゲンとの接触が避けられる時期まで使用し続けなければならない．また，その使用方法も1日4回を守らなければ，十分な効果が得られない場合があるため，使用方法についての服薬指導が大切である．
　処方2は重症例に対する処方で，作用の強力なステロイド点眼薬であるフルオロメトロンが処方されている．本点眼薬は主薬が沈殿しているので，使用時に，よく振るように服薬指導する．また，ステロイド点眼薬は長期連用により眼圧が上昇し，緑内障を引き起こす可能性が報告されているため，定期的な医師の診察を受けるように服薬指導する．また，点眼薬だけで症状をコントロールできない場合，抗ヒスタミン薬や抗アレルギー薬の内服薬が処方される．処方2では，塩酸エピナスチンが処方されている．塩酸エピナスチンは抗ヒスタミン作用を有する抗アレルギ

一剤であり，作用発現に時間がかかることを患者に十分説明する必要がある．その特徴としては作用時間が長く，1日1回，就寝前の投与でよく，抗ヒスタミン薬がもつ眠気の副作用発現の頻度が少ないことが挙げられる．

Q&A

Q アレルギー性結膜炎の点眼薬使用時にはどのような服薬指導をすればよいのでしょうか？ 留意すべき点を教えて下さい．

A 点眼薬は局所作用を目的として使用される薬剤ですが，アレルギー性結膜炎に適応される抗アレルギー薬やステロイド薬の場合，上記処方解説に記載したように，使用方法を遵守しなければ，効果が十分に得られなかったり，副作用を引き起こしたりする可能性があります．したがって，それぞれの医薬品に応じた服薬指導が必要になります．その他，コンタクトレンズ装用者にはレンズをはずして点眼し，5～10分後に装着するように，また，2種以上の点眼薬を使用する場合には，一方の薬を点眼した後，少なくとも10分以上たってから，次の薬を点眼するようにしなければ，両点眼薬がお互いに希釈され，十分な効果が得られない場合があることなど説明をする必要があります．

参考文献および参考書

1) 日本の眼科 **68**, 737-745（1997）
2) 高橋隆一総編集（1996）180 専門家による私の処方，じほう

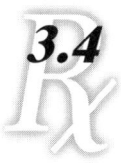

3.4 ショック（アナフィラキシー・心原性・エンドトキシンなど）

病態の概要

ショックは，突然起こった**血圧低下**のために末梢循環が著しく障害され，結果として末梢組織の代謝が損なわれ，体に十分な血液が行き渡らない場合に起こる危険な状態である．血圧が急に低下すると末梢組織に血液が供給できなくなり，大事な組織などが**虚血状態**となり，酸素が欠乏する．この酸素不足は，細胞のミトコンドリアにおけるエネルギー代謝を阻害して末梢組織など

の機能不全を引き起こす．ショックにより血圧が非常に低下すると，尿が出なくなり（乏尿症），細胞や組織が損傷を受け，不可逆性の多臓器障害（MOF：multiple organ failure）となり死に至る．ショックは，種々の原因で血流が減少して危険な状態が起こる（表1）．ショックの症状として蒼白（pallor），虚脱（prostration），冷汗（perspiration），脈拍不触（pulselessness），呼吸不全（pulmonary insufficiency）がみられる．

表1 ショックの分類と原因

1. 循環血液量減少性ショック
   出血，脱水，急性膵炎，広範囲熱傷
2. 血液分布異常性ショック
   敗血症，アナフィラキシー，脊髄損傷
3. 心原性ショック
   心筋梗塞，重症不整脈，心筋症，心筋炎
4. 閉塞性ショック
   緊張性気胸，心タンポナーデ，肺血栓塞栓症

1回目のハチ刺傷

抗原 → ① → ヘルパーT細胞 → B細胞（IgE抗体産生細胞） → ② → IgE抗体産生 → ③ → 肥満細胞（感作の成立）

① 体内に抗原が入ってくると，T細胞の表面にある受容体で抗原を認識する．
② ヘルパーT細胞は活性因子（サイトカイン）を放出し，B細胞の抗体産生を促す．
③ B細胞で産生されたIgE抗体は，肥満細胞と結合する（感作の成立）．

2回目のハチ刺傷

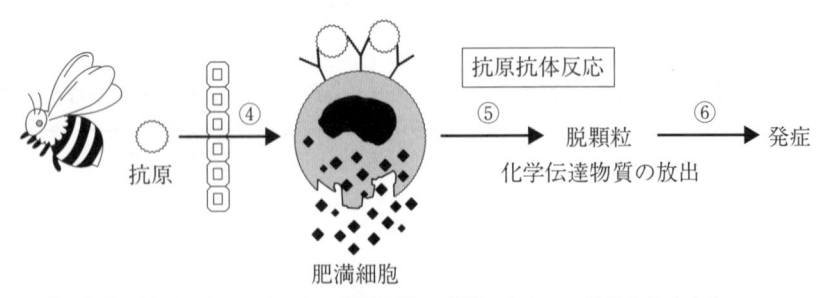

抗原 → ④ → 肥満細胞 → ⑤ 抗原抗体反応 脱顆粒 化学伝達物質の放出 → ⑥ → 発症

④ 体内に抗原が入ってくると，肥満細胞の表面にあるIgE抗体と結合する．
⑤ 肥満細胞からヒスタミンなどの化学伝達物質が体内に放出される．
⑥ これらの物質の作用でくしゃみや蕁麻疹などのアレルギー症状が発現する．

図1 アナフィラキシーショックのしくみ

キーワード

末梢循環不全　　呼吸不全　　Ⅰ型アレルギー　　肥満細胞　　ヒスタミン　　アナフィラトキシン
エンドトキシン

治療方針

A．アナフィラキシーショック

　薬剤，食物，虫などの抗原が，初めて侵入すると免疫グロブリンのIgEが作られ，肥満細胞に付着する．抗原が再び侵入すると，肥満細胞のIgEが抗原と結合しヒスタミンやセロトニンなどのケミカルメディエーターが放出される（Ⅰ型アレルギー（即時型アレルギー反応）である[2]）．ヒスタミンなどのケミカルメディエーターの作用により，気管支平滑筋攣縮，血管平滑筋拡張，毛細血管透過性亢進が起こり，種々の症状を発現する．多くの場合，抗原暴露より1〜30分以内に，a）蕁麻疹様皮疹，b）気管支喘息様症状（重篤な場合は，声門浮腫，喉頭痙攣，呼吸停止），c）血圧低下（重篤な場合は心室細動，心停止），d）痙攣のような症状が様々な組合せで出現する．したがって，これらによって生じる症状を除去する治療が行われる．治療薬はβ_2刺激により，気管支平滑筋拡張作用を持つエピネフリンの皮下注を行う．

B．エンドトキシンショック

　主に，グラム陰性桿菌のエンドトキシンにより，補体，キニン，凝固系などの活性化が起こり，初期にはhyperdynamic stateと著明な末梢血管抵抗低下で特徴づけられる特有の病像を示す．

　hyperdynamic state時は，まず原疾患（感染）の治療で，適切な抗生剤の選択が最も重要である．末期には，低心拍出の心原性ショックと区別できない状態となる．初期症状として，悪寒・戦慄，発熱，暖かく湿った皮膚，チアノーゼ，精神錯乱などが特徴的である．その上，循環動態は，心拍出量の増加と末梢血管抵抗の低下がみられる．末期は，冷たい湿った皮膚，乏尿，チアノーゼなど重症心原性ショックの症状を示し，CVP（中心静脈圧）（PCWP：肺動脈楔入圧）は上昇，心拍出量は低下，末梢血管抵抗は上昇する．この状態になったときは，数時間内外で死の転帰をとることが多い．

　これらのようにショックの原因は異なるが，治療としては根本となる原因の除去（血液浄化法などによる）と最強の昇圧薬であるノルエピネフリン（ノルアドレナリン）の点滴静注を行い血圧低下によって生じる乏尿，細胞や組織の損傷などを防ぐことである．

C．心原性ショック

　本症は，より重症な急性左心不全とも捉えることができる．最も多い原因は急性心筋梗塞で，心筋梗塞の範囲が広い場合，心筋の壊死のために急性に僧帽弁閉鎖不全を来して心原性ショックに至る．その症状は，急激に心臓のはたらきが悪化して血圧が低下し，組織に十分な酸素供給ができなくなることから，多臓器不全を来して，放置すると死に至ることもある．脈拍数が非常に多い不整脈も，心原性ショックの原因となる．また，急性心筋炎，慢性に経過する拡張型心筋症

や心臓弁膜症でも，急性心不全に移行した場合，心原性ショックになることがある．治療として，まず血圧を上昇させるために，輸液を行い，併行して心臓に負担の少ないドブタミンやドパミン等の昇圧薬などの薬剤を投与するのが基本である．その間，酸素を投与し，必要に応じて気管内挿管と人工呼吸を行う．重症例では，大動脈のなかに風船を入れて心臓のはたらきを補助する大動脈バルーンパンピング（IABP），心臓と肺のはたらきを一時的に補助する経皮的心肺補助（PCPS）を使用することがある．

同時に，原因となっている急性心筋梗塞に対してアルテプラーゼやチソキナーゼなどのt-PAによる再灌流療法，心筋梗塞により続発する心室性期外収縮は1時間以内にR on Tから心室細動に移行しやすいのでリドカインの点滴を行う．重症不整脈に対しては電気除細動，ペースメーカー挿入などを適宜行う．

◆ 処方例 ◆

＜アナフィラキシーショック＞

Rp. 1（重症の場合の対応法）
　a）自己注射用アドレナリン（エピペン®注）（血圧低下時の第一選択）0.15〜0.3 mg 皮下注
　　　症状の改善程度に応じて，15〜20分毎に繰り返す．
　b）血管確保，輸液
　　　乳酸加リンゲルを最初の1時間に500〜2,000 mL
　　　　ドパミン（イノバン®注）（5〜20 μg/kg/分）点滴
　c）抗ヒスタミン剤：ジフェンヒドラミン（レスミン®注射液）　1 mg/kg
　　　　シメチジン（タガメット®注射液）　4 mg/kg
　d）ステロイド：ハイドロコルチゾン（ソル・コーテフ®）　300〜500 mg 静注
　　　以後，c），d）を6時間ごとに繰り返す．
　注：c），d）は病態のより原因に近い部分を改善するが，効果発現までに時間がかかる（特にステロイド）．

◆ 処方解説

アナフィラキシーの治療は，反応の程度によって異なる．気道狭窄の程度と循環動態を把握して，まずアドレナリンを皮下注あるいは筋注する．循環血液量の減少，末梢血管抵抗の低下に基づく血管虚脱・循環不全・血圧低下に対して，乳酸加リンゲルを輸液する．補液のみで血圧の維持ができない場合は，ドパミンを点滴静注する．アナフィラキシーショックで大量に放出されるヒスタミンは神経を刺激し，血管を拡張し，血管の透過性を高める．皮膚で生じると皮膚は痒くなり，皮下の血管は太くなり中を流れる血液が多くなるので皮膚は赤くなり，透過性の高まった血管の隙間から血漿成分が血管外に出てくるので浮腫が起こり，皮膚表面はふくらみ蕁麻疹となる．このようなヒスタミンの作用を阻止するためにH$_1$ブロッカーとH$_2$ブロッカーを併用する．気管支平滑筋が収縮し，気道の周りの細胞が腫れることによる気道狭窄に対してアミノフィリンを静注し，β刺激薬の吸入も併用する．アナフィラキシーショックの治療の第一選択薬はβ$_2$刺激作用により気管支平滑筋を弛緩させ，かつα$_1$受容体刺激による血管収縮作用を有するエピネフリ

ンで，抗ヒスタミン剤，アミノフィリン，ステロイドの順で使用する．

Q & A

Q アナフィラキシーショックの原因となるものには，どのようなものがありますか？ また，防ぐことが可能でしょうか？

A 薬物，昆虫の刺傷，特定の食品，アレルゲン免疫療法注射で起こります．
要注意食品には牛乳・鶏卵・貝類・木の実・小麦・ピーナッツ・大豆・チョコレートなどと，遺伝子組換え食品があります．薬物も，抗生物質（特にβラクタム剤）などのようにIgEが関与して反応が現れますが，中にはIgEが関与せずに同様の症状を引き起こす薬物があります．

アナフィラキシーの主な原因物質[3]
(1) 抗生物質，抗菌剤
 ペニシリン系薬物，セフェム系薬物，テトラサイクリン，ストレプトマイシン，カナマイシン，クロラムフェニコール，バンコマイシン，シプロキサシン，サルファ剤，ポリミキシンB，アムホテリシンBなど
(2) 異種抗血清
 ジフテリア抗毒素，破傷風抗毒素，狂犬病抗毒素など
(3) ホルモン
 インスリン，ACTH，バソプレシン，副甲状腺ホルモンなど
(4) 非ステロイド抗炎症薬
 アスピリン，インドメタシンなど
(5) 他の薬物
 局所麻酔薬（プロカイン，キシロカイン）
 麻酔導入薬（チオペンタール，プロパニジド）
 酵素製剤（トリプシン，キモトリプシン，キモパパイン，ストレプトキナーゼ，ペニシリナーゼ）
 デキストラン，マンニトール，硫酸プロタミン，造影剤など
(6) 血液成分
 全血液，血漿製剤，γ-グロブリン製剤など
(7) ハチ毒，ヘビ毒など
(8) アレルゲン液
(9) 食物
 卵白，エビ，カニ，ピーナッツ，食品添加物（パパイン，亜硫酸塩）など

以前に，食品，薬物などで「吐く」，「体中が赤く痒くなる」，「意識がもうろうとなる」，

「瞼や唇が腫れる」，「呼吸がしにくい」，「顔色が白くなる」，「冷や汗が出る」，「脈が速くなる」など症状が出たことがあれば，注意が必要です．したがって，患者さんからアレルギー歴の有無の情報を得ることが重要です．アナフィラキシー反応の予知のために，皮内テストやプリックテストが行われますが，結果が陰性であってもアナフィラキシー出現の可能性を否定できませんので，十分な観察が必要です．以前にアナフィラキシー症状を呈したことがあっても再投与しなければならない場合，ヨード造影剤では，副腎皮質ホルモン剤と抗ヒスタミン薬が事前に投与されます．また，ペニシリンやインスリンでは，少量の投与から開始し，漸増する減感作療法が行われます．

Q IgEが関与しない薬剤によるショックについて説明してください．

A 過量中毒によるアナフィラキシー様ショックがあります．アルブミンやγ-グロブリンによる反応では，免疫複合体により補体系が活性化されます．これらのアナフィラトキシンが肥満細胞や好塩基球に作用し，ケミカルメディエーターを遊離し，アナフィラキシー様反応を示します．造影剤，モルヒネ，コデインなどによるショックでは，肥満細胞や好塩基球への直接作用が考えられています[4]．αアドレナリン遮断作用のある薬剤（抗不整脈薬，抗精神病薬，制吐薬，局所麻酔薬，抗ヒスタミン薬，抗パーキンソン薬，抗うつ薬，コレステロール低下薬，シサプリド，プラゾシンなど）を過剰に使用することによって生じます．このショックには，血圧が低下するだけではなく，心室性頻拍から心室細動を生じる心原性のショックを生じるもの，痙攣からショックを生じる場合もあります．この型のショックの治療には，αアドレナリン作用のあるノルアドレナリンが第一選択薬になりますが，現れる症状が異なるため症状に応じた薬品の選択となります．アスピリン，酸性系の非ステロイド性抗炎症鎮痛薬（NSAIDs）は，アラキドン酸代謝の異常が考えられ，喘息の呼吸器症状のみを引き起こし，皮膚粘膜の症状は伴わないのが特徴です．NSAIDsでは，呼吸器症状はまったくなく，プロスタグランジン合成阻害作用に関連した著しい血圧低下，尿量減少がみられることがあります．

引用文献

1) 大津史子，浜　六郎（2002）一般的全身障害（上）アナフィラキシーショック，月刊薬事 44, p.305-313，じほう
2) 多田富雄監訳（2000）I型反応，免疫イラストレイテッド，p.301-317，南山堂
3) 柏崎禎夫，狩野庄吾編集（1995）免疫，アレルギー・リウマチ病学 第2版，p.39-48，医学書院
4) 藤田敏郎，他（1999）血管浮腫，薬物障害ガイド，p.26-28，南山堂
5) 小野寺憲治，他（2010）コメディカルによるバイタル異常・急変・ME機器でのアラームサインへのアプローチ—緊急治療を要する疾患の病態生理と薬物治療，p.1-186，薬事日報社

3.5 免疫疾患（腎移植）

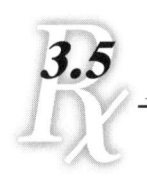

病態の概要

　免疫は，内外の異物から個体を守るために発達した機構である．一方で，免疫異常が病因や病態成立に関与していることが知られている．ここで取り上げる移植で問題となる拒絶反応は，宿主免疫系が自分以外の臓器・組織などを排除しようとする反応である．この反応は，免疫反応と炎症反応が同時に起こり，様々の細胞やケミカルメディエーターが複雑に作用しあいながら形成される．移植直後に発生する**超急性拒絶反応**，術後数日から1か月にかけて好発する**急性拒絶反応**，そして術後3か月以降に問題となる**慢性拒絶反応**に区別される．体液性免疫が関与する超急性拒絶反応と慢性拒絶反応の治療が非常に困難な病態である．また，常に個体を守る免疫能を免疫抑制剤によって抑制し続けるため，感染症，がんなどの重篤な合併症が問題となる．

キーワード

拒絶反応　　血中濃度モニタリング　　腎障害　　感染症　　免疫抑制剤

治療方針

　臓器移植後，臓器を長期間機能させていくためには術後の（急性）拒絶反応と感染症などの合併症を起こさないように免疫抑制療法をいかにコントロールしていくかがカギを握る．臓器移植の中でも，血液透析，腹膜透析と同様に腎臓の治療として定着している腎移植について紹介する．腎移植の治療の主となる免疫抑制療法による患者管理は，導入期と維持期とに分けられる．腎移植後の移植手術前から術後3か月までの導入期の中でも術後1〜2週間（周術期）は，レシピエントの移植腎に対する免疫反応は高く，大量の免疫抑制薬が投与される．この結果，レシピエントの生体防御機能の低下が著しく，感染症などの合併症が多く発現する．その際重篤な合併症に陥らないために予防薬が併用される．

◆ 処方例 ◆ 1

Rp.（導入期）

1) バシリキシマブ（シムレクト®注射用20 mg）：初回投与は移植術前2時間以内に20 mgを静脈内に注射し，2回目の投与は移植術4日後に20 mg投与し，総用量40 mg.
2) タクロリムス（プログラフ®）：0.05 mg/kg/日を点滴静注（平均血中濃度15 ng/mL以下），0.15 mg/kg/日を1日2回（12時間毎），経口（トラフ血中濃度15 ng/mL以下）投与.
   またはシクロスポリン（ネオーラル®またはサンディミュン®）：シクロスポリン2 mg/kg/日を点滴静注（平均血中濃度150～200 ng/mL），シクロスポリン6 mg/kg/日を1日2回（12時間毎），経口（トラフ血中濃度150～200 ng/mL）投与.
3) ミコフェノール酸モフェチル（セルセプト®カプセル250）：生体腎移植前1回1,000 mgを1日2回12時間毎に食後経口投与し，移植後1 g/日に減量.
4) メチルプレドニゾロン（ソル・メドロール®またはメドロール®錠）術中500 mg静注，その後40 mg/日を経口し，徐々に減量.

◆ 処方解説

シクロスポリンまたはタクロリムスは，強力な免疫抑制作用により急性拒絶反応の発生を著しく低下するが，腎障害などの副作用の問題が存在する．副作用を低く抑え，十分な免疫抑制効果を得るためには作用機序の異なる薬剤の併用を行う．腎移植には，T細胞機能抑制薬のシクロスポリンかタクロリムスに副腎皮質ホルモン剤のプレドニゾロンかメチルプレドニゾロンを加える2剤併用，これらにアザチオプリン，ミゾリビンやミコフェノール酸モフェチル等の代謝拮抗薬の1剤を加えて3剤併用が行われる．最近では移植導入期に，抗CD25抗体のバシリキシマブを加えた4剤が使用されている．この併用療法の目的は，どの薬剤にも副作用があるため，各薬剤の投与量を減らして個々の副作用を減らすとともに，免疫抑制力を高めることである．シクロスポリンまたはタクロリムスはTDMがポイントとなる．生体腎移植の場合は，移植2日前ぐらいから経口投与され，術中から24時間の持続静注投与に切り替えられる．献体腎移植の場合は，持続静注投与で開始される．術後3～4日目に上記の投与量を目安に経口に切り替えられる．両薬剤ともbioavailabilityが不良のため，トラフ血中濃度のモニターが必要である．特に，シクロスポリンに関して，服薬2時間後の血中濃度（800～1,700 ng/mL）のモニターが重要視されている．両薬剤とも吸収不良の患者が存在するため，投与量の増加に伴った血中濃度が得られないような場合は，早期にAUCを確認することも必要である．

シクロスポリンはヘルパーT細胞内のシクロフィリンと，タクロリムスはFK結合タンパク（FKBP：FK binding protein）と結合し，それらの複合体はカルシニューリンに結合して，NF-ATの脱リン酸化を抑えてNF-ATの核内移行を抑制しIL-2の産生をストップさせる（図1）．

3.5 免疫疾患（腎移植）

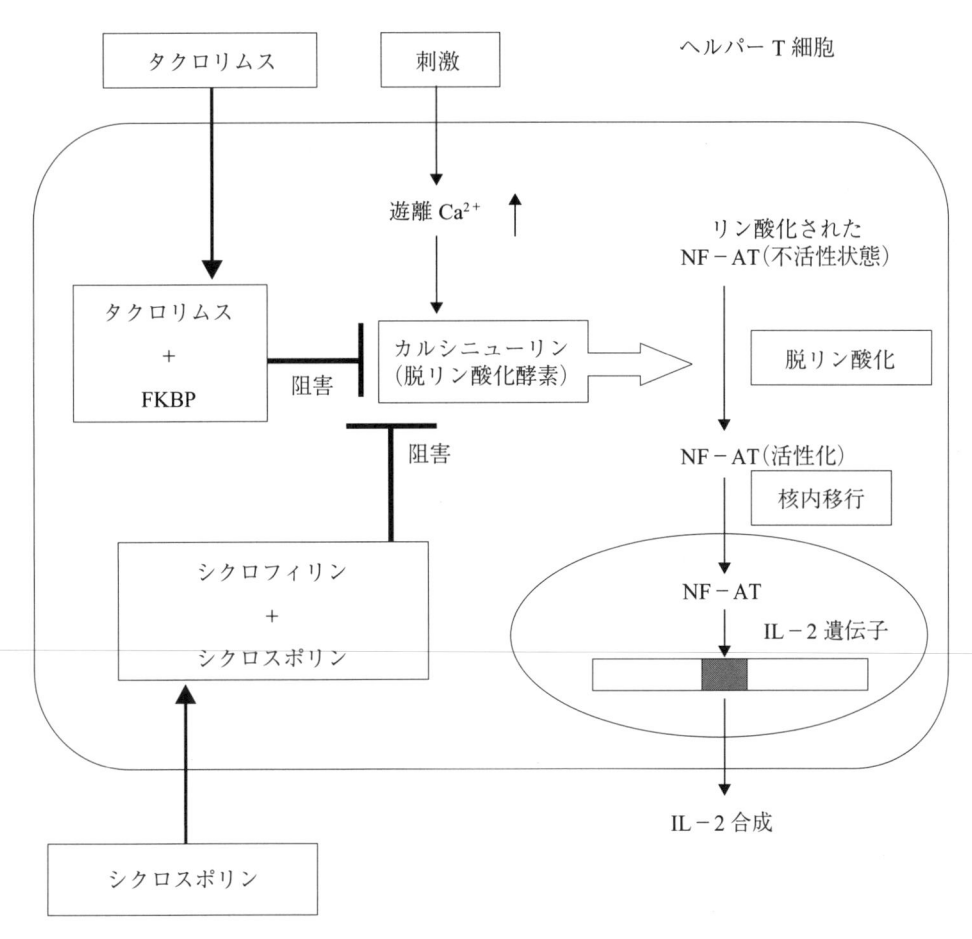

```
FKBP（FK 結合タンパク質），シクロフィリン（シクロスポリンの結合タンパク質）
NF-AT（活性化 T 細胞特異的核内転写因子）
```

図1 タクロリムスの IL-2 合成阻害作用

◆ 処方例 ◆ 2

Rp.（維持期；術後 3 か月以降）

1) タクロリムス（プログラフ® カプセル）　　トラフ血中濃度（5〜10 ng/mL）になるように 1 日 2 回（12 時間毎）
2) ミコフェノール酸モフェチル（セルセプト® カプセル 250）1000 mg/日 1 日 2 回（12 時間毎）
3) メチルプレドニゾロン（メドロール® 錠）　　　　　　　10 mg/日 1 日 1 回　朝食後
4) ファモチジン（ガスターD® 錠）　　　　　　　　　　　10 mg/日 1 日 1 回　就寝前
5) アムホテリシン B（ファンギゾン® シロップ）　適度な濃度に希釈して使用

◆ 処方解説

処方 1）から 3）の薬が，維持期の基本薬になる．それぞれの服用量は，患者の移植腎の機能および副作用を確認し調整する．タクロリムスに関しては血中濃度のモニタリングを行い，目標値

に達するように服用量が調整される．投与量変更後は，定常状態となる2～3日後に血中濃度を確認する必要がある．4）以降の薬は副作用の予防のために使用される．移植患者は，ステロイド投与や身体的および精神的ストレスが加わり，上部消化管粘膜のびらんや潰瘍が認められるので，H_2受容体拮抗薬が投与される．アムホテシリンBは免疫抑制剤使用によって口腔および咽頭にカンジダが発生するためうがいし，内服する．維持期において血圧，血糖などが高くなる移植患者も認められ，降圧剤，血糖降下薬なども使用される．

	タクロリムスの目標とされるトラフ血中濃度	
腎移植	（経口）	
	移植後1か月以内	15～20 ng/mL
	移植後1～3か月	10～15 ng/mL
	移植後3か月以降	3～10 ng/mL

Q & A

Q 副腎皮質ホルモン剤を服用し続けると副作用が問題となるのではないかと思いますが，服用しなくてよいようになりませんか？

A 副腎皮質ホルモン剤には合併症発症率および死亡率を上昇させる多くの副作用があります．移植後の糖尿病，無血管壊死，骨・関節障害，白内障，移植後高血圧症などの発症は，この薬剤の影響と考えられています．移植だけではなく，自己免疫疾患など多くの疾患に対して抗炎症作用および免疫抑制作用を併せもつため非常に有効な薬剤ですが，長期投与によってQOLを低下させることがあります．1日量5～10 mg程度の投与でも，数か月継続すると下垂体-副腎皮質系に抑制をきたし，いったん抑制された機能は回復するまでに約1年を要すると報告されています．副腎皮質ホルモン剤の投与を中止できれば，あるいは移植後に最初から投与せずにすめば，血圧，脂質値および患者のQOLに有益と思われます．拒絶反応の抑制療法には，カルシニューリンインヒビター（シクロスポリン，タクロリムス）と副腎皮質ホルモン剤の基礎となる免疫抑制剤に核酸合成阻害剤（アザチオプリン，ミゾリビン，ミコフェノール酸モフェチル）が併用されています．副腎皮質ホルモン剤と核酸合成阻害剤による免疫抑制療法時代からするとタクロリムスなどの免疫抑制力が強い薬剤が登場して，移植における免疫抑制療法は大きく飛躍しています．患者のQOL低下とならないようにIL-2レセプターα鎖（CD25）に特異的に結合するモノクローナル抗体（バシリキシマブ）が開発され，従来の免疫抑制療法が見直されてきています．副腎皮質ホルモン剤の早期離脱の可能性もでてきました．

3.5 免疫疾患（腎移植）

Q 免疫抑制剤は，飲み合わせに注意するように聞きますが，どうしてですか？

A 免疫抑制剤の中でもシクロスポリンおよびタクロリムスの生物学的半減期が，30％以下と非常に低く，他の薬物，食品などの影響を受けます．
　薬物相互作用には，主に薬物の吸収，分布，代謝，排泄の過程で影響する機構と作用部位における感受性を変化させる機構とがあります．シクロスポリンおよびタクロリムスの体内動態には，P450代謝酵素の阻害ともう一つP-糖タンパク質を介する機序が重要な役割を果たしています．代謝の関与するサブファミリー3A4（CYP3A4）は，肝臓だけではなく小腸にも多く存在しており，吸収の変動要因の一つです（初回通過効果）．また，P-糖タンパク質は，膜タンパク質であり，ATP加水分解のエネルギーを利用して細胞内の薬物を細胞外へ排出するポンプとしての機能を有しています．P-糖タンパク質は癌細胞のみならず，腎臓，肝毛細胆管，脳毛細血管・脈絡叢，副腎皮質，精巣，胎盤や，薬物の吸収過程に影響する小腸刷子縁膜にも存在しています．CYP3A4とP-糖タンパク質は，同じ組織に分布し，共通の基質を扱うことが報告されています．アゾール系の抗真菌剤であるケトコナゾールとの併用による結果からシクロスポリンまたはタクロリムス血中濃度の上昇は，肝臓より小腸での代謝阻害が関与していることが報告されています．CYP3A4およびP-糖タンパク質の阻害する薬剤との併用は，血中濃度のモニターにより投与量の調整を行う必要があります．さらに，ヒトCaco-2細胞を用いてP-糖タンパク質を介する取り込みが飽和するとき，受動拡散がシクロスポリン吸収の律速段階であると報告されています．このような吸収過程が存在するため，シクロスポリンの投与量を増加するときに，ある量を超すと吸収率が上昇するのではないかと考えられています．

Q 造血幹細胞移植後と輸血用血液製剤の輸血後にみられるGVHD（graft-versus-host disease；移植片対宿主病）は，同じですか？　予防法があれば教えてください．

A 白血球は自分以外を敵とみなして攻撃する性質をもっています．移植されたドナーの造血幹細胞がうまく患者さんに生着すると，患者さんの体の中をドナーの白血球が循環するようになります．すると，このドナーの白血球にとっては，患者さんの体は「他人」とみなされますから，免疫反応を起こして患者さんの体を攻撃します．この現象による病気をGVHDといいます．血液製剤といえども他人の身体の一部を体内に注入しますので，輸液用血液製剤の輸血も一種の移植といえるものです．臓器移植と同じように，輸液血液製剤中に含まれる献血者由来のリンパ球が，受血者の組織に生着・増殖し，その体組織を攻撃・破壊する可能性があります．発症したGVHDの治療法は確立しておらず，死亡率は90％以上といわれています．GVHDを予防するため同種造血幹細胞移植では，移植前に超大量の抗がん剤および/または全身放射線照射を行い，レシピエントの異常細胞を含む造血組織，免疫系を完全に破壊します．移植後免疫抑制剤が投与されます．血液製剤に関しては血液製剤に放射線を照射して献血者のリンパ球を殺せば，

ほぼ完全に輸血後 GVHD を予防できます．さらに，輸血後 GVHD を起こさないためには，① 輸血の適応を厳密にし，不要な輸血は行わない，② 近親者間の輸血は避ける，③ 予定された手術では自己血輸血を行うなどが予防法としてガイドラインが作成されています．

参考文献

1) 三森経世編（2000）免疫抑制薬の選び方と使い方，p.1-63，南江堂
2) Moore, R.（2000）Simulect: redefining immunosuppressive strategies, *Transplant Proc.* 32（7），1460-1462
3) 蜂巣 忠，柏原英彦，横山建郎（1984）腎移植と消化管，腎と透析 17, 752-755
4) （財）血液製剤調査機構編（1999）血液製剤の使用にあたって，p.62-68，薬業時報社
5) 高橋公太（1997）腎移植 シクロスポリン 1000 例のまとめ，腎不全治療学，p.1-505，南江堂

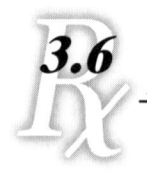

3.6 全身性エリテマトーデス

病態の概要

全身性エリテマトーデス（systemic lupus erythematosus, SLE）はⅢ型アレルギーに分類される．臨床症状は，多臓器を侵す自己免疫性結合組織疾患である．好発年齢は 20～40 歳台であり，男女比は 1：10 で若い女性が多い．SLE は慢性疾患であり，主要臓器障害をきたす時は生命的予後にも関連し，さらにしばしば慢性の病的状態を呈することも多い．日光曝露や薬剤なども SLE の発症要因となりうるが，一つの原因によるものではなく，複雑な遺伝的背景があるとされている．

症状は多彩で，皮膚・粘膜症状では，頬部紅斑（蝶形紅斑）が有名であり，頬骨部から鼻梁に広がる両翼を広げた蝶の形に類似した紅斑で，蝶形紅斑と呼称されることも多い．関節炎・筋肉痛，レイノー症状（寒冷刺激や精神的緊張によって，手足の末梢の小動脈が発作的に収縮し血液の流れが悪くなり，手や足の指の皮膚の色が蒼白，暗紫になる現象），タンパク尿の間欠的発現，中等症では持続性タンパク尿，溶血性貧血，血小板減少性紫斑病，漿膜炎，髄膜炎，神経症状の発現，重症ではネフローゼ症候群や腎不全，重篤な中枢神経症状のほか，間質性肺炎などを起こす．特に問題となる臓器病変は，ループス腎炎，CNS ループス，肺の病変，血小板減少などである．

初期治療は予後を左右するがゆえに，迅速，確実な診断を必須とする．① 主訴に関する問診，理学的所見，② 生命予後に関する臓器障害の評価や緊急性の判定，③ 疾患活動性の評価，④ 感

染症や心疾患などの合併症の検索などに留意したアプローチを行う．SLE の診断には，日本でまだガイドラインが整備されておらず，米国リウマチ学会（ACR）の 1997 年 SLE 改訂分類基準が汎用されている（表 1 参照）．厚生労働省重症度判定基準や ACR の重症臓器障害判定指針では，ネフローゼ症候群，急速進行性糸球体腎炎，腎不全，神経精神 SLE，肺胞出血，肺高血圧症，著明な血小板減少症，全身性血管炎・血栓症などを重症臓器障害と判定する．

表 1 米国リウマチ学会（ACR）の 1997 年 SLE 改訂分類基準

1. 頬部紅斑 Malar rash	
2. 円板状皮疹 Discoid rash	
3. 日光過敏 Photosensitivity	
4. 口腔潰瘍 Oral ulcers	
5. 関節炎 Arthritis	
6. 漿膜炎 Serositis	胸膜炎，心膜炎
7. 腎障害 Renal disorder	尿タンパク，細胞性円柱
8. 神経障害 Neurologic disorder	痙攣，サイコーシス
9. 血算異常 Hematologic disorder	溶血性貧血，白血球・リンパ球減少，血小板減少
10. 免疫異常 Immunologic disorder	抗 DNA 抗体，抗 Sm 抗体，抗リン脂質抗体
11. 抗核抗体 Antinuclear antibody	

*上記 4 項目以上で SLE と分類する（出現時期は一致しなくともよい）．

キーワード

ループス腎炎　粘膜症状　漿膜炎　腎障害　中枢神経症状

治療方針

　主な治療法は薬物（ステロイド薬，免疫抑制薬）による治療と血漿交換療法（抗体などの除去）の 2 法である．まず診断を確定したうえで，治療の必要性，ステロイド療法の初期治療量，免疫抑制薬の適応を検討する．免疫抑制薬の適応は，① 疾患活動性，② 障害臓器，③ 病型分類，④ 感染症や心疾患などの合併症などを総合評価して決定する．疾患活動性や重症臓器病変があれば，大量のステロイドと免疫抑制薬の併用療法を速やかに開始し，逆に，これらがなければステロイドの適応は慎重に決定する．欧米では，疾患活動性制御，長期予後の観点から，免疫抑制薬の使用が標準的治療となってきている．治療法の評価に関する議論が絶えず，半世紀にわたって世界的新薬が登場してこなかった SLE ではあるが，2009 年抗 BAFF 抗体の国際的な治験成功が今後

の展開に期待が持てる．

(1) 薬物療法

① ステロイド薬

軽症 SLE：症状が発熱，筋・関節症状，皮膚・粘膜症状にとどまる場合，プレドニゾロン換算で 0.3 ～ 0.6 mg/kg/日を経口投与する．

中等症 SLE：漿膜炎，ループス膀胱炎，持続性タンパク尿を有する軽症腎炎の際は，プレドニゾロン 0.6 ～ 0.8 mg/kg/日を経口投与する．

重症 SLE：ネフローゼ症候群や急速進行性糸球体腎炎を合併する重症腎炎（WHO Ⅲ，Ⅳ，Ⅴ型），CNS ループス，高度の血小板減少や溶血性貧血，大量の心囊水貯留を伴う心外膜炎には，プレドニゾロン 1 ～ 1.5 mg/kg/日の経口投与を行う．急速進行性糸球体腎炎，重症 CNS ループスではメチルプレドニゾロン 500 ～ 1,000 mg/日を 3 日間点滴静注するステロイドパルス療法を行う．ステロイド薬の減量は，初期量を 2 ～ 4 週間投与後臨床症状，病理学的所見，検査所見の改善を指標に，2 ～ 4 週ごとに 10 ％を目安に減量する．維持量はプレドニゾロン 5 ～ 15 mg/日となることが多い．

② 免疫抑制薬

ステロイド抵抗性の場合，減量困難な場合，ステロイド薬に対する重篤副作用が出現する症例においては免疫抑制薬投与の適応となる．種類としては，シクロホスファミド水和物，アザチオプリン，シクロスポリン，タクロリムス水和物，ミゾリビンなどがある．WHO Ⅳ型のループス腎炎では，ステロイド薬にシクロホスファミド水和物静注療法（500 ～ 750 mg/m^2，1 ～ 3 か月ごと）を併用することの有用性が確立している．シクロホスファミド水和物の投与が難しい場合，また WHO Ⅲ，Ⅴ型のループ腎炎ではタクロリムス水和物，シクロスポリンまたはミゾリビンの投与を考慮する．ステロイド抵抗性の溶血性貧血，血小板減少ではシクロスポリンやタクロリムス水和物を，ステロイド抵抗性の CNS ループスではシクロホスファミド水和物静注療法を併用する．

(2) 血漿交換療法

アフェレーシス療法とも呼ばれ，流血中自己抗体や免疫複合体の除去を目的に行われる，リンパ球除去療法は，リンパ球を中心とする免疫異常にかかわる免疫担当細胞の除去を目的に行われる．

◆ 処方例 ◆ 1

軽症 SLE への処方
1) セレコキシブ（200 mg）（セレコックス®）錠　　　　　　　　　　　1 回 1 錠（1 日 2 錠）
　　　　　　　　　　　　　　　　　　　　　　　　　　　　　　　　　1 日 2 回朝夕食後
2) プレドニゾロン（5 mg）（プレドニン®）錠　　　　　　　0.3 ～ 0.6 mg/kg/日を経口投与

◆ 処方解説

疾患活動性が低く，重症臓器病変を有さない症例，疾患活動性や重症臓器病変がなければ，ステロイドの適応は慎重に決定する．限局性病変，または，関節炎，筋痛，発熱などにより日常生

活に支障をきたす際にはNSAIDsや小～中等量のステロイドを使用し，症例によっては無治療にて経過観察する．処方例2) のみ，または1) と2) を併用する．セレコキシブはCOX-2選択的阻害剤であり，胃腸障害が少ないNSAIDsである．

◆ 処方例 ◆ 2

重症SLE患者への処方

1) プレドニゾロン（5 mg）（プレドニン®）錠　　　　　　　1～1.5 mg/kg/日の経口投与
2) シクロホスファミド水和物（エンドキサン®）注　（500～750 mg/m², 1～3か月ごと）
3) シクロホスファミド水和物（50 mg）（エンドキサン®）錠　1回1～2錠（1日1～2錠）
　　　　　　　　　　　　　　　　　　　　　　　　　　　　　　　　　　　1日1回食後
4) タクロリムス水和物（1 mg）（プログラフ®）カプセル　1回1カプセル（1日1カプセル）
　　　　　　　　　　　　　　　　　　　　　　　　　　　　　　　　　　　1日1回夕食後
5) ミゾリビン（50 mg）（ブレディニン®）錠　　　　　　　　　　　1回1錠（1日3錠）
　　　　　　　　　　　　　　　　　　　　　　　　　　　　　　　　　1日3回朝昼夕食後
6) シクロスポリン（50 mg）（サンディミュン®）錠　　成人3 mg/kg/日，小児5 mg/kg/日
　　　　　　　　　　　　　　　　　　　　　（TDMを行いながらトラフ値100 ng/mLが目安）
7) アザチオプリン（50 mg）（イムラン®）錠　　　　　　　　1回1～2錠（1日1～2錠）
　　　　　　　　　　　　　　　　　　　　　　　　　　　　　　　　　　　1日1回朝食後

◆ 処方解説

　重症臓器病変を有し，疾患活動性が高い症例では初発時，再燃時ともに，大量のステロイドと免疫抑制薬の併用療法を可及的速やかに行う．ステロイドは初期量を4～6週間継続後，臨床症候や検査成績を参考に2～4週間に10％ずつ減量する．処方例2の1) を基本として，2) ～7) の単独あるいは複数の免疫抑制剤を組み合わせて投与する．シクロホスファミド水和物投与の場合は，骨髄障害による血球減少や出血性膀胱炎に留意をする．出血性膀胱炎が出現した場合，アザチオプリンへ変更する．出血性膀胱炎には予防的にメスナを投与する．これは，シクロホスファミドの尿中代謝物の接触を抑制し，膀胱障害を改善するとされる．

◆ 服薬指導

副腎皮質ステロイドが投与される場合

・指示された服用方法（服用量，時間，減量）をわかりやすく指導する．特に自己判断による減量・中断は症状の再燃や，離脱症状（食欲不振，嘔吐，発熱，倦怠感，筋肉痛，関節痛，ショックなど）を引き起こすことになるので絶対行わないよう服薬指導する．
・副作用としては，感染症の誘発，高血糖，消化性潰瘍，骨粗鬆症，無菌性骨壊死などのmajor side effectと，ムーンフェイス，痤瘡性発疹，多毛，皮膚線条などの発現頻度は高いが，減量・中止で改善するminor side effectがある．いずれも検査や経過を把握して対処可能なことを説明して不安にならないよう指導する．

シクロホスファミド，ミゾリビンなどの免疫抑制薬が投与される場合

・免疫能低下による感染症にかかりやすいことを説明し，発熱，のどの痛み，咳などの症状がある場合には医師，薬剤師に連絡するよう指導する．

Q & A

Q 副腎皮質ホルモン薬の作用機作を教えて下さい．

A 糖質コルチコイド（副腎皮質ホルモン）が細胞質の中へ到達すると糖質コルチコイド受容体（GR）/熱ショックタンパク質（HSP）複合体が解離し，糖質コルチコイドは受容体と統合して糖質コルチコイド/受容体複合体を形成して核内へ移行します．核内へ移行した糖質コルチコイド/受容体複合体は，各種サイトカイン（IL-1，2，3，6，8），TNF-α，INF-γ，IgE 抗体など様々な機能タンパク質の応答を転写調節するホルモン応答配列（hormone response element，HRE）に結合し，mRNA 転写を制御することにより上記機能タンパク質の発現を抑制して，免疫応答を低下させます．

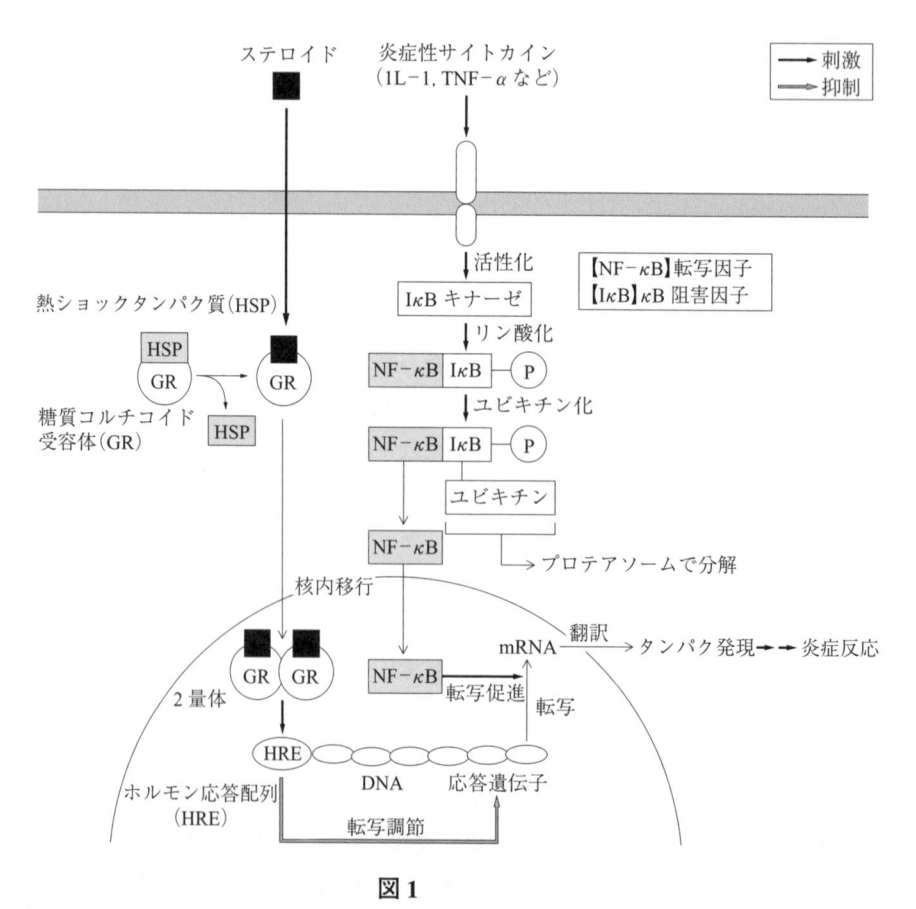

図1

（菱沼 滋著（2005）図解表説薬理学・薬物治療学，p.206，ティ・エム・エス）

参考文献

1) 竹内　勤，他（2010）「新しい診断と治療のABC」全身性エリテマトーデス，最新医学　別冊

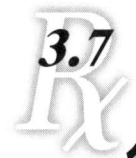

3.7 後天性免疫不全症候群（AIDS）

病態の概要

　後天性免疫不全症候群（aquired immunodeficiency syndrome, AIDS）は，ヒト免疫不全ウイルス HIV（human immunodeficiency virus）感染により引き起こされる細胞内感染〔主にCD4＋T細胞（CD4陽性ヘルパーT細胞）の障害〕により，CD4＋T細胞の極度の減少に至る致死的な免疫不全症である．HIV表面の糖タンパク（gp120）がヒトリンパ球のCD4抗原分子に結合した後，ウイルスは融合（cell fusion），細胞内への侵入（cell entry），宿主細胞の細胞質へのウイルス粒子内容物の放出を起こす．HIVの本体はウイルスにエンコードされたDNAポリメラーゼ酵素，つまり逆転写酵素（reverse transcriptase, RT）を含む1本鎖RNAである．図1に示したようにHIV逆転写酵素は，細胞質現象としてウイルスRNAをDNAに転写する．逆転写に続いて，HIV DNAは細胞の核に入って別のウイルス性酵素であるインテグラーゼの働きに助けられて宿主細胞のゲノムに組み込まれることになる．リンパ球が活性化されるたびに，転写・翻訳が繰り返され感染が増悪していく．すなわち，上述のHIV DNA1の宿主DNAへの取り込みという現象が，本疾病を慢性でかつ終生の病気にせしめている（図1に示したように，現在使用されているAZT（ジドブジン）やddI（ジダノシン）は細胞に取り込まれて，$5'$-三リン酸型に変化し，逆転写酵素によって利用されるが，これらの薬剤は$3'$-水酸基群が欠落しているのでDNAの伸長を停止させる）．

　HIVはヒトなどの宿主なくしてはそのライフサイクルを継続することはできず，ウイルスを含む体液（血液・精液・腟分泌物）や感染細胞が他の個体に侵入することで初めて感染に至る．HIV感染者では，細胞性免疫の著しい低下に伴い，種々の日和見感染（カリニ肺炎・カンジダ症・サイトメガロウイルスなど）や悪性腫瘍（悪性リンパ腫・カポジ肉腫など）を発症する．AIDS患者ではHIVの10^{10}個/日の産生と消失，CD4＋細胞も2×10^9個/日の産生と破壊が同時に起こる定常状態が起こり，その繰り返しにより骨髄細胞の疲弊が生じ，免疫不全が進行する．よって，より早期に効果的な治療法を行うことが病態の進行や発症を予防する手立てといえる．病期分類は以下のように4群より成る（表1参照）．

　1～3群では通常，患者は無治療である．AIDSは第4群のB）以降の状態である．

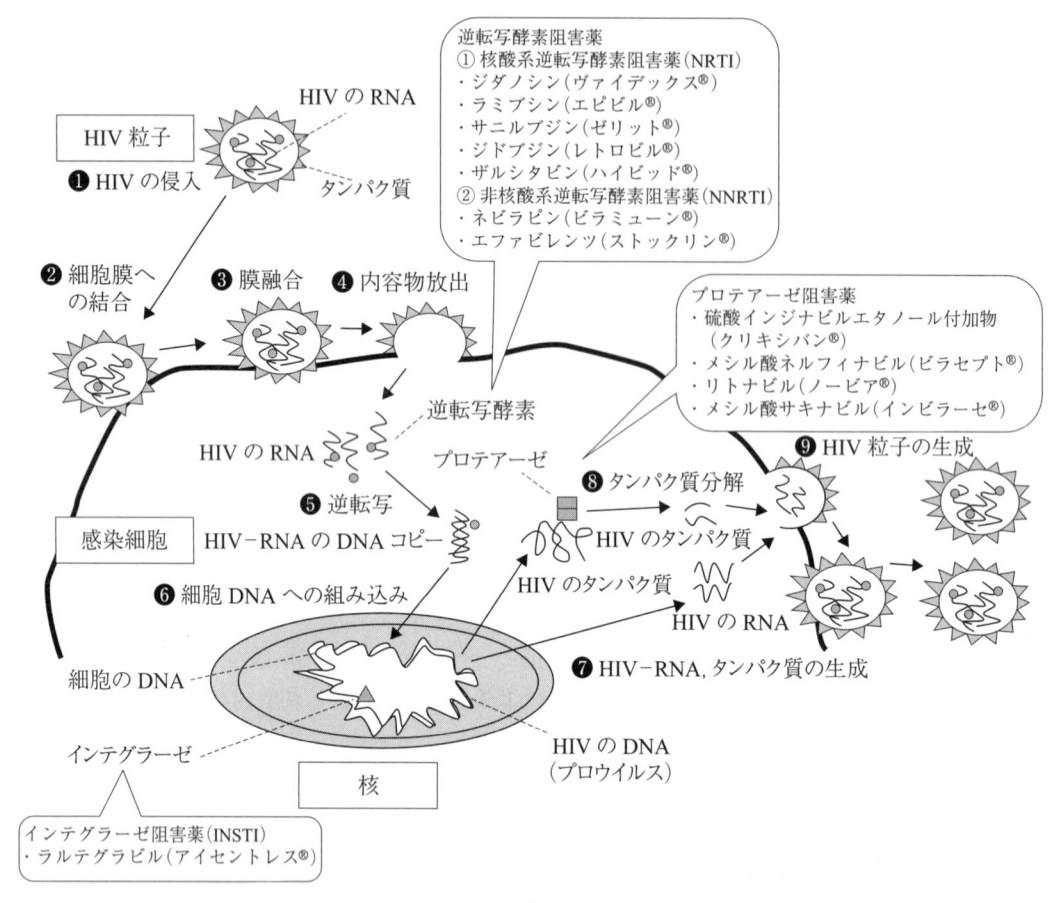

図1　HIVのライフサイクルとHIV感染治療薬の作用部位
(河野晴一 (1999) HIV感染症治療薬,臨床と薬物治療 18 (3), 286, 改変)

表1　AIDSの病期分類

1群：初期感染に特有な一過的な症状が認められる抗HIV抗体陽性者
2群：無症状性感染者
3群：持続性全身性リンパ腫脹が見られる患者
4群：リンパ節腫脹の有無にかかわらず他の症状の合併している患者
　　A）発熱，体重減少，下痢などの全身症状の持続
　　B）神経症状
　　C）2次感染症
　　D）2次悪性腫瘍
　　E）その他の症状

キーワード

ヒト免疫不全ウイルス　　CD4+ T細胞　　日和見感染　　レトロウイルス　　リンパ節腫脹
薬剤耐性

治療方針

　HIV 感染症治療研究会編：HIV 感染症治療の手引き［第 15 版］，2011 年 12 月発行によれば，HIV 感染症に対して治療開始を決定したら，原則として，血中ウイルス量を検出限界以下に抑え続けることを目標に，強力な多剤併用療法（HAART）を行うとされている．それにより，HIV 感染症の進行を抑え免疫能を保持し，QOL を改善し，HIV 感染に関連した臨床症状を改善し，死亡を減らすことを目指す．また HAART によるウイルス抑制により，炎症や免疫活性化を減弱させることで，非感染者に比べて高頻度と報告されている心血管系等合併症を抑制できる可能性がある．

　抗 HIV 療法が始まった当初は，可能な限り早期の治療開始が推奨されたが，その後煩雑な服薬や副作用がアドヒアランスの障害となることが明らかとなり，2001 年以降は治療開始を遅らせる傾向となった．しかし近年，大規模長期間観察コホート試験で，① CD4 陽性リンパ球数を高く維持できる，② HIV 増殖により発症・増悪する可能性のある心血管疾患や腎・肝疾患のリスクを減らせる，③ CD4 陽性リンパ球数が高くても発症する可能性のある HIV 関連疾患のリスクを減らせるなど，早期治療が予後をより改善するとの知見が示され，飲みやすく，副作用も少ない薬剤が増えたことなどの理由から，年々治療開始が早期化されている．治療中断は予後を悪化するので治療を一旦開始したら，重篤な副作用や服薬不能な状態など特別な場合を除き，治療を中断してはならない．一方，治療効果はアドヒアランスに大きく影響を受ける．したがって，治療に伴う副作用その他のリスク，QOL などについて医療者と患者が十分に検討し，十分な服薬準備を行った上で治療を開始する必要がある．

　無症状でも CD4 陽性リンパ球数 < 500/mm^3 で治療開始が推奨されるだけでなく，妊婦，HIV 腎症患者，HBV 重複感染患者で肝炎の治療を必要とする患者では，CD4 陽性リンパ球数の値に関らず治療開始が推奨される（表 2）．

表 2　未治療患者に対する抗 HIV 療法の開始基準

(CD4 陽性リンパ球の単位：/mm^3)

状　態	抗 HIV 療法開始の推奨度
エイズ発症 CD4 < 350	ただちに治療開始
CD4 が 350 〜 500	治療開始を推奨*
CD4 > 500	DHHS ガイドライン委員間で，推奨度合いが異なる （委員の 50% が開始を好ましいとし，50% が開始は任意とした）
妊婦，HIV 腎症，HBV 重複感染者で肝炎治療を必要とする患者	治療開始

* IAS–USA の抗 HIV 療法のガイドライン（2010 年 7 月 21 日）でも CD4 陽性リンパ球数 < 500 での治療開始を推奨している．

妊婦，AIDS指標疾患発症患者，急性日和見感染症患者，特別な治療法がなく抗HIV療法により改善する可能性のある感染症（クリプトスポリジウム症，ミクロスポリジウム症，進行性多巣性白質脳症など）の場合は，早急な治療開始が推奨される．

抗HIV療法

HIV感染症の治療では，抗HIV薬3剤以上を併用した強力な多剤併用療法（HAART療法（highly active anti-retroviral therapy））を行う．初回治療では，NNRTI + NRTI，PI + NRTIあるいはINSTI + NRTIのいずれかの組合せを選択する．初回治療患者に推奨されるHAARTの組合せを表3に，日本で現在承認されている抗HIV薬を表4に示す．

表3 初回療法として推奨されるHAARTと1日投与剤数

好ましい組合せ 最も強力で持続的な効果と良好な忍容性・安全性を有し，使いやすいレジメン			
ベース	キードラッグ	バックボーン	服薬回数
NNRTIベース	EFV[1]	+ ABC / 3TC	[QD]（2 or 4）
		+ TDF / FTC	[QD]（2 or 4）
PIベース	ATV[2] + RTV	+ ABC / 3TC	[QD]（4）
		+ TDF / FTC	[QD]（4）
	DRV[3] + RTV	+ ABC / 3TC	[QD]（4）
		+ TDF / FTC	[QD]（4）
INSTIベース	RAL	+ ABC / 3TC	[BID]（3）
		+ TDF / FTC	[BID]（3）
その他の好ましい組合せ 効果的で忍容性のあるレジメンであるが，好ましい組合せに比較して劣る可能性がある しかし，ある患者群では好ましい組合せとなる可能性がある			
PIベース	FPV + RTV	+ ABC / 3TC	[QD or BID]（4 or 5）
		+ TDF / FTC	[QD or BID]（4 or 5）
	LPV / RTV	+ ABC / 3TC	[QD or BID]（5）
		+ TDF / FTC	[QD or BID]（5）

NRTI：核酸系逆転写酵素阻害薬，NNRTI：非核酸系逆転写酵素阻害薬，PI：プロテアーゼ阻害薬，INSTI：インテグラーゼ阻害薬
● キードラッグ（NNRTI，PIもしくはINSTI）とバックボーン（2-NRTI）から1つずつ選択する．
　各薬剤の（　）内の数字は標準的な1日投与剤数（配合剤がある場合はそれを用いた数を記載）であり，必要に応じて増減を検討する．ABC/3TCについてはエプジコム®（1日1錠），TDF/FTCについてはツルバダ®（1日1錠）といった配合剤を用いると，服薬剤数を減らすことができる．
● 治療開始に関する患者の考え，アドヒアランス，服薬剤数・服薬頻度・食事などの条件，HIV感染症の重症度，副作用，合併症，妊娠，薬物相互作用などを考慮し，個々の患者に応じて選択する．
QD：1日1回投与，BID：1日2回投与，/（スラッシュ）：配合剤，（　）内は1日服用剤数

〈NNRTI〉
　EFV：妊娠第1期には使用すべきでない．妊娠の予定がある，あるいは妊娠する可能性のある女性では使用を避ける．
〈PI〉
　ATV + RTV：オメプラゾール相当で20 mg/日を超える量のプロトンポンプ阻害薬を投与中の患者では使用しない．

（次ページにつづく）

（つづき）
〈NRTI〉
ABC： HLA-B*5701を有する患者には使用すべきでない．
心血管系疾患のリスクの高い患者では注意して使用する．
血中ウイルス量＞100,000コピー/mLの患者では，ABC/3TCよりもTDF/FTCの方が，ウイルス抑制効果が高いとの報告がある．
TDF： 腎機能障害リスクの高い合併症・併用薬のある患者，および高齢者では腎機能に注意して使用する．

1） EFV： 600 mg錠の場合は1 T，200 mg錠の場合は3 T
2） ATV： RTV併用時は150 mgカプセル2 C
3） DRV： QDで投与する場合は，400 mg錠2 T

表4 日本で承認されている抗HIV薬（2011年11月現在）

一般名	略号	製品名
NRTI			
ジドブジン	AZT（ZDV）	レトロビル
ジダノシン	ddI	ヴァイデックス/ヴァイデックスEC
ラミブジン	3TC	エピビル
サニルブジン	d4T	ゼリット
ジドブジン・ラミブジン配合剤	AZT/3TC	コンビビル
アバカビル	ABC	ザイアジェン
アバカビル・ラミブジン配合剤	ABC/3TC	エプジコム
テノホビル	TDF	ビリアード
エムトリシタビン	FTC	エムトリバ
テノホビル・エムトリシタビン配合剤	TDF/FTC	ツルバダ
NNRTI			
ネビラピン	NVP	ビラミューン
エファビレンツ	EFV	ストックリン
デラビルジン	DLV	レスクリプター
エトラビリン	ETR	インテレンス
PI			
インジナビル	IDV	クリキシバン
サキナビル	SQV	インビラーゼ
リトナビル	RTV	ノービア
ネルフィナビル	NFV	ビラセプト
ロピナビル・リトナビル配合剤	LPV/RTV	カレトラ
アタザナビル	ATV	レイアタッツ
ホスアンプレナビル	FPV	レクシヴァ
ダルナビル	DRV	プリジスタ/プリジスタナイーブ
インテグラーゼ阻害薬（INSTI）			
ラルテグラビル	RAL	アイセントレス
侵入阻害薬（CCR5阻害薬）			
マラビロク	MVC	シーエルセントリ*

＊ 本剤の適応はCCR-5指向性HIV-1感染症であり，選択にあたっては指向性検査を実施すること．

◆ 処方例 ◆ 1　NNRTI（1剤）＋NRTI（2剤）併用療法の例

Rp.
1)（エファビレンツ：EFV）（600 mg）カプセル　　　　　1回1カプセル（1日1カプセル）
　　　　　　　　　　　　　　　　　　　　　　　　　　　　　　　　　　　1日1回
2)（アバカビル 600 mg・ラミブジン 300 mg 配合剤：ABC/3TC）錠　　1回1錠（1日1錠）
　　　　　　　　　　　　　　　　　　　　　　　　　　　　　　　　　　　1日1回

◆ 処方解説

　本処方は，はじめて多剤併用を行う場合の代表的処方である．
　1)のエファビレンツは非核酸系逆転写酵素阻害薬であり，重度の神経系副作用があり，投薬から1～2日で発現することに注意を要する．2)の合剤中のラミブジンは副作用が比較的少ない核酸系逆転写酵素阻害薬であるが，食事で吸収が低下する．また，母乳移行性，胎盤透過性がある．アバカビルも核酸系逆転写酵素阻害薬である．本剤は，肝障害患者の血中濃度が上昇することにより，副作用が発現するおそれがある．そのため，肝障害患者には禁忌である．本処方では，PI を温存できる点にもメリットがあると考えられる．

◆ 処方例 ◆ 2　PI（1剤または2剤）＋NRTI（2剤）併用療法の例

Rp.
1)（ロピナビル 200 mg・リトナビル 50 mg 配合剤：FEV）錠　　　1回4錠（1日4錠）
　　　　　　　　　　　　　　　　　　　　　　　　　　　　　　　　　　　1日1回
2)（アバカビル 600 mg・ラミブジン 300 mg 配合剤：ABC/3TC）錠　　1回1錠（1日1錠）
　　　　　　　　　　　　　　　　　　　　　　　　　　　　　　　　　　　1日1回

◆ 処方解説

　1)の合剤ではロピナビルの代謝抑制の目的でリトナビルを 4：1 で配合している．いずれもプロテアーゼ阻害薬である．吸収を高めるため食後に服用する．ただし，肝代謝型で肝炎，出血傾向の患者への投与は注意が必要である．2)は，処方例 1 参照．本処方では，NNRTI の温存が可能となる．

◆ 処方例 ◆　3　カリニ肺炎の 1 次予防を目的とした処方

Rp.（CD4＋ T リンパ球が 200 個/mm³ 未満）
1)（スルファメトキサゾール・トリメトプリム合剤）　　バクタ®錠，1 日 1 錠
　または
2) ペンタミジン（注 300 mg）（ベナンバックス®）　　吸入または 300 mg 静注

◆ 処方解説

　本処方はカリニ肺炎の 1 次予防を目的とした処方であり，CD4＋ T リンパ球が 200 個/mm³ 未満，の患者が適応となる．治療薬のバクタ®はカリニ肺炎の第 1 選択薬であるが，AIDS 患者で高頻度（40〜60 ％）にアレルギーを惹起することが知られている（通常患者では 3 ％程度のアレルギーの発現といわれている）．皮疹，発熱，消化器症状，白血球減少などが典型的症状であり，場合によってはアナフィラキシー状態に陥ることもある．本アレルギーが起きた場合はペンタミジン点滴などで治療が継続される．しかし軽快後はまた ST 合剤で治療することが望ましく，脱感作療法がなされる．ST 合剤顆粒微量（0.005 g）を投与後，慎重に観察し 5 日間で 1 g まで増量する．

　ペンタミジンはニューモシスチス・カリニ肺炎の適用をとっているが，2 週間以上で腎機能低下が認められることがあるので，定期的に腎機能チェックをすべきである．ペンタミジン注射液の調製には，蒸留水に溶解後希釈する（生食，5 ％糖液は懸濁・固化するので）．

　抗 HIV 療法（HAART；多剤併用）にて，CD4＋ T リンパ球が 200 個/mm³ 以上，3 か月以上継続すれば本療法は中止できる．

◆ 処方例 ◆　4　非定型抗酸菌症の 1 次予防（CD4＋ T リンパ球が 50 個/mm³ 未満の患者）

Rp.
1) アジスロマイシン（600 mg）（ジスロマック®）錠　　2T　　週 1 回投与
　または
2) クラリスロマイシン（200 mg）（クラリス®）錠　　5T　　朝，夕 2 分割投与

◆ 処方解説

　日和見感染の対処法も感染菌の種類に応じて行われる．非定型抗酸菌症の 1 次予防（CD4＋ T リンパ球が低下している 50 個/mm³ 未満の患者）には，マクロライド系抗菌剤の使用が有効である．抗 HIV 療法（HAART；多剤併用）にて CD4＋ T リンパ球が，100 個/mm³ 以上，3 か月以上継続すれば本抗菌剤の投与も中止してもよい．

Q & A

Q 抗HIV薬投与の開始時期は？

A 1）HIVに伴う症状が認められる場合，2）無症状の場合はCD4+ Tリンパ球数が200 /μL未満が開始の目安とされています．

Q 抗HIV薬による治療が不十分な場合のチェックポイントは？

A 1）服薬は確実に行われているか，2）副作用が認められるか，3）薬物相互作用の可能性の有無に特に留意する必要があります．90～95％の服薬が行われるか否かで，治療成績が異なる報告もあり，服薬率を把握する必要があり，服薬が確実に行われていない場合，その理由を明らかにすることも必要です．抗HIV薬の3剤併用療法において，いずれの薬剤の組合せにおいても40％前後の症例で副作用が発生することから，治療が困難になる場合が多くあります．薬物相互作用のみではなく，健康食品を含め把握する必要となります．

Q HAART療法に伴う副作用にはどのようなものがありますか？

A HAART療法は種々の副作用を起こします．消化器症状（吐気，嘔吐，下痢）が最もよくみられアドヒアランス（服薬遵守率）に影響を与えやすいとされます．とくに投与初期に消化器症状が出やすいようです．
制吐剤（メトクロプラミド，クロルプロマジン）や止痢薬のロペラミドなどを併用しながら乗り切ることが可能です．そのほか，逆転写酵素阻害薬の副作用として乳酸アシドーシスが報告されています．これまではその発現頻度は極めてまれであるとされていましたが最近報告が相次いでいます．非逆転写酵素阻害薬の副作用としてはアレルギー反応があり，軽度の場合はステロイドの短期使用で対応します．プロテアーゼ阻害薬には消化器の副作用のほか，脂質代謝異常が認められることが多いようです．

Q 日本における日和見感染症の特徴について教えてください．

A 日和見感染症は，国によってその種類と割合が異なっています．日本では途上国と違い結核の頻度が少ない点やアルペルギルス，アメーバ症の頻度が高いことが特徴の一つです．強力な抗HIV療法の導入により，日和見感染症の感染率は急速に低下し，欧米では以前の2～3割以下になったといわれています．
日本でも例外なく日和見感染症の低下が報告されていますが，ニューモシスチス・カリニ肺炎が多いことと，最近，結核併発患者もやや増加しているようです．

Q 他科を受診するときの注意点について教えてください．

A 現在担当の感染症の主治医に，他科を受診したいことを伝え，処方薬剤内容を含めた紹介状を書いてもらうことが重要です．受診したい病気がHIV感染症と関係なさそうに思えても，HIVにより免疫低下や合併しやすい病気である可能性もあります．また，HIV感染を伝えずに受診することで正確な診断の妨げになり，病気の早期発見が遅れたり，誤診を招く危険性があります．さらに薬物の相互作用においても重篤な副作用の発現を起こす可能性もあります．紹介状を介し医師どうしの連絡も取りやすくなりますので問題が起きたときの対応も迅速になります．

Q 針刺し事故が起きた場合の対処法について教えてください．

A B型肝炎などとは違いHIVの感染性は低く，針刺し事故であっても0.3％程度といわれています．しかしながら医療従事者が業務上でHIV感染することを可能な限り防ぐ必要があります．AZTを事後直後使用することで感染率を80％低下させることができると考えられますが，米国の疾病管理センターは針刺し事故については2剤または3剤の抗HIV薬を使用することを推奨しています．

参考文献

1) 日本薬学会編集（2002）薬学生，薬剤師のための知っておきたい病気100，東京化学同人
2) Gene, D. M., Mark, J. S., Alice, M. O'Donnell 著，Lloyd, Y. Y., Mary, A. K.- K. 編集（2002）アプライドセラピューティクス，ヒト免疫不全ウイルス感染症　第5巻（日本語編集：緒方宏泰，越前宏俊，増原慶壮），97-1～97-56，じほう
3) 島田　馨監修，岡　慎一編集（2002）医薬ジャーナルHIV　Q&A，医薬ジャーナル社
4) HIV感染症治療研究会（2011, 12）HIV感染症治療の手引き（第15版）

Chapter 4

心臓・血管系疾患

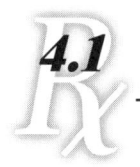

4.1 心不全

病態の概要

　心不全とは心臓の収縮・拡張が十分に行えないために，血液の流れが損なわれ，全身の臓器や組織に酸素や栄養分を供給できない状態のことである．心不全の主たる原因は，心筋梗塞，狭心症，弁膜症，不整脈，高血圧などである．図1のように，心不全には右室の駆出力が低下する右心不全と左室の駆出力が低下する左心不全がある．右心不全では，右心房までの静脈血の流れが滞り（図2），全身がむくんだ下肢浮腫の状態（浮腫）となる．右心不全は左心不全に引き続いて起こることがほとんどで，単独で生じるのは肺性心など限られた疾患時のみである．また右心不全での体循環うっ血は図1左枠内のような薬物動態学上の影響を及ぼすため，当該薬の投与時には投与量の調整が必要になる場合がある．左心不全では，右心室により駆出された血液が肺でうっ滞するため（図2），肺に水がたまり，呼吸困難となる（図1中央）．心不全の状態は，心臓や腎臓，脳などの主要臓器の血液灌流量が減少するため，これに代償的な昇圧反応が起こる．交感神経系を興奮させて末梢血管を収縮させる反応およびレニン・アンギオテンシン・アルドステロン系（RAA系）による血管収縮とナトリウム・水の再吸収反応である．図1右にそれらを詳細に示した．ここで，**前負荷**上昇とはRAA系の亢進に伴い，腎臓から水分の再吸収が促進され，心臓への静脈血流入量の増加に伴う拡張期の心臓負荷が高まることであり，**後負荷**上昇とはノルアドレナリンおよびアンギオテンシンIIによる末梢血管収縮作用の結果，心収縮時に心臓がより強い圧力負荷を受けることをいう．

　心不全には急性と慢性とがある．急性心不全は代償機転を十分に働かせる時間的余裕がない，あるいは代償しきれない重篤な心ポンプ機能障害であり，一方，慢性心不全は，ポンプ機能の低

図1 心不全の病態

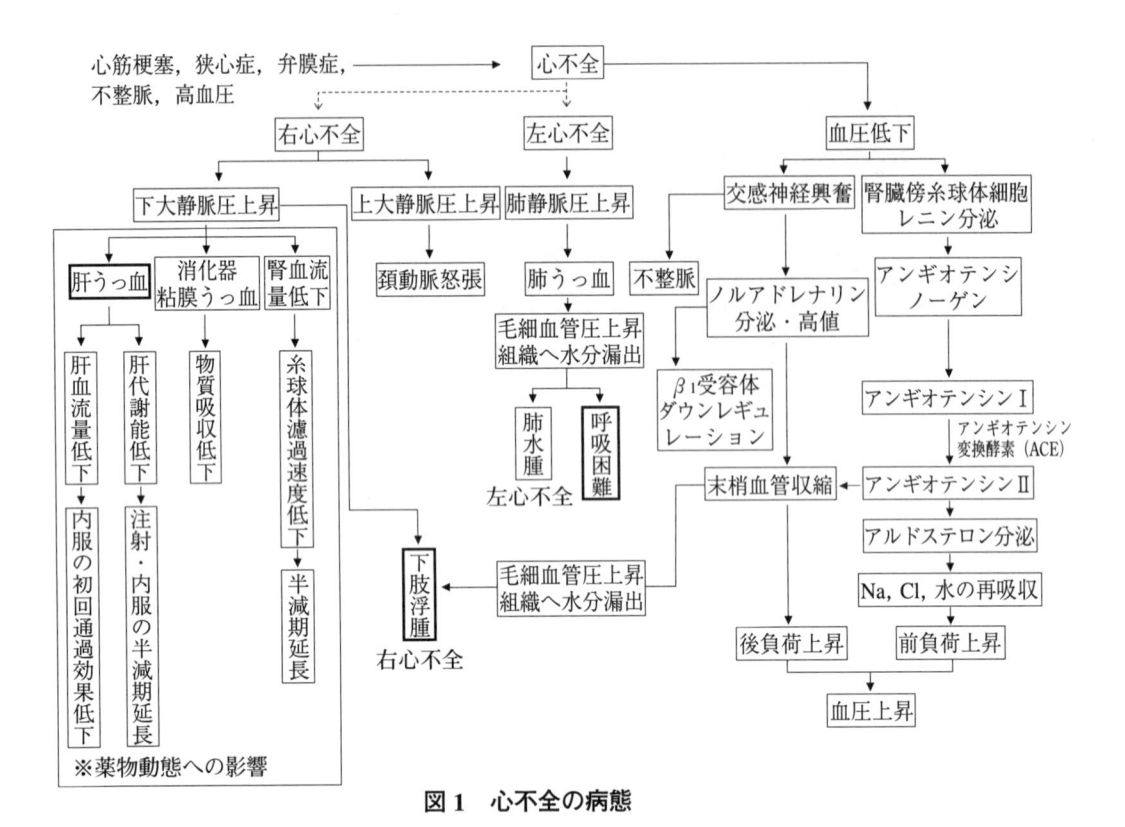

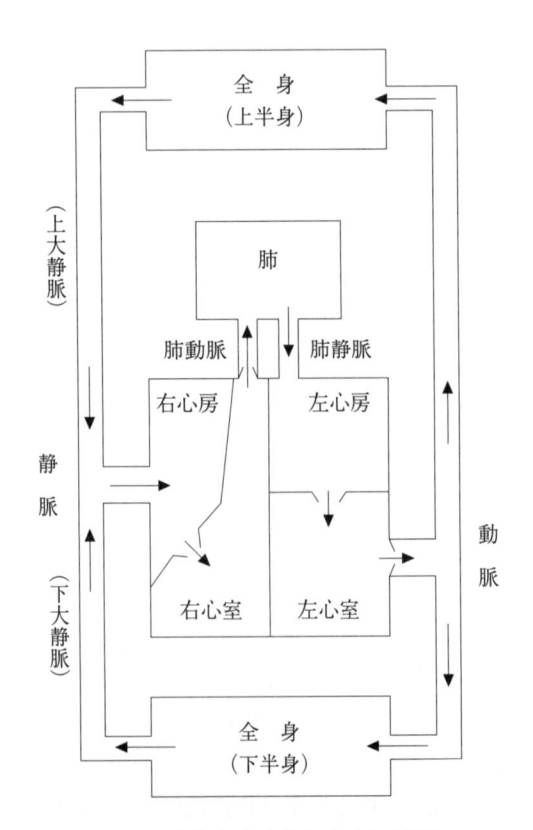

図2 心臓を中心とした血液循環

下と代償機転がつりあいをとりながら慢性に推移したものである．急性心不全と慢性心不全では，薬物療法が大きく異なる．

キーワード

血液循環　　右心不全　　浮腫　　左心不全　　肺うっ血　　代償（機構）　　交感神経系
レニン・アンギオテンシン・アルドステロン系　　前負荷　　後負荷　　急性心不全
カテコールアミン製剤　　利尿薬　　硝酸薬　　ホスホジエステラーゼ阻害薬
α型ヒト心房性ナトリウム利尿ポリペプチド　　ジギタリス　　慢性心不全
アンギオテンシン変換酵素阻害薬　　アンギオテンシン受容体拮抗薬　　カリウム保持性利尿薬

治療方針

　急性心不全では，急速な左室機能不全により，心ポンプ機能の著しい低下，肺うっ血，低酸素血症，さらには交感神経系が強く亢進することによる全身血管抵抗の増加がある．収縮期血圧が100 mmHg以下では，心収縮力を高め肺毛細血管圧を低下させるドブタミンが投与され，これで十分な昇圧が得られないときには，ドパミンへの切り換え，あるいは併用が行われる．ただし，ドパミンは肺毛細血管圧を上昇させるため注意が必要である．さらに，高度の心機能低下ではノルエピネフリンを投与する．ノルエピネフリンは，血管収縮作用により血管抵抗も強くなるため，できるだけ少量・短期間とする．肺うっ血に対しては，フロセミドを始めとした利尿薬を用いて前負荷を軽減させ，ニトログリセリンや硝酸イソソルビド（硝酸薬）により肺毛細血管圧を低下させる．硝酸薬は前負荷（末梢静脈拡張）および後負荷（末梢動脈拡張）の両者を軽減する．アムリノンやミルリノンなどのホスホジエステラーゼⅢ阻害薬は血管拡張作用があるため，硝酸薬と同様に使用されるが，心筋酸素需要を増加させずに心拍出量を増加させる作用も併せもつ．hANP（カルペリチド）はα型ヒト心房性ナトリウム利尿ポリペプチドであり，強力な利尿作用と血管拡張作用を有し，急性心不全の第一選択薬になりつつある．ジギタリスは心房細動などの頻脈性不整脈を伴った急性心不全に適応となる（不整脈の項 参照）．今後のエビデンスの収集が待たれるが，急性心不全患者の初期収縮期血圧を参考に，速やかに治療を開始するアプローチ法を提案した「クリニカルシナリオ（CS）」が提唱されている（表1）．

　慢性心不全では，基本的に，心筋収縮力を高める薬物は用いない．急性心不全の場合，心機能を一時的に亢進させ，救命を前提とした薬物が投与される．しかし，慢性的に機能低下した心臓を刺激して無理に働かせると，かえって生存年数が短くなることがわかり始め，現在では，心臓に対する負荷の軽減，すなわち，利尿剤投与による前負荷の軽減や，図1右の交感神経系の興奮およびRAA系の亢進を取り除く治療が中心に行われるようになっている．交感神経刺激を取り去るにはβ遮断薬が，RAA系に対しては，アンギオテンシン変換酵素阻害薬（ACEI）あるいはアンギオテンシン受容体拮抗薬（ARB）が用いられる．β遮断薬のカルベジロールおよびビソプロ

表1 クリニカルシナリオ

入院時の管理	
・非侵襲的監視：SaO₂，血圧，体温 ・酸素 ・適応があれば非侵襲陽圧呼吸（NPPV） ・身体診察	・臨床検査 ・BNPまたはNT-pro BNPの測定：心不全の診断が不明の場合 ・心電図検査 ・胸部X線写真

	CS 1	CS 2	CS 3	CS 4	CS 5
	収縮期血圧(SBP)>140 mmHg	SBP100〜140 mmHg	SBP<100 mmHg	急性冠症候群	右心不全
	・急激に発症する ・主病態はびまん性肺水腫 ・全身性浮腫は軽度：体液量が正常または低下している場合もある ・急性の充満圧の上昇 ・左室駆出率は保持されていることが多い ・病態生理としては血管性	・徐々に発症し体重増加を伴う ・主病態は全身性浮腫 ・肺水腫は軽度 ・慢性の充満圧，静脈圧や肺動脈圧の上昇 ・その他の臓器障害：腎機能障害や肝機能障害，貧血，低アルブミン血症	・急激あるいは徐々に発症する ・主病態は低灌流 ・全身浮腫や肺水腫は軽度 ・充満圧の上昇 ・以下の2つの病態がある ①低灌流または心原性ショックを認める場合 ②低灌流または心原性ショックがない場合	・急性心不全の症状および徴候 ・急性冠症候群の診断 ・心臓トロポニンの単独の上昇だけではCS4に分類しない	・急激または緩徐な発症 ・肺水腫はない ・右室機能不全 ・全身性の静脈うっ血所見

治 療				
・NPPVおよび硝酸薬 ・容量過負荷がある場合を除いて，利尿薬の適応はほとんどない	・NPPVおよび硝酸薬 ・慢性の全身性体液貯留が認められる場合に利尿薬を使用	・体液貯留所見がなければ容量負荷を試みる ・強心薬 ・改善が認められなければ肺動脈カテーテル ・血圧<100 mmHgおよび低灌流が持続している場合には血管収縮薬	・NPPV ・硝酸薬 ・心臓カテーテル検査 ・ガイドラインが推奨するACSの管理：アスピリン，ヘパリン，再灌流療法 ・大動脈内バルーンパンピング	・容量負荷を避ける ・SBP>90 mmHgおよび慢性の全身性体液貯留が認められる場合に利尿薬を使用 ・SBP<90 mmHgの場合は強心薬 ・SBP>100 mmHgに改善しない場合は血管収縮薬

治療目標		
・呼吸困難の軽減 ・状態の改善	・心拍数の減少 ・尿量>0.5 mL/kg/min	・収縮期血圧の維持と改善 ・適正な灌流に回復

＊NPPV（non-invasive positive pressure ventilation：非侵襲的陽圧呼吸）

ロール，ACEIのエナラプリル，カプトプリル，リシノプリル，ARBのロサルタンおよびバルサルタンでは，大規模臨床試験により延命効果が確認されている．また，カリウム保持性利尿薬（抗アルドステロン薬）のスピロノラクトンにも有効性が確認されている．そのため，一般には，利尿薬，ACEI，ARB，β遮断薬が適宜併用あるいは単独で用いられ，これらにより改善が認めら

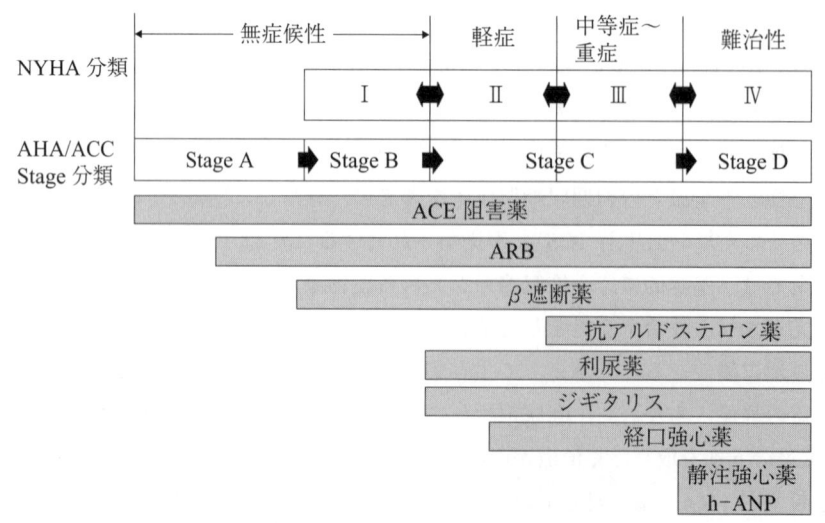

図3 心不全の重症度からみた薬物治療指針

れない場合，ジギタリスとスピロノラクトンが追加される．

図3にAHA/ACCの心不全ステージ別薬物治療を示した．本分類では，ステージAは危険因子を有するが心機能障害がない，Bは無症状の左室収縮機能不全，Cは症候性心不全，Dは治療抵抗性心不全を示し，症状の段階的な進行を表す．

◆ 処方例 ◆ 1

Rp.
フロセミド錠（ラシックス® 40 mg）	1回1錠（1日1錠）
スピロノラクトン錠（アルダクトンA® 25 mg）	1回2錠（1日2錠）
バルサルタン錠（ディオバン® 20 mg）	1回1錠（1日1錠）
アスピリン錠（バイアスピリン® 100 mg）	1回1錠（1日1錠）
1日1回　朝食後	7日分
カルベジロール錠（アーチスト® 1.25 mg）	1回1錠（1日2錠）
1日2回　朝夕食後	7日分

◆ 処方解説

僧帽弁閉鎖不全症から心不全となった患者の入院処方である．フロセミドとスピロノラクトンは肺および全身のうっ血を取り除くための利尿剤である．スピロノラクトンはカリウム保持性であり，フロセミドの副作用である低カリウム血症を抑えることができる．近年はスピロノラクトンの代わりに抗アンドロゲン作用のないエプレレノン（セララ®）が用いられるようになってきている．バルサルタン（ARB）はアンギオテンシンIIの作用に拮抗して毛細血管収縮，水分貯留を抑制するとともに，心血管系のリモデリング（コラーゲンなどの蓄積による心肥大や血管平滑筋肥大）の進展を抑制する．アスピリン（低用量100 mg）は僧帽弁閉鎖不全による血栓形成を予防するために処方されている．カルベジロールは交感神経系の心臓への作用を遮断し，無理に働かせるのではなく，ゆっくりと働かせるために用いられている．一般には，心不全の中でも，拡張型心筋症に繁用される．患者はこの後，僧帽弁形成手術を受けている．

◆ 処方例 ◆ 2

Rp.
エナラプリル錠（レニベース® 2.5 mg）	1回1錠（1日1錠）
フマル酸ビソプロロール錠（メインテート® 2.5 mg）	1回1錠（1日1錠）
1日1回　朝食後	30日分

◆ 処方解説

軽症の慢性心不全患者の処方である．エナラプリルは動静脈拡張により後負荷・前負荷ともに軽減する．フマル酸ビソプロロールはβ遮断薬であり，慢性心不全の延命効果も確認されている．

交感神経系の興奮による心臓への刺激を遮断し，心拍数を減少させ，心臓の仕事量を減らす．また，β_1選択性の最も高いβ遮断薬であるため，気管支の収縮を伴わず，喘息を合併する患者にも，慎重投与で使用できる．しかし，日本では保険適応に心不全はなく，いわゆる適応外使用となる．

◆ 処方例 ◆ 3

Rp.		
ベシル酸アムロジピン（ノルバスク® 5 mg）	1回1錠（1日1錠）	
バルサルタン（ディオバン® 80 mg）	1回1錠（1日1錠）	
ジゴキシン散（ジゴシン® 0.1 %散）	1回 0.25 mg（1日 0.25 mg）	（力価）
1日1回　朝食後	すべて粉末で（NGチューブ使用）	7日分

◆ 処方解説

　高血圧，狭心症からうっ血性心不全となり，さらに，心房細動から脳梗塞に至った患者の入院処方である．意識がないため薬を飲むことができず，鼻腔から胃へと挿入されたチューブ（NGチューブ）を通して簡易懸濁法等により薬物を投与するため，すべて粉末の指示がある．水や生食に薬物粉末を懸濁し，シリンジに吸い取り，チューブから流し込む．ベシル酸アムロジピンはジヒドロピリジン系のカルシウム拮抗剤であり，高血圧に用いるが，脳梗塞の二次予防（再発予防）に対して効果のあることが知られている．バルサルタンはARBで，血圧を下げるのみならず，アンギオテンシンIIの作用に拮抗して動静脈血管を拡張し，心臓の前負荷・後負荷を軽減する．ジゴキシンは心拍出量を上げ，また，心房細動（頻脈性不整脈）に効果がある（4.2 不整脈の項参照）．

Q & A

Q 心不全の治療は歴史的にどのように変化してきたのですか？

A 1970年代までは水がたまりやすい疾患との認識が強く，利尿薬が第一選択薬でした．70年代〜80年代では，強心薬により心臓を動かし，ポンプの負担を軽くするために血管拡張薬が用いられていました．90年代に入ると，次々と大規模臨床試験の結果が出始め，強心剤を使うとむしろ延命できないことが明らかになり，現在では，β遮断薬およびACEIまたはARBが主流になっています．また，カルペリチド（hANP）は日本でしか使われておらず，日本は大規模な試験が行いにくい環境であるため，真の効果が明らかになりにくいのですが，専門医の評価の高い薬といえます．

Q 高血圧になるとなぜ心不全になりやすいのですか？

A 高血圧では，心臓は常に高い圧力に抗して血液を送り出さなければならず，そのため，力をつけるために心筋細胞が厚くなります．心筋細胞が厚くなると，しなやかに拡張することができなくなり（拡張障害），その結果心拍出量が低下して心不全へと進みます．

Q β遮断薬の投与により症状が軽快した場合，薬の服用をやめることはできるのですか？

A できません．β遮断薬を飲み続けることになります．交感神経の興奮による心臓への刺激は心臓への有害作用と考えられ，これを遮断し続けなければなりません．

Q 心不全の重篤度はどのように分類されるのですか？

A 図4に，急性心不全の重篤度を評価するForresterの分類法を示しました．縦軸の心係数とは1分間当たりの心拍出量を体表面積で割った値で，正常値は 2.5〜4.2 L/min/m² と幅は広いのですが，2.2 L/min/m² 以下になると，心拍出量の低下により，末梢循環不全になります．また，横軸の肺動脈楔入圧は鎖骨下静脈から挿入したカテーテルを肺動脈に留置して測定する圧力で，肺毛細管圧を反映し，この値が 18 mmHg 以上になると，肺うっ血があると判定されます．図の（Ⅳ）は心係数 2.2 L/min/m² 以下，肺動脈楔入圧が 18mmHg 以上の重篤な状態で，治療にはカテコールアミンによる昇圧が行われ，死

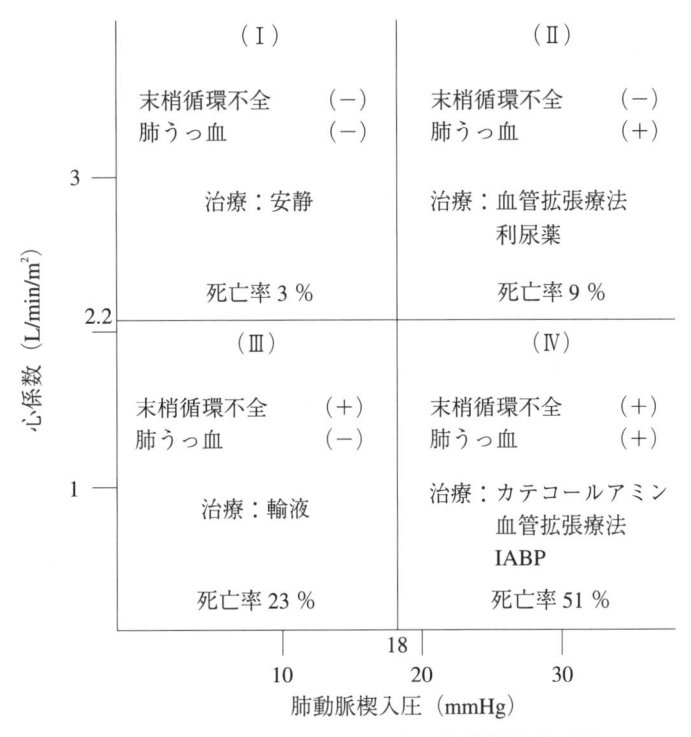

図4　Forresterの心不全分類と治療法

亡率も51％と高率です．なお，IABPとは大動脈内バルーンパンピング（intra-aortic balloon pumping）のことであり，先端にHe等の圧力により膨らますことのできるバルーンを装着したカテーテルを用いて心臓の働きを助ける方法です．カテーテルを大腿動脈から挿入して，左鎖骨下動脈分岐部直下に位置するように固定し，拡張期に膨まし，収縮期に脱気します．これにより拡張期動脈圧を上昇させ，拡張期に血流量の大半を依存する冠動脈血流量の増加がはかられ，一方，収縮期にはバルーン容積を小さくして，心臓の駆出抵抗を減らし，収縮期血圧を低下させることができます．

一方，慢性心不全の重篤度は表2に示すNYHA（New York Heart Association）やAHA/ACC Stage分類の心機能分類を用います．それぞれのグレードにおける薬物療法は図3に示しておりますので参考にして下さい．

表2　NYHA心機能分類

[日本語]

Ⅰ度	心疾患があるが，身体活動には特に制約がなく日常労作により，特に不当な呼吸困難，狭心痛，過労，動悸などの愁訴が生じないもの．
Ⅱ度	心疾患があり，身体活動が軽度に制約されるもの：安静時または軽労作時には障害がないが，日常労作のうち，比較的強い労作（例えば，階段上昇，坂道歩行など）によって，上記の愁訴が出現するもの．
Ⅲ度	心疾患があり，身体活動が著しく制約されるもの：安静時には愁訴はないが，比較的軽い日常労作でも，上記の主訴が出現するもの．
Ⅳ度	心疾患があり，いかなる程度の身体労作の際にも上記愁訴が出現し，また，心不全症状，または，狭心症症候群が安静時においても見られ，労作によりそれらが増強するもの．

Q 経口の強心薬について，その薬理作用を教えてください．

A 経口強心薬は，図5に示すようにカテコールアミン系薬（デノパミン，ドパミン，ドブタミン，ドカルパミン）とホスホジエステラーゼⅢ（PDEⅢ）阻害薬（アミノフィリン，ピモベンダン，ミルリノン，オルプリノン）があります．カテコールアミン系薬は，心筋のβ_1受容体を刺激することでアデニル酸シクラーゼを活性化して，心筋内のcAMP濃度を高めます．生成されたcAMPは，心筋内では小胞体からCa^{2+}を遊離させ心筋Ca^{2+}濃度を高めます．さらに，cAMPは，プロテインキナーゼA（PKA）を活性化することで心筋のカルシウムチャネルを開口させ，心筋外からもCa^{2+}が流入し，心収縮力と心拍数を増加させて強心作用を発揮します．一方，PDEⅢ阻害薬は，cAMPを不活性な5′AMPに代謝するPDEⅢを阻害することによりcAMP濃度を高め，上述の強心作用を発揮します．このcAMPが組織内Ca^{2+}濃度を上昇させる作用は，心筋に特有な作用であり，気管支平滑筋や血小板内ではcAMPが高まると遊離Ca^{2+}濃度は逆に低下しますので注意してください．

4.1 心不全

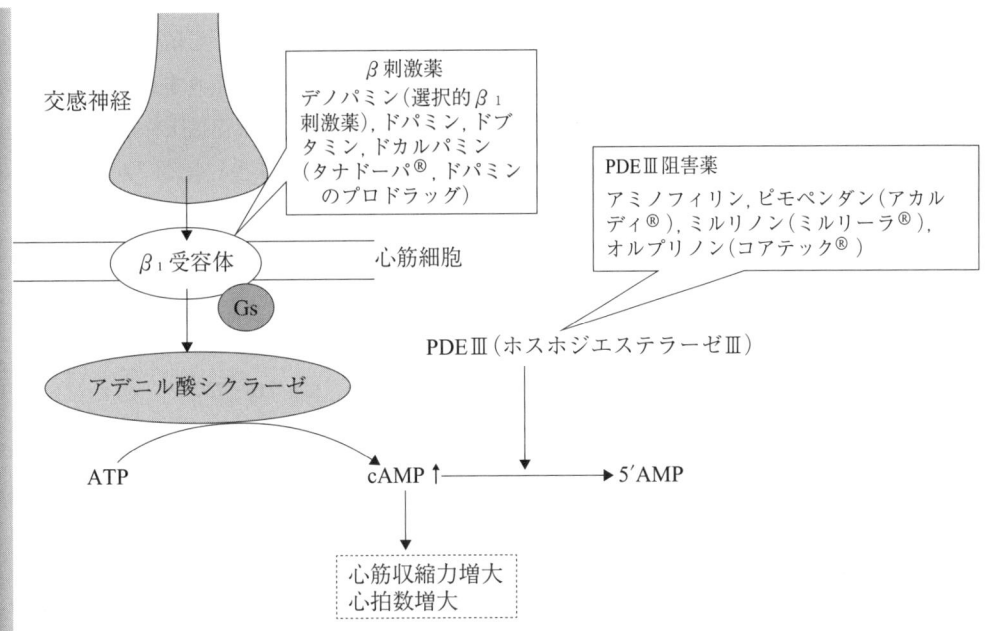

```
交感神経
        β刺激薬
        デノパミン（選択的β₁刺激薬），ドパミン，ドブタミン，ドカルパミン（タナドーパ®，ドパミンのプロドラッグ）

        PDE Ⅲ 阻害薬
        アミノフィリン，ピモベンダン（アカルディ®），ミルリノン（ミルリーラ®），オルプリノン（コアテック®）

β₁ 受容体 ─ 心筋細胞
    Gs
アデニル酸シクラーゼ
                    PDE Ⅲ（ホスホジエステラーゼ Ⅲ）
ATP → cAMP↑ → 5′AMP
        ↓
    心筋収縮力増大
    心拍数増大
```

図 5 主な経口強心薬の作用メカニズム

心筋において，cAMP が高まると小胞体からカルシウムが放出され細胞内 Ca^{2+} 濃度が高くなる（気管支平滑筋や血小板では逆に低下）．また，PKA（プロテインキナーゼ A）を介してカルシウムチャネルが開口し，外から遊離 Ca^{2+} が流入して心筋収縮．

Q 最近，重篤な心不全ではカルペリチドが繁用されるようですが，薬理学的にはどのような作用か説明して下さい．

A 図 6 に作用メカニズムを示すように，カルペリチド（hANP）は α 型ヒト心房性ナトリウム利尿ポリペプチド受容体に結合しますと，グアニル酸シクラーゼを活性化すること

α 型ヒト心房性ナトリウム利尿ポリペプチドの受容体に作用

```
    カルペリチド
        ↓          α 型ヒト心房性ナ
                   トリウム利尿ポリ
                   ペプチドの受容体
        活性化
                   → 同時に利尿作用
                     も示す
グアニル酸シクラーゼ
GTP → cGMP↑
        ↓
    G-キナーゼ活性化
        ↓
    K-チャネル開口⇒カルシウムチャネル不活性化
    ⇒血管拡張
```

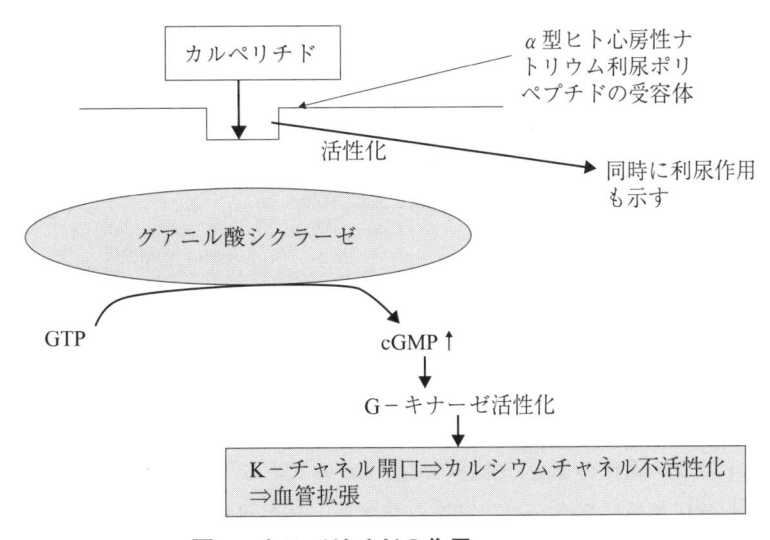

図 6 カルペリチドの作用

によりcGMP濃度を高めます．cGMPは，G-キナーゼ（PKG）を活性化し，血管平滑筋のカリウムチャネルを開口することで，逆にカルシウムチャネルを不活性化し，外からのCa^{2+}流入を阻害することで血管拡張作用を示します．血管拡張作用は動脈よりも静脈のほうが顕著で，これにより心臓の前負荷が軽減されるとともに，カルペリチドが利尿作用を示すことで心不全に伴う浮腫も改善されます．

参考文献

1) 竹越 襄，浅地孝能（2003）急性重症心不全，日本臨牀，61（5），716-722
2) 大草知子，松﨑益德（2003）慢性心不全，日本臨牀，61（5），723-730
3) 久保田徹，竹下 彰（2003）RAS，β遮断薬，日本臨牀，61（5），801-806
4) 篠山重威（2003）強心薬，日本臨牀，61（5），807-815
5) 猪子森明，野原隆司（2003）β遮断薬，日本臨牀，61（5），816-820
6) 真田昌爾，北風政史（2003）ACEI・ARB・抗アルドステロン薬，日本臨牀，61（5），821-826
7) 朝野仁裕，堀 正二（2003）慢性心不全，medicina，40（8），1288-1293
8) 前田佳代，和泉 徹（2003）急性心不全，medicina，40（8），1294-1297
9) 横田雅之，高杉益充編（1999）疾患と臨床薬理，p.190，医薬ジャーナル社
10) 福井次矢，黒川清監修（2009）ハリソン内科学 第3版，メディカル・サイエンス・インターナショナル
11) 急性心不全ガイドライン（JCS2011）（2011改訂版）
12) 慢性心不全治療ガイドライン（JCS2010）（2010改訂版）

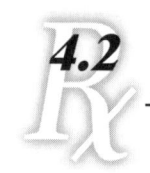

4.2 不整脈

病態の概要

刺激伝導系は，図1に示すように洞房結節（ペースメーカーで自動能を有す）から始まり，順次，心房筋→房室結節（自動能を有する）→ヒス束→右脚・左脚→プルキンエ線維→心室筋へと伝わる．自動能を有する洞房結節と房室結節の活動電位はカルシウムイオンにより脱分極し，波形もナトリウム電位のように急速に立ち上がることなく緩徐な脱分極であることがわかる．この一連の刺激伝導系に異常が生じて途中でブロックが起きると徐脈性不整脈が発生するし，心房筋や心室筋にマイクロリエントリー等が発生すると，それぞれ心房細動や心室細動などの頻脈性不

整脈が発生する．心房筋の脱分極はナトリウムイオンにより起こるが，活動電位持続時間（APD：active potential duration）は心室筋と比べて短いことがわかる．図2は，心室細胞膜を介したイオンの流れと活動電位を示している．各段階を以下に述べる．また，自動能を有する洞房結節や房室結節の活動電位の波形は，Ca^{2+} イオンによる脱分極のため，緩やかな緩徐脱分極であることに注意．

0相（脱分極相）：刺激伝導系により刺激が心筋に伝わると，Na^+ チャネル開口により，Na^+ が細胞内に流入する．これにより，本来，−90mV とマイナスに分極していた心筋はナトリウムイオン（陽イオン）の流入によりマイナスの分極状態から脱する脱分極が起こる．

1相（オーバーシュート相）：−40mV を超えると Na^+ チャネルの不活性化が起こり，Na^+ の流入停止が起こるが，勢い余って心筋は時プラスに分極する．その後，直ちに，一過性外向きカリウム電流（I_{to}）が心筋内から心筋外に流れて電位は −5mV あたりに落ち着く．

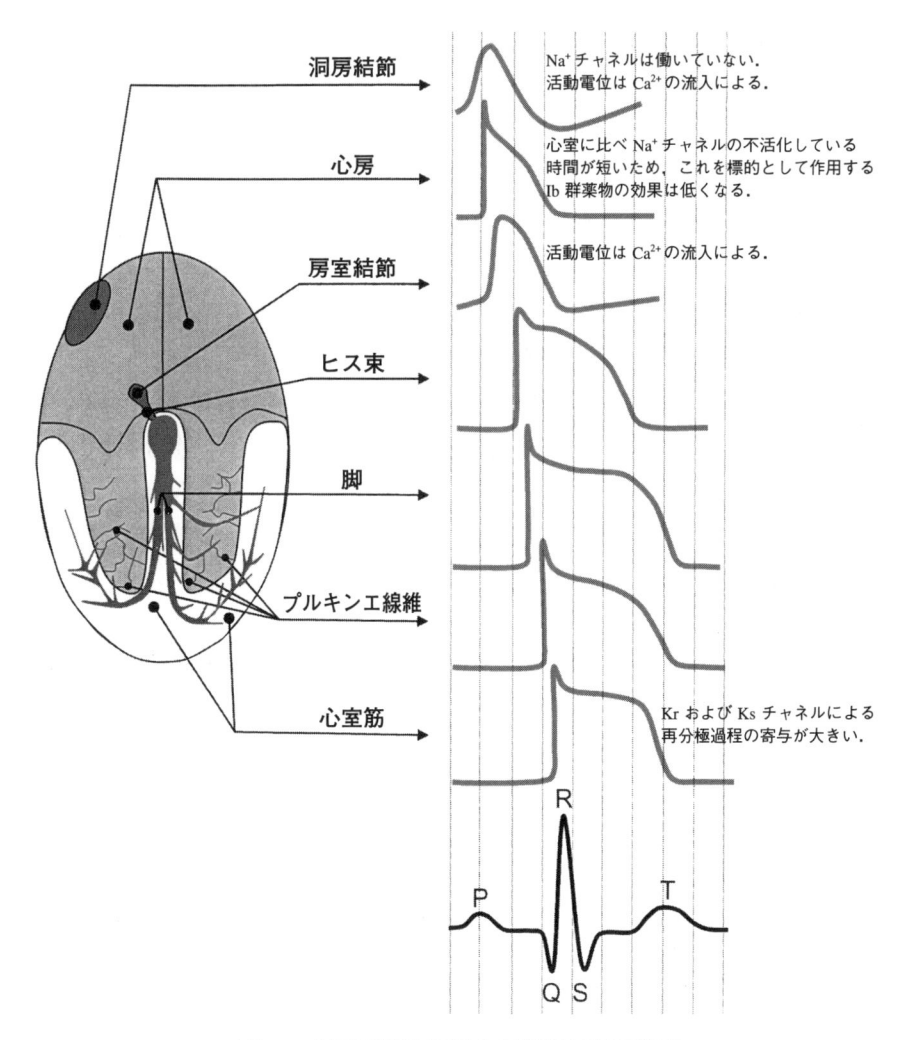

図1 心臓の刺激伝達と各部位の活動電位

2相(プラトー相): 電位依存性であり, Ca^{2+}チャネルの開口によりCa^{2+}が細胞内に流入するが, 同時に遅延整流K^+電流の速い成分(I_{Kr})が等モル外に出ていくので, 電位はプラス・マイナスゼロで, −5mVのまましばらく推移して, 高原状態(プラトー相)を形成する.

3相(再分極相): 電位依存性であり, K^+チャネルが開口し, 遅延整流K^+電流の遅い成分が細胞外に流出して, 心筋の電位は再びマイナスに分極するようになる(再分極). クラスIa群の薬やクラスIII群の薬はK^+チャネルの開口を抑制するので活動電位持続時間が延長して, 相対不応期が長くなる.

4層: Na^+チャネル, K^+チャネルが閉口し, 静止膜電位に再分極する. 0相で大量に心筋内に入ったNa^+は心筋のナトリウムポンプ(Na^+, K^+−ATPase)により能動的に心筋細胞外に排出される. 一方, 3相で大量に流失したK^+はナトリウムポンプにより心筋内に再取り込みされる.

不整脈は虚血侵襲などにより起きる心臓の器質的障害・異常, 遺伝的なK^+チャネルの変異(QT延長症候群), 生体内電解質濃度の異常, 自律神経の異常, あるいは薬物によるK^+チャネルの阻害などにより心臓の電気生理学的な活動が損なわれたときに発生する.

キーワード

洞房結節　脱分極　再分極　Na^+チャネル　Ca^{2+}チャネル　K^+チャネル
Na^+, K^+−ATPase　不応期　リエントリー　細動　心房粗動　心房頻拍
発作性上室性頻拍　心室頻拍　心室細動　特殊心筋細胞
Vaughan Williamsの分類　I群: Na^+チャネル遮断薬　II群: β遮断薬
III群: 活動電位持続時間(APD)延長薬　IV群: Ca^{2+}チャネル遮断薬　催不整脈作用

治療方針

図2のように, 細胞が脱分極してから再分極するまでの時間を活動電位持続時間(APD ; action potential duration)という. 脱分極の開始から細胞内電位が−50〜−60 mV程度の値に回復するまでの期間は電気刺激に対し反応しないため不応期と呼ばれている. 洞房結節から心室筋まで, 刺激の伝導が一方向であり, 逆行しないのは, 不応期が存在するためである. しかし, 何らかの病変あるいは部分的心筋梗塞などの器質的変化により, 不応期を脱した上位の細胞に電気刺激が伝わり, 回路を形成することがある(図3). これを**リエントリー**という. 小さなリエントリー回路が心房内や心室内に多数形成され, 心拍数が350拍/分を超えるのが**細動**である(図4, 図5a, f). 細動は心室筋が細かく震えているだけであり, 実質的に血液を送り出すことはできない. **心房粗動**は三尖弁を中心としたリエントリーにより起きる(図5b). **心房頻拍**は洞房結節からの刺激とは別に, 自立性に心房細胞自体が興奮して下位に刺激を伝える状態である(図5c). **発作性**

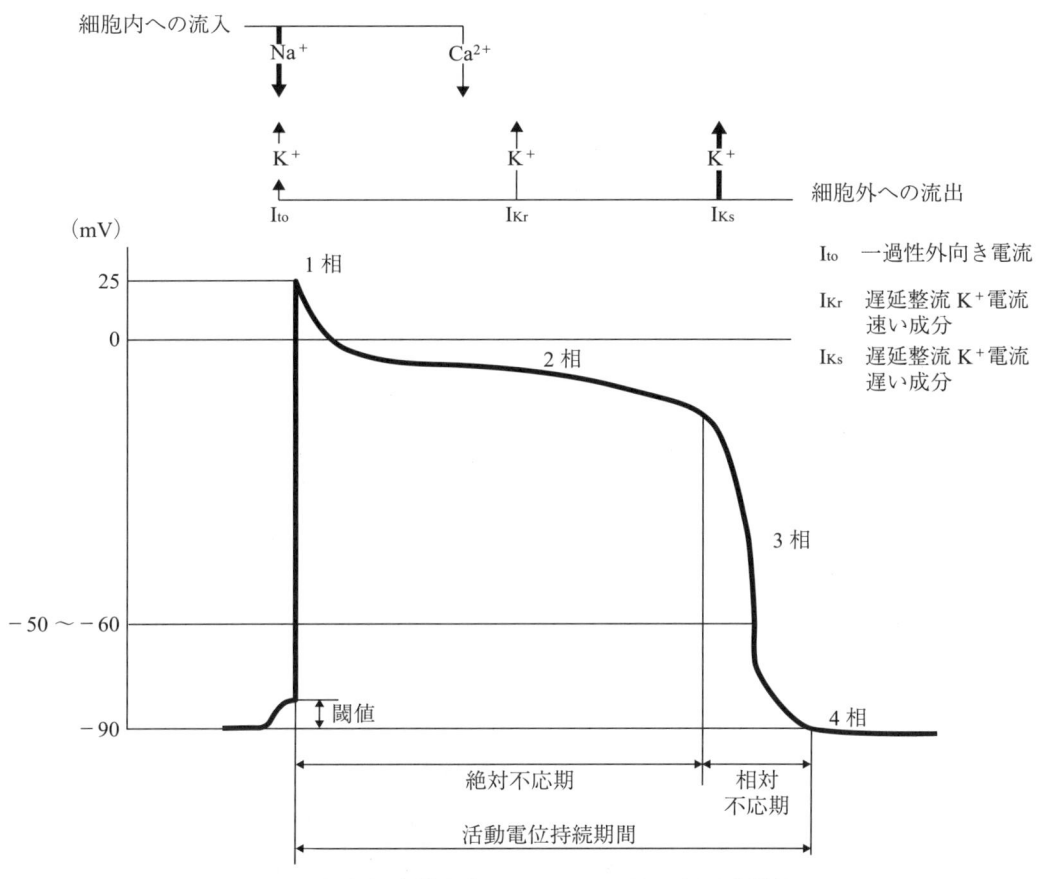

図2 心室細胞膜を介したイオンの流れと活動電位

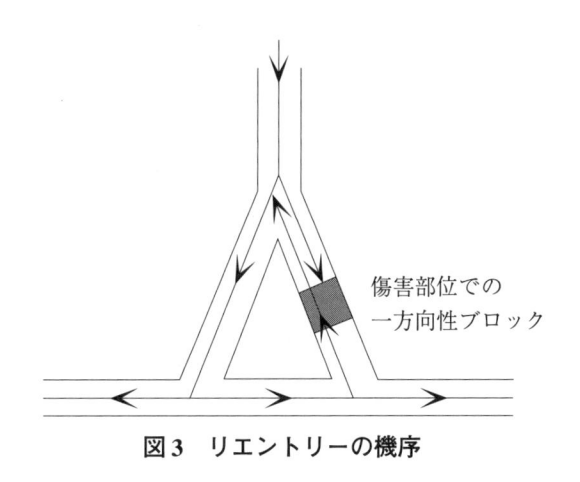

図3 リエントリーの機序

上室性頻拍は房室結節内に伝導速度の速い経路と遅い経路が存在するため,あるいは,房室結節と平行した副伝導路が病的状態として存在し,これから逆行性の刺激が上位に伝わるためにリエントリー回路が形成されて生じる(図5d).**心室頻拍**は急性心筋梗塞,陳旧性心筋梗塞,心筋症などの病態が引き金となって生じる(図5e).**心室細動**は急性心筋梗塞を原因として発生することが多い(図5f).

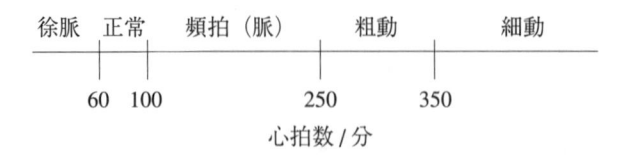

```
徐脈  正常  頻拍（脈）  粗動    細動
     60  100        250    350
                心拍数/分
```

図4　心拍数と不整脈の種類

a. 心房細動
（心房筋にマイクロリエントリー
　が多数形成される）

b. 心房粗動
（心房筋にマクロリエントリー）

c. 心房頻拍

d. 発作性上室性頻拍
（房室結節内にリエントリー
　が形成される）

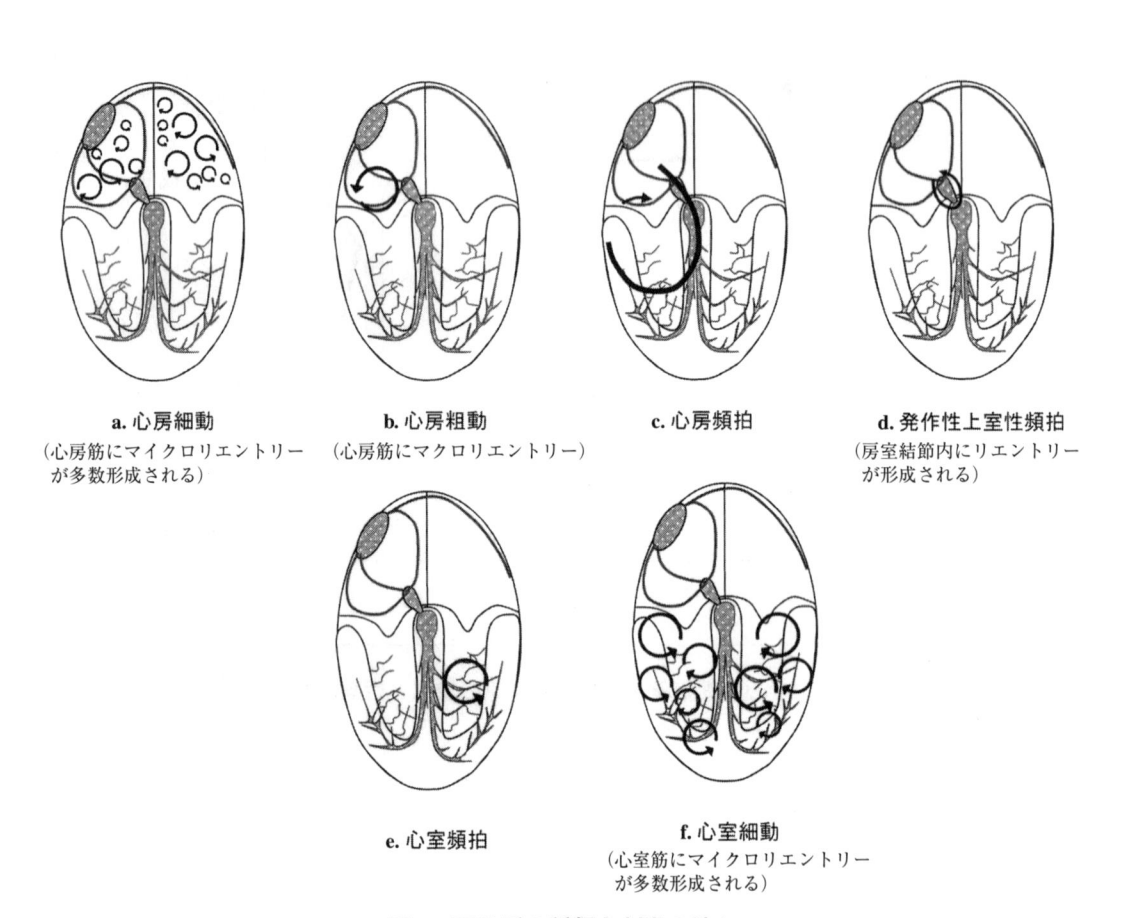

e. 心室頻拍

f. 心室細動
（心室筋にマイクロリエントリー
　が多数形成される）

図5　不整脈の種類と刺激の流れ

　このように，不整脈は心臓の電気的異常に起因するため，不整脈の薬物治療はチャネルを介したイオンの流れをコントロールすることが中心となる．薬物の標的となるチャネル，受容体などを表1に示した．

　薬物治療の主なポイントに以下のようなものがある．

　表1はVaughan Williams分類をシシリアンガンビット分類に従ってまとめた表である．まず，ナトリウムチャネルは，Fast kinetic drug（Fast），Intermediate kinetic drug（Med）ならびにSlow kinetic drug（Slow）の3つに分類されている．これはNa$^+$チャネルに対する阻害から解離までの時間で分類したものである．図6に示すようにFast kinetic drugは解離まで1秒前後で，リドカイン，メキシレチン，アミオダロン，ベプリジルが該当する．これらの薬は心抑制作用が少なく心不全患者の病態を悪化させないので比較的安心して使用できる．一方，Slow kinetic drugは解

表1 抗不整脈薬の分類と作用

Vaughan-Williams 分類	医薬品名	Na Fast	Na Med	Na Slow	Ca	K	α	β	M₂	A₁	Na⁺K⁺-ATPase
Ia	キニジン		AH			M (IKur, IKr, IKs, IK1, Ito, IKACh)	L		L		
	プロカインアミド		AH			M					
	ジソピラミド			AH		M (IKr, IK1, Ito, IKATP)			L		
	シベンゾリン			AH	L	M (IKr, IKs, IK1, IKACh, IKATP)			L		
	ピルメノール			AH		M (IKr, Ito, IKACh)			L		
Ib	リドカイン	IL									
	メキシレチン	IL									
	アプリンジン		IH		L	L					
Ic	ピルシカイニド			AH							
	フレカイニド			AH		L (IKr, IKACh, IKATP)					
	プロパフェノン		AH					M			
II	プロプラノロール	AL						H			
III	アミオダロン	AL			L	H (IKs, IK1, Ito, IKACh, IKATP, IKNa)	M	M			
	ニフェカラント					H					
	ソタロール					H		H			
IV	ベラパミル	AL			H				M		
	ジルチアゼム				M						
	ベプリジル	AL			H	M (IKur, IKs, IK1, IKACh, Ito, IKATP, IKNa)					
	アトロピン								H		
	ATP									作動	
	ジゴキシン								作動		H

α：α受容体　β：β受容体　M₂：ムスカリン受容体　A₁：アデノシン受容体
K⁺チャネルのサブタイプに対する遮断作用が知られているものについては（ ）内に示した．
IKur：遅延整流K電流の非常に速い成分　IKr：遅延整流K電流の速い成分　IKs：遅延整流K電流の遅い成分　IK1：内向き整流K電流
Ito：一過性外向きK電流　IKACh：アセルコリン感受性K電流　IKATP：ATP感受性K電流　IKNa：細胞内Na活性化K電流
H：強い遮断作用　M：中程度の遮断作用　L：弱い遮断作用
AH：活性化（Activated）Na⁺チャネルに対する強い遮断　IH：不活性化（Inativated）Na⁺チャネルに対する強い遮断作用
AL：活性化Na⁺チャネルに対する弱い遮断　IL：不活性化Na⁺チャネルに対する弱い遮断　作動：作動薬

離まで20秒近くかかる薬物群で，ジソピラミド，シベンゾリン，ピルメノール，フレカイニド，ピルシカイニドなどの薬がある．これらの薬は心不全の患者に使用すると心拍数を抑制するので，かえって心不全症状を悪化させる恐れがあるので使用しない．特にフレカイニドやピルシカイニドなどIc群の薬は，心不全の患者に使用した場合，かえって生命予後が悪くなったというCAST STUDYは有名である．その中間がIntermedinte kinetic drugでキニジン，プロカインアミド，アプリンジン，プロパフェノンがある．

ナトリウムチャネルの右に位置するCa²⁺チャネルの欄の見方であるが，このチャネルは心筋の洞結筋や房室結節にあるT型Ca²⁺チャネルの阻害程度を示している．H（強く阻害する）には，IV群のベラパミルやベプリジルがある．これらはCa²⁺イオンにより脱分極される房室結節内にリエントリーが形成された場合に惹起する発作性上室性頻拍（PSVT）に奏効する．さらに右を見てみると，イオンチャネルでK⁺チャネルを阻害する薬物群を示してある．K⁺チャネルには様々な

```
┌─────────────────┐
│ 活性化状態に結合 │
│ プロカインアミド │
│ キニジン         │
│ ジソピラミド     │
│ ピルメノール     │
│ シベンゾリン     │
│ フレカイニド     │
│ ピルシカイニド   │
│ プロパフェノン   │
└─────────────────┘
```

         ┌─────────────────┐
         │ 不活性化状態に結合 │
         │ リドカイン   │
         │ メキシレチン   │
         │ アプリンジン   │
         │ アミオダロン   │
         │ ベプリジル   │
         └─────────────────┘

┌─────────────┐ ┌─────────────┐ ┌─────────────┐
│ すみやかに解離│ │ やや遅れて解離│ │ かなり遅れて解離│
│(fast kinetic│ │(intermediate│ │(slow kinetic│
│ drug)   │ │ drug)   │ │ drug)   │
│ リドカイン   │ │ キニジン   │ │ ジソピラミド │
│ メキシレチン │ │ プロカインアミド│ シベンゾリン │
│ アミオダロン │ │ アプリンジン │ │ ピルメノール │
│ ベプリジル   │ │ プロパフェノン│ │ フレカイニド │
└─────────────┘ └─────────────┘ │ ピルシカイニド│
                                   └─────────────┘

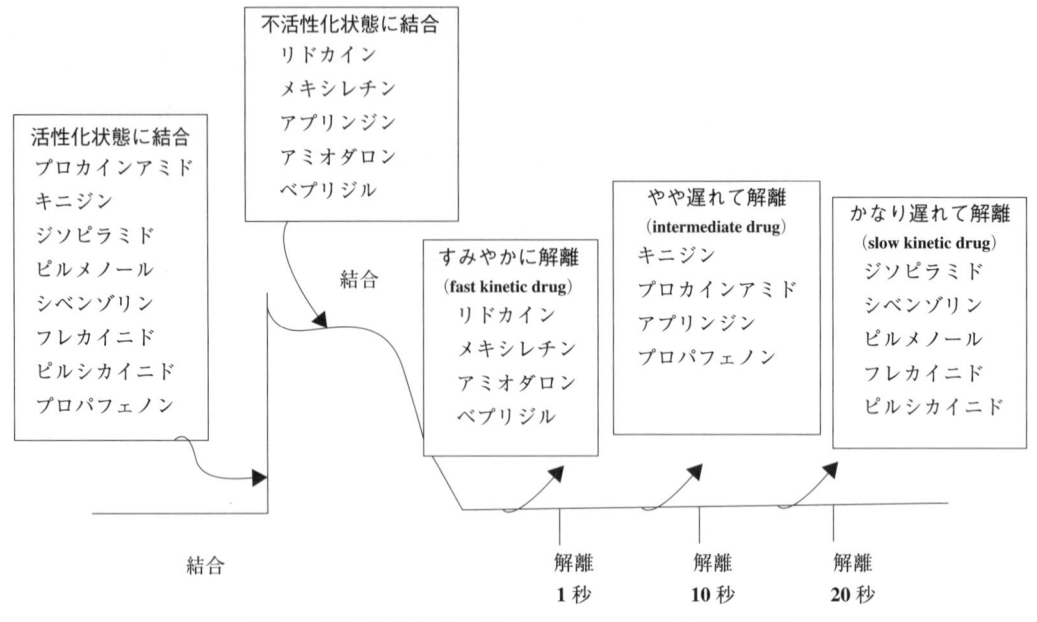

結合   解離   解離   解離
              1秒   10秒   20秒

図6 ナトリウムチャネル遮断薬の阻害と解離速度

タイプがあるが，いずれも第3相におけるK^+チャネルの開口を阻害することで相対不応期を延長し，リエントリーを消失させる薬物群である．Ⅲ群のアミオダロンは様々なK^+チャネルに対して強い阻害作用を示す（H）が，Ⅰa群では中程度（M）のK^+チャネル阻害作用があることを示している．Ⅰa群もⅢ群のいずれも相対不応期を延長することでリエントリーを消失する作用を有する．また，相対不応期を延長するⅠaおよびⅢ群の抗不整脈薬は，催不整脈作用の危険性も同時に増加し，QT延長とその後に惹起されるTorsades de pointesに注意しなければならない．K^+チャネル阻害の内訳で要注意はIK$_{ATP}$であろう．これはATP依存性K^+チャネル阻害作用の強さを示しているが，該当するシベンゾリン，ジソピラミド，フレカイニド，アミオダロン，ベプリジルは低血糖作用を有するので糖尿病患者で不整脈患者には使用しないほうがよい．図6は，膵臓のランゲルハンス島におけるβ細胞でのインスリン放出メカニズムを示している．血糖値が高くなると，β細胞内にグルコーストランスポーターⅡ（GLUT2）を介して糖が取り込まれ，TCAサイクルで生成されたATPはATP依存性K^+チャネルを阻害して，K^+チャネルを閉じてしまうが，その際，Ca^{2+}チャネルが開口（活性化）し，外からCa^{2+}イオンがβ細胞に流入し，細胞内のインスリン小胞からのプロインスリン放出を起こし，プロインスリンは血中で解離してインスリンとC-ペプチドになる．ここでIK$_{ATP}$の作用を有するシベンゾリン等はグリベンクラミド等の経口血糖降下薬と同様にATP依存性K^+チャネルを阻害することでインスリンを放出するから低血糖を惹起する．シシリアンガンビット表のさらに右にはα受容体遮断作用を示している．アミオダロンやベラパミルでは中程度の阻害作用（M）を示すので，起立性低血圧には注意が必要であろう．β遮断作用は当然，Ⅱ群のβ遮断薬が最も強い（H）．M_2遮断作用を有する薬物（アトロピン）は副交感神経の作用を減弱するので，交感神経作用が強くなり心拍数増加や心収縮力増加作用をし，徐脈性不整脈，なかでも房室ブロックや洞房ブロックには奏効する．以上，この表の見方を述べたが，糖尿病，心不全を併発した不整脈患者の薬剤の適正使用に大変有用である．

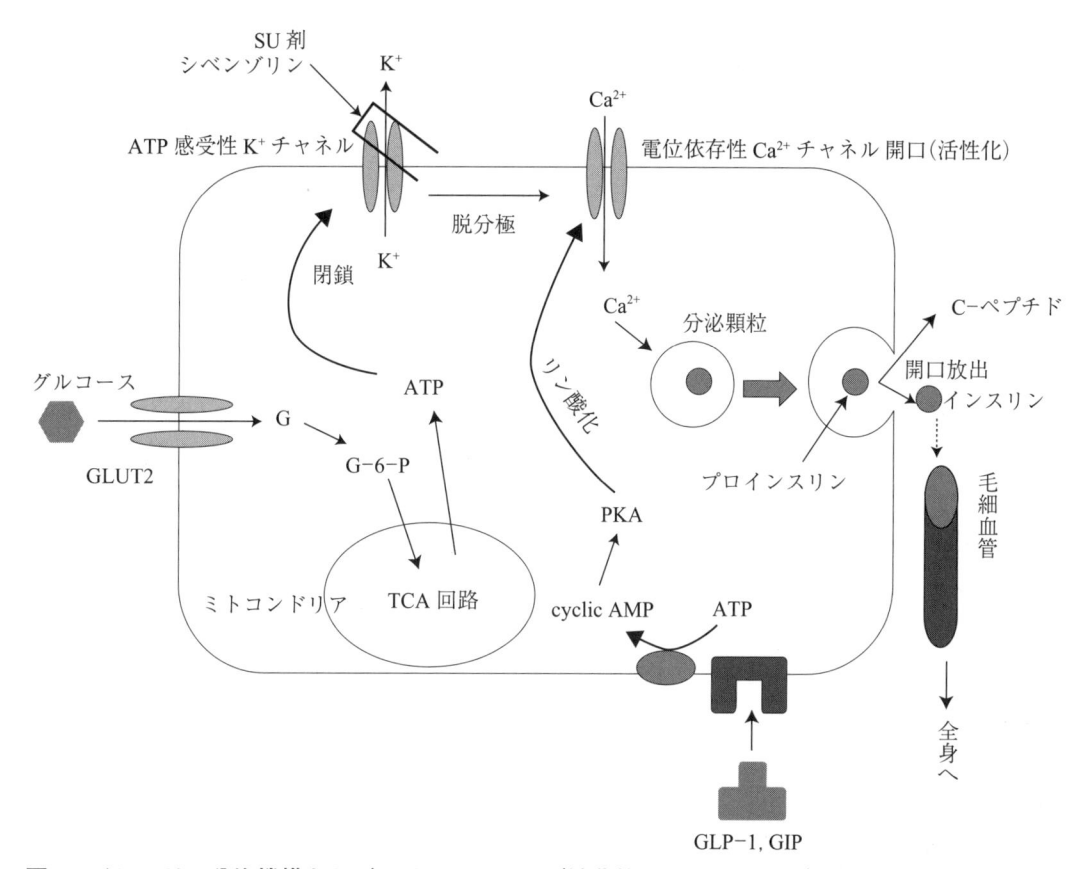

図7 インスリン分泌機構ならびにインクレチン（消化管ホルモンの総称）構成物質の GLP-1（glucagon-like peptide 1），GIP（グルコース依存性インスリン分泌刺激ポリペプチド：glucose-dependent insulinotropic polypeptide）によるインスリン分泌

◆ 処方例 ◆ 1

Rp.	
1）ジソピラミド徐放錠	1回1錠（1日2錠）
1日2回　朝夕食後	14日分
2）ジゴキシン錠（ジゴキシン® 0.25 mg）	1回1錠（1日1錠）
アスピリン錠（バイアスピリン® 100 mg）	1回1錠（1日1錠）
1日1回　朝食後	14日分

◆ 処方解説

　心房細動患者の処方である．不応期を延長させ，心房筋のリエントリーを遮断するために，Na^+ チャネル遮断作用が強く中程度の K^+ チャネル遮断作用のあるジソピラミドを用いている．心房細動の停止には Na^+ チャネルの遮断が有効であり，K^+ チャネル遮断作用のないピルメノールの投与により停止することが知られている．K^+ チャネルの遮断は発作の予防に効果があるといわれ

ている．処方例のジソピラミドは停止および予防の両効果を期待でき，心機能の悪化していない心房細動の第一選択薬である．ジゴキシンは Na^+ ポンプを阻害して，その結果，Na^+–Ca^{2+} 交換チャネルを活性化させ，陽性変力作用（心収縮力増大）を示すとともに，房室結節に投射する副交感神経を賦活するコリン作動薬（M_2）としての特徴をもつので，心拍数を低下する陰性変時作用（心拍数低下）を示す．ジソピラミドは抗コリン作用（M_2）を有し，このことが間接的に IKACh を阻害することになるため，副交感神経が優位となって起こる発作性心房細動（主として夜間に発作）に有効であるが，逆に交感神経系の活性亢進に関連して発生する細動には房室伝導を促進して頻脈化を起こす可能性がある．その点を考慮すると，コリン作動性のジゴキシンの併用は意義がある．不整脈では塞栓形成を来しやすいため，血栓形成抑制を目的としてワルファリンの併用が一般的であり，エビデンスもあるが，本処方では低用量のアスピリンが抗血小板薬として併用されている．チクロピジンが併用されるケースもある．なお，心機能が軽度に低下，あるいは肥大型心筋症に伴う心房細動では，Na^+ 遮断作用がジソピラミド（Slow）に比べ弱い（Medium）プロカインアミドやキニジンを用いる．キニジンは IKur の遮断作用があり，IKur は心房筋に高密度にあることから，心房筋の相対不応期を延長することで心房性不整脈に対する有効性は高いといわれている．

◆ 処方例 ◆ 2

Rp.
1) フロセミド錠（ラシックス® 40 mg）　　　　　　　1回1錠（1日1錠）
   アスピリン錠（バイアスピリン® 100 mg）　　　　　1回1錠（1日1錠）
   1日1回　朝食後　　　　　　　　　　　　　　　　21日分
2) ワルファリンカリウム錠（ワーファリン® 1 mg）　 1回1錠（1日1錠）
   1日1回　夕食後　　　　　　　　　　　　　　　　21日分
3) アミオダロン錠（アンカロン® 100 mg）　　　　　 1回1錠（1日2錠）
   1日2回　朝夕食後　　　　　　　　　　　　　　　21日分
4) メトプロロール酒石酸塩錠（セロケン® 20 mg）　　1回0.5錠（1日1.5錠）
   1日3回　毎食後（粉砕して投与）　　　　　　　　 21日分
5) アプリンジン塩酸塩カプセル（アスペノン® 20 mg）1回1カプセル（1日3カプセル）
   1日3回　毎食後　　　　　　　　　　　　　　　　21日分

◆ 処方解説

急性心筋梗塞により入院し，心不全，心室頻拍を来し，難治性不整脈へと移行した患者の退院時処方である．心不全による浮腫に対してフロセミド（ループ利尿薬），塞栓形成の予防にアスピリンとワルファリンカリウムが使用されている．メトプロロール（β 遮断薬）は頻拍を抑えるため，さらに，心臓に過度の負担がかからないようにして心不全を悪化させないために処方されているものと思われる．アプリンジンはⅠb群の抗不整脈薬であり，図6に示すように，不活性化 Na^+ チャネル遮断作用を有する．Ⅰb群では最も作用が強い．前述のように，不活性化 Na^+ チャネ

ルの遮断が奏効しやすいのは 2 相の長い心室筋の不整脈であり（図 1），2 相が短い心室性不整脈には無効である．なお，本処方の，患者は心室頻拍がある．また，不整脈は難治化しているため，種々チャネルおよび受容体の遮断作用を併せもち（表 1），他剤無効の不整脈にのみ用いるアミオダロンが処方されている．

＜その他の薬剤の使われ方＞
1）カルシウム拮抗薬（ジルチアゼム，ベラパミル）
　洞結節や房室結節の活動電位は Ca^{2+} イオンの流入によりもたらされるため（図 1），これらの伝導を抑制することで抑えられる上室性（心房性）不整脈に使用される．
2）ATP
　ATP 感受性 K^+ チャネルを抑制し，頻拍の停止薬として使用される．発作性上室性頻拍に対して急速静注される．
3）アトロピン
　ムスカリン受容体を遮断し，低用量では徐脈を呈する（処方 1　ジソピラミドの作用参照）．高用量では心拍数を増加させるため，臨床的には注射薬を用いて徐脈性不整脈を治療する．

Q & A

Q　抗不整脈薬の催不整脈作用とは何ですか？

A　一般に Ia 群やⅢ群などの活動電位持続時間（APD）を延長させる抗不整脈薬は，QT 延長，さらに Torsade de pointes などの不整脈を惹起する作用があり，これを催不整脈作用といいます．
心筋梗塞後の軽い心室性期外収縮や心室頻拍の治療に Ic 群のフレカイニドあるいはエンカイニド（日本では発売されていない）を用い，その効果をプラセボと比較する試験を行ったところ（この試験を CAST という：Cardiac Arrhythmia Suppression Trial），薬物を使ったほうが不整脈で死亡する例の多いことが，1989 年に報告されました．この報告を期に，抗不整脈薬には不整脈を起こす作用のあることが問題視され，不整脈治療が大きく見直されるようになりました．

Q　Vaughan Williams の分類は何に基づいているのですか？

A　心筋細胞膜電位に対する作用および薬理効果から，表 1 のように四つの群に分けられています．Ⅰ群は Na^+ チャネル遮断薬，Ⅱ群は β 遮断薬，Ⅲ群は活動電位持続時間（APD）延長薬，Ⅳ群は Ca^{2+} チャネル遮断薬です．Ⅰ群はさらに APD に対する作用の違いから a，b，c の 3 種に分けられ，Ⅰa は APD 延長，Ⅰb は APD 短縮，Ⅰc は APD に影響しません（不変）．Vaughan Williams の分類は 1970 年代に確立され，単純でわ

かりやすいのですが，研究が進むにつれ一つの薬物が種々の作用をもつことが明らかとなり，本分類法では治療に結びつく抗不整脈薬の選択に十分に対応できないと考えられ，シシリアンガンビット（表1）が併用されるようになっています．

Q シシリアンガンビットとは何ですか？

A 不整脈の専門家が集まる国際会議で提唱された抗不整脈薬の分類・選択法です．CASTの報告は不整脈の治療に大きな問題を投げかけました．そのような背景のもと，CAST報告の翌年に第1回国際会議がシシリー島で開催され，チェスの定石である「ガンビット」の名をとって，シシリアンガンビットと名付けられました．Vaughan Williamsの分類に代わる新しい方法として登場しました．表1に示すように，薬物のチャネルや受容体に対する作用と，各種不整脈の機序を電気生理学的に結び付け，薬物を選択する方法です．

Q シシリアンガンビットの薬剤選択法は複雑で難しくないですか？

A 簡単ではありません．そのため，抗不整脈薬ガイドライン委員会からCD-ROM版のガイドラインが出版されています．患者背景や不整脈の状態をコンピュータの質問に答える形式で入力を進めると，候補薬物が選択される仕組みになっています．具体的な考え方を本文中（p.161）に記述していますので参考にして下さい．

参考文献

1) 小川　聡 著，抗不整脈薬ガイドライン委員会編集（2000）抗不整脈ガイドライン，ライフメディコム
2) Erik Sandøe and Bjarne Sigurd 著，杉本恒明，松尾博司 翻訳監修（1987）Arrhythmia-Diagnosis and Management, 日本ベーリンガーインゲルハイム
3) 土屋　純，國井　鏡，菊池弘明 編集（2000）コ・メディカルのための病態生理アトラス，p.100-103，文光堂
4) Echt, D.S., Liebson, P.R., Mitchell, L.B., Peters, R.W., Obias-Manno, D., Barker, A.H., Arensberg, D., Baker, A., Friedman, L., Greene, H.L., et al. (1991) Mortality and morbidity in patients receiving encainide, flecainide, or placebo, The Cardiac Arrhythmia Suppression Trial, N. Engl. J. Med. 324 (12), 781-788

4.3 狭心症

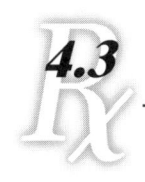

病態の概要

　狭心症とは，冠動脈の一過性血流減少あるいは途絶により酸素不足に陥り，一過性の胸痛を主徴とする症候群のことをいう．心筋の壊死は伴わず，労作性狭心症では胸痛発作時に心電図上 ST 降下を示すことで診断できる．冠動脈硬化によるプラーク形成で血管内腔の狭窄が進行すると，特に運動，興奮，食事，入浴，排便などの労作時の酸素需要を満たすことができなくなる．この時，前胸部の圧迫感・重圧感・絞扼感が出現する．症状が数分間（1分から5，6分，長くても15分以内）持続し，安静およびニトログリセリンの舌下投与で速やかに消失する場合は，発作誘因から労作性狭心症とされ，臨床経過からプラークが安定な安定狭心症と分類され，症状出現の予測がある程度可能である．労作時以外に睡眠時，早朝などに症状の発現する安静（異型）狭心症も存在する．この病態には冠動脈の攣縮（スパスム）が関係していると考えられており，日本人に多い．これらに対し，プラークが破裂し血栓形成が急激に進行している場合は，新規の狭心痛の発現や既存の症状の頻度や強度の増悪が起こる．このような病態は不安定狭心症と呼ばれ，急性心筋梗塞へ移行する一連の病態であるという認識から，急性冠症候群（acute coronary syndrome, ACS）と定義されるようになった．

　これらを総括した狭心症の分類を図1に示す．

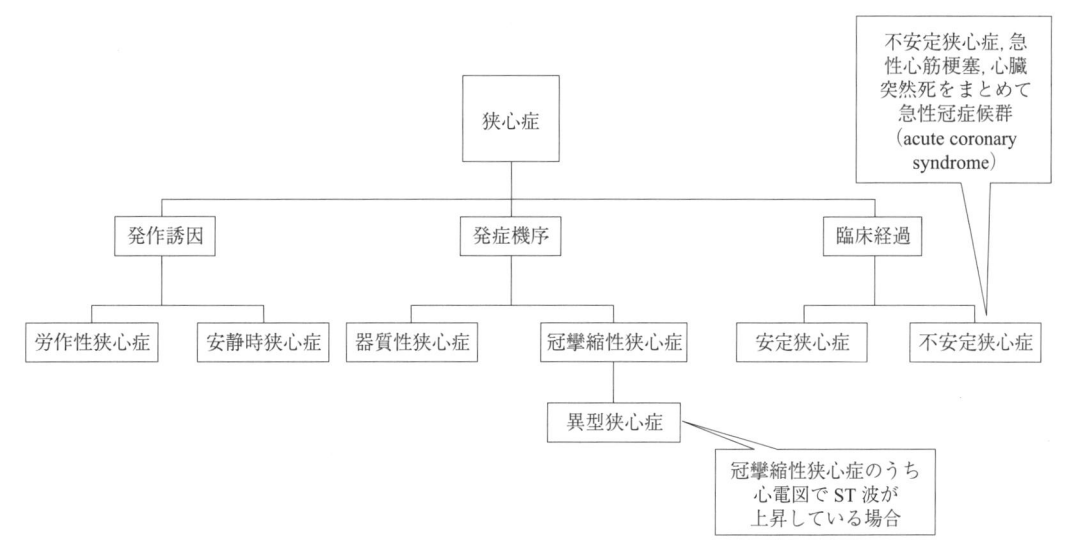

図1　狭心症の分類

① 発症の誘因による分類
　労作性狭心症：体を動かした時に症状が出る狭心症.
　安静時狭心症：安静時に症状が出る狭心症.
② 発症機序による分類
　器質性狭心症：冠動脈の狭窄による狭心症.
　冠攣縮性狭心症：冠動脈の攣縮が原因の狭心症．この中で心電図で ST 波が上昇している場合
　　　　　　　　異型狭心症という.
③ 臨床経過による分類
　安定狭心症：最近 3 週間の症状や発作が安定化している狭心症.
　不安定狭心症：症状が最近 3 週間以内に発症した場合や発作が増悪している狭心症.

キーワード

胸痛　　労作性狭心症　　安静狭心症　　不安定狭心症　　ニトログリセリン舌下投与

治療方針

　狭心症の治療の原則は，発作の寛解に加え，発作の頻度を少なくすることと急性心筋梗塞を予防することにある．薬物療法，インターベンション治療*および手術療法の三つの治療法があるが，発作の抑制と予防を目指した薬物療法が基本となる．薬物療法は，労作時の治療と非発作時の治療に大きく分けられるが，前負荷，後負荷を軽減する亜硝酸薬，心活動性を低下させて酸素要求性を減少させる β 遮断薬，冠動脈を拡張して後負荷を軽減するカルシウム拮抗薬が主体となる（表 1，図 1）．

◆ 処方例 ◆　1　発作時

Rp.
1) ニトログリセリン舌下錠（ニトロペン舌下錠®　0.3 mg）　　　1 回 1 錠を舌下
2) ニトログリセリン舌下スプレー剤（ミオコールスプレー®　7.2 g / 本）
　　　　　　　　　　　　　　　　　　　　　　　　　　　舌下 1 回 1 噴霧（0.3 mg）
3) 硝酸イソソルビドスプレー剤（ニトロールスプレー®　10 g / 本）
　　　　　　　　　　　　　　　　　　　　　　　　　　　舌下 1 回 1 噴霧（1.25 mg）

＊インターベンション治療とは
　　高度な器質的狭窄が狭心症発作の原因である場合に行う治療法である．高度狭窄が認められた場合には，バルーン拡張による経皮的冠動脈形成術（percutaneous transluminal coronary angioplasty, PTCA）を行い，血栓が中心の場合には冠動脈内血栓溶解療法（intracoronary thrombolysis, ICT）を行う．また，円筒状の金属片（ステント）を狭窄部に挿入する冠動脈内ステント法（intracoronary stenting）も行われる．

表1　狭心症の薬物療法

安定狭心症	不安定狭心症
経過が安定し，発作はあまり出現しないか，出現しても一定の条件で出現し，予測がある程度可能である．予後は良好． ① 労作性狭心症 　発作時は硝酸薬の舌下あるいは噴霧 　非発作時はβ遮断薬が中心となる． 　冠攣縮の合併も考え，硝酸薬，Ca 拮抗薬を併用．冠血栓の予防に低用量のアスピリンを用いる． ② 安静狭心症 　発作時は労作性と同様．非発作時は硝酸薬とCa 拮抗薬が中心となる．発作発現時間に注意し，発症時間帯に有効な血中濃度が得られるように投与． ③ 労作兼安静狭心症，心筋梗塞後狭心症 　より重症な狭心症で，硝酸薬，β遮断薬，Ca 拮抗薬，抗血小板薬を効果，剤形，持続時間などを考慮しながら組み合わせる．	50〜80％が心筋梗塞に移行するといわれているので，その防止が目標となる．急性心筋梗塞，心臓急死の防止にはヘパリンを用いる． ① 新規発症型 　薬物反応性が良好で，抗血小板薬，硝酸薬，Ca 拮抗薬，β遮断薬などを用いる． 　治療をしながら検査を進める． ② 増悪型 　ニトログリセリン持続点滴，抗凝固療法としてヘパリン（5000 U 静注後 10 U/kg/分で持続点滴，またはワーファリン®（1〜5 mg）を開始する．症状が安定したら冠動脈造影を行う．結果により，経皮的冠動脈インターベンション（PCI）などのインターベンション療法，あるいは冠動脈バイパス術（CABG）などの手術療法を考慮する．

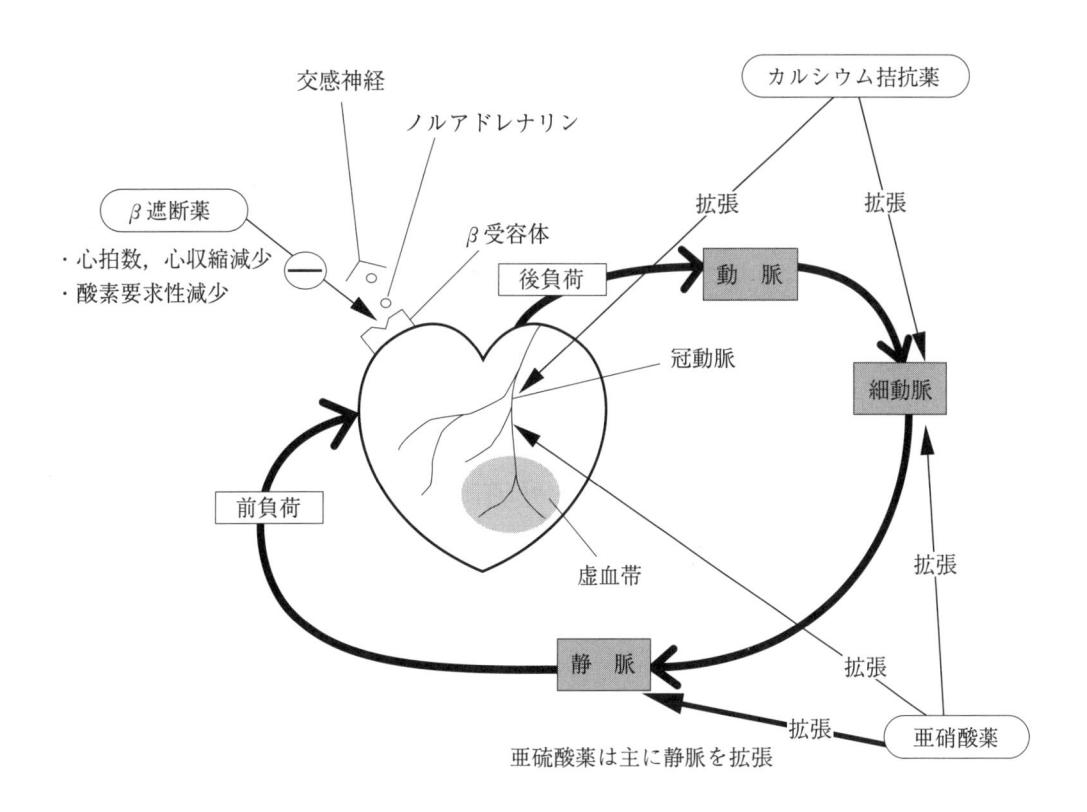

図2　狭心症用薬の作用点

◆ 処方解説

　発作時には，まず安静にして心筋酸素消費量を減ずるが，速やかに症状が軽快しない場合には，硝酸薬であるニトログリセリンを1錠舌下投与する．通常は数分以内（1～5分以内）に劇的な効果がみられる．重症例では痛みが軽減されないこともあり，5分くらいの間隔をおいて再度舌下を試みるが，同様に3錠まで繰返しても改善がみられない場合には，心筋梗塞への移行が懸念される不安定狭心症であるため直ちに医師に連絡する．硝酸薬の主な作用は冠血管拡張と末梢血管拡張による前および後負荷の軽減による心仕事量の軽減である．舌下錠およびスプレーは速効性が期待できる．

Q & A

Q ニトログリセリンの錠剤とスプレーの使い分けと，服薬指導時に注意することを教えてください．

A 硝酸薬は錠剤を舌下で溶解させた場合も，口腔内にスプレーを噴霧した場合も，口腔粘膜から速やかに吸収され，1～2分で効果が発現します．また，その効果は10～30分ほど持続します．高齢者は口腔内が乾いていることが多いので，スプレーによる口腔内噴霧のほうがよいとされています．いずれの製剤においても，起立性低血圧によるふらつき，一過性意識消失を起こすことがありますので，椅子に腰掛けるか座って使用するよう指導します．その他，頭痛，顔面潮紅などをきたすことがありますが，これは血管拡張作用によるもので，1時間くらいで自然に治ることをあらかじめ伝えておきます．また，勃起不全改善薬で近年，肺高血圧症にも使われているシルデナフィル（バイアグラ®，肺高血圧治療薬はレバチオ®）を服用後に狭心症が起きた場合，硝酸薬を使用すると血圧低下により死に至ることもあるため禁忌になっています．

　また，瓶入りのニトログリセリン錠は非常に揮発性が高く，①他の容器に移しかえない，②錠剤を取り出したら直ちにふたを締める，③容器の中に綿や紙を入れない，④なるべく涼しいところに保管し，持ち歩くときは財布の中などに入れ身体に密着させない，⑤ふたを開けてから3か月以上経過すると効果が低下するおそれがあるので（舌下投与時に多少の刺激がない場合は，失活の可能性があります），使用開始日を容器に記入しておく，なども指導します．ニトロペン®舌下錠は，こうしたニトログリセリンの揮発性を抑えた製剤ですが，この場合でも，使用直前にヒートシールから出すよう指導します．

◆ 処方例 ◆ 2　労作性狭心症非発作時

Rp.
1) アスピリン腸溶錠（バイアスピリン® 100 mg）
　　　　　　　　　　　　　　　　1回1錠（1日1錠）1日1回　朝食後
2) アテノロール（テノーミン® 50 mg）　1回1錠（1日1錠）1日1回　朝食後
3) 硝酸イソソルビド（アイトロール® 20 mg）1回1錠（1日2錠）1日2回　早朝・昼食後
4) ベシル酸アムロジピン（アムロジン® 5 mg）1回1錠（1日1錠）1日1回　朝食後
5) アトルバスタチンカルシウム水和物（リピトール® 10 mg）
　　　　　　　　　　　　　　　　1回1錠（1日1錠）1日1回　夕食後

◆ 処方解説

＜抗血小板薬＞
　アスピリンは血小板凝集を抑制し，急性心筋梗塞の発症を予防することが大規模研究で認められており，低用量（81～100 mg）のアスピリン製剤を用いる．その他ステントの装着などインターベンション治療が考慮される場合は，クロピドグレルやチクロピジンを併用する．

＜β遮断薬＞
　労作時の血圧上昇，心拍数の増加を抑制し，労作時の心筋酸素消費量を低下させるため，高血圧，頻脈性不整脈，心肥大，無症候性心筋虚血などの合併症のある患者にβ遮断薬（アテノロール）を投与する（図1参照）．心臓にはβ₁受容体が，気管支にはβ₂受容体が主に分布しているため，β₁選択的遮断薬で，とくに内因性交感神経刺激作用（ISA）のないものを使用する．一般的に効果は個人差が大きく，各症例に合わせて少量から開始し，安静時心拍数を55～60/分，労作時100～110/分を目標として増量する．抗狭心症効果のみならず，長期投与で心筋梗塞の発症の減少，死亡率や突然死の減少などの延命効果が期待できる．用いる場合にはCa拮抗薬を併用するとよい．ただし，心不全，高度の徐脈のある患者には使用を控えるか，慎重に投与し，喘息患者には投与しない．また，β遮断薬は一般に急に投薬を中止すると症状の悪化や急性心筋梗塞の発症が報告されている（中断症候群 withdrawal syndrome）ので，急に休薬しないよう注意が必要である．

＜持続性硝酸薬＞
　徐放錠を狭心症発作の予防に用いる．一硝酸イソソルビドは二硝酸イソソルビド（ニトロールR®，フランドル®）の活性代謝物であるが，直接経口投与が可能であり，経口投与後の血中濃度は二硝酸イソソルビドより安定している．いずれも発作発現時間や誘発因子に合わせて投薬時間を調節することが大切である．また，ニトログリセリンのテープ剤（ミリスロール®，ヘルツァーS®），パッチ製剤（ニトロダームTTS®），二硝酸イソソルビドのテープ剤（フランドルテープ®）などの経皮吸収剤も用いられる．いずれの製剤も，耐性を生じるため使用法を工夫する必要がある．

＜カルシウム拮抗薬＞
　カルシウム拮抗薬（Ca拮抗薬）は，全末梢血管抵抗低下による後負荷の軽減，冠動脈スパズム

の抑制から抗狭心症作用を発揮する．わが国では，スパズムの関与する狭心症が多いことから，ジヒドロピリジン系カルシウム拮抗薬の効果が期待できる．ニフェジピン（アダラート®）は強い血管拡張作用を有するのに対し，ベラパミル（ワソラン®）は弱い血管拡張作用に加え房室伝導抑制や心筋収縮抑制作用を有する．心仕事量や心筋酸素消費量も抑制して狭心症にも用いられるが，ジルチアゼム（ヘルベッサー®）はカルシウム拮抗薬とβ遮断薬の中間的薬剤と位置づけられ，狭心症に繁用される．これらは第一世代のカルシウム拮抗薬と呼ばれるが，第二世代のニソルジピン（バイミカード®），ベニジピン（コニール®），第三世代のアムロジピン（アムロジン®，ノルバスク®）は持続時間が長く組織特異性が高いという特徴を有し，β遮断薬と併用して狭心症治療に用いられる．

＜HMG‐CoA還元酵素阻害薬＞

血清コレステロール値を低下させることにより，冠動脈疾患の予後を改善する．高脂血症がない患者でも，コレステロールをさらに下げると，心筋梗塞発生や心臓死が減少することが報告されている．

Q & A

Q 経皮吸収型の硝酸薬には多くの種類がありますが，効果発現時間や持続時間は皆同じですか？

A 各製剤の効果発現時間と持続時間を下記の表に示しました．経皮吸収剤は肝での初回通過効果を受けないので，安定した血中濃度が得られます．テープはフィルムに硝酸薬を配合した粘着剤を塗布したものですが，パッチは，貯蔵層に硝酸薬を貯めて，皮膚との間に放出制御膜粘着剤を配置した製剤です．なお，硝酸薬は長期間の持続使用により耐性を生じるため，長時間作用型の製剤（ニトロダームTTS®など）を使用する際には休薬時間を置きます．また，2種の硝酸薬，例えばニトロダームTTS®とフランドルテープ®の併用なども行われます．

成　分	剤　形	主な商品名	効果発現	効果持続
ニトログリセリン	テープ	バソレーターテープ®	30〜60分	24時間
	パッチ	ニトロダームTTS®	30〜60分	24時間
二硝酸イソソルビド	テープ	フランドルテープ®	30〜60分	24〜48時間

Q カルシウム拮抗薬は，静脈より動脈を拡張する効果が高いと聞いています．それはどうしてですか？

A ジヒドロピリジン系カルシウム拮抗薬は血管平滑筋に存在する膜電位依存性 L 型カルシウムチャネルを阻害して血管平滑内に Ca^{2+} イオンの流入が起きないようにすることで血管拡張をします．この膜電位依存性 L 型カルシウムチャネルは血管平滑筋量の多い血管に多く存在するので，ジヒドロピリジン系カルシウム拮抗薬は静脈より血管平滑筋が多い動脈をより拡張します．また，末梢動脈よりも冠状動脈のほうが筋肉量が多いので，ジヒドロピリジン系カルシウム拮抗薬は末梢動脈よりも冠状動脈をより拡張します．このようなことから，ジヒドロピリジン系カルシウム拮抗薬は，上市された時はまず狭心症に対して適応症をとりました．

Q アムロジピンはニフェジピンなど他のジヒドロピリジン系カルシウム拮抗薬と比較して，副作用の反射性頻脈が少ないのは何故ですか？

A L 型カルシウムチャネルは血管平滑筋膜に受容体があります．膜電位依存性 L 型カルシウムチャネルは分極状態から膜電位が浅くなり −30 mV ぐらいになると開口し，カルシウムイオンが外から血管平滑筋内に流入するようになり血管が収縮しますが，ニフェジ

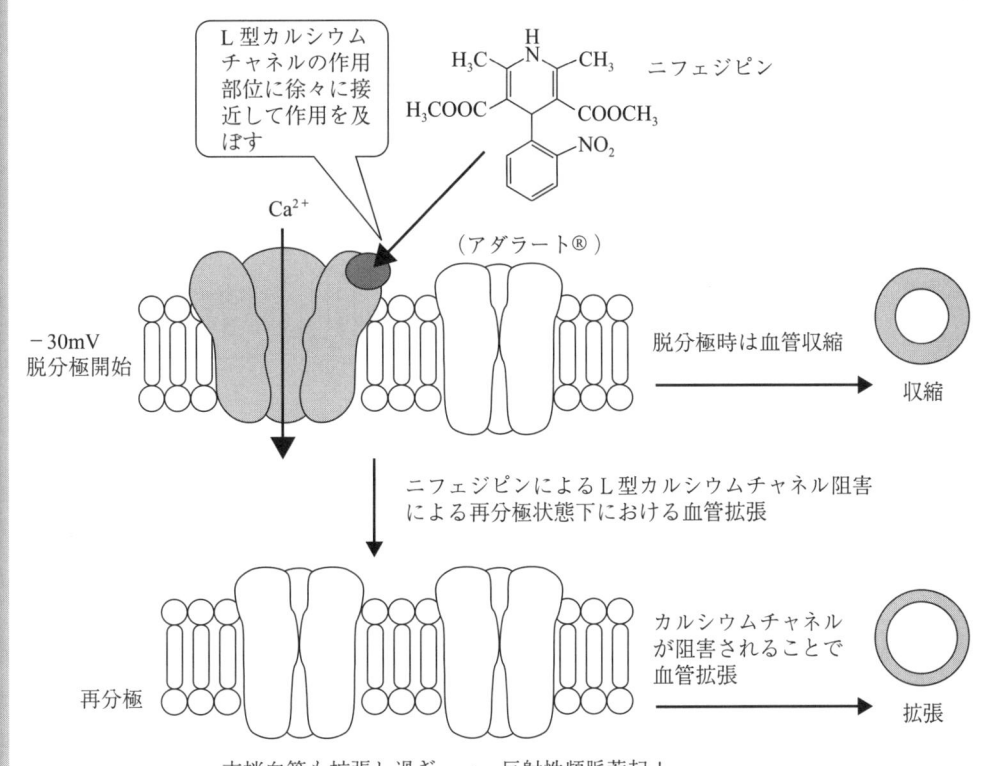

図 3 ニフェジピンによる膜電位依存性 L 型カルシウムチャネルの阻害

ピンはこのL型カルシウムチャネルを直接阻害してカルシウムの流入を強く阻害しますので，血管は大きく拡張します．その作用は末梢の動脈にまで及び，その結果，血圧の急低下を惹起します（図3）．生体の大動脈弓や頚動脈洞には血圧を調節する圧レセプターがあり，このような急激な低血圧が起きた場合，反射的に交感神経を刺激して心拍数や心収縮力を高めることにより血圧の急低下を防止します．これがニフェジピンやニトレンジピンなどのジヒドロピリジン系カルシウム拮抗薬を投与した際に起きる反射性頻脈です．

一方，アムロジピンは化学構造的にニフェジピンよりも脂溶性が高く，図4に示すように一旦，膜内に浸透し，その後じわじわと膜上のL型カルシウムチャネルに作用しますので，持続性があり，しかも作用がマイルドなので反射性頻脈は起きません．

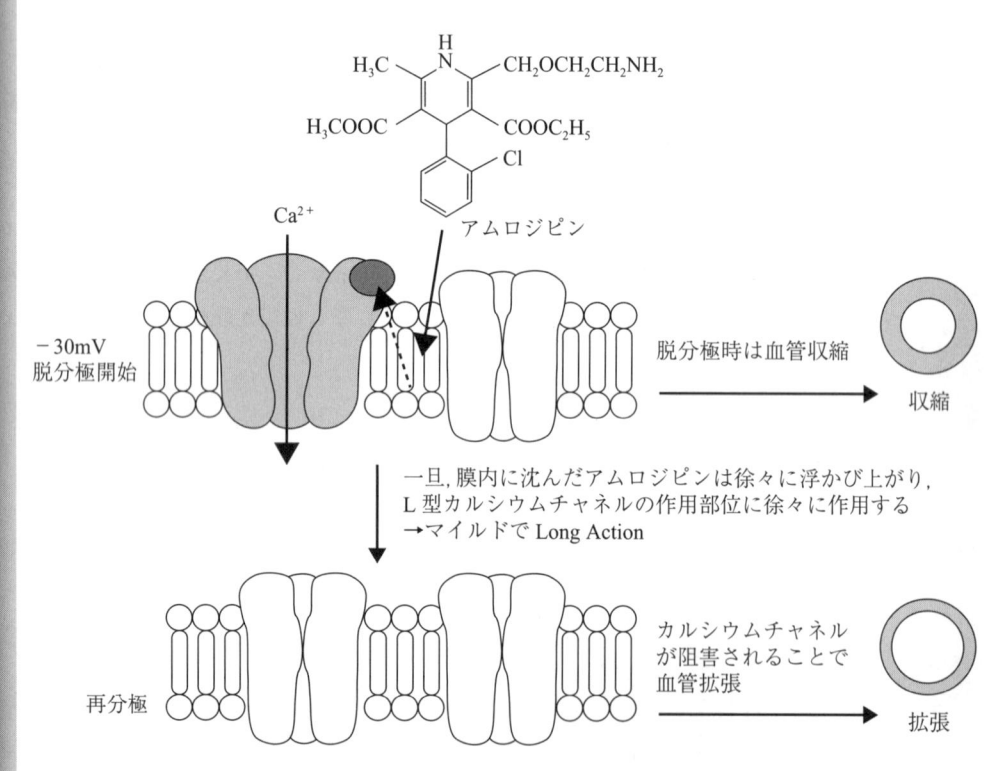

図4 アムロジピンによる膜電位依存性L型カルシウムチャネルの阻害

Q カルシウム拮抗薬には，ベラパミルやジルチアゼムのように心拍数や心収縮力を低下するものがあると聞いていますが，どのようなメカニズムか説明してください．

A カルシウム拮抗薬の種類と特徴を表2にまとめています．ジルチアゼムとベラパミルは心抑制型カルシウム拮抗薬で心筋の膜電位依存性L型カルシウムチャネルを阻害することで心収縮力を低下させ，洞結節や房室結節にあるT型カルシウムチャネルを阻害することで心拍数を低下させます．心筋の膜電位依存性L型カルシウムチャネルやT型カルシウムチャネルの阻害の強さはベラパミル＞ジルチアゼムで，不整脈における発

作性上室性頻拍にベラパミルが繁用されるのは，この強い心抑制性のためです．一方，血管の膜電位依存性L型カルシウムチャネルに対してもジルチアゼムやベラパミルは抑制する作用（ジルチアゼム＞ベラパミル）がありますが，ジヒドロピリジン型に比較するとやや弱いことがわかります．一般に労作性狭心症にはβ遮断薬を用いて心拍数や心収縮力を低下させて酸素需要量を減らしながらカルシウム拮抗薬使用による冠状動脈を拡張する療法が用いられています．ジルチアゼムは，β遮断薬のように心拍数や心収縮力を低下する作用を有するとともに，冠状動脈も拡張する作用を有しています．このことは，労作性狭心症に1剤で有効なことを示しており，医療経済学的にも意義がある薬といえます．

表2　カルシウム拮抗薬の種類と特徴

種類 薬物名 反応	ジヒドロピリジン系カルシウム拮抗薬			心抑制型カルシウム拮抗薬	
	ニフェジピン （アダラート）	ニトレンジピン （バイロテンシン）	アムロジピン （ノルバスク）	ジルチアゼム （ヘルベッサー）	ベラパミル （ワソラン）
冠血管拡張	＋＋＋		＋＋＋	＋＋	＋
降圧作用	＋＋＋		＋＋＋	＋＋	＋
心収縮力	NE		NE	↓	↓↓
心拍数	↑		NE	↓	↓↓
主な副作用	頭痛，顔面紅潮，動悸		少ない	徐脈，房室ブロック	

Q 何故，異型狭心症にβ遮断薬の単剤使用は禁忌なのですか？

A 図5は，交感神経緊張時の各器官の反応を示しています．冠状動脈は主としてβ_2受容体が配位され，その他，α_1やα_2受容体が配位されています．異型狭心症において，夜中から明け方に変わる頃，副交感神経支配から交感神経支配に代わります．その際，β遮断薬を単剤投与しているとβ_2受容体を遮断して，冠状動脈は収縮しやすい状態になっているところに加え，交感神経緊張に伴うノルアドレナリン遊離増加により，α_1受容体が刺激を受けて，冠状動脈は強く収縮するようになります．この変化をきっかけに冠スパスムを発生させて異型狭心症がさらに悪化して心筋梗塞を惹起してしまうからです．

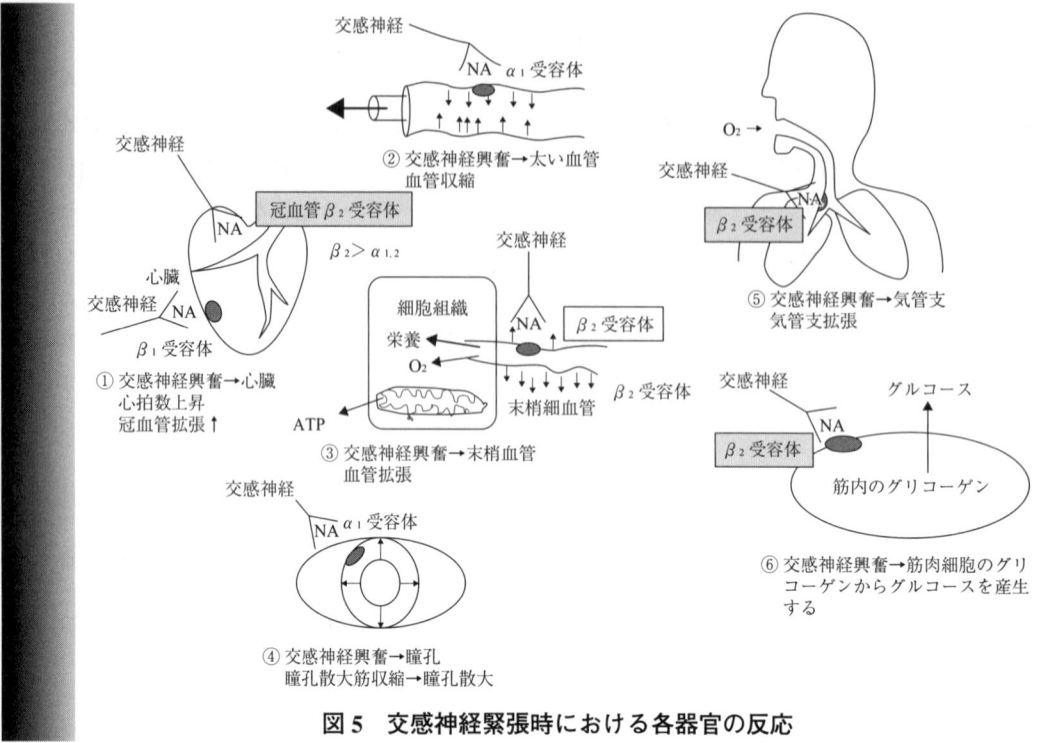

図5 交感神経緊張時における各器官の反応

参考文献

1) 水島　裕編集（2003）今日の治療薬 2003，p.523-537，南江堂
2) 井村裕夫編集主幹（2002）わかりやすい内科学　第2版，p.153-158，文光堂
3) 日野原重明，井村裕夫監修，岩井郁子，北村　聖監修協力，永井良三編集（2000）看護のための最新医学講座　第3巻　循環器疾患，p.174-183，中山書店
4) 高橋隆一監修（2002）ミクス薬学シリーズ②　薬物治療学〔改訂版〕（2002），p.189-193，エルゼビア・サイエンス
5) 石井邦雄，越前宏俊，加藤伸一，竹内孝治，田中一彦，夏目秀視，平井みどり（2003）薬物治療学　第2版，p.44-50，廣川書店
6) 井上圭三監修，岩坪　威，上田志朗，工藤一郎，山元俊憲編（2000）医療薬学Ⅰ　病態と薬物療法（1）―神経・内分泌・循環器―，p.283-298，東京化学同人
7) 福井次矢，黒川清監修（2009）ハリソン内科学　第3版，メディカル・サイエンス・インターナショナル

4.4 心筋梗塞

病態の概要

　心筋梗塞（myocardial infarction, MI）とは，心筋を養う冠状動脈が突然閉塞し，その下流域（環流域）の心筋が壊死に陥る虚血性心疾患である．通常，冠状動脈のプラーク（粥腫）が崩壊し，そこに血栓が生じて冠状動脈を閉塞し，その環流域への血流が途絶した結果として生じる．冠状動脈が閉塞すると，約30分後から心内膜側心筋に壊死が生じる．壊死領域は心外膜側へ波状に広がっていき，再環流や側副血行の出現による血流の再開がなければ，環流域の心筋は6〜24時間後には壊死に陥り，壊死した心筋は時間の経過とともに瘢痕化していく．壊死から瘢痕に向かう過程を急性期，瘢痕化してしまい病理学的に安定した状態を慢性期として取り扱う．

　多くの場合，胸部の激痛，絞扼感，圧迫感として突然発症する．胸痛は30分以上持続し，冷汗

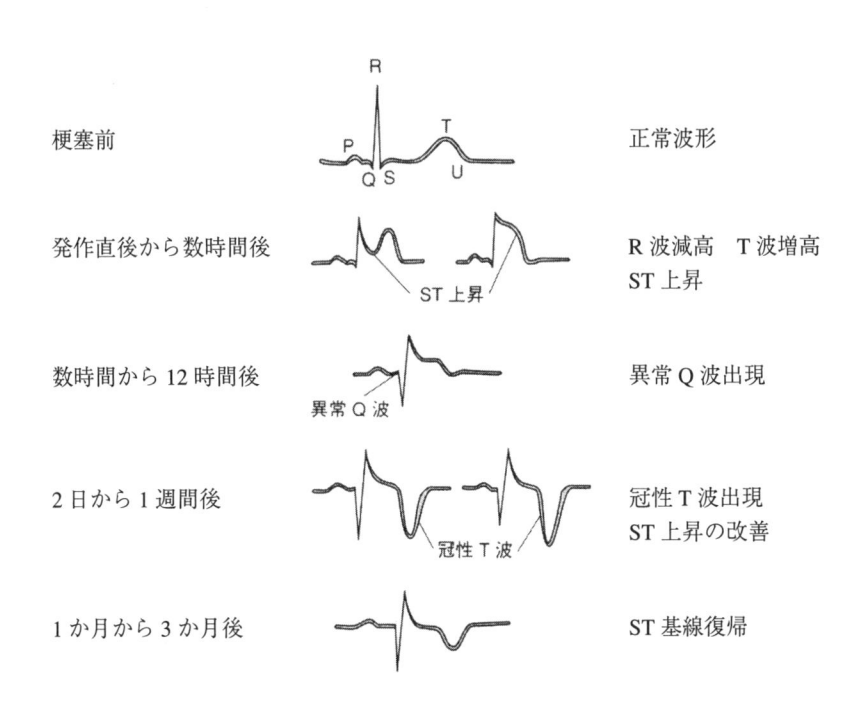

梗塞前		正常波形
発作直後から数時間後		R波減高　T波増高 ST上昇
数時間から12時間後		異常Q波出現
2日から1週間後		冠性T波出現 ST上昇の改善
1か月から3か月後		ST基線復帰

図1　心筋梗塞における心電図の経時的変化
（井上圭三監修，岩坪　威，上田志朗，工藤一郎，山元俊憲編（2000）医療薬学Ⅰ
病態と薬物療法（1）―神経・内分泌・循環器―，p.283-298，東京化学同人）

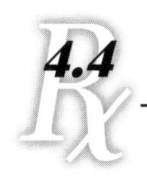

を伴うことが多い．その他，めまいや失神，呼吸困難などが認められることがある．診断の決め手は，心電図における特徴的な変化（ST 上昇）である．梗塞の進展に伴い数時間から 12 時間後に異常 Q 波が出現し，さらに数日後には冠性 T 波が出現する（図 1）．また，CK（creatine kinase），AST（GOT）（aspartate：2-oxoglutarate aminotransferase），LDH（lactate dehydrogenase）などの心筋逸脱酵素が上昇する．とくに，CK 値は数時間後から上昇し始め，24 時間後にピークに達する（図 2）．

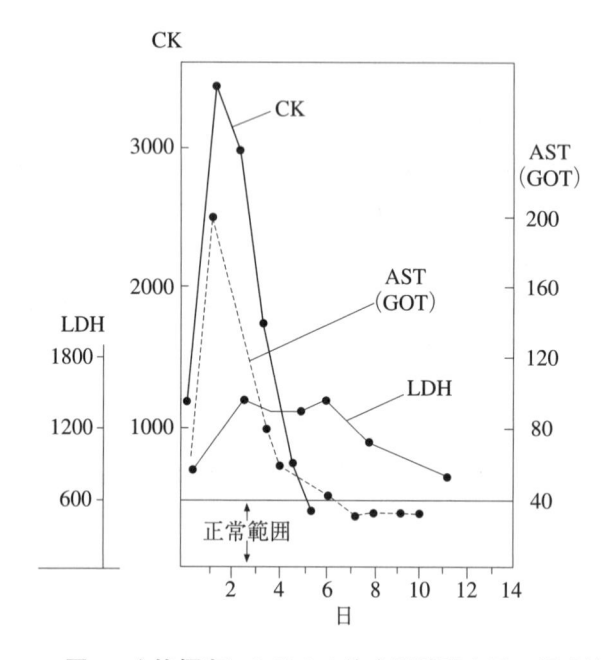

図 2　心筋梗塞における心筋逸脱酵素上昇の経時的変化

（井上圭三監修，岩坪　威，上田志朗，工藤一郎，山元俊憲編（2000）医療薬学 I
病態と薬物療法（1）―神経・内分泌・循環器―，p.283-298，東京化学同人より一部改変）

キーワード

冠状動脈の閉塞　　心筋壊死

治療方針

図 3 に急性心筋梗塞治療の流れを示した．発症 12 時間以内であれば，冠動脈血栓溶解療法や，経皮的冠動脈インターベンション（percutaneous coronary intervention, PCI）による血管再疎通療法をまず実施する．さらに，PCI としてステント植え込み術を実施することが多い．日本では圧倒的に PCI が行われる．その後，心筋梗塞再発予防，左室機能低下に伴う心不全の管理のために経口剤を投与する．

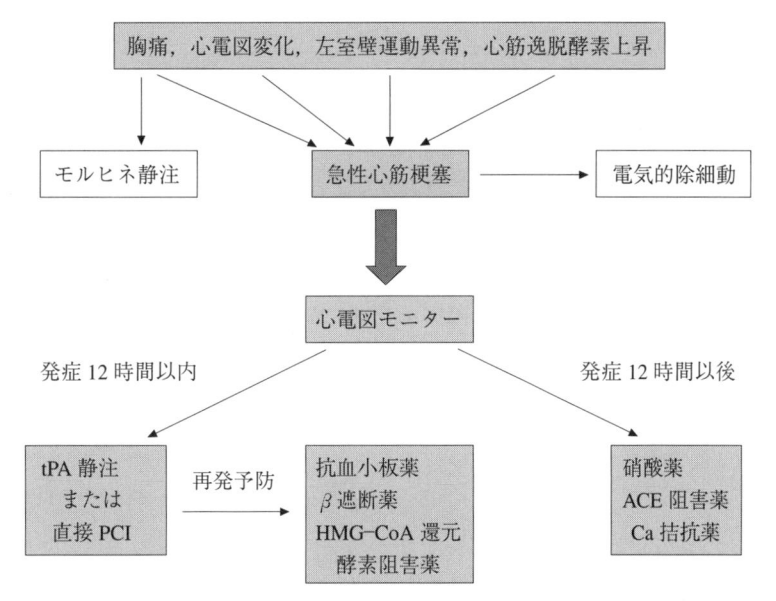

図3 急性心筋梗塞治療の基本的な流れ

◆ 処方例 ◆ 1 血栓溶解療法（tPA 静注）

Rp.
1) アルテプラーゼ（アクチバシン®　600万 IU，1200万 IU，2400万 IU）　溶解液に溶解し必要に応じ生食で希釈し，29万〜43.5万 IU/kg 静注．総量の10％は急速投与（1〜2分間）し，その後残りを1時間で静注
2) モンテプラーゼ（クリアクター®　40万 IU，80万 IU，160万 IU）　8万 U/mL になるよう生食に溶解し，27500 IU/kg を静注．10 mL/分の注入速度で投与する．

◆ 処方解説

　血栓を溶解させて再環流を図り，血栓形成による再発を防止するため用いる．血栓溶解薬は，従来ウロキナーゼが用いられてきたが，最近では，より血栓親和性・血栓溶解力の強い tPA（組織プラスミノーゲン活性化因子）が用いられ，アルテプラーゼやモンテプラーゼなどの遺伝子組換え tPA が汎用される．いずれも発症6時間以内に用いることとされている．

Q & A

Q 血栓溶解薬を使えない患者とは，どのような患者ですか？

A ① 消化管出血，尿路出血，後腹膜出血，頭蓋内出血，喀血など出血している患者，② 頭蓋内あるいは脊髄の手術または障害を受けてから 2 か月以内の患者，③ 頭蓋内腫瘍，動静脈奇形，動脈瘤のある患者，④ 出血性素因のある患者（出血を助長する可能性がある），⑤ 重篤な高血圧症患者（脳出血を起こすおそれがある）には，血栓溶解薬は禁忌となっています．

◆ 処方例 ◆ 2　心筋梗塞再発予防

Rp.
1) アスピリン（バイアスピリン® 100 mg）　　1回1錠（1日1錠）1日1回朝食後
2) チクロピジン（パナルジン® 100 mg）　　1回1錠（1日2錠）1日2回朝・夕食後
   もしくは
   クロピドグレル（プラビックス® 75 mg）　　1回1錠（1日1錠）1日1回朝食後
3) 酒石酸メトプロロール（セロケン® 20 mg）　1回1錠（1日2錠）1日2回朝・夕食後
4) プラバスタチンナトリウム（メバロチン® 10 mg）
　　　　　　　　　　　　　　　　　　　　　1回1錠（1日1錠）1日1回夕食後

◆ 処方解説

　抗血小板薬は血栓形成の初期の段階で関与する血小板の作用を阻害することにより，冠動脈血栓の形成を予防する．とくに，アスピリンの急性期投与により死亡率が減少することが報告されている．PCI によるステント留置ではアスピリンに加えて，クロピドグレルあるいはチクロピジンを 1 か月併用し，その後アスピリンのみ永続投与となる．

　β 遮断薬（酒石酸メトプロロール）も禁忌（心拍数 60 拍/分未満，収縮期血圧 100 mmHg 未満，中等度から高度左室不全，喘息の既往，1 型糖尿病など）がない限り初期から投与され，長期にわたり投与される薬剤である．とくに，内因性交感神経刺激作用（ISA）のない β 遮断薬は，心室破裂，急性期の心室細動に対する予防効果があり，心臓死が減少することが示されている．また，最近，再発予防に HMG-CoA 還元酵素阻害薬（プラバスタチンナトリウム）が有効であることが報告され注目されている．高コレステロール血症は冠動脈硬化症の重大な危険因子であり，これを改善することは冠動脈硬化症の進行，心筋梗塞再発，狭心症の増悪の予防をもたらす．さらに，プラークの安定化にも寄与する．

Q & A

Q アスピリンには含有量の異なる製剤がありますが，どの製剤も心筋梗塞再発予防に効果を示しますか？

A アスピリン製剤の中で，アスピリン末，アスピリン・ダイアルミネート 330 mg 配合錠（バファリン 330 mg®；アスピリンを 330 mg 含有）は解熱鎮痛消炎剤に分類されています．アスピリン腸溶錠（バイアスピリン®；アスピリン 100 mg 含有），アスピリン・ダイアルミネート 81 mg 錠（バファリン 81 mg®；アスピリン 81 mg 含有）は抗血小板剤として用いられます．小用量のアスピリンは，血管内皮細胞内の COX1 には無影響で血小板内のシクロオキシゲナーゼ（COX1）を阻害し，アラキドン酸からプロスタグランジン G_2（PGG_2），プロスタグランジン H_2（PGH_2）の生成を抑えて，血小板凝集促進作用と血管収縮作用を有するトロンボキサン A_2（TXA_2）の産生を抑制することで抗血小板作用を示します．しかし，1 日 500 mg 以上の高用量を投与すると，血管内皮細胞における COX1 阻害作用により，TXA_2 と逆の作用をもつプロスタサイクリン（PGI_2）の生成をも阻害してしまいます．この血小板への相反する作用は，アスピリンジレンマと呼ばれています．そのため，抗血小板薬としては，80〜100 mg / 日の少量投与が行われます（図 4）．

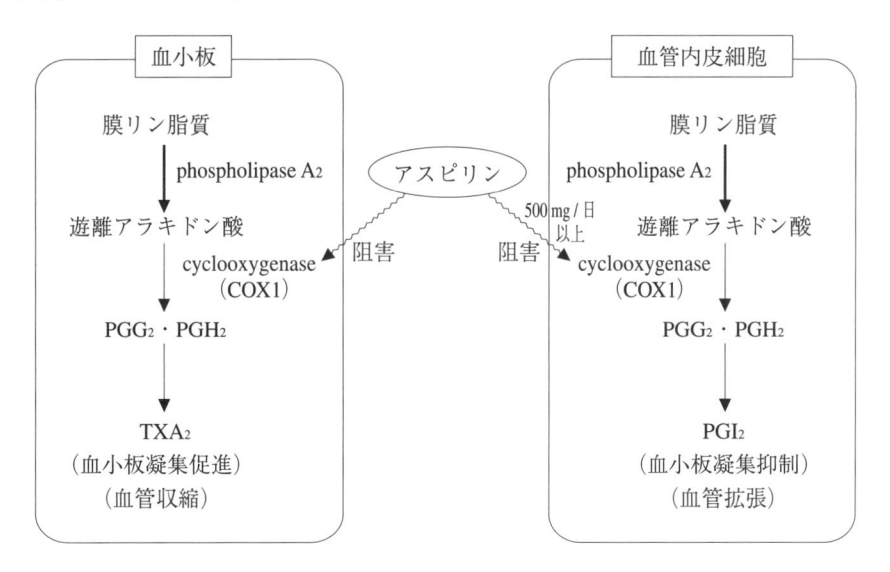

図 4 アスピリンジレンマ

Q チクロピジン（パナルジン®），クロピドグレル（プラビックス®）を投与する上で具体的に注意することを教えて下さい．

A チクロピジンは1981年9月に発売されましたが，1999年5月，2002年7月に緊急安全性情報が出され，チクロピジンの服用により，血栓性血小板減少性紫斑病（TTP），無顆粒球症，重篤な肝障害等の重大な副作用が主に投与開始後2か月以内に発現し，死亡に至る例も報告されています．投与開始後2か月間は，特にこれらの副作用の初期症状発現に十分留意し，原則として2週に1回，血球算定（白血球分画を含む），肝機能検査を行い，副作用の発現が認められた場合にはただちに投与を中止し，必要に応じて血液像もしくは肝機能検査を実施し，適切な処置を行う必要があります．クロピドグレルはチクロピジンと同じくチエノピリジン骨格をもちます．副作用はチクロピジンより少ないといわれていますが，同様の副作用モニタリングが必要とされます．クロピドグレルはCYP2C19により活性化します．したがって，バイアスピリン併用に伴う胃潰瘍に対するプロトンポンプインヒビター（PPI）投与は，クロピドグレルの活性化をさまたげます．このような場合，CYP2C19の阻害作用が最も軽微なPPIであるエメプラゾール（ネキシウム®）かPGE$_1$誘導体のミソプロストール（サイトテック®）を使います．

Q プラバスタチンは何故夕食後に服用するのですか？

A コレステロールの生合成は夜間に亢進されるため，HMG-CoA還元酵素阻害薬は夕食後の服用が，より効果的となります．

参考文献

1) 井村裕夫編集主幹（2002）わかりやすい内科学 第2版，p.153-158，文光堂
2) 日野原重明，井村裕夫監修，岩井郁子，北村 聖監修協力，永井良三編集（2000）看護のための最新医学講座 第3巻 循環器疾患，p.174-183，中山書店
3) 高橋隆一監修（2002）ミクス薬学シリーズ② 薬物治療学〔改訂版〕，p.189-193，エルゼビア・サイエンス
4) 石井邦雄，越前宏俊，加藤伸一，竹内孝治，田中一彦，夏目秀視，平井みどり（2003）薬物治療学 第2版，p.44-50，廣川書店
5) 井上圭三監修，岩坪 威，上田志朗，工藤一郎，山元俊憲編（2000）医療薬学Ⅰ 病態と薬物療法（1）—神経・内分泌・循環器—，p.283-298，東京化学同人
6) 急性心筋梗塞（ST上昇型）の診療に関するガイドライン（JCS 2008）

4.5 高血圧

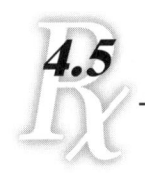

病態の概要

　高血圧は最も頻度の高い疾患であり，統計からみるとわが国の3人に1人が高血圧に相当することになる．高血圧の90％以上を占める本態性高血圧は，遺伝的背景と環境因子によって，血圧の調節機構が高い血圧レベルを維持するようになった状態である．高血圧の適切な治療が行われている割合は，高血圧患者の50％程度であるという報告が多い．高血圧治療に関しては，ヨーロッパ高血圧学会/ヨーロッパ心臓病学会，世界保健機関/国際高血圧学会，日本高血圧学会が定期的にガイドラインを発表している．ここでは，日本人のガイドラインであるJSH 2009を中心に概説する．

　高血圧は，表1に示すように収縮期血圧140 mmHg以上または拡張期血圧90 mmHg以上と定義されている．なお，家庭血圧の場合は135 mmHg以上または拡張期血圧85 mmHg以上の場合を高血圧としている．高血圧は脳卒中や心臓病の原因となるが，予後は高血圧以外の危険因子や臓器障害の有無が関与している．危険因子のなかでは糖尿病のリスクが特に高い．このように，高血圧のリスクの評価には，血圧と危険因子を併せて考慮することが重要で，表2に示す低リスク，中等リスク，高リスクの3段階に層別されている．なおJSH 2009ではメタボリックシンドロームおよび慢性腎臓病（CKD）が新たな危険因子として加わった．

表1　成人における血圧の分類

分類	収縮期血圧 (mmHg)		拡張期血圧 (mmHg)
至適血圧	<120	かつ	<80
正常血圧	<130	かつ	<85
正常高値血圧	130〜139	または	85〜89
I度高血圧	140〜159	または	90〜99
II度高血圧	160〜179	または	100〜109
III度高血圧	≧180	または	≧110
収縮期高血圧	≧140	かつ	<90

収縮期血圧と拡張期血圧が異なる分類に属する場合は，高いほうの分類に組み入れる．

表2　高血圧患者のリスクの層別化

リスク層 （血圧以外のリスク要因）	正常高値 130〜139/85〜89 mmHg	I度高血圧 140〜159/90〜99 mmHg	II度高血圧 160〜179/100〜109 mmHg	III度高血圧 ≧180/≧110 mmHg
リスク第一層 （危険因子がない）	付加リスクなし	低リスク	中等リスク	高リスク
リスク第二層 （糖尿病以外の1〜2個の危険因子，メタボリックシンドローム※がある）	中等リスク	中等リスク	高リスク	高リスク
リスク第三層 （糖尿病，CKD，臓器障害/心血管病，3個以上の危険因子がある）	高リスク	高リスク	高リスク	高リスク

※リスク第二層のメタボリックシンドロームは予防的な観点から以下のように定義する．
　正常高値以上の血圧レベルと腹部肥満（男性 85 cm 以上，女性 90 cm 以上）に加え，
　血糖値異常（空腹時血糖 110〜125 mg/dL，かつ/または糖尿病に至らない耐糖能異常），
　あるいは脂質代謝異常のどちらかを有するもの．両者を有する場合はリスク第三層とする．
　他の因子がなく腹部肥満と脂質代謝異常があれば血圧レベル以外の危険因子は2個であり，メタボリックシンドロームとあわせて危険因子3個とは数えない．

糖尿病，心血管病以外の危険因子
高血圧
喫煙
高コレステロール血症
高齢（65歳以上）
若年発症の心血管病の家族歴
BMI ≧ 25（特に腹部肥満）
メタボリックシンドローム
脂質異常症

臓器障害/心血管病
心臓：左室肥大，狭心症・心筋梗塞の既往，心不全
脳　：脳出血・脳梗塞，一過性脳虚血発作
腎臓：タンパク尿，腎障害・腎不全
血管：動脈硬化性プラーク，大動脈解離，閉塞性動脈疾患
眼底：高血圧性網膜症

キーワード

高血圧　　本態性高血圧　　収縮期血圧　　拡張期血圧　　合併症　　高血圧リスク
カルシウム拮抗薬　　ACE（アンギオテンシン変換酵素）阻害薬
AII（アンギオテンシンII）受容体拮抗薬　　利尿薬　　β遮断薬

治療方針

　高血圧治療の目的は，単に血圧を下げることではなく，高血圧による合併症を予防することである．特に脳卒中や心筋梗塞などによる死亡を防止することにあり，薬剤で血圧を下げることにより死に至る合併症を防ぐことができることが証明されている．降圧目標は，60歳以下の患者では 130/85 mmHg 未満である．また糖尿病・CKD・心筋硬塞後患者では 130/85 mmHg 未満，脳血管障害患者では 140/90 mmHg 未満とする．初診時の治療計画は高血圧リスクの程度により

図1に示すように行う．また，高齢者の場合は降圧目標を 140 / 90 mmHg 未満とし，緩徐かつ慎重な降圧を行う．これは，高齢者では軽度の脳梗塞を起こしていることがあり，このような場合は，血圧を下げすぎると脳血流が低下しやすくなると考えられているからである．図2に合併症を有さない高齢者の治療計画を示す．高血圧治療は，生活習慣の修正を大前提とし，これのみで目標血圧レベルに到達しない場合に，降圧薬治療を行う．

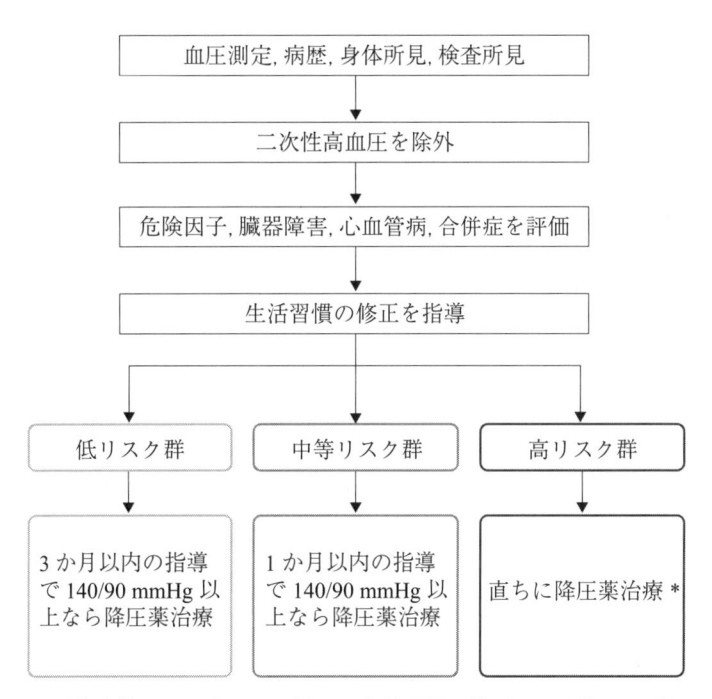

図1　初診時の高血圧管理計画

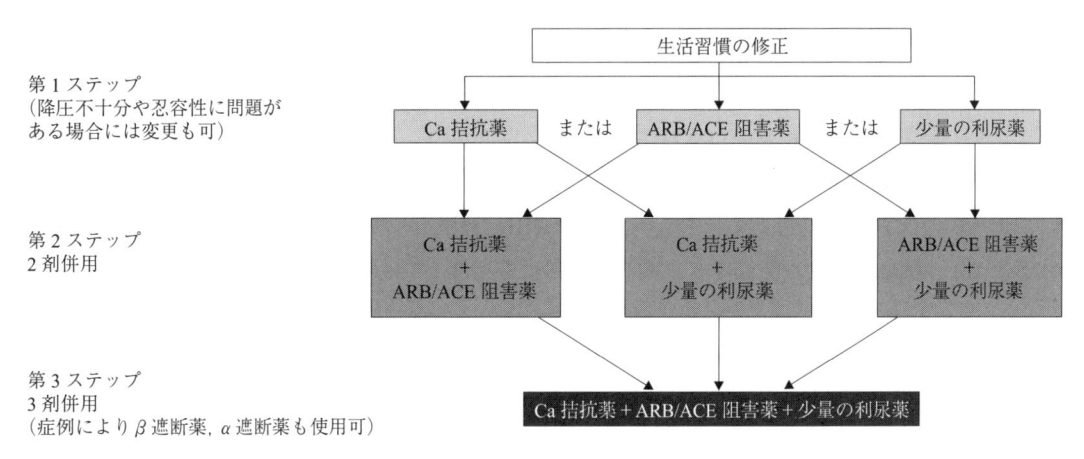

* 正常高値血圧の高リスク群では生活習慣の修正から開始し，目標血圧に達しない場合に降圧薬治療を考慮する．

降圧薬の初期量は常用量の 1/2 量から開始し，4週間から3か月の間隔で増量する．最終降圧目標は，140/90 mmHg 未満．ただし 75 歳以上で収縮期血圧 160 mmHg 以上の場合は，150/90 mmHg 未満を中間目標とする．

図2　合併症を有さない高齢者高血圧の治療計画

表3 降圧薬の積極的な適応と禁忌

	積極的な適応	禁忌
Ca 拮抗薬	高齢者，狭心症，脳血管障害，左室肥大，頻脈	徐脈（ジルチアゼム）
ACE 阻害薬/ARB	糖尿病，心不全，心筋梗塞，左室肥大，タンパク尿，腎不全，心房細動，脳血管障害，高齢者	妊娠，高カリウム血症
利尿薬	高齢者，心不全，腎不全，脳血管障害	痛風，高カリウム血症（サイアザイド系）
β遮断薬	心筋梗塞後，狭心症，頻脈，心不全	喘息，高度徐脈

生活習慣の修正としては，(1) 食塩制限（6 g / 日未満），(2) BMI 25 未満，4 〜 5 kg の減量，(3) アルコールの制限（エタノール換算で男性 20 〜 30 mL / 日以下，女性 10 〜 20 mL / 日以下），(4) コレステロールおよび飽和脂肪酸の制限，(5) 運動療法，(6) 禁煙などを行う．

生活習慣の改善だけで目標血圧まで低下しない場合には，薬物療法を行う．通常の場合，血圧を徐々に低下させ 1 〜 数か月程度かけて目標値にまで下げるようにする．長時間作用型のカルシウム拮抗薬，ACE（アンギオテンシン変換酵素）阻害薬，AⅡ（アンギオテンシンⅡ）受容体拮抗薬，利尿薬，β遮断薬を第一選択薬とする．主な適応と禁忌を表 3 に示す．原則として単剤の少量投与から開始し，徐々に目標血圧に到達するようにする．ACE 阻害薬は心肥大防止作用，心不全防止作用，腎障害防止作用，血糖改善作用などを有するが，副作用として 20 〜 30 ％ の服用者に咳がでる．AⅡ受容体拮抗薬も ACE 阻害薬と同様の作用であると考えられているが，咳の副作用はない．長時間作用型（1 日 1 〜 2 回服用）の Ca 拮抗薬は，確実な降圧作用を有し，心臓の冠状動脈を広げる作用もあるため，狭心症合併の場合によく使用される．利尿薬はむくみがある場合や高齢者に使用する．β遮断薬は自律神経（交感神経）を抑え，狭心症や頻脈に使用される．

これらの薬で目標の血圧値に達しない場合には，用量を増量したり，他の種類の薬剤を併用する．大規模臨床試験から相対的に支持された 2 剤の組合せを，図 3 中の実線で示す．現在多くの試験で合剤の有用性を示す報告が蓄積されつつある．合剤の使用による服薬錠数の減少は，アドヒアランスの改善に有効である．わが国でも ARB と利尿薬（ヒドロクロロチアジド）の合剤，ARB と Ca 拮抗薬の合剤が発売され，今後使用頻度も増加していくことが予想される．

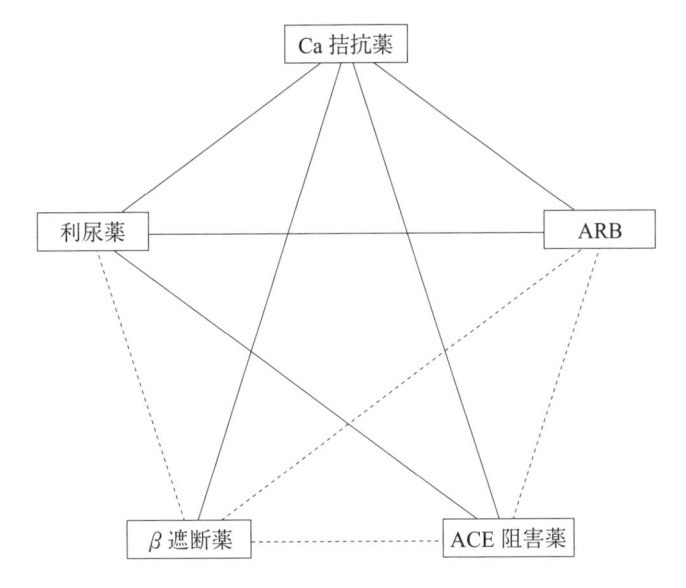

```
                    Ca拮抗薬
                   /  |  |  \
                  /   |  |   \
                 /    |  |    \
             利尿薬 ―――――――― ARB
              |  \   /  \   /  |
              |   \ /    \ /   |
              |    X      X    |
              |   / \    / \   |
              |  /   \  /   \  |
             β遮断薬 ---------- ACE阻害薬
```

推奨される併用を実線で示す.

図3 降圧薬の組合せ

◆ 処方例 ◆

(1) 合併症のない高血圧
- ベシル酸アムロジピン（ノルバスク®錠　2.5 mg）　　1回1〜2錠（1日1〜2錠）
  　　　　　　　　　　　　　　　　　　　　　　　　1日1回　朝食後
- マレイン酸エナラプリル（レニベース®錠　5 mg）　　1回1〜2錠（1日1〜2錠）
  　　　　　　　　　　　　　　　　　　　　　　　　1日1回　朝食後
- カンデサルタン（ブロプレス®錠　2 mg）　　　　　1回1〜4錠（1日1〜4錠）
  　　　　　　　　　　　　　　　　　　　　　　　　1日1回　朝食後
- アテノロール（テノーミン®錠　25 mg）　　　　　　1回1〜2錠（1日1〜2錠）
  　　　　　　　　　　　　　　　　　　　　　　　　1日1回　朝食後
- トリクロルメチアジド（フルイトラン®錠　2 mg）　　1回0.5〜1錠（1日0.5〜1錠）
  　　　　　　　　　　　　　　　　　　　　　　　　1日1回　朝食後

(2) 重症高血圧
- ニフェジピン（アダラートL®錠　10 mg）　　　　　1回1〜2錠　頓用

(3) 心疾患を伴う高血圧
- マレイン酸エナラプリル（レニベース®錠　5 mg）　　1回1〜2錠（1日1〜2錠）
  　　　　　　　　　　　　　　　　　　　　　　　　1日1回　朝食後
- カンデサルタン（ブロプレス®錠　2 mg）　　　　　1回1〜4錠（1日1〜4錠）
  　　　　　　　　　　　　　　　　　　　　　　　　1日1回　朝食後
- ニフェジピン（アダラートCR®錠　10 mg）　　　　 1回1〜4錠（1日1〜4錠）
  　　　　　　　　　　　　　　　　　　　　　　　　1日1回　朝食後

(4) 糖尿病を伴う高血圧

・塩酸イミダプリル（タナトリル®錠　5 mg）	1回1～2錠（1日1～2錠） 1日1回　朝食後
・ロサルタンカリウム（ニューロタン®錠　25 mg）	1回1～4錠（1日1～4錠） 1日1回　朝食後
・ニフェジピン（アダラートCR®錠　10 mg）	1回1～4錠（1日1～4錠） 1日1回　朝食後

(5) CKDを伴う高血圧

・塩酸イミダプリル（タナトリル®錠　5 mg）	1回1～2錠（1日1～2錠） 1日1回　朝食後
・ロサルタンカリウム（ニューロタン®錠　25 mg）	1回1～4錠（1日1～4錠） 1日1回　朝食後
・ニフェジピン（アダラートCR®錠　10 mg）	1回1～4錠（1日1～4錠） 1日1回　朝食後

(6) 脳卒中を伴う高血圧

・ニルバジピン（ニバジール®錠　2 mg）	1回1錠（1日2錠） 1日2回　朝夕食後
・ペリンドプリルエルブミン（コバシル®錠　25 mg）	1回1～2錠（1日1～2錠） 1日1回　朝食後
・インダパミド（ナトリックス®錠　10 mg）	1回1錠（1日1錠） 1日1回　朝食後

◆ 処方解説

(1) 一般的には，いずれかの降圧薬から開始し，少量から投与していく．効果不十分の場合は，少しずつ増量するか図4を参考に他の薬物を併用する．

(2) 臓器障害の有無を見極め，速やかに薬物治療を開始する．1～2週間かけて160/100 mgHg程度とし，その後徐々に目標血圧まで低下させる．速やかに血圧を下げる場合に，アダラートカプセルを用いていたが，急速かつ過度の降圧の可能性があり，現在は用いない．ニフェジピンの血中濃度推移を考慮するとアダラートLでも速効性が得られる．

(3) 心肥大の退縮には，十分な降圧が第一であるが，レニン-アンギオテンシン系抑制薬とカルシウム拮抗薬が望ましい．いずれも持続的な薬剤がよい．労作性狭心症にはβ遮断薬が用いられる．冠攣縮性狭心症にはジルチアゼムや長時間作用型のカルシウム拮抗薬が有用である．心筋梗塞後では，β遮断薬が死亡率を減少させ，RA系阻害薬は左室拡張や左室機能障害の進展を抑制する．心不全には，利尿薬，RA系阻害薬，β遮断薬の併用が標準である．

(4) 糖尿病による腎臓障害，網膜症や動脈硬化は血圧が高い場合により進行する．このため，糖尿病患者では特に血圧を厳重に下げる必要がある．耐糖能に影響を与えないRA系阻害薬，カルシウム拮抗薬が用いられる（図4）．

(5) CKD 患者の降圧療法では，(1) 降圧目標の達成，(2) RA 系の抑制，(3) 尿タンパクの正常化を目指す．したがって RA 系阻害薬が第 1 選択となる．血清クレアチニン値 2.0 mg/dL 以上では少量から使用し，血清クレアチニン値や血清カリウム値の上昇に注意する．CKD では多くの場合，多剤併用療法が必要となり，その場合は Ca 拮抗薬や利尿薬との併用が推奨される．

(6) 原則として脳卒中発症 1 ～ 2 週間の急性期は著しい上昇がある場合を除いて，降圧薬を使用しない．発症 1 か月以降の慢性期に，140/90 mmHg 未満を一次目標にカルシウム拮抗薬，RA 系阻害薬，利尿薬で 2 ～ 3 か月かけて緩徐に降圧する．

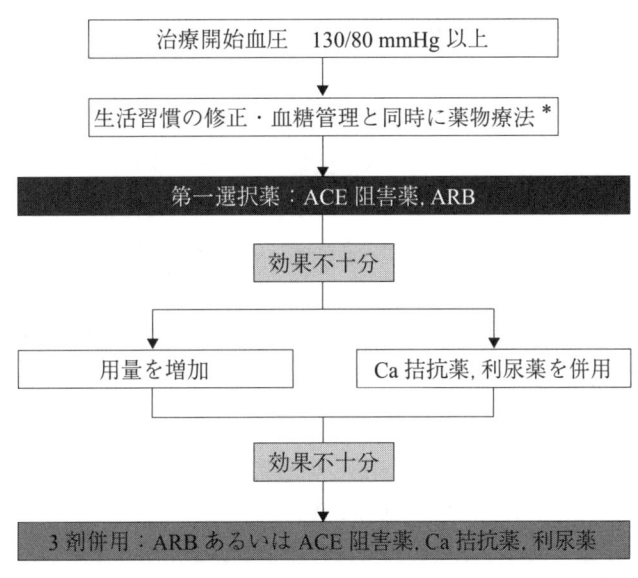

```
治療開始血圧　130/80 mmHg 以上
          ↓
生活習慣の修正・血糖管理と同時に薬物療法*
          ↓
第一選択薬：ACE 阻害薬, ARB
          ↓
       効果不十分
       ↙      ↘
   用量を増加    Ca 拮抗薬, 利尿薬を併用
       ↘      ↙
       効果不十分
          ↓
3 剤併用：ARB あるいは ACE 阻害薬, Ca 拮抗薬, 利尿薬
```

降圧目標　130/80 mmHg 未満

* 血圧が 130 ～ 139/80 ～ 89 mmHg で生活習慣の修正で降圧目標が見込める場合は，3 か月を超えない範囲で生活習慣の修正により降圧を図る．

図 4　糖尿病を合併する高血圧の治療計画

Q & A

Q アダラート® の舌下投与は速効性を得るために有用ですか．

A 従来，アダラート® の舌下投与が臨床で行われていました．アダラート® の厚い軟カプセルの影響をなくすために，かみ砕いて服用することによりカプセルよりも吸収速度を速めたのがもとになり，舌下投与になっていったと思われます．しかし，成分であるニフェジピン自体の口腔粘膜からの吸収性が悪いため，舌下投与では本来吸収速度は速くなりません．また近年，カルシウム拮抗薬の血中濃度を急に上げることにより，過度の降圧や反射性頻脈をきたすことがあるので，速効性を期待した舌下投与（カプセルを

かみ砕いた後，口中に含むかまたは飲み込ませること）は禁忌となっています．

Q グレープフルーツジュースとカルシウム拮抗薬を併用してはだめですか．

A グレープフルーツジュースは，消化管に存在する薬物代謝酵素 CYP3A4 を阻害します．そのため，経口投与された薬物の腸管での代謝を阻害して，バイオアベイラビリティを増大させます．カルシウム拮抗薬のほとんどは CYP3A4 の基質ですので，グレープフルーツジュースの存在下で相互作用を起こし，結果的に血中濃度が増大します．しかし，薬剤間でその程度に大きな差があります．すなわち，フェロジピンのようなバイオアベイラビリティの低い薬物はグレープフルーツジュースの影響を受けやすく，アムロジピンのようなバイオアベイラビリティの比較的高い薬物は影響を受けにくいことになります．原則として，すべてのカルシウム拮抗薬とグレープフルーツジュースとの併用は避けることが重要ですが，バイオアベイラビリティの高い薬物を選ぶことによりその程度を軽減することは可能です．

Q バージャー病やレイノー病などの末梢循環不全症に対して β 遮断薬が慎重投与なのは何故ですか？

A p.176 の図 5 にも示していますが，末梢の細動脈には β_2 受容体が配位されています．その理由は，交感神経が緊張して細胞内で ATP をすばやくかつ大量に産生するには，末梢細動脈から酸素と栄養を細胞に円滑に送達する必要があります．このような目的で，細胞に達する細動脈には β_2 受容体を配位して，ノルアドレナリンが結合すると遊離カルシウムを小胞体に貯蔵させ遊離カルシウム濃度を低下させることで，細動脈を最大限に拡張させる仕組みになっています．バージャー病やレイノー病など末梢循環不全症の患者さんでは，もともと血管が収縮し循環不全なのに，ここで β 遮断薬を投与すると細動脈はさらに収縮するので，β 遮断薬の投与は慎重投与になります．どうしても β 遮断薬を投与する必要がある場合には，β_1 選択的遮断薬で内因性交感神経刺激作用（＋）のアセブトロールなどを使用すると影響は少なくすみます．同様に喘息患者に β 遮断薬を投与する際も，β_1 選択的遮断薬で内因性交感神経刺激作用（＋）の薬剤を使用すると影響は少なくすみます．

Q β 遮断薬投与中の糖尿病患者では，何故，低血糖の遷延（低血糖状態がなかなか是正されない状態）が起こるのですか？

A 筋肉細胞中にはグリコーゲンが貯蔵エネルギーとして蓄えられています．糖尿病により低血糖となれば，生体はフィードバック機構を介して交感神経が緊張します．交感神経の緊張は，筋肉細胞の表面に配位された β_2 受容体を刺激し，それにより筋肉細胞中のグリコーゲンからグルコースが産生されます．このメカニズムにより低血糖状態から脱

することができます．しかし，この緊急時にβ遮断薬が投与されていればβ₂受容体が遮断されているので，上記，フィードバックシステムがうまく働かなくなり，低血糖の遷延が起こります．因みに，患者が感じる低血糖症状として，心拍数の増加（心臓の動悸）や瞳孔散大作用は，交感神経刺激に伴う副反応です．

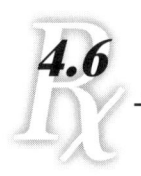

4.6 低血圧

病態の概要

　低血圧とは，一般的に収縮期血圧が 100 / 60 mgHg 未満をいう．低血圧には，原因となる病気がある症候性（二次性）低血圧，立ちくらみが生じる起立性低血圧，食後に血圧が下降し不調が起こる食後性低血圧，原因が明らかでない本態性低血圧がある．起立性低血圧は臥位や座位から起立時に 20 mmHg 以上の収縮期血圧低下を示す場合をいう．本態性低血圧は，若い女性に多く，目まいや立ちくらみ，頭重感，肩凝り，だるい，朝起きにくいなどの症状を訴えることがある．

キーワード

低血圧　　収縮期血圧　　症候性(二次性)低血圧　　起立性低血圧　　食後性低血圧
本態性低血圧

治療方針

　自覚症状がないか，あっても少ない場合には治療を必要としない．低血圧治療は非薬物療法と薬物療法に分けられるが，どの治療を選択するかは症例ごとに異なる．非薬物療法としては，過労を避け，十分な睡眠をとり，規則正しい生活を行うようにする．体位変換時に症状が出現する場合は，急激な動作は避けゆっくりと行うようにする．人混みや，猛暑のときに症状が出現，増悪する人も多く，その場合にはその状態を避けるようにする．食事療法としては，水分摂取量を多くし，タンパク質，ミネラル，ビタミンに富んだ食事が勧められる．薬物療法には精神安定薬，自律神経調整薬，昇圧薬等が用いられる．また難治性低血圧ではミネラルコルチコイド剤である

酢酸フルドロコルチゾンが有効な場合がある．

◆ 処方例 ◆

(1) 軽症例
・ミドドリン（メトリジン®錠　2 mg）	1〜2錠	分1〜2
・アメジニウム（リズミック®錠　10 mg）	2錠	分2
・ジヒドロエルゴタミン（ジヒデルゴット®錠　1 mg）	3錠	分3
・エチレフリン（エホチール®錠　5 mg）	3〜6錠	分3

(2) 自律神経症状の強い場合
・エチゾラム（デパス®錠　0.5 mg）	3錠	分3
・タンドスピロン（セディール®錠　10 mg）	3錠	分3

(3) 重症例
・ミドドリン（メトリジン®錠　2 mg）	2〜4錠	分2
・アメジニウム（リズミック®錠　10 mg）	2〜4錠	分2
・ドロキシドパ（ドプス®錠　100 mg）	2〜3カプセル	分2〜3
・エチレフリン（エホチール®錠　5 mg）	3〜6錠	分3

(4) 治療に抵抗な重症例
・酢酸フルドロコルチゾン（フロリネフ®錠　0.1 mg）	0.02〜0.1 mg	分2〜3

◆ 処方解説

　軽症の場合には，一般的な昇圧薬を用いる．ミドドリンやアメジニウムのような交感神経作動薬では動悸や不整脈に注意する．また，自律神経症状によることが多いので，その場合にはマイナートランキライザーを用いる．重症例には，ドロキシドパを用いる．これらの治療法でも難治性の場合は，適応外であるが酢酸フルドロコルチゾンが用いられる．ドロキシドパや酢酸フルドロコルチゾンは少量から始めて維持量を決める．

参考文献

1) 日本高血圧学会高血圧治療ガイドライン作成委員会（2009）高血圧ガイドライン2009年版，日本高血圧学会
2) 杉本恒明，小俣政男，水野美邦総編集（2003）内科学II　第8版，朝倉書店
3) 山口　徹，北原光夫，福井次矢総編集（2012）今日の治療指針，私はこう治療している 2012，医学書院
4) 奈良信雄編集（2004）薬の処方ハンドブック　改訂第2版，羊土社
5) 高久史麿，水島　裕（2002）今日の処方　改訂第3版，南江堂

Chapter 5

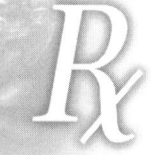

腎・泌尿生殖器疾患

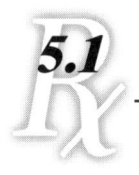

5.1 糸球体腎炎（急性・慢性）

病態の概要

　糸球体腎炎は，表1に示したように原発性と続発性に分類される．原発性糸球体腎炎は，その経過より急性と慢性の二つに大別される．急性には，発症から1年以内で治癒する急性糸球体腎炎と，しばしば末期腎不全に至る急性進行性糸球体腎炎がある．他の糸球体腎炎は，発症後1年を超え徐々に進行する慢性疾患である．

　急性糸球体腎炎の多くは何らかの感染症に続発して起こり，なかでもA群β溶血性連鎖球菌（溶連菌）感染後の抗原抗体反応（III型アレルギー）による糸球体腎炎が最もポピュラーである．急性糸球体腎炎は，上述のA群β溶血性連鎖球菌による咽頭炎，扁桃炎などの上気道感染，あるいは膿痂疹（とびひ）などの皮膚感染後，一定の潜伏期（上気道感染で1～2週間，皮膚感染で2～6週間）を経て急激に肉眼的血尿，乏尿，浮腫，タンパク尿，高血圧などの症状を伴って発症する．発症年齢は，2～12歳の小児に多いとされている．発症機序は溶連菌の菌体成分が抗原となりその抗原・抗体結合物（免疫複合体）が腎の糸球体基底膜の上に沈着し，免疫複合体形成により活性化した補体により，糸球体基底膜が障害を受け，腎炎を惹起する．

　表1に示した原発性糸球体腎炎の中でも膜性腎症，膜性増殖性糸球体腎炎，巣状糸球体硬化症，微小変化型ネフローゼ症候群はネフローゼに進展することが多い．慢性糸球体腎炎の最も代表的なものは，IgA腎症である．IgA腎症は，糸球体メサンギウム領域へのIgAの沈着を特徴とし，原発性糸球体腎炎の約半数を占めるといわれており，その約半数が進行性で腎機能が徐々に低下する．発症は20歳代が最も多いが，患者層はすべての年代にわたっている．タンパク尿は一般に少なく，ネフローゼ症候群を呈することはまれである．血尿は必発で，肉眼的血尿も20～30％

表1 糸球体腎炎の分類

原発性糸球体腎炎	IgA腎症 メサンギウム増殖性糸球体腎炎（非IgA腎症） 急性糸球体腎炎 急速進行性糸球体腎炎 膜性腎症 膜性増殖性糸球体腎炎 巣状糸球体硬化症 微小変化型ネフローゼ症候群
続発性糸球体腎炎	糖尿病性腎症など代謝性疾患 膠原病とその類縁疾患（ループス腎炎など） 感染症（B型肝炎，C型肝炎ウイルスなど） 薬剤，重金属 妊娠中毒症 遺伝性腎炎

（和田 攻，朝長文彌編集主幹（2000）薬剤師のための服薬指導ガイド 第2版，p.740-778，文光堂より一部改変）

の症例でみられる．初期においては血圧，腎機能ともに正常であるが，進行すれば高血圧，腎機能低下を伴う．約半数の患者は軽度のタンパク尿ならびに血尿のまま腎機能が保持され，長期間安定した経過をとる．一方，20年の経過で約40％の症例は末期腎不全に至るといわれている．

キーワード

溶血性連鎖球菌　　IgA腎症　　レニン-アンジオテンシン系阻害薬　　ステロイドパルス療法

治療方針

　急性糸球体腎炎は一般に予後の良好な疾患とされており，治療は安静と食事療法が基本となる．急性腎炎症状がみられる間はできれば入院させ，安静・臥床を守らせる．尿所見以外の症状は2週間以内に消失することが多く，安静は1か月程度を目安とする．一般に急性糸球体腎炎は投薬がなくても軽快し，また投薬したとしても短期間の投与にとどまる．薬物療法としては，浮腫や乏尿に対しては利尿薬を，高血圧に対しては利尿薬と降圧薬を，高カリウム血症に対してはイオン交換樹脂を，溶連菌感染に対しては感染症が継続したままであればペニシリンなどの抗生物質を投与する．

　食事については，急性期においては高カロリー（30～35 kcal/標準体重 kg/日）で低タンパク（0.5 g/標準体重 kg/日），塩分制限（0～3 g/日）が基本となり，尿量が少ないときは水分制限を行

う．回復期には高カロリー（同上）で低タンパク（0.5 g/標準体重 kg/日），塩分制限は 3 ～ 5 g/日として，腎機能の改善に合わせて通常食へと移行する．

一方，慢性糸球体腎炎（IgA 腎症）は発症後 20 年以内に約 40 ％の患者が末期腎不全に至るため，予後不良因子である収縮期高血圧，高度タンパク尿，血清クレアチニン高値，腎組織の障害度の高い患者では早期より積極的な治療が推奨されている．以下に，日本腎臓病学会作成の「エビデンスに基づく CKD 診療ガイドライン 2009」に示されている IgA 腎症の治療について述べる．

1）レニン-アンギオテンシン系阻害薬

アンギオテンシン変換酵素（ACE）阻害薬は腎臓の輸出動脈を拡張するので腎の負荷を軽減し軽度の腎機能障害を伴う IgA 腎症の進行を抑制することが報告されている．一方，アンギオテンシンⅡ受容体拮抗薬（ARB）の IgA 腎症に対する治療効果については，一部有効であるとの報告があるものの，明確なエビデンスが得られていない．したがって ACE 阻害薬は，高血圧を伴う IgA 腎症の患者に対する第一選択薬としてあげられる．

2）経口ステロイド療法

1 日の尿タンパク排泄量が 1 ～ 2 g の IgA 腎症の患者に対して，プレドニゾロン 40 mg/日より開始して 19 か月間継続する経口ステロイド療法により，IgA 腎症の腎障害の進行を抑制し，組織障害も改善したのとの報告がある．一方，プレドニゾロン 20 mg/日を 2 年間使用した場合にはタンパク尿は改善されたものの腎障害の進行は抑制できなかったとの報告もある．

3）ステロイドパルス療法

海外における報告ではあるが，尿タンパクが 1 日 1 ～ 3.5 g，血清クレアチニン値が 1.5 mg/dL 以上の腎機能障害のある IgA 腎症患者に対して，ステロイドパルス療法を 2 か月毎に 3 クール，次いでプレドニゾロン（0.5 mg/kg/隔日）の内服を 6 か月継続することで，腎障害の進行を抑制したとの報告がある．日本人におけるエビデンスは少ないため，今後の報告が期待される．

4）その他

ガイドラインでは扁桃摘出＋ステロイドパルス療法や，ジピリダモールなどの抗血小板薬の使用について紹介されているが，症例数が少ないことや有効性が明確でない等，推奨レベルは低いものとなっている．

（1）急性糸球体腎炎

◆ 処方例 ◆ 1

（処方）
セフカペンピボキシル塩酸塩水和物小児用細粒（100 mg/g）（フロモックス®）
　　　　　　　　　　　　　　　　　1 回 1.5 g（1 日 4.5 g）
　　　　　　　　　　　　　　　　　1 日 3 回　朝昼夕食後　4 日分

◆ 処方解説

溶連菌感染から急性糸球体腎炎が発症するまでは，1週間以上の潜伏期間があるため，すでに発症している腎炎にはほとんどの場合，抗生物質は無効である．しかしながら，溶連菌感染が残存している場合，培養陽性で咽頭炎や，とびひ等の皮膚感染のときには，ペニシリン系やセフェム系抗生物質が用いられる．アレルギーがある場合には，エリスロマイシンなどのマクロライド系抗生物質が用いられる．ただし，バルプロ酸を服用中の患児に対してピボキシル基を有する経口セフェム薬（トミロン®，メイアクト®，フロモックス®）は加水分解で生成したピバリン酸と同じく分岐脂肪酸のバルプロ酸により低カルニチン血症を惹起するのでプロドラッグではない原体吸収型のセフジニル（セフゾン®）を投与する．

◆ 処方例 ◆ 2

(処方1)
フロセミド錠（40 mg）（ラシックス®）　　　　　　　　　　1回1錠（1日1錠）
　　　　　　　　　　　　　　　　　　　　　　　　　　　1日1回　朝食後　7日分

(処方2)
ベニジピン塩酸塩錠（2 mg）（コニール®）　　　　　　　　1回1錠（1日1錠）
　　　　　　　　　　　　　　　　　　　　　　　　　　　1日1回　朝食後　7日分

◆ 処方解説

安静，減塩，水分制限しても浮腫，うっ血の増悪が認められれば，その程度に応じてループ利尿薬を用いる．重症例では，フロセミド注（20～60 mg/日，分1～3）を静注する．サイアザイドや抗アルドステロン薬はループ利尿薬に比べ利尿効果が弱く，また抗アルドステロン薬は高カリウム血症を呈している患者では禁忌であるため用いない．また，乏尿期には高血圧を合併することも多い（60～80％）が，その半分は軽症の高血圧であり，安静と食塩制限によって管理可能である．降圧薬を必要とする場合においても一般に短期間の使用であり，浮腫を取り除くためのループ利尿薬とともに，Ca拮抗薬やα遮断薬が用いられる．腎機能障害や高カリウム血症がなければACE阻害薬やARBも用いられる．

（2）慢性糸球体腎炎

◆ 処方例 ◆ 3

(処方)
ジピリダモール徐放性カプセル（150 mg）（ペルサンチンL®）
　　　　　　　　　　　　　　　　　　　　　　　　　　　1回1カプセル（1日2カプセル）
　　　　　　　　　　　　　　　　　　　　　　　　　　　1日2回　朝夕食後　7日分

◆ 処方解説

　糸球体腎炎においては，糸球体における炎症反応に伴って糸球体基底膜の陰性荷電がカチオンチェンジ（陽性荷電）すると，微小血栓の形成が起こり，局所における循環障害が生じる．通常，陰性荷電を帯びたアルブミンは，糸球体膜の陰性荷電により反発され基底膜をすり抜けることはできないが，カチオンチェンジにより容易に糸球体基底膜を通過できるようになり，糸球体のタンパク透過性が亢進する．したがって，抗血小板薬を投与することにより血流障害を改善させ，タンパク尿の減少効果を期待する．腎機能低下の抑制効果は明確ではないが，IgA腎症患者では広く使用される．

◆ 処方例 ◆ 4　高血圧のある場合

（処方）	
エナラプリルマレイン酸塩錠（5 mg）（レニベース®）	1回1錠（1日1錠）
もしくは	
バルサルタン錠（40 mg）（ディオバン®）	1回1錠（1日1錠）
	1日1回　朝食後　7日分

◆ 処方解説

　慢性糸球体腎炎の進行とともに腎性高血圧症が現れることが多い．高血圧は腎機能をさらに低下させることから，積極的な降圧が必要である．利尿薬は，腎機能が破綻している場合には使用されない．ガイドラインではACE阻害薬が第一選択薬となっており，同じレニン-アンギオテンシン系薬剤であるARBも使用されることが多い．降圧の目標は130/80 mmHgとし，1日1g以上のタンパク尿があるときは125/75 mmHgとすることが推奨されている．一方，ACE阻害薬に対して抵抗性を示すIgA腎症では，ステロイド治療などの他の治療法の早期導入が望ましい．

◆ 処方例 ◆ 5　ステロイド療法

（処方1：経口ステロイド療法）
1) プレドニゾロン錠（5 mg）（プレドニン®，プレドニゾロン®）　1日8錠
　　　　　　　　　　　　　　　　　　1日2回　朝食後6錠，昼食後2錠　7日分
2) スクラルファート細粒90%（アルサルミン®）　1回1g（1日2g）
　　　　　　　　　　　　　　　　　　1日2回　朝昼食後　7日分
　なお，8週間の初期投与後，1〜2年間で漸減中止する．
（処方2：ステロイドパルス療法）
コハク酸メチルプレドニゾロンナトリウム注（500 mg）（ソル・メドロール®）1日1V
5%ブドウ糖液　100 mL

混合して1時間かけて点滴静注，3日間
　引き続きプレドニゾロン錠（5mg）1日6錠（朝食後4錠，昼食後2錠）を3週間連日投与した後に漸減し，1年の経過で中止する．

◆ 処方解説

　数多くの臨床研究より，ステロイド療法（パルス療法を含む）は尿タンパクが中等度以上のIgA腎症の患者に対するスタンダードな治療法であることが証明されている．ステロイドの薬理作用は，強力な抗炎症作用であり，これにより糸球体における炎症を抑える．また，腎炎発症の原因の一つと考えられている免疫系の異常に対してステロイドが抑制的に作用することも薬理効果の一因と考えられている．しかしながら，ステロイドの長期投与は逆に腎動脈硬化や糸球体硬化を促進する可能性があり，投与は2年間以内に制限される．ステロイド投与初期は30〜40 mg/日と高用量であるため，消化性潰瘍を防止するために種々の胃粘膜保護薬を併用する必要がある．

Q & A

Q 経口ステロイド薬の投与は，なぜ昼よりも朝の投与量が多いのですか？　また，なぜ長期間かけて徐々に減量しなければならないのですか？

A それは健康な人における副腎皮質ホルモン（ステロイド）の分泌には日内変動があるからです．一般に，ステロイドは早朝に多く分泌され，夜間には最低となります．したがって，プレドニゾロンなどのステロイドを経口投与する場合には，この日内リズムに合わせるように朝の投与量を多くし，昼は少なく投与します．また，長期間ステロイド薬を投与していると，副腎の機能が著しく低下するため，急激な減量は体内のステロイド欠乏を引き起こします．そのため，時間をかけて減量して副腎の機能を回復させる必要があるのです．

Q ステロイドパルス療法とはどういった治療法ですか？

A 経口のステロイドに対する反応が弱い場合，大量のステロイド注射液を短期間投与する方法をステロイドパルス療法と呼びます．慢性糸球体腎炎だけではなく，膠原病などにおいてもよく用いられる治療法です．一般には糖質作用が強く，鉱質作用の最も少ない水溶性のメチルプレドニゾロン注を，1日に500 mgから1000 mgを数時間かけて点滴静注し，3日間連続して投与します．その後，経口ステロイドに切り替えますが，効果が不十分なときは1〜2週間の休薬後，再び繰り返します．また，ステロイドパルス療法は，経口投与のみに比べて寛解に至るまでの期間を短くすることができるといわれています．

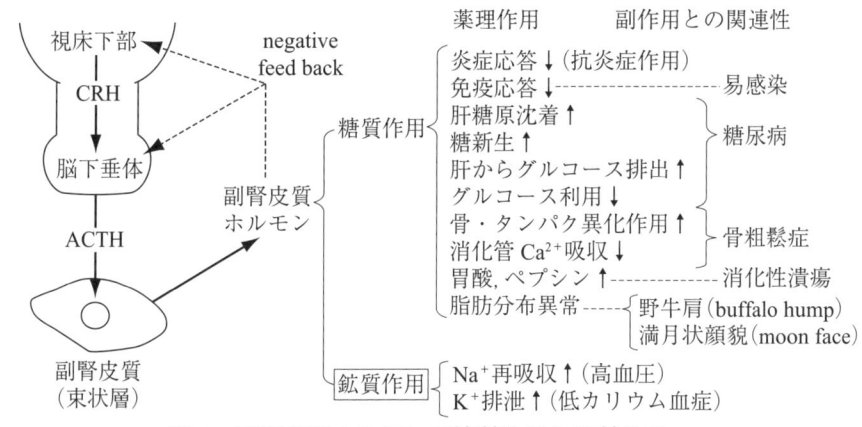

図1 副腎皮質ホルモンの糖質作用と鉱質作用
ACTH：副腎皮質刺激ホルモン
CRH：ACTH放出ホルモン

（水柿道直，松山賢治編集（2003）イラストから学ぶ必修薬物治療学，廣川書店より一部改変）

Q ACE阻害薬には「腎保護作用」があるとよく聞きますが，具体的にどういう働きなのでしょうか？

A 糸球体の病変が進行する一因として，糸球体内圧の上昇があります．糸球体内圧は，糸球体へと向かう輸入細動脈と，糸球体から出ていく輸出細動脈の収縮・拡張により制御されています．アンギオテンシンⅡは，この輸入・輸出細動脈を収縮させる働きがありますが，輸出細動脈に対する作用のほうが強いといわれています．ACE阻害薬は，このアンギオテンシンⅡの産生を抑えるため，結果的に輸入細動脈よりも輸出細動脈のほうがより拡張し，糸球体内圧の上昇が抑えられるため，腎保護作用があることになります．また，アンギオテンシンⅡは，腎組織が損傷した際に放出される各種因子の産生促進にも関与しており，これらの因子は糸球体硬化やメサンギウム細胞の増殖など，糸球体病変の悪化を助長させます．したがって，アンギオテンシンⅡの産生を抑制することにより，糸球体腎炎の進行を抑えることができるわけです．

参考文献

1) 山口　徹，北原光夫，福井次矢総編集（2012）今日の治療指針 2012，p.518-519，p.523-525，医学書院
2) 和田　攻，朝長文彌編集主幹（2000）薬剤師のための服薬指導ガイド 第2版，p.740-778，文光堂
3) 黒川　清監修（2003）臨床に直結する腎疾患治療のエビデンス，p.14-40，文光堂
4) 日本腎臓学会編（2009）エビデンスに基づくCKD診療ガイドライン 2009，p.105-113，東京医学社

5.2 腎不全（急性・慢性）

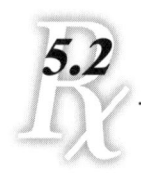

病態の概要

　急性腎不全とは，急激な糸球体ろ過値の低下により短時日で尿毒症に陥る症候群である．その原因としては表1に示したものがある．臨床的には尿量の減少に伴い，① 血清クレアチニン値が 2.0〜2.5 mg/dL に急上昇する，② 腎機能低下の既往のある患者では血清クレアチニン値が 50 ％以上の上昇，③ 1 日に血中尿素窒素が 10 mg/dL もしくは血清クレアチニンが 0.5 mg/dL 以上の速度で上昇，のいずれかに該当するものとされている．これに合わせて，高窒素血症，浮腫，高カリウム血症などの水電解質異常，代謝性アシドーシス，さまざまな程度の尿毒症症状が出現する．薬剤性の急性腎不全の原因には，アミノ配糖体などの抗生物質，非ステロイド性抗炎症薬，シスプラチンなどの抗がん薬，造影剤などがあり，特に脱水の存在や潜在性に腎機能低下のある高齢者ではこれら薬剤による急性腎不全が発現しやすい．近年，急性腎障害（acute kidney injury：AKI）という概念が提唱され，急性腎不全は AKI の一つに含まれる．

　慢性腎不全は慢性の腎障害により徐々に腎機能が低下した状態である．2002 年に米国腎臓財団から慢性腎臓病（chronic kidney disease：CKD）の概念が提唱され，エビデンスに基づいた適切な治療を進めていくようになってきた．CKD の重症度分類について，表2に示した．CKD が進行するのに伴い，体液などの恒常性が維持できなくなり，高窒素血症，血清クレアチニン高値，アシドーシス，貧血，高リン血症，低カルシウム血症を来し，血液浄化療法（透析）が必要となる．原因疾患としては，糖尿病性腎症や慢性糸球体腎炎が多く，ついで腎硬化症や嚢胞腎があげられている．これらの原因疾患の相違により腎機能障害の進行速度は異なるが，いったん腎機能

表1　急性腎不全の原因

分　類	原　因
腎前性	・腎血流量を低下させる病態（脱水，出血，心原性ショック等）
腎　性	・急性尿細管壊死（腎虚血，腎毒性物質） ・腎細動脈病変 ・糸球体病変 ・間質性腎炎 ・全身性炎症反応症候群（SIRS）
腎後性	・両側尿管閉塞 ・下部尿路閉塞

表2 CKDの重症度分類

原疾患	タンパク尿区分			A1	A2	A3
糖尿病	尿アルブミン定量 (mg/日)			正常	微量アルブミン尿	顕性アルブミン尿
	尿アルブミン/Cr比 (mg/gCr)			30未満	30〜299	300以上
高血圧 腎炎 多発性嚢胞腎 移植腎 不明，その他	尿タンパク定量 (g/日)			正常	軽度タンパク尿	高度タンパク尿
	尿タンパク/Cr比 (g/gCr)			0.15未満	0.15〜0.49	0.50以上
GFR区分 (mL/分/1.73 m²)		G1	正常または高値 ≧90	Green	Yellow	Orange
		G2	正常または軽度低下 60〜89	Green	Yellow	Orange
		G3a	軽度〜中等度低下 45〜59	Yellow	Orange	Red
		G3b	中等度〜高度低下 30〜44	Orange	Red	Red
		G4	高度低下 15〜29	Red	Red	Red
		G5	末期腎不全（ESKD） <15	Red	Red	Red

重症度は，原疾患，GFR区分，タンパク尿区分を合わせたステージにより評価する．Greenのステージを基準に，Yellow，Orange，Redの順に死亡，末期腎不全，心血管死亡発症のリスクが上昇する．
（日本腎臓病学会編集（2012）CKD診療ガイド2012，東京医学社より一部改変）

低下を来した場合，共通した悪化機序により進行し，末期腎不全（end-stage kidney disease：ESKD）に至る．

キーワード

尿毒症　水電解質異常　浮腫　アシドーシス　貧血　骨・ミネラル代謝異常

治療方針

急性腎不全

急性腎不全では，原疾患および原因病態の治療が基本となる．腎血流量が低下した病態では，補液，輸血，昇圧薬などで全身および腎循環血流量の改善に努める．また，乏尿状態においては導尿，尿管カテーテル，経皮的腎瘻などで尿流を阻害する要因を除去する．急性腎不全の代表的な病態である急性尿細管壊死の場合では低血圧や脱水など虚血状態を改善し，また薬剤性であれ

ば腎毒性薬剤の使用を中止する．さらにタンパク異化の亢進や尿毒症病態の進行を抑制するため，高カロリー輸液を主体とする栄養管理を行いながら，尿量，BUN，血清クレアチニン値やカリウム値の推移，浮腫に伴う体重の増減，体液過剰状態や尿毒症症状の発現に注意する．多臓器不全を伴った重症の急性腎不全であれば，血液浄化療法（透析）を行うこともある．

慢性腎不全

慢性腎不全においては，日常生活を含めた患者の腎病態を把握することが肝要である．そのためには患者の腎機能，尿タンパク量，食塩摂取量，タンパク摂取量を正確に把握し，患者自身の自己管理の重要性を認識させることとともに，原疾患に対する治療，共通悪化機序（尿タンパク，高血圧）に対する管理，食事療法などの治療方針を立てる．また，慢性的な腎機能低下に伴う種々の合併症の管理も重要である．

（1）急性腎不全

◆ 処方例 ◆ 1　栄養の経口摂取が不可能な急性腎不全

（処方）	
ハイカリック® RF 輸液	1000 mL
ネオアミユー®注	400 mL
10％塩化ナトリウム注	適量
10％塩化カリウム注	適量
リン酸二カリウム補正液	適量
ネオラミン・マルチV®注	1 V
24時間かけて中心静脈より点滴静注	

◆ 処方解説

急性腎不全時には食事療法による栄養管理を行うが，経口摂取が不可能な場合には中心静脈栄養（TPN）を行う．上記処方に脂肪乳濁製剤を追加することもある．急性腎不全時には，骨格筋からのアミノ酸放出が増加し，逆に骨格筋へのアミノ酸取り込みが障害されるため，タンパクの異化亢進と合成低下が生じる．また，体タンパクの合成促進と異化抑制作用を有する分岐鎖アミノ酸（ロイシン，イソロイシン，バリン）の配合量を高く（45.8％）し，腎不全時の含硫アミノ酸異常を考慮してメチオニンを減量し，システインを配合した腎不全専用のアミノ酸補液（ネオアミユー®，キドミン®など）を投与する必要がある．また，ネオアミユー投与時には，アミノ酸を効率的に利用するために，本剤 200 mL 当たり非タンパク熱量として 500 kcal を投与する．さらに，急性腎不全時には体内の電解質バランスの異常が生じることが多く，血清中カリウムやリンが低下した場合には，上記処方の他に 10％塩化カリウム注やリン酸二カリウム補正液などを適宜追加する．また，TPN 施行時には乳酸アシドーシスの発現を防ぐためにビタミン B_1 の補給を行う．

IVH と TPN

IVH（intravenous hyperalimentation）：高カロリー輸液．ヒトが1日に必要なカロリーを点滴によって補給する場合，最も代謝効率のよいブドウ糖では非常に高張となるため末梢血管からの投与は不可能である．また，アミノ酸をエネルギー源とする場合には糖を適当量補充しなければ代謝効率が悪く，脂肪は高カロリーであるが単独で長期間投与すると肝機能障害を生じることが知られている．そのため臨床では，高張糖液に電解質やアミノ酸を混合して高カロリー輸液を調製し，中心静脈（上大静脈）から投与している（通常，脂肪乳剤は配合変化を起こしやすいので，混合せずに別ルートより投与する）．

TPN（total parenteral nutrition）：完全静脈栄養．単なるカロリーの補給にとどまらず，生体が必要とするビタミン類や必須微量元素（亜鉛，銅，セレン等）を高カロリー輸液に混合して投与することを完全静脈栄養管理という．臨床においてはIVHとTPNが同意語として扱われることが多いが，厳密には上記のように異なる．

◆ 処方例 ◆ 2　浮腫，高カリウム血症

（処方1）
フロセミド錠（ラシックス®）（20 mg）　　　　　　　1回1錠（1日1錠）
　　　　　　　　　　　　　　　　　　　　　　　　1日1回　朝食後　4日分

（処方2）
ポリスチレンスルホン酸カルシウムゼリー（アーガメイト® 20％ゼリー　25 g/個）
　　　　　　　　　　　　　　　　　　　　　　　　1回1個（1日3個）
　　　　　　　　　　　　　　　　　　　　　　　　1日3回　朝昼夕食後　4日分

◆ 処方解説

　乏尿が高度である場合は，ループ利尿薬であるフロセミドを1回40〜100 mg静注し，2時間程度観察して利尿（40 mL/hr以上）が得られなければ，さらに増量して投与する（100〜200 mg）．利尿作用が得られれば同量を6〜8時間おきに繰り返す．乏尿が高度でなければフロセミドを内服する．サイアザイドや抗アルドステロン薬はループ利尿薬に比べ利尿効果が弱く，また抗アルドステロン薬は高カリウム血症を呈している患者では禁忌である．したがって，急性期の腎不全においてはその血中カリウム低下作用を考慮しループ利尿薬が第一選択となる．

　血清カリウム値が5.0 mEq/L以上の場合を高カリウム血症と呼ぶ．血清カリウム値が6.5 mEq/L以上になると，明らかな心電図変化（尖鋭T-QRS延長（テント状T波の出現），P波消失，心室性不整脈など）が生じる．血清カリウム値の低下には，陽イオン交換樹脂であるポリスチレンスルホン酸カルシウム製剤を経口投与する．ポリスチレンスルホン酸カルシウム製剤には散剤もあるが，散剤の場合は1回量を30 mL程度の水に懸濁して投与する．また，急速に血清カリウム値を低下させる必要がある場合には，1回30 gを100 mLの水や5％ブドウ糖液に懸濁して注腸す

ることもある．ポリスチレンスルホン酸カルシウムは経口投与後，消化・吸収されることなく結腸まで移行し，本剤のカルシウムイオンと腸管内のカリウムイオンが交換され，そのまま糞便中に排泄されカリウムは体外へ除去される．軽度の高カリウム血症であれば，食事制限（カリウム摂取の減量）でかまわない．

◆ 処方例 ◆ 3　代謝性アシドーシス

（処方）	
炭酸水素ナトリウム注（7％）（メイロン®）50 mL	60分かけて点滴静注
もしくは炭酸水素ナトリウム（散）を経口投与する	

◆ 処方解説

　尿細管機能障害により HCO_3^- の再吸収が障害されると，体内の HCO_3^- 濃度が減少し，その分 Cl^- が増加して高クロール性代謝性アシドーシスが生じる．血液 pH が 7.20 以下，もしくは不足塩基量（base deficit；BD）が 10 mEq/L を上回れば炭酸水素ナトリウム注の投与を考慮する．

　投与必要量（mEq）= BD × 体重（kg）× 0.2 とし，初回に半量を静注または点滴静注し，pH または BD を参考にしながら追加投与する．体重 50 kg の患者で BD が 10 mEq/L であれば，投与必要量は 100 mEq/L（炭酸水素ナトリウム注 7％ であれば 120 mL）となる．また，7％ の炭酸水素ナトリウム注の HCO_3^- 濃度は 833 mEq/L であるため，上式は，投与必要量（mL）= BD × 体重（kg）÷ 4 と置き換えてもかまわない．代謝性アシドーシスにより血中のプロトン（H^+）濃度が高くなると，図1に示すように細胞内カリウムとの交換反応により高カリウム血症を呈するようになる．7.5 mEq/L 以上の重篤な高カリウム血症には，炭酸水素ナトリウム（静注），グルコン酸カルシウム（静注），レギュラーインスリンとブドウ糖液同時静注が有効である．

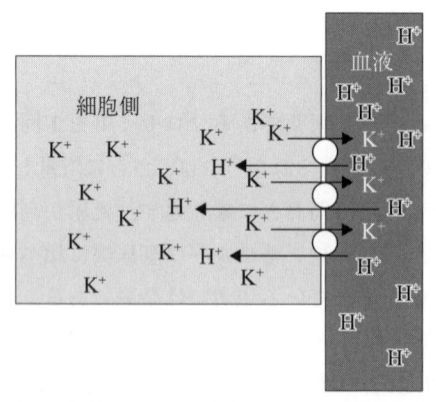

図1　アシドーシス状態における外向き遅延整流 K^+ 電流（I_K）の発生
アシドーシス状態では，細胞内から血液に K^+ が出てくる外向き遅延整流 K^+ 電流（I_K）が発生し高 K 血症を呈するようになる．

（松山賢治監修（2012）Scientific 疾患分解解析，p.8，京都廣川書店）

(2) 慢性腎不全

◆ 処方例 ◆ 4　尿毒素の除去，高窒素血症

（処方）	
クレメジン®細粒（2 g/包）	1回1包（1日3包）
	1日3回　朝昼夕食後2時間　7日分

◆ 処方解説

　慢性腎不全の進展に関与する尿毒素自体が腎障害因子となり，連鎖的に腎障害を引き起こすという悪循環は腎不全の進行において大きな問題である．球形吸着炭（活性炭）であるクレメジンは消化管に存在する腎障害作用のある尿毒症毒素（有機リン，アンモニア，尿酸，インドキシル硫酸など）を吸着して便とともに排出させることにより腎障害の悪循環を遮断し，腎障害の進行を遅延させる．一方，他の薬物を併用している場合，それらも吸着することにより吸収が低下するため，クレメジンは食間あるいは併用薬服用後2時間程度の間をあけて投与する．

◆ 処方例 ◆ 5　高血圧

（処方1）	
バルサルタン錠（ディオバン®）40 mg	1回1錠（1日1錠）
	1日1回　朝食後　7日分
もしくは　オルメサルタン メドキソミル錠（オルメテック®）10 mg	
	1回1錠（1日1錠）
	1日1回　朝食後　7日分
もしくは　テモカプリル塩酸塩錠（エースコール®）2 mg	1回1錠（1日1錠）
	1日1回　朝食後　7日分
（処方2）	
アムロジピンベシル酸塩錠（アムロジン®，ノルバスク®）2.5 mg	
	1回1錠（1日1錠）
	1日1回　朝食後　7日分
もしくは　フロセミド錠（ラシックス®）20 mg	1回1錠（1日1錠）
	1日1回　朝食後　7日分

◆ 処方解説

　アンギオテンシン変換酵素（ACE）阻害薬やアンギオテンシンⅡ受容体拮抗薬（ARB）は，降圧作用のみならず腎機能悪化を遅らせることが知られており，高血圧を合併する慢性腎不全では

繁用される．上記以外にも，テルミサルタン（ミカルディス®）やイルベサルタン（アバプロ®，イルベタン®）が用いられる．患者は腎機能が低下しているため，ACE 阻害薬や ARB の投与は少量から開始し，また腎消失型よりもテモカプリルのような肝消失型薬剤を選択する．CKD ステージ 4 以上では，急激な上昇や過度の降圧を確認しながら，少量から開始し，徐々に増量する．一方，ACE 阻害薬や ARB の投与により高カリウム血症が発現しやすくなるため，このような場合にはアムロジピンのような長時間作用型の Ca 拮抗薬が用いられる．

フロセミドなどのループ利尿薬は，腎がある程度機能している患者における血圧コントロールには有用である．しかしながら尿細管機能が著しく低下した患者においては，利尿薬を用いても十分な利尿が得られないため，あまり用いられない．

◆ 処方例 ◆ 6　保存期腎不全患者における腎性貧血

(処方：投与初期)
エポエチンアルファ注（エスポー®）　　　　　　　　　1回 6000 単位　皮下注　週に 1回
もしくは　エポエチンベータ注（エポジン®）　　　　　1回 6000 単位　皮下注　週に 1回
もしくは　ダルベポエチンアルファ注（ネスプ®）
　　　　　　　　　　　　　　　　　　　　1回 30 μg　皮下注または静注　2週に 1回

(処方：維持量)
エポエチンアルファ注（エスポー®）　　　　　1回 6000 ～ 12000 単位　皮下注　2週に 1回
もしくは　エポエチンベータ注（エポジン®）　1回 6000 ～ 12000 単位　皮下注　2週に 1回
もしくは　ダルベポエチンアルファ注（ネスプ®）
　　　　　　　　　　　　　　　　　　1回 30 ～ 120 μg　皮下注または静注　4週に 1回

◆ 処方解説

腎機能の破綻により，腎におけるエリスロポエチン産生能が低下し，赤血球産生が低下するため腎性貧血を生じる．また慢性腎不全においては，尿毒物質による赤血球の寿命短縮も貧血に関与している．その発現は CKD ステージ 3 以降で顕著となるが，早期のステージでも貧血を呈する症例もある．貧血は心不全の増悪因子であるため，CKD 患者においては腎疾患・貧血・心疾患が互いに悪影響を及ぼす「心腎貧血症候群（cardio-renal-anemia syndrome）」が提唱されており，積極的な貧血治療が行われる．目標とするヘモグロビン（Hb）値は，多くの大規模臨床試験やメタアナリシスから，11.0 ～ 12.0 g/dL が推奨されている．Hb を高値（13.5g/dL 以上）に維持すると，血栓などを理由とした心血管系疾患による死亡率が増加するため，13.0 g/dL を上回った場合には休薬する．また，体内に赤血球合成のための鉄が十分にあることが前提となるため，上記処方に鉄剤が追加されることもある．エリスロポエチンの作用は即効的ではなく，効果が現れるまで 2 ～ 4 週間程度要するため，急速に進行する貧血の場合には輸血が必要となる．

◆ 処方例 ◆ 7　骨・ミネラル代謝異常

(処方1：高リン血症)	
沈降炭酸カルシウム錠（500 mg）（カルタン®）	1回2錠（1日6錠） 1日3回　朝昼夕食直後
もしくは　炭酸ランタン水和物チュアブル錠（250 mg）（ホスレノール®）	1回1錠（1日3錠） 1日3回　朝昼夕食直後
もしくは　セベラマー塩酸塩錠（レナジェル®）	1回4錠（1日12錠） 1日3回　朝昼夕食直前
(処方2：高カルシウム血症)	
アルファカルシドール（アルファロール®，ワンアルファ®）	1回1 μg　（1日1 μg） 1日1回　朝食後
(処方3：副甲状腺ホルモン［PTH］の適正化)	
マキサカルシトール注（オキサロール®）	1回2.5 μg 週3回透析終了時に静注
もしくは　ファレカルシトリオール錠（0.3 μg）（ホーネル®）	1回1錠（1日1錠） 1日1回　朝食後
もしくは　シナカルセト塩酸塩錠（25 mg）（レグパラ®）	1回1錠（1日1錠） 1日1回　朝食後

◆ 処方解説

　CKDステージが3～4以上となると，腎近位尿細管におけるリン酸の排泄障害ならびにビタミンD₃活性化障害を生じ，骨病変が起こるだけではなく血管の異所性石灰化を生じ，腎不全患者の予後を悪化させることが明らかとなってきた．そのため，従来までの腎性骨異栄養症ではなく，骨・ミネラル代謝異常（mineral and bone disorder；CKD-MBD）という概念が提唱されている．また，CKD-MBDでは二次性の副甲状腺機能亢進症が出現し，これを起因として線維性骨炎や動脈石灰化，軟部組織および皮下での異所性石灰化が発症する．近年，CKD-MBDに対する治療薬の開発が進み，消化管に存在するリン酸と難溶性の塩を形成する炭酸ランタン製剤，リン酸を結合させるポリカチオンポリマーであるセベラマーが市販された．また，高カルシウム血症に対してはビタミンD誘導体製剤が，副甲状腺機能亢進症には副甲状腺細胞表面のカルシウム受容体のアゴニストであるシナカルセト等が新薬として臨床に供されている．

　現在まで，日本人におけるCKD-MBDの管理目標に関連する臨床研究は少なく，ガイドラインでは根拠に乏しいものの表3に示したK/DOQIの目標値を利用している．なお血清アルブミン濃度が4 mg/dL未満の患者では，下記のPayneの式を用いて補正カルシウム値を算出する．

補正Ca [mg/dL] ＝血清Ca（mg/dL）＋4－血清アルブミン値（mg/dL）

表3　K/DOQIガイドラインに示された骨・ミネラル代謝マーカーの管理目標値

CKD ステージ	P (mg/dL)	補正Ca (mg/dL)	iPTH (pg/mL)
3	2.7〜4.6	各測定施設の正常値	35〜70
4	2.7〜4.6	各測定施設の正常値	70〜110
5	3.5〜5.5	8.4〜9.5	150〜300

（日本腎臓病学会編集（2009）エビデンスに基づくCKD診療ガイドライン2009，東京医学社）

Q & A

Q 腎不全専用のアミノ酸輸液の特徴について教えて下さい．

A 腎不全時には，体内の総必須アミノ酸は減少し，逆に総非必須アミノ酸は増加します．また，必須アミノ酸のなかでも，ロイシン，イソロイシン，チロシン，バリン，メチオニンは減少し，フェニルアラニンやリジンは増加しています．このアンバランスを改善させるようアミノ酸組成を考慮したものが腎不全専用のアミノ酸輸液です．また腎不全時には，タンパク質やアミノ酸の代謝産物である尿素の排泄能が低下しているため，高窒素血症を引き起こしますが，体外から必須アミノ酸を投与すると，体内のグルコースやケト酸と余剰の尿素により非必須アミノ酸が生合成されるため，高窒素血症も改善します．

Q ACE阻害薬による空咳は，どのような対処をしたらよいのでしょうか？

A ACE阻害薬は，アンギオテンシン変換酵素とともにキニナーゼⅡという酵素も阻害します．その結果，キニナーゼⅡによって代謝されるブラジキニンの分解が抑制され，これが肺に蓄積し，刺激することが空咳の原因の一つであると考えられています．日本ではACE阻害薬は10種類以上が市販されており，空咳の発現頻度が少ないとうたわれているACE阻害薬はいくつかありますが，無作為化比較試験は十分に行われていません．また，ACE阻害薬をそのまま飲み続けるかぎり，空咳はおさまることはまずありません．したがって，ARBやCa拮抗薬など，他の降圧薬に変更するのがよいでしょう．

Q 慢性腎不全により生じる合併症について教えて下さい．

A 慢性的な腎機能障害により，体内の水電解質バランスが崩れ，高カリウム血症，低ナトリウム血症，低カルシウム血症，高リン血症などがみられます．また，腎臓は老廃物の

排泄器官であるとともに，赤血球の産生に必要なエリスロポエチンを合成する器官でもあるため，長期の腎障害は貧血をもたらします．さらに，腎臓は骨形成に重要な働きをするビタミンDをD₃に活性化する器官であり，また腎機能障害により血清中リン濃度が上昇することから骨軟化症が引き起こされます．長期間透析を行っている患者さんでは，β₂ミクログロブリンを構成成分とするアミロイド線維が関節などに沈着する透析アミロイドーシス，アルミニウム含有製剤を併用している場合にはアルミニウム血症を引き起こすこともあります．また近年，慢性腎不全による貧血やミネラル異常により，血管内皮障害から動脈硬化へと進展し，心筋梗塞や心不全および脳卒中などの心血管系疾患（cardiovascular disease：CVD）の発症および死亡率が高くなることも知られています．

Q 私は，学生実習である腎臓専門の病院前の薬局実習をしました．この処方箋は腎不全の患者さんに出されたものですが，シナカルセト（レグパラ®）の意義や，アレルギー体質でないのにエピナスチン（アレジオン®）が出ているわけを教えてください．

---

1) ディオバン®錠（バルサルタン）　　　　　　　　80 mg　2錠
　 ラシックス®錠（フロセミド）　　　　　　　　　40 mg　1錠
　 アーガメイト® 20％ゼリー（ポリスチレンスルホン酸カルシウム）
　　　　　　　　　　　　　　　　　　　　　　　25 g　1個
　 タケプロン® OD錠（ランソプラゾール）　　　　30 mg　1錠
　 フェブリク®錠（フェブキソスタット）　　　　　10 mg　1錠
　　　　　　　　　　　　　　　　　　1日1回　朝食後　14日分

2) アレジオン®錠（エピナスチン）　　　　　　　　20 mg　1錠
　　　　　　　　　　　　　　　　　　1日1回　就寝前　14日分

3) レナジェル®錠（セベラマー）　　　　　　　　250 mg　12錠
　　　　　　　　　　　　　　　　　　1日3回　朝食前　14日分

4) レグパラ®錠（シナカルセト）　　　　　　　　　25 mg　1錠
　　　　　　　　　　　　　　　　　　1日1回　夕食後　14日分

A 慢性腎不全においては，①高カリウム血症，②高尿酸血症，③高リン血症が必発です．この症例は都合の良いことにすべての症例に関する薬物が出ています．まず，①の高カリウム血症に対する薬ですが，陽イオン交換樹脂でカリウムイオンを腸管膜において吸着するアーガメイト® 20％ゼリー（ポリスチレンスルホン酸カルシウム）と，腎臓の尿細管に働いてカリウム低下作用を示すラシックス®錠（フロセミド）があります．②高尿酸血症に関して，フェブキソスタットはキサンチンオキシダーゼを非競合的に阻害する薬で，1日1回投与というのが特長です．またフェブキソスタットは代謝物が活性を示さずかつ腎臓以外の排泄経路を有してますから，軽〜中等症の腎機能低下例でも，用量調節せずに通常用量で有効性が認められています．またお薬手帳の記載で，この患

図2 非プリン型選択的キサンチンオキシダーゼ阻害薬のフェブキソスタット（非プリン型）とアロプリノール（プリン型）の構造式

者が他院においてキサンチン骨格を有するテオドール®（テオフィリンの徐放錠）を服用していることも非プリン型選択的キサンチンオキシダーゼ阻害薬のフェブリク®錠（フェブキソスタット）が処方される理由のひとつです．アロプリノールはキサンチンオキシダーゼに競合的阻害を示し，テオフィリンの血中濃度にも影響を与えるので，ここでは薬価が高くともフェブリク®が投与されてます．

③ 高リン血症に関しましては腸管でリン酸を吸着するレナジェル®（セベラマー）が処方されています．ご質問のアレジオン®錠（エピナスチン）とレグパラ®錠（シナカルセト）についてですが，高リン酸血症となると，血中の遊離カルシウムと反応して生成したリン酸カルシウムが皮膚表面や血管内皮細胞内に沈着する異所性石灰化を起こします．皮膚表面にリン酸カルシウムの沈着が起こると激しい痒みを起こします．この患者では，その皮膚表面に石灰化が起きているようで，その痒み止めにエピナスチンが処方されています．一方，高リン酸血症となると，血中の遊離カルシウムはリン酸と結合して遊離カルシウム濃度は低下してきます．そうなると，副甲状腺からパラトルモンが遊離されて骨吸収を促進し，骨が脆くなります．これを二次性副甲状腺亢進症と称しますが，シナカルセト（レグパラ®錠）は，副甲状腺細胞表面のCa^{2+}受容体を介してパラトルモンの分泌を抑制する薬です．バルサルタンはアンギオテンシン受容体拮抗薬で，血圧を下げる作用とともに腎臓の糸球体の輸出動脈を拡張して腎の負荷を低減して尿タンパクを低下する作用もあります．

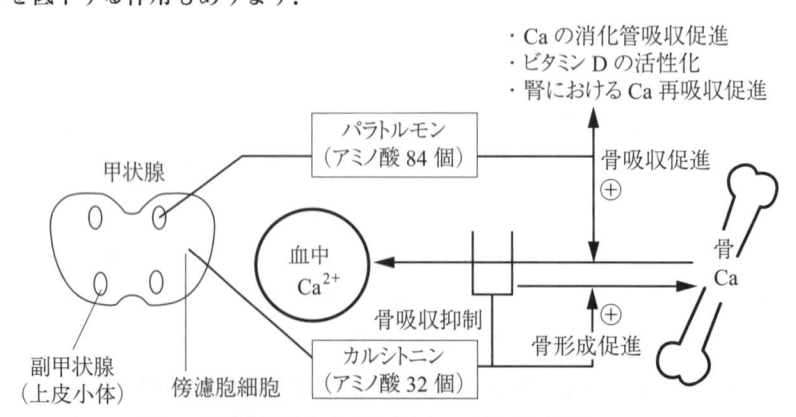

図3 副甲状腺からのパラトルモンの分泌

（水柿道直，松山賢治編集（2003）イラストから学ぶ必修薬物治療学，p.153，図8.5.1，廣川書店）

参考文献

1) 山口　徹，北原光夫，福井次矢総編集（2012）今日の治療指針 2012, p.542-548, 医学書院
2) 黒川　清監修（2003）臨床に直結する腎疾患治療のエビデンス, p.119-145, 文光堂
3) 日本腎臓学会編（2009）エビデンスに基づく CKD 診療ガイドライン 2009, p.50-104, 東京医学社
4) 日本腎臓学会編（2012）CKD 診療ガイド 2012, p.1-4, 東京医学社

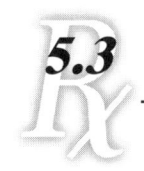

5.3 ネフローゼ症候群

病態の概要

　ネフローゼ症候群の4大特徴は，タンパク尿（3.5 g/日以上），低タンパク血症（血清アルブミン 3.0 g/100 mL 以下，あるいは総タンパク 6.0 g/100 mL 以下）を必須条件として，浮腫，脂質異常症（高 LDL コレステロール血症）を呈する臨床病態である．成因は糸球体基底膜の透過性亢進によって大量の血漿タンパクが持続的に尿中から喪失することによる．原因疾患は原発性（一次性）および続発性（二次性）の腎疾患に分けられ，前者では微小変化群，巣状分節性糸球体硬化症，膜性腎症をはじめ種々の糸球体腎炎が原因となる．また，後者では全身性エリテマトーデス（systemic lupus erythematosus like syndrome：SLE），糖尿病性腎症，アミロイドーシス，種々の悪性腫瘍，薬剤，感染症などが原因となる．主な症状としては，高頻度にみられる浮腫，循環血漿量低下に伴う急性腎不全や血液凝固能の変化に伴う血栓症である．

キーワード

タンパク尿　　低タンパク血症　　血清アルブミン　　微小変化群　　巣状糸球体硬化症
膜性腎症　　全身性エリテマトーデス　　安静

治療方針

　治療目的は，タンパク尿の軽減と腎機能保持である．対症療法としては，安静，食事療法が極

めて大切であり，浮腫や高血圧の認められる場合には，塩分・水分制限を必要とする．従来，十分なタンパク摂取が必須とされていたが，高タンパク食は腎臓に負担をかけ糸球体障害を促進するため，低タンパク食（0.8 g/kg/日），高カロリー食（35 kcal/kg/日）および減塩食（6 g/日）とする．治療効果の判定は治療開始後 1 か月，6 か月の尿タンパク量の測定で行う．完全寛解は尿タンパク 0.3 g/日とするが，蓄尿できない場合には，随時尿の尿タンパク/尿クレアチニン比を使用してもよい．

薬物療法の基本は，主病変である糸球体腎炎の発症に免疫学的機序が関与していることから，微小変化群では副腎皮質ステロイド薬が奏効する．巣状糸球体硬化症，膜性腎症などステロイド薬で効果が得られない場合は免疫抑制薬を併用する．また，腎の輸出動脈の血管抵抗を下げる目的でアンギオテンシン変換酵素阻害薬やロサルタンなどのアンギオテンシンⅡ受容体拮抗薬も使用される．二次的な合併症として，浮腫，高脂血症および血液凝固系の亢進が認められる場合には，それぞれ利尿薬，高脂血症治療薬，抗血小板薬および抗凝固薬を併用する．

表 1 ネフローゼ症候群の診断基準

	成 人	小 児	幼 児	乳 児
タンパク尿	3.5 g/日以上	1) 3.5 g/日以上 2) 0.1 g/kg/日以上 3) 早朝起床時第 1 尿で 300 mg/dL 以上		
総タンパク	6.0 g/dL 以下			5.5 g/dL 以下
血清アルブミン	3.0 g/dL 以下			2.5 g/dL 以下
浮 腫	体重増加			

表 2 原発性ネフローゼ症候群の分類

	成 人 (%)	小 児 (%)	ステロイド抵抗性 (%)	予 後
微小変化型	38.7	80	25	良好
膜性腎症	37.8	5	長期隔日投与	自然寛解：30% 10 年：89% 20 年：59%
巣状分節性糸球体硬化症	11.1	15	70	10 年：85% 20 年：34%
膜性増殖性糸球体腎炎	6.6	—	長期隔日投与	進行性 5～10 年で 50%腎不全 →不良
メサンギウム増殖性腎炎	2.9	—	50	—

◆ 処方例 ◆ 1　初発例，微小変化群

(1) 初発例，微小変化群
成人の場合
1) プレドニゾロン錠（プレドニン®錠 5 mg）60 mg
　　　　　　　　　　　　　朝 8 錠，昼 4 錠　1 日 2 回　朝昼食後　4 週間
幼小児の場合（体重 30 kg の場合）（60 mg/m2/日，約 2.0 mg/kg 標準体重/日，最大 80 mg/回）
2) プレドニゾロン錠（プレドニン®錠 5 mg）30 mg
　　　　　　　　　　　　　朝 4 錠，昼 2 錠　1 日 2 回　朝昼食後　4 週間

◆ 処方解説

　糸球体基底膜の透過性亢進の原因として免疫学的機序が考えられている．プレドニゾロンは糖尿病やアミロイドーシスによるものを除く原発性および続発性ネフローゼ症候群において，第一選択薬となる．初期量を 4 〜 8 週投与した後，タンパク尿の陰性化または減少を確認後，2 〜 4 週毎に 5 〜 10 mg を漸減していくことが多い．治療の反応性は腎炎の種類や腎障害の程度によって異なるが，10 〜 15 mg を維持量として外来にて経過観察とし，通常は 10 mg/隔日，あるいは 5 〜 10 mg/日で約 2 年間の継続投与を行う．ステロイド投与期間が長期にわたるため，易感染性，耐糖能低下，消化性潰瘍など重篤な副作用に留意する．なお，幼小児の場合には 3 〜 9 歳時（体表面積 0.6 〜 1.0 m²）に好発し，その大部分は微小変化群で，ステロイド薬の反応性は良好である．

Q & A

Q　ステロイド薬の減らし方，維持療法時の注意点について教えてください．

A　尿タンパク陰性が持続すれば漸減法に移ります．上記の漸減法は持続漸減法です．一方，間欠漸減法は，1 日量が 10 〜 15 mg に達した時点で投与量を倍量，すなわち 20 〜 30 mg とし朝 1 回隔日投与として 4 〜 6 週毎に 5 mg 減量する方法です．また，維持療法については最低 6 か月間続けます．その間，症状が悪化したときには，ステロイドパルス療法を行い，後療法 40 〜 60 mg/日を内服し，2 週間前後で減量します．

◆ 処方例 ◆ 2

(2) ステロイド抵抗性
1) シクロスポリン製剤カプセル（ネオーラル® 50 mg カプセル）
　　　　　　　　　　　　　　　　1.5 〜 3.0 mg/kg/日　朝夕食後　6 か月間

2）シクロホスファミド水和物錠（エンドキサン® P錠 50 mg）

　　　　　　　　　　　　　　2錠　朝食後　8～12週間　14日分
　注射用シクロホスファミド水和物（注射用エンドキサン® 500 mg）

　　　　　　　　　　　　500 mg/m²　1時間以上かけて点滴静注　月1回毎
3）ミゾリビン錠（ブレディニン®錠 50 mg）　　　1回1錠　1日3回　毎食後　7日分
4）ステロイドパルス療法
　注射用メチルプレドニゾロンコハク酸エステルナトリウム（ソル・メドロール注 1000 mg）

　　　　　　　　　　　　1バイアル　3日間連続投与を1クール，3週間に3クール施行

◆ 処方解説

　ステロイド薬投与後4～8週観察し，十分な効果が得られない場合やステロイド減量により再発を繰り返す例，あるいはステロイドの副作用が問題となった例に対して免疫抑制薬を併用する．特に微小変化群，巣状糸球体硬化症の時によく用いられる．1）は頻回再発例 1.5 mg/kg/日，ステロイド抵抗性の場合には 5 mg/kg/日を投与する．また，血中トラフ値 50～100 ng/mL，投与後2時間値 700～800 ng/mL になるよう投与量をコントロールする．2）は副作用として性腺機能低下や発癌のおそれなどの副作用があるため，若年者には総投与量が 10 g を超えないようにする．また，日中の飲水励行やメスナ，ビタミンCの併用などにより出血性膀胱炎および膀胱癌を予防する．3）は腎排泄型の薬剤であることから，腎機能低下時には減量する必要がある．顕著な効果も得られにくいため補助的に用いられ，特に原疾患がメサンギウム増殖性腎炎の一つである IgA 腎症，あるいは膜性腎症の時に用いることが多い．

◆ 処方例 ◆ 3

（3）感染症予防
1）スルファメトキサゾール・トリメトプリム製剤（バクタ®錠）

　　　　　　　　　　　1回1錠　1日2回　朝夕食後　連日または隔日　7日分

（4）消化性潰瘍予防
1）ファモチジン口腔内崩壊錠（ガスター® D錠 10 mg）1回1錠　1日1回　就寝前　7日分

（5）ステロイドによる骨粗鬆症予防
1）アレンドロン酸ナトリウム錠（ボナロン®錠 35 mg）

　　　　　　1回1錠　1日1回　朝起床時に水 180mL とともに服用　1週間毎　4日分
2）アルファカルシドール液（アルファロール®内用液 0.5 μg/mL）

　　　　　　　　　　　　　1回 0.01 μg/kg　1日1回　朝食後　7日分

◆ 処方解説

20 mg/日以上のプレドニゾロンや免疫抑制薬を長期間にわたり使用する場合には，顕著な細胞性免疫低下が生じるため，ニューモシスチス肺炎に対する予防的投薬を行う．ステロイドによる胃粘液・プロスタグランジン産生低下，肉芽形成不良により潰瘍が難治性になりやすいので，投与中も定期的に便潜血検査などを行う．ステロイドによる腸管からの Ca 吸収低下，腎からの Ca 排泄低下による二次性副甲状腺機能亢進症，骨芽細胞の増殖・機能抑制，破骨細胞の機能亢進などにより，骨粗鬆症が発症しやすくなるため，ビスホスホネート系薬剤や活性型ビタミン D_3 製剤を服用する．

◆ 処方例 ◆ 4

(6) 抗血小板薬
1) ジピリダモール徐放性製剤（ペルサンチン®-L カプセル 150 mg）
　　　　　　　　　　　　　　　　　　1回1カプセル　1日2回　朝夕食後　7日分

(7) 抗凝固薬
1) ワルファリンカリウム錠（ワーファリン®錠 1 mg）　1回3錠　1日1回　朝食後　7日分

◆ 処方解説

抗血小板薬は尿タンパク減少効果を期待して投与される．腎障害時には腎糸球体内の血液の過凝固状態が発生し，腎の濾過機能が低下する．特に，ステロイド薬の使用時には血液凝固亢進作用がみられるため，併用されることが多い．ジピリダモールは活性化した血小板からのケミカルメディエーターの放出反応を抑え，糸球体内血液凝固および毛細血管の透過性亢進を抑制する働きを有する．また，糸球体基底膜における陰性荷電の減少を抑制することにより，血管壁より尿腔へのアルブミン通過量を抑制する．一方，ネフローゼ症候群の際には凝固能が亢進しており，動静脈の血栓症の予防に抗凝固療法を行うことも多い．ワルファリンカリウムはプロトロンビン時間の国際標準比（PT-INR）2.0（トロンボテスト換算 30～50 %）になるように投与量を調整する．

◆ 処方例 ◆ 5

(8) 利尿薬
1) フロセミド錠（ラシックス®錠 40 mg）　1回朝2錠，昼1錠　1日2回　朝昼食後　7日分
2) フロセミド注射液（ラシックス®注 20 mg）
　　　　　　　　　　　　　　　　　1回2アンプル　静脈内投与後，10 mg/時間持続注入

◆ 処方解説

　ネフローゼ症候群患者の場合，アルブミン非結合型の割合が相対的に増加するため，利尿薬が効きにくく高用量となることが多い．浮腫が著明なときは，ループ利尿薬の併用を行う．体重の変動・胸部 X 線での心拡大・心胸比の変化を目安にして投与量を増減する．高度に浮腫がみられる場合には，消化管浮腫のため薬物吸収が不十分となることもあるため静脈内投与が望ましい．静注時の投与量は経口投与量の 1/2 量とし，増量するときは経口でも静注でも 2 倍量とすることが多い．

◆ 処方例 ◆ 6

(9) 脂質異常症薬
1) プラバスタチンナトリウム錠（メバロチン®錠 10 mg）　　　1回1錠　朝食後　7日分
2) アトルバスタチンカルシウム錠（リピトール®錠 10 mg）　　1回1錠　朝食後　7日分
3) エゼチミブ錠（ゼチーア®錠 10 mg）　　　　　　　　　　　1回1錠　朝食後　7日分

◆ 処方解説

　ステロイド抵抗性のネフローゼ症候群の場合，低アルブミン血症を呈し，膠質浸透圧低下により，組織から水を血管に引き寄せることができなくなり浮腫を呈するようになる．また，低アルブミン状態を是正するため肝臓でのタンパク合成が亢進されるが，その際副反応としてコレステロール生成も高まることで脂質異常症状態が持続することになる．特に LDL が高値の時にはスタチン系薬物を投与する．また，体外循環療法である LDL 吸着療法（アフェレーシス）も試行され，特にステロイド抵抗性の巣状糸球体硬化症での有効性により保険適応となっている．なお，横紋筋融解症の初期症状である筋肉のこわばり，筋肉痛，脱力感，あるいは尿が赤くなるなどの症状や血清 K 値が上昇したときは，ただちに投与を中止する．また，LDL コレステロールの低下が十分ではない場合，小腸での食事由来あるいは胆汁性のコレステロール吸収阻害作用を有するエゼチミブ投与によって高コレステロール血症を改善する相加効果を期待できる．

Q & A

Q ネフローゼ症候群と脂質異常症との関連がわかりません．

A ネフローゼ症候群というのは低タンパク血症および低アルブミン血症が持続しています．その状態が持続すると，肝臓での代償的なタンパク合成の増加およびアルブミン合成が亢進します．そのタンパク合成の副経路として，リポタンパク，特にトリグリセリドを多く含む VLDL およびコレステロールを多く含む LDL の合成経路が亢進するのです．したがって，ネフローゼでは脂質異常症を予防する薬を服用する必要があるわけです．

◆ 処方例 ◆ 7

(10) ACE 阻害薬
1) エナラプリルマレイン酸塩錠（レニベース®錠 5 mg）
　　　　　　　　　　　　　　　　　　　　　　　1回1錠　1日1回　朝食後　14日分
2) バルサルタン錠（ディオバン®錠 20 mg）　　　1回1錠　1日1回　朝食後　14日分

◆ 処方解説

　ACE 阻害薬はアンギオテンシンⅡの産生抑制により糸球体内高血圧を抑え，タンパク尿減少および糸球体硬化抑制作用により腎保護作用を有する．特に高血圧の小児患者の場合，あるいは糖尿病性腎症，巣状糸球体硬化症，アミロイドーシスなどの際にステロイド薬と併用して用いられることが多い．ただし，血清クレアチニン 2〜3 mg/dL 以上の場合は投与を控える．なお，アンギオテンシンⅡ受容体拮抗薬も同様の効果が期待されている．

参考文献

1) ネフローゼ症候群診療指針，厚生労働省難治性疾患克服研究事業進行性腎障害に関する調査研究班，難治性ネフローゼ症候群分科会（2011）日本腎臓学会誌，**53**（2），78-122
2) 日本小児腎臓病学会学術委員会報告（2005）小児特発性ネフローゼ症候群薬物治療ガイドライン 1.0 版，日本小児科学会雑誌，**109**，1066-1075
3) 社団法人日本腎臓学会編（2009）エビデンスに基づく CKD 診療ガイドライン 2009，東京医学社
4) 病気と薬パーフェクト BOOK，薬局 2012 年 3 月増刊号，南山堂
5) 齋藤　康監修（2011）わかりやすい疾患と処方薬の解説 2011 年小改訂，アークメディア
6) 医療情報化学研究所編集（2013）year note 内科・外科等編（第 22 版），MEDIC MEDIA
7) 山口　徹，北原光夫，福井次矢総編集（2012）今日の治療指針 2012，医学書院

5.4 前立腺肥大

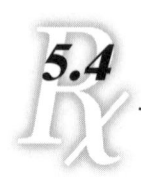

病態の概要

　前立腺は膀胱下部にあるクルミ大の臓器であり，尿道を取り囲むように存在する．したがって，この前立腺が肥大することにより，尿道は圧迫され排尿困難となる．原因はエストロゲン/テストステロン不均衡といわれる．診断は前立腺の腫大，排尿障害の自覚症状，尿排出障害の客観的評価から総合的に行われる．症状は，病態の進行度によって3期に分けることができる．第1期（刺激期）の状態は，腫大した前立腺の刺激により頻尿，特に夜間頻尿が生じるが，残尿感および排尿痛はない．第2期（残尿発生期）は，排尿力低下を自覚するとともに残尿感も認められるが，残尿量は多くない状態である．しかし，第3期（尿閉期）になると排尿障害は強くなり残尿量も300 mL以上と増加し，膀胱から尿があふれる状態である溢流性尿失禁を引き起こすこともある．さらに進行すると，尿が完全に出なくなる尿閉，あるいは腎機能の低下をきたす．

キーワード

排尿困難　　夜間頻尿　　残尿感　　テストステロン　　エストロゲン　　α_1受容体遮断薬　　5α還元酵素阻害薬　　起立性低血圧

治療方針

　治療の目的は，生活の質（QOL）の改善であり，排尿障害に対する対症療法となる．軽症には経過観察（watchful waiting），中等症には薬物療法を基本とする．効果と副作用の説明が必須となるが，薬剤が関連する排尿障害を防止するためにも併用薬剤の確認が重要となる．国際前立腺症状スコア（IPSS），QOL評価，最大尿流量，前立腺総体積と残尿量，前立腺超音波検査，PSA（前立腺特異抗原）測定，血清クレアチニン測定にて重症または腎機能低下と診断された場合は，手術療法を試みる．

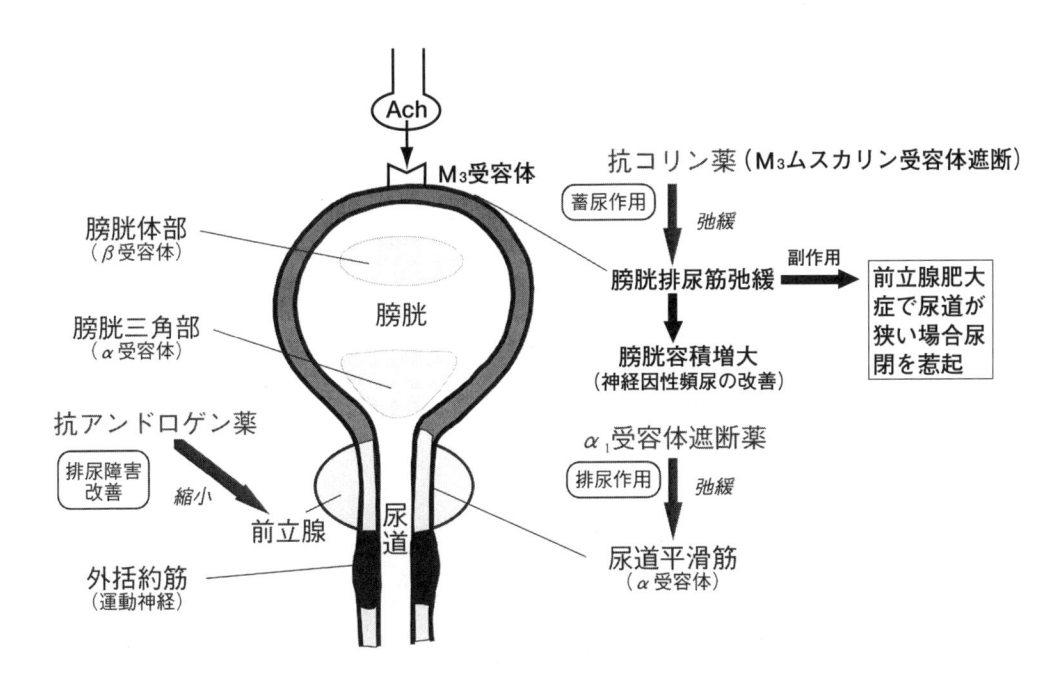

図1 膀胱および尿道の概略と主な薬物の作用部位

表1 国際前立腺症状スコア（International Prostate Symptom Score, IPSS）

あなたのここ1か月の排尿の状態に関して，以下の表で当てはまると思うものに○をつけてください．

	症　状	なし	5回に1回未満	2回に1回未満	2回に1回	2回に1回以上	ほとんどいつも
1	排尿後に尿がまだ残っている感じがありましたか	0	1	2	3	4	5
2	排尿後2時間以内にもう一度いかねばならないことがありましたか	0	1	2	3	4	5
3	排尿途中に尿がとぎれることがありましたか	0	1	2	3	4	5
4	排尿をがまんするのがつらいことがありましたか	0	1	2	3	4	5
5	尿の勢いが弱いことがありましたか	0	1	2	3	4	5
6	非尿開始時にいきむ必要がありましたか	0	1	2	3	4	5
7	床についてから朝起きるまで普通何回排尿に起きましたか	0	1	2	3	4	5
				1から7の点数合計	……………		点

表2　QOLスコア

QOL	大変満足	満足	大体満足	満足・不満のどちらでもない	不満気味	不満	大変不満
現在の排尿状態が今後一生続くとしたらどう感じますか	0	1	2	3	4	5	6

表3 前立腺肥大症領域別重症度判定基準

重症度*	1 症状 IPSS	2 QOL QOL index	3 機能 最大尿流率　　残尿率	4 形態 前立腺総体積
軽症	0〜7	0, 1	≧ 15 mL/s　かつ　< 50 mL	< 20 mL
中等症	8〜19	2, 3, 4	≧ 5 mL/s　かつ　< 100 mL	< 50 mL
重症	20〜35	5, 6	< 5 mL/s　かつ　≧ 100 mL	≧ 50 mL

*重症度は，領域別重症度ですべてが軽症または軽症3個と中等症1個なら軽症，重症が2個以上なら重症，それ以外の組合せはすべて中等症とする．

◆ 処方例 ◆ 1

(1) α_1遮断薬
1) タムスロシン塩酸塩口腔内崩壊錠（ハルナール® D錠 0.1 mg）
　　　　　　　　　　　　　　　　　1回1錠　1日1回　朝食後　7日分
2) ナフトピジル口腔内崩壊錠（フリバス® OD錠 25 mg）
　　　　　　　　　　　　　　　　　1回1錠　1日1回　朝食後　7日分
3) シロドシン錠（ユリーフ®錠 2 mg）　1回1錠　1日2回　朝夕食後　7日分
4) ウラピジルカプセル（エブランチル® 15 mg）　1回1錠　1日2回　朝夕食後　7日分

◆ 処方解説

　尿道抵抗を低下させる目的で，処方1)から3)のいずれかを少量から開始する．α_1受容体にはα_{1A}，α_{1B}，α_{1D}のサブタイプがあり，正常な前立腺にはそれぞれ63：6：31の割合で存在している．それが前立腺肥大になると，85：1：14と変化する．なお，α_{1B}は血管平滑筋の収縮に関与している．タムスロシン塩酸塩はα_{1A}，ナフトピジルはα_{1D}に対して高い親和性を持つため，心血管系への影響，すなわち血圧への影響が少ない．しかし，投与初期，あるいは増量時には起立性低血圧に基づくめまい，立ちくらみ，動悸，発汗，脱力感，失神などが発現する場合もある．高齢者では既に降圧薬を投与していることが多いため，降圧薬を内服しているかの確認とともに，血圧の変化に注意するよう指導する．これらの薬物は朝食後の服用を指導するが，夜間あるいは朝起きたときの排尿困難の改善を期待して，朝食後に加えて就寝前にも投与することもある．α_{1A}受容体に選択性が高いシロドシンは射精障害が認められている．4)は神経因性膀胱に伴う排尿障害にも使用されるので，女性に用いられることが多い．

Q & A

Q 前立腺肥大症は，若い人でもなるのですか？

A 前立腺肥大症の発症年齢には個人差があり，また，その進行の仕方も人によって異なります．前立腺の肥大結節は 40 歳代から形成されてきますが，排尿障害という症状が出てくるのは 50 歳代から，60 歳以降では約 25 ～ 50 ％と多くなってきます．85 歳までには約 90 ％，ほとんどの男性がこの疾患にかかるといえます．

◆ 処方例 ◆ 2

（2）抗コリン薬
1）オキシブチニン塩酸塩製剤（ポラキス® 錠 2 mg）　　　1 回 1 錠　1 日 3 回　毎食後　7 日分
2）プロピベリン塩酸塩錠（バップフォー® 錠 20 mg）　　　1 回 1 錠　1 日 1 回　朝食後　7 日分

（3）過活動膀胱治療薬
1）コハク酸ソリフェナシン口腔内崩壊錠（ベシケア® OD 錠 5 mg）
　　　　　　　　　　　　　　　　　　　　　　　　　　1 回 1 錠　1 日 1 回　朝食後　7 日分
2）イミダフェナシン口腔内崩壊錠（ウリトス® OD 錠 0.1 mg）
　　　　　　　　　　　　　　　　　　　　　　　　　　1 回 1 錠　1 日 2 回　朝夕食後　7 日分
3）徐放性酒石酸トルテロジンカプセル（デトルシトール® カプセル 2 mg）
　　　　　　　　　　　　　　　　　　　　　　　　　　1 回 1 カプセル　1 日 1 回　7 日分

◆ 処方解説

　抗コリン薬は前立腺肥大による排尿障害のある患者では，禁忌または慎重投与となっているが，初期の前立腺肥大症に伴う不安定膀胱による夜間頻尿，尿意切迫感などの過活動膀胱症状を併発している場合に用いられる．1 日 1 回投与の場合には膀胱刺激症状の発現する時間帯によって朝，夕，就寝前のいずれかにて用いる．しかし，平滑筋の収縮を抑制する作用から排尿困難を悪化，または残尿が増加するおそれがあるため慎重に投与する．抗コリン作用に基づく口渇などの副作用，あるいは三環系抗うつ薬，総合感冒薬に含有される抗ヒスタミン薬など抗コリン作用を有する薬物との相互作用に注意する．過活動膀胱治療薬の作用機序は，図 1 に示すように，膀胱排尿筋の M_3 受容体を遮断して，弛緩による膀胱容積の増大作用にある．

Q & A

Q 今飲んである薬はたくさんあるのですが，大丈夫ですか？

A 尿閉・排尿困難を生じる主な薬剤として，胃腸薬，向精神薬，鎮痙鎮痛薬，かぜ薬などは残尿感をもたらします．また，ジギタリス製剤などの強心薬や降圧薬，利尿薬などは尿量を増やし頻尿となるので要注意です．他の医療機関で服用している薬についても気を付けましょう．また，塩，コショウ，わさびなど香辛料の摂りすぎ，アルコール類も控えたほうがよいでしょう．

◆ 処方例 ◆ 3

(4) 5α還元酵素阻害薬
1) デュタステリドカプセル（アボルブ®カプセル0.5 mg）
　　　　　　　　　　　　　　　　　1回1カプセル　1日1回　朝食後　7日分

◆ 処方解説

　前立腺肥大の明確な患者（30 mL以上）に対して有効性があるため，前立腺のサイズを縮小させる目的で処方される．ジヒドロテストステロンの産生をほぼ完全に抑制する．投与開始初期に改善が認められることもあるが，治療効果を評価するためには，通常6か月間の治療が必要となる．前立腺癌の腫瘍マーカーである血清PSA値を低下させることから十分な注意が必要である．主な副作用は勃起不全，女性化乳房などである．また，本剤は半減期が約3〜5週間であることから，肝機能障害のある患者には血中濃度が上昇するおそれがあり禁忌となっている．

◆ 処方例 ◆ 4

(5) 植物エキス製剤
1) セルニチンポーレンエキス錠（セルニルトン®錠）1回2錠　1日2回　朝夕食後　7日分
2) オオウメガサソウエキス・ハコヤナギエキス・セイヨウオキナグサエキス・スギナエキス・精製小麦胚芽油配合剤（エビプロスタット®配合錠SG）
　　　　　　　　　　　　　　　　　　　　1回2錠　1日3回　毎食後　7日分

◆ 処方解説

　抗炎症作用，排尿促進作用，2) については前立腺の浮腫膀胱粘膜の炎症減退作用も有するが，作用機序に関しては不明である．副作用の発現頻度が低く，かつ重大なものがないことから長期

間の服用に適している．自覚症状はα_1遮断薬との併用により著明に改善される．

◆ 処方例 ◆ 5

(6) 漢方製剤
1) 八味地黄丸エキス顆粒　　　　　　　　　　　1回 2.5 g　1日 3回　毎食前　14日分
2) 牛車腎気丸エキス顆粒　　　　　　　　　　　1回 2.5 g　1日 3回　毎食前　14日分

◆ 処方解説

全般的な症状や病態を改善する．長期投与が可能であり，他剤と併用されることも多い．ブシを含む製剤であり，特に小児においての服用は注意が必要である．

参考文献

1) 日本泌尿器科学会編集（2011）前立腺肥大症診療ガイドライン，リッチヒルメディカル
2) 社団法人日本腎臓学会編（2009）エビデンスに基づくCKD診療ガイドライン2009，東京医学社
3) 病気と薬パーフェクトBOOK 2012，薬局2012年3月増刊号，南山堂
4) 齋藤　康監修（2011）わかりやすい疾患と処方薬の解説2011年小改訂，アークメディア
5) 医療情報化学研究所編集（2013）year note 内科・外科等編（第22版），MEDIC MEDIA
6) 山口　徹，北原光夫，福井次矢総編集（2012）今日の治療指針2012，医学書院

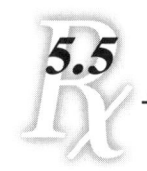

5.5 尿路感染症

病態の概要

尿路感染症とは，尿路を感染巣とした感染症であり，感染部位によって上部尿路感染症（腎盂腎炎など）と下部尿路感染症（膀胱炎，尿道炎，前立腺炎など）に分類される．肛門と尿道口が近いため女性が男性よりも多く発症し，起炎菌も大腸菌が主で上行性感染による非特異的炎症であり，真菌，結核菌，ウイルスなどによる特異的な炎症は含まない．尿道炎，前立腺炎は性器感染症（sexually transmitted diseases：STDまたはsexually transmitted infections：STI）であるが，広義の尿路感染症に入る．本項では狭義の尿路感染症である膀胱炎と腎盂腎炎を対象とする．膀

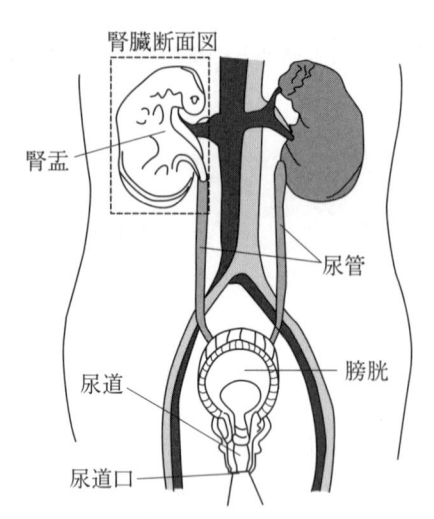

図1 尿道口から腎盂までの経路

表1 尿路感染症の分類

基礎疾患	感染臓器	
	膀胱	腎
なし：単純性	（急性）単純性膀胱炎	（急性）単純性腎盂腎炎
あり：複雑性	（慢性）複雑性膀胱炎	（慢性）複雑性腎盂腎炎

　膀胱炎と腎盂腎炎の病型は臨床症状により急性と慢性に，尿路の基礎疾患の有無から単純性と複雑性とに分類される（表1）．

　一般に単純性尿路感染症は急性，複雑性尿路感染症では慢性の臨床経過をとる．急性単純性膀胱炎は肛門と尿道口が近い女性に多く，排尿痛，頻尿，尿意切迫感，肉眼的血尿などの症状を伴う．本症の感染菌は約80％が大腸菌で，次いでグラム陽性球菌が10～15％，残りは大腸菌以外のグラム陰性桿菌である．急性単純性腎盂腎炎は，細菌感染による腎盂および腎実質の急性炎症で20～50歳代の女性に多い．40度前後の発熱，全身倦怠感，悪心・嘔吐，患部の側腹部痛を認め，肋骨脊柱角叩打痛が特徴的である．慢性膀胱炎と慢性腎盂腎炎では腫瘍，結核，結石が原因となっていることが多く，二次的に細菌感染を伴う．

キーワード

単純性尿路感染症　　複雑性尿路感染症　　腎盂腎炎　　膀胱炎

治療方針

　急性単純性膀胱炎では尿細菌定量培養を行い，その間に経口ニューキノロン系薬，経口ペニシリン系薬あるいは経口セフェム系薬を投与する．容量は常用投与量とする．妊婦の場合はセフェム系薬が推奨される．症状と膿尿・細菌尿の消失により化学療法を終える目安とする．

　急性単純性腎盂腎炎では，軽症から中等症例の場合には安静にし，水分摂取（1.5 L/日以上）を行い尿量を確保する．感染菌の構成は急性単純性膀胱炎と類似している．軽症から中等症例までは経口薬で治療可能である．経口ニューキノロン薬あるいは経口セフェム系薬による抗菌化学療法を行う．重症例については入院のうえ，補液により利尿を促すとともに，第2世代以降のセフェム系薬，βラクタマーゼ阻害薬配合ペニシリン系薬の点滴注射を行う．治療開始後3～5日後に解熱すれば，経口薬に切り替え，14日間の薬物治療を行う．

　複雑性尿路感染症では，尿路の基礎疾患の診断・治療と適切な尿路管理が重要である．抗菌薬の投与と同時に泌尿器科的処置による尿流障害の改善が必要である．起炎菌は多種にわたり各種抗菌薬に耐性を示す菌が分離されるケースが多いことから，抗菌スペクトラムの広い抗菌薬を選択する．尿細菌培養の結果判明後は，その結果に基づいて抗菌薬を選択する必要がある．通常14日間の薬物治療を行うが，日和見感染の場合3～4週間の投薬を要する．

（1）急性単純性膀胱炎

◆ 処方例 ◆ 1

Rp.（下記のいずれかを用いる）
1) レボフロキサシン錠 500 mg（クラビット®）
　　　　　　　　　　　1回1錠（1日1錠）　1日1回　朝食後　　3日分
2) セフジニルカプセル 100 mg（セフゾン®カプセル）
　　　　　　　　　　　1回1カプセル（1日3カプセル）　1日3回　朝昼夕食後　3日分
3) セフカペンピボキシル塩酸塩錠 100 mg（フロモックス®）
　　　　　　　　　　　1回1錠（1日3錠）　1日3回　朝昼夕食後　3日分

◆ 処方解説

　経口ニューキノロン系薬を3日間あるいは経口ペニシリン系薬か経口セフェム系薬を7日間投与する．第3世代経口セフェム系薬では強い抗菌活性から3日間投与でも効果が期待できる．投与終了後の来院時には尿培養の結果が出ているため，薬剤感受性を勘案しながら投与薬剤を継続するか感受性の薬物に変更する．妊婦の急性膀胱炎や無症候性細菌尿に対しては，ニューキノロン系薬は禁忌である．

(2) 急性単純性腎盂腎炎

◆ 処方例 ◆ 2

Rp.
A. 軽症〜中等症例（下記のいずれかを用いる）
1) レボフロキサシン錠500 mg（クラビット®）　　　　　1回1錠（1日1錠）
　　　1日1回　朝食後　14日分
2) シプロフロキサシン錠200 mg（シプロキサン®）　　　1回1錠（1日3錠）
　　　1日3回　朝昼夕食後　14日分
3) セフカペンピボキシル塩酸塩錠100 mg（フロモックス®）　1回1錠（1日3錠）
　　　1日3回　朝昼夕食後　14日分
4) セフジニルカプセル100 mg（セフゾン®カプセル）　　1回1カプセル（1日3カプセル）
　　　1日3回　朝昼夕食後　14日分
B. 重症例（下記1)〜3)のいずれかを用いる．起炎菌や薬剤感受性検査の結果により，1)〜3)のいずれかに4)を併用する）
1) セフォチアム塩酸塩（パンスポリン®）　　　　　　　1回1g
　　　1日2回　点滴静注
2) ゾシン®静注用　　　　　　　　　　　　　　　　　　1回4.5g
　　　（タゾバクタム0.5g・ピペラシリン水和物4.0g）
　　　1日2〜3回　点滴静注
3) セフトリアキソンナトリウム（ロセフィン®）　　　　1回1〜2g
　　　1日1〜2回　点滴静注
4) トブラマイシン（トブラシン®）　　　　　　　　　　1回60 mg
　　　1日2回　筋肉内注射または点滴静注

◆ 処方解説

　経口セフェム系，あるいは尿路への移行性が高い経口ニューキノロン薬を14日間投与する．重症例については入院のうえ，補液により利尿を促すとともに，第2世代以降のセフェム系薬，βラクタマーゼ阻害薬配合ペニシリン系薬の点滴注射を行う．アミノグリコシド系薬を併用する場合もある．治療開始後3〜5日後に解熱すれば，経口ニューキノロン系薬か経口セフェム系に切り替え，投与期間は全体で14日間とする．

(3) 複雑性尿路感染症

◆ 処方例 ◆ 3

Rp.
A. 複雑性膀胱炎の急性増悪（下記のいずれかを用いる）
1) シプロフロキサシン錠 200 mg（シプロキサン®）　　　1回1錠（1日3錠）
　　　　1日3回　朝昼夕食後　7日分
2) レボフロキサシン錠 500 mg（クラビット®）　　　　　1回1錠（1日1錠）
　　　　1日1回　朝食後　7日分
B. 複雑性腎盂腎炎の急性増悪（下記のいずれかを用いる）
1) セフトリアキソンナトリウム（ロセフィン®）　　　　 1回1〜2g
　　　　1日1〜2回　点滴静注
2) セフタジジム（モダシン®）　　　　　　　　　　　　1回 0.5〜1g
　　　　1日2回　点滴静注
3) メロペネム（メロペン®）　　　　　　　　　　　　　1回 0.5g
　　　　1日2回　点滴静注
C. 複雑性腎盂腎炎の慢性期（下記のいずれかを用いる）
1) レボフロキサシン錠 500 mg（クラビット®）　　　　　1回1錠（1日1錠）
　　　　1日1回　朝食後　Bと併せて14日間
2) セフカペンピボキシル塩酸塩錠 100 mg（フロモックス®）1回1錠（1日3錠）
　　　　1日3回　朝昼夕食後　Bと併せて14日間
3) スルファメトキサゾール 400 mg・トリメトプリム 80 mg　1回2錠（1日4錠）
　 （バクタ®配合錠）
　　　　1日2回　朝夕食後　Bと併せて14日間

◆ 処方解説

　複雑性膀胱炎では起炎菌を想定して経口ニューキノロン系薬，経口セフェム系薬またはβラクタマーゼ阻害薬配合ペニシリン系薬を選択する．また複雑性腎盂腎炎では第2世代・第3世代セフェム系薬，βラクタマーゼ阻害薬配合ペニシリン系薬，カルバペネム系薬，アミノグリコシド系薬などを選択する．3〜5日間投与後症状が寛解すれば，経口ニューキノロン系薬経口セフェム薬，経口βラクタマーゼ阻害薬配合ペニシリン系薬またはST合剤に切り替える．合計で14日間をめどに投与する．

Q & A

Q 尿路感染症を繰り返すとどうなりますか？

A 尿路感染症を繰り返すと腎臓に障害が出る可能性があります．何度も繰り返す場合には膀胱尿管逆流症のおそれがあるため，検査を受けるよう勧めます．膀胱尿管逆流症と診断された場合には，抗菌薬あるいは抗生物質の少量継続投与による薬物治療，重症の逆流では外科的治療法（手術）が行われます．尿路感染症の繰り返しを防ぐため，規則正しい排尿と排便，女児の場合排便後は前から後ろに拭くように習慣づける，など普段から予防を心がける必要があります．

参考文献

1) 山口　徹，北原光夫，福井次矢総編集（2012）今日の治療指針 2012，医学書院
2) 矢崎義雄，望月真弓，坂本哲也，小野一之，乾　賢一，山崎　力，中川恵一編集（2005）薬剤師・薬学生のための臨床医学―なぜこう処方するのか病態をふまえた薬物治療の strategy を理解する，文光堂
3) 尿路性器感染症に関する臨床試験実施のためのガイドライン（第1版）（2009）日本化学療法雑誌，Vol. 57，p.511～525
4) 小林正貴，南学正臣，吉村吾志夫編集（2012）臨床に直結する腎疾患治療のエビデンス ベッドサイドですぐに役立つリファレンスブック 第2版，文光堂
5) 日本感染症学会，日本化学療法学会編集（2005）抗菌薬使用のガイドライン，協和企画
6) 渡辺　彰編（2006）抗菌薬臨床ハンドブック―ガイドラインを実地で応用するために，ヴァンメディカル

Chapter 6 呼吸器疾患

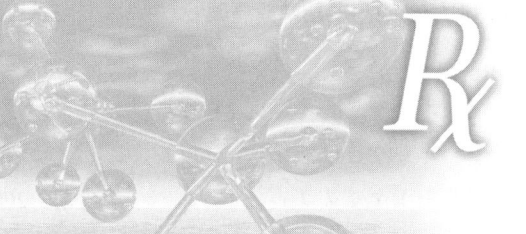

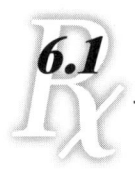

6.1 急性気管支炎

病態の概要

　急性気管支炎は主にウイルス性上気道炎やかぜ症候群に続いて，下気道に感染が波及して発症する場合が多く，しばしば二次的細菌感染を伴う．原因の多くはインフルエンザウイルス，パラインフルエンザウイルス，アデノウイルス，RS ウイルスなどのウイルス感染であり，二次的細菌感染の原因菌としてはブドウ球菌や肺炎球菌，インフルエンザ菌が多い．咳嗽，喀痰，発熱，喘鳴などの呼吸器刺激症状が認められる．

キーワード

急性気管支炎　　下気道感染症

治療方針

　一般療法はかぜ症候群に準じ，安静，保温，保湿，栄養補給，脱水予防，入浴制限を行う．対症療法として解熱鎮痛薬や鎮咳薬，去痰薬が用いられる．細菌感染が起こり，膿性痰や白血球増多を伴う場合は抗生物質を使用する．

◆ 処方例 ◆ 1　解熱鎮痛薬

Rp.
1) アセトアミノフェン（ピリナジン®末）　　　　　　　1回 0.4 g　頓用
2) ロキソプロフェンナトリウム（ロキソニン®錠　60 mg）1回 1錠　頓用
3) アセトアミノフェン（アンヒバ®坐剤　200 mg）　　 1回 1個　頓用

◆ 処方解説

　上記のいずれかを用いる．発熱や筋肉痛などの症状が強い場合には非ステロイド性抗炎症薬が処方される．ロキソプロフェンナトリウムは胃粘膜刺激作用が比較的弱く使用しやすい．小児にはアセトアミノフェンを使用する．

◆ 処方例 ◆ 2　鎮咳薬

Rp.
1) デキストロメトルファン臭化水素酸塩水和物（メジコン®錠 15 mg）
　　　　　　　　　　　　　　　　　　　　　　　　1回 2錠（1日 6錠）
　　　　　　　　　　　　　　　　　　　　　　　　1日 3回　朝昼夕食後
2) ツロブテロール（ホクナリン®テープ 2 mg）　　　 1回 1枚　1日 1回　貼付
3) コデインリン酸塩散（10 mg/g）　　　　　　　　　1回 2 g（1日 6 g）
　 酸化マグネシウム　　　　　　　　　　　　　　　1回 0.3 g（1日 0.9 g）
　　　　　　　　　　　　　　　　　　　　　　　　1日 3回　朝昼夕食後

◆ 処方解説

　痰を伴わない乾性咳嗽が頻発して胸痛や呼吸困難，睡眠障害などがある場合には鎮咳薬が処方される．デキストロメトルファン臭化水素酸塩水和物は非麻薬性鎮咳薬として乾性咳によく用いられる．その際，気管支拡張薬で，選択的 β_2 刺激薬のツロブテロールを使用することもある．咳嗽症状が強い場合にはリン酸コデインなどの麻薬性鎮咳薬が処方される．この際，喘息発作中の咳止めには禁忌であると共に，副作用の便秘を防止するために緩下剤（酸化マグネシウムなど）が処方されることがある．

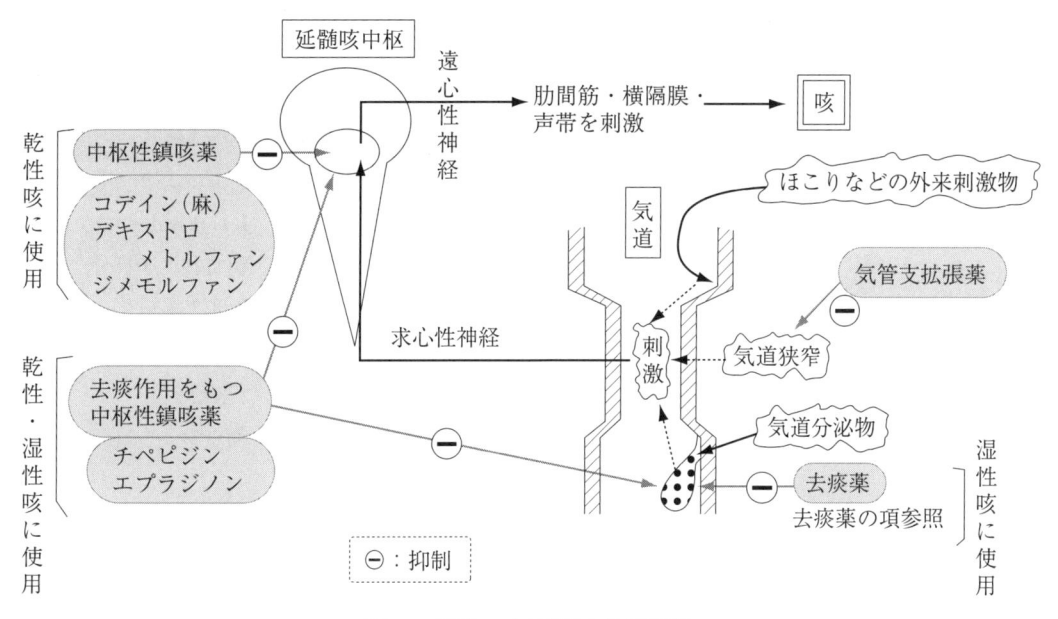

図1 鎮咳・去痰薬の作用部位
(水柿道直,松山賢治編（2003）イラストから学ぶ必修薬物治療学,p.94,廣川書店)

◆ 処方例 ◆ 3 去痰薬

Rp.
1) アンブロキソール塩酸塩（ムコソルバン®錠 15 mg）　　1回1錠（1日3錠）
　　　　　　　　　　　　　　　　　　　　　　　　　　　　1日3回　朝昼夕食後
2) カルボシステイン（ムコダイン®錠 250 mg）　　　　　　1回2錠（1日6錠）
　　　　　　　　　　　　　　　　　　　　　　　　　　　　1日3回　朝昼夕食後
3) ブロムヘキシン塩酸塩（ビソルボン®錠 4 mg）　　　　　1回1錠（1日3錠）
　　　　　　　　　　　　　　　　　　　　　　　　　　　　1日3回　朝昼夕食後

◆ 処方解説

　上記のいずれかを用いる．痰を伴う咳嗽の場合は無理に中枢性鎮咳薬で咳を止めず，去痰薬によって痰を喀出する方がよい．アンブロキソール塩酸塩は気道液分泌促進，線毛運動亢進による気道潤滑作用をもつ．カルボシステインは粘液構成成分を調整し，喀痰粘度を低下させる．ブロムヘキシン塩酸塩は気道粘液を溶解，低分子化し，喀痰粘度を低下させる．去痰薬はこれら作用機構の異なる薬剤を組み合わせて用いられることが多い．

◆ 処方例 ◆ 4　抗生物質

Rp.
1）セフカペンピボキシル塩酸塩（フロモックス®錠 100 mg）	1回1錠（1日3錠）
	1日3回　朝昼夕食後　5日分
2）レボフロキサシン（クラビット®錠 500 mg）	1回1錠（1日1錠）
	1日1回　朝食後　5日分
3）クラリスロマイシン（クラリス®錠 200 mg）	1回1錠（1日2錠）
	1日2回　朝・夕食後　5日分
4）アジスロマイシン（ジスロマック®錠 250 mg）	1回2錠（1日2錠）
	1日1回　朝食後　3日分

◆ 処方解説

　喀痰が膿性の場合には細菌の二次感染が考えられる．その原因として一般細菌が想定される場合は，ペニシリン系やセフェム系の抗生物質あるいは上気道移行性の良いニューキノロン系抗菌薬が処方される．マイコプラズマやクラミジアが想定される場合にはβラクタム系抗生物質は無効なのでマクロライド系が用いられる．アジスロマイシンは体内からの消失半減期が長く，500 mg を1日1回3日間経口投与することで感受性菌に有効な組織内濃度が約7日間持続すると予測されている．

Q & A

Q 小児に対する解熱鎮痛薬としてアセトアミノフェンを使用するのはなぜですか．

A 小児がインフルエンザウイルスに感染した場合，サリチル酸系非ステロイド性抗炎症薬の投与と Reye 症候群発症の関連性が指摘されており，原則的に禁忌です．また，非ステロイド性抗炎症薬の投与により，インフルエンザに合併した脳炎，脳症を重症化する場合があるので，比較的安全とされるアセトアミノフェンを使用します．

参考文献

1) 日本薬学会編集（2002）薬学生・薬剤師のための知っておきたい病気 100, 東京化学同人
2) 山口　徹, 北原光夫, 福井次矢総編集（2012）今日の治療指針 2012 年版, 医学書院
3) 大野　勲ほか編集（2008）やさしい臨床医学テキスト, 薬事日報社

6.2 肺炎

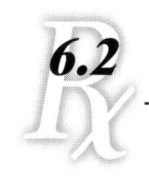

病態の概要

病原微生物の侵入により引き起こされる肺実質の急性炎症性疾患で，市中肺炎と院内肺炎がある．市中肺炎は一般社会生活を営んでいる人に発症する肺炎であり，肺炎連鎖球菌やインフルエンザ菌，黄色ブドウ球菌などによる細菌性肺炎とマイコプラズマやクラミジア，レジオネラ，ウイルスなどによる非定型肺炎の場合がある．細菌性肺炎の場合は気管支炎や咽頭炎に続いて起こることが多く，発熱や咳嗽，膿性喀痰などの症状が出現する．非定型の場合は乾性咳嗽のことが多い．一方，糖尿病や癌など免疫機能が低下する基礎疾患のため入院中に病院内で発症した肺炎を院内肺炎という．起因病原体として，グラム陰性桿菌である緑膿菌，大腸菌，クレブシエラ，セラチア，エンテロバクター，無芽胞嫌気性菌，黄色ブドウ球菌，ニューモシスチス・カリニ，真菌，サイトメガロウイルスなどがある．

キーワード

肺炎　　市中肺炎　　院内肺炎　　細菌性肺炎　　非定型肺炎

治療方針

市中肺炎ではまず重症度を判定するとともに（表1），細菌性肺炎と非定型肺炎を鑑別する（表2）．細菌性肺炎では肺炎球菌によるものが最も多く，次にインフルエンザ菌によるものが多い．軽症から中等症の細菌性肺炎の外来治療では，経口抗菌薬による治療が主体となる．基礎疾患やリスクファクターのない症例では，βラクタマーゼ阻害薬配合ペニシリン製剤が推奨される．ペニシリン耐性肺炎球菌（PRSP）が増加しているので注意する．重症例にはカルバペネム系抗生物質を使用する．非定型肺炎（マイコプラズマ肺炎，クラミジア肺炎など）の場合，起炎菌が細胞壁を持たないマイコプラズマやクラミジアなので細胞壁合成を阻害するβラクタム系抗生物質は無効である．これらの非定型肺炎の起炎菌に対する薬物療法においてはタンパク合成に関与するリボソーム50Sユニットを阻害するマクロライド，リボソーム30Sユニットを阻害するテトラサイクリン，あるいは細菌のDNAジャイレースを阻害するニューキノロンを使用する（図1参照）．

院内肺炎の場合，患者は糖尿病等の基礎疾患のため感染防御力が低下しており，起炎菌として弱毒の耐性菌であることが多いので，日和見感染，MRSA を考慮に入れる必要がある．各々の作用部位を図1に示す．

表1　市中肺炎の重症度判定

重症度	軽症	中等症	重症	超重症
当てはまる指標の個数	0	1 or 2	3	4 or 5
指標	・男性 70 歳以上，女性 75 歳以上 ・BUN 21 mg/dL 以上または脱水あり ・SpO_2 90%以下（PaO_2 60 Torr 以下） ・意識障害あり ・血圧（収縮期）90 mmHg 以下			

（日本呼吸器学会編（2007）成人市中肺炎診療ガイドラインより）

表2　細菌性肺炎と非定型肺炎の鑑別

鑑別	細菌性肺炎疑い	非定型肺炎疑い
下記 1〜5 の 5 項目中	2 項目以下の合致	3 項目以上合致
下記 1〜6 の 6 項目中	3 項目以下の合致	4 項目以上合致

1. 年齢 60 歳未満
2. 基礎疾患がない，あるいは軽微
3. 頑固な咳がある
4. 胸部聴診上所見が乏しい
5. 痰がない，あるいは迅速診断法で原因菌が証明されない
6. 末梢血白血球数が 10,000/μL 未満

（日本呼吸器学会編（2007）成人市中肺炎診療ガイドラインより）

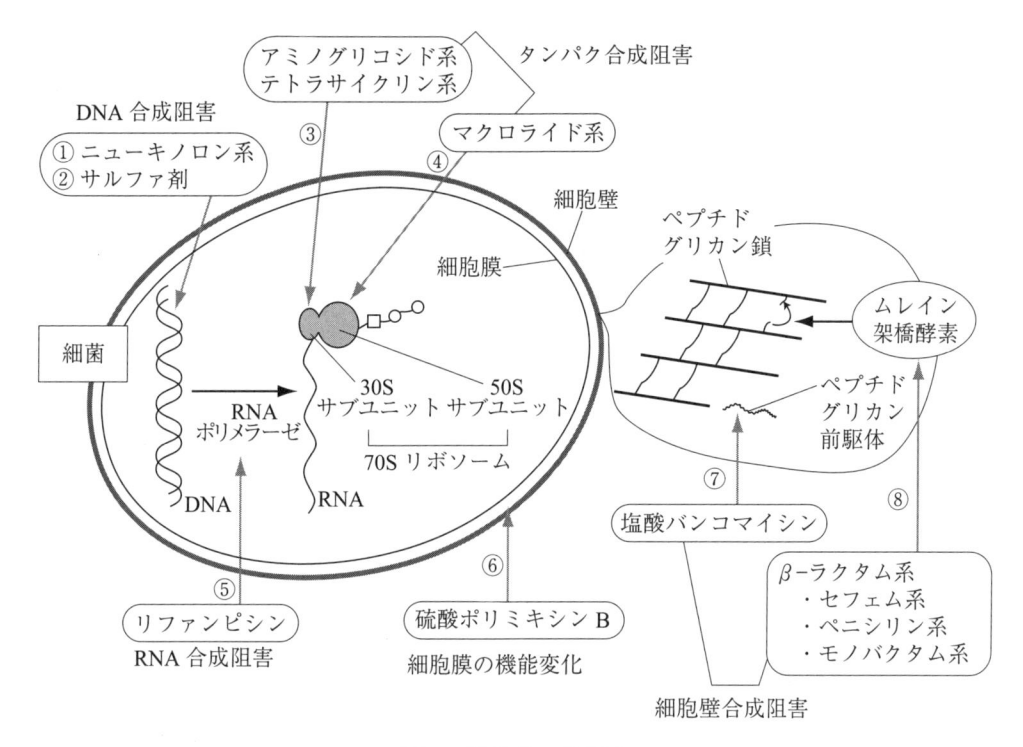

図1 抗菌薬の作用点

① DNA 合成阻害
② 核酸合成に必要な葉酸の合成を阻害
③ リボソーム 30S ユニットに結合して，アミノアシル t–RNA のリボソームへの結合を阻害
④ リボソーム 50S ユニットに結合して，トランスロケーションを阻害
⑤ RNA ポリメラーゼを阻害
⑥ 細胞膜に結合して膜透過性を変化
⑦ ペプチドグリカン前駆体に結合し細胞壁合成を阻害
⑧ ペプチドグリカン鎖の架橋酵素を阻害

（水柿道直，松山賢治編（2003）イラストから学ぶ必修薬物治療学，廣川書店）

◆ 処方例 ◆ 1 原因菌が肺炎球菌の場合

Rp.		
1) アモキシシリン（サワシリン® カプセル 250 mg）	1回1カプセル（1日4カプセル）
	1日4回 朝昼夕食後，寝る前
2) アモキシシリン水和物/クラブラン酸カリウム（オーグメンチン® 配合錠 250RS 250 mg）	1回1錠（1日4錠）
	1日4回 朝昼夕食後，寝る前
3) セフカペンピボキシル（フロモックス® 錠 100 mg）	1回1錠（1日3錠）
	1日3回 朝昼夕食後
4) レボフロキサシン（クラビット® 錠 500 mg）	1回1錠（1日1錠）
	1日1回 朝食後

5) ガレノキサシン（ジェニナック®錠 200 mg）	1回2錠（1日2錠） 1日1回　朝食後
6) スルバクタム・アンピシリン（ユナシン S®注）	1回3g　1日2回　点滴静注
7) パニペネム・ベタミプロン（カルベニン®注）	1回0.5g　1日2回　点滴静注

◆ 処方解説

　肺炎球菌は市中肺炎において最も高頻度に分離されるきわめて重要な原因菌である．軽症例でペニシリン感受性菌（PSSP）の場合は1)のアモキシシリンあるいは2)のアモキシシリンとβ-ラクタマーゼ阻害薬のクラブラン酸の合剤を第一選択とする．これが無効な場合は3)のセフカペンピボキシルなどのセフェム系に切り替える．慢性呼吸器疾患であったり最近抗菌薬の投与を受けた場合，ペニシリンアレルギーのある場合は，4)，5)のように気道や肺移行性のよいレスピラトリーキノロンを経口投与する．注射薬としては6)のβラクタマーゼ阻害剤配合薬であるスルバクタム・アンピシリンや PRSP に比較的良好な抗菌力を有するセフェム系薬であるセフトリアキソンを使用する．重症例では7)のようなカルバペネム系抗菌薬も選択肢となる．

◆ 処方例 ◆ 2　非定型肺炎が疑われる場合

1) クラリスロマイシン（クラリス®錠 200 mg）	1回1錠（1日2錠） 1日2回　朝夕食後
2) 塩酸ミノサイクリン（ミノマイシン®注）　1回 100 mg	1日2回　点滴静注
3) モキシフロキサシン（アベロックス®錠 400 mg）	1回1錠（1日1錠） 1日1回　朝食後
4) シプロフロキサシン（シプロキサン®注）　1回 300 mg	点滴静注
5) リン酸オセルタミビル（タミフル®錠 75 mg）	1回1錠（1日2錠） 1日2回　朝・夕食後

◆ 処方解説

　非定型肺炎の原因菌としてはマイコプラズマ，クラミジア，コクシエラ・バーネッティ，レジオネラなどが考えられる．これらに対しては1)，2)のようなマクロライドおよびテトラサイクリン系抗菌薬が有効である．高齢者や基礎疾患を有する場合は3)のようなレスピラトリーキノロンが勧められる．4)のシプロフロキサシンは肺炎球菌に対する抗菌活性はそれほど強くないが，緑膿菌を含むグラム陰性桿菌，マイコプラズマやクラミジアなど非定型肺炎の原因菌に良好な抗菌活性を有するため，肺炎球菌に抗菌活性のあるカルバペネム系の抗菌薬によっても改善されない重症肺炎の場合に使用する．ウイルス性肺炎の主なものはインフルエンザウイルスであり，A型，B型いずれにも有効なノイラミニダーゼ阻害薬のリン酸オセルタミビルを用いる．

◆ 処方例 ◆ 3 院内肺炎の場合

Rp.
1) セフォゾプラン（ファーストシン®注）　　　　　　　　1回1g　1日2回　点滴静注
　　クリンダマイシンリン酸エステル（ダラシンS®注）　　1回600 mg　1日2回　点滴静注
2) シプロフロキサシン（シプロキサン注®）　　　　　　　1回300 mg　1日2回　点滴静注
　　スルバクタムナトリウム/アンピシリンナトリウム（ユナシンS®注）
　　　　　　　　　　　　　　　　　　　　　　　　　　　1回3g　1日2回　点滴静注
3) 塩酸バンコマイシン（塩酸バンコマイシン®注）　　　　1回1g　1日2回　点滴静注

◆ 処方解説

　院内肺炎とは「入院後48時間以上経過して発症し，入院時に感染が成立していない肺炎」である．院内肺炎では基礎疾患が複雑であったり，種々の医療処置や薬剤使用がなされていることから免疫力の低下している症例も多い．したがって，当初から強力な薬剤を使用し，併用も考慮すべきである．日本呼吸器学会のガイドラインでは院内肺炎を重症度と危険因子から分類し（図2），各群に対する推奨される治療方針を設定している．1），2）は中等症肺炎ではあるが他に糖尿病などの危険因子を有している場合の例である．重症例の患者においては抗緑膿菌作用を有する第3世代セフェムや第4世代セフェムあるいはカルバペネムにニューキノロン系抗菌薬あるいはアミノグリコシド系抗生物質が併用される．MRSAが否定できない場合はこれに3）のように，グリコペプチド系抗菌薬のバンコマイシン，テイコプラニンまたはアミノグリコシド系のアルベカシンが追加される．

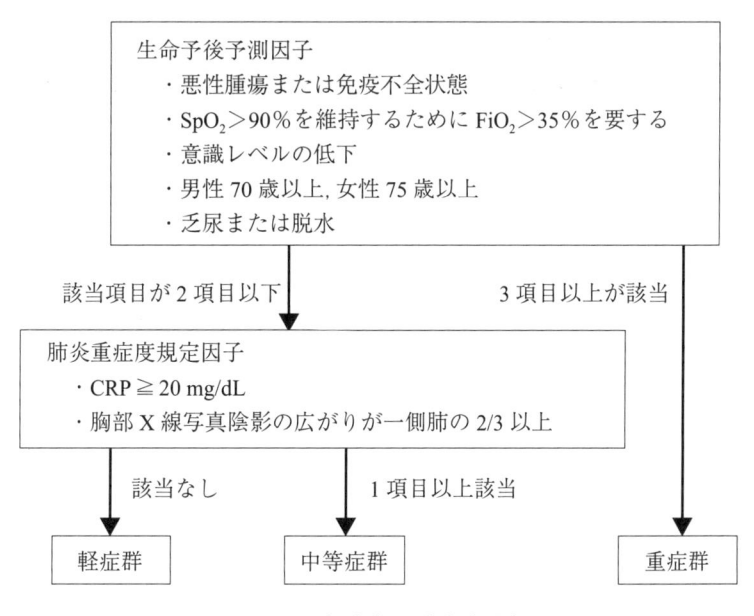

```
生命予後予測因子
  ・悪性腫瘍または免疫不全状態
  ・SpO₂ > 90%を維持するためにFiO₂ > 35%を要する
  ・意識レベルの低下
  ・男性70歳以上，女性75歳以上
  ・乏尿または脱水
```

該当項目が2項目以下 ↓　　　　　　　3項目以上が該当 →

```
肺炎重症度規定因子
  ・CRP ≧ 20 mg/dL
  ・胸部X線写真陰影の広がりが一側肺の2/3以上
```

該当なし → 軽症群　　1項目以上該当 → 中等症群　　　重症群

図2　院内肺炎の重症度分類

Q & A

Q ペニシリン耐性肺炎球菌について教えて下さい．

A ペニシリン耐性肺炎球菌（PRSP）は細菌の細胞壁合成酵素のペニシリンに対する結合性が大きく低下する変異により生じたもので，ペニシリンGの最小発育阻止濃度（MIC）によって定義されています．MIC ≦ 0.06 μg/mL は感受性菌（PSSP），0.12 ≦ MIC ≦ 1.0 μg/mL が中等度耐性菌（PISP），MIC ≧ 2.0 μg/mL が高度耐性菌で，PISPとPRSPを合わせてペニシリン耐性肺炎球菌と呼んでいます．βラクタム剤はその血中濃度を最小有効血中濃度（MIC）以上にするため Time above MIC（TAM）をできるだけ長くする必要があります．TAMを長くするためには，1日4回の分割投与が望ましいとされています．図3は，ピペラシリン1日4gを投与間隔2回（太い点線）から4回分割（実線）にした場合，MIC 2.39 μg/mL 以上となる時間は，2回分割の38.3％から4回分割の63.3％に増大することを示しています．βラクタム剤では，カルバペネム系を含めて，1日4回分割投与にすることにより，抗菌力も高くなり，耐性菌の出現率も低下します．

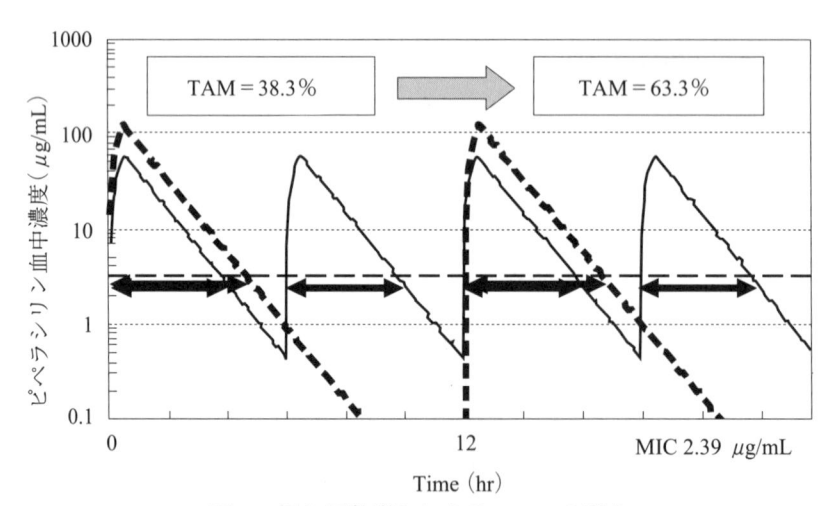

図3 投与回数増加によるTAMの増大

ピペラシリン1日4g，点滴時間0.5 hr
投与間隔：2回から4回分割
ピペラシリンのパラメーター K_e：0.888 h^{-1}，V_d：13.41 L として計算
（松山賢治，井野川徹：PEDAを用いたシミュレーションより（未発表データ））

Q レスピラトリーキノロンとは何ですか？

A 呼吸器感染症に適したキノロン薬，すなわち肺炎球菌に強い抗菌活性をもち，肺組織への移行性の高いキノロン薬のことを指します．多くのキノロン系抗菌薬は肺炎球菌に対する抗菌活性が弱かったのですがニューキノロン系抗菌薬のうちレボフロキサシンやトスフロキサシンは肺炎球菌に対する抗菌活性を有しています．また，最近開発されたモキシフロキサシンやガレノキサシン，シタフロキサシンは非常に強い抗肺炎球菌活性を有しています．マイコプラズマやクラミジアなど非定型肺炎の原因菌に対しても有効性が期待できます．

Q エンピリック治療とは何ですか？

A 肺炎を含む細菌感染症においては，治療開始前に原因菌を特定できることは少なく，患者さんの年齢や症状，各種検査所見などから原因菌を推定して抗生物質，抗菌薬を選択することがあります．このような医師の経験に基づく治療法のことをエンピリック治療といいます．

参考文献

1) 高久史麿監修（2012）治療薬ハンドブック 2012，じほう
2) 高久史麿，矢崎義雄監修（2012）治療薬マニュアル 2012，医学書院
3) 日本薬学会編集（2002）薬学生・薬剤師のための知っておきたい病気 100，東京化学同人
4) 山口　徹，北原光夫，福井次矢総編集（2012）今日の治療指針 2012 年版，医学書院
5) 大野　勲ほか編集（2008）やさしい臨床医学テキスト，薬事日報社
6) 日本呼吸器学会編集（2007）成人市中肺炎診療ガイドライン
7) 日本呼吸器学会編集（2008）成人院内肺炎診療ガイドライン
8) 日本医療薬学会編集（2012）薬剤師のための疾患別薬物療法Ⅴ．感染症／呼吸器疾患／皮膚疾患／感覚器疾患，南江堂

6.3 気管支喘息／慢性閉塞性肺疾患（慢性気管支炎・肺気腫）

(1) 気管支喘息

病態の概要

　気管支喘息はアレルギー性炎症による器質的変化を伴う疾患であり，喘鳴を伴った呼吸困難発作（喘息発作）を生じる慢性の炎症性気道疾患と定義され，遺伝的遺伝子と環境因子が気道炎症や気道過敏症の亢進を引き起こし，さらには気道閉塞を生じさせる．気道の炎症は好酸球，肥満細胞，T細胞（炎症に関係する細胞）や線維芽細胞，気道上皮細胞，平滑筋細胞（気道の構成細胞）から分泌される炎症性メディエーターやサイトカインによって生じる（図1）．診断は，発作性の息切れ，胸苦しさ，喘鳴，連続性の咳により判断する．さらに肺機能検査で可逆性の気道閉塞を認める，心臓や他の肺疾患の可能性が除外できる，なども診断確定に役立つ．肺機能検査では肺，胸郭，横隔膜の弾性や呼吸筋の強さを反映する1秒率[1]の低下として現れる．初期ではβ_2刺激薬の吸入により1秒率（$FEV_{1.0}$：呼出開始時点から1秒以内に呼出されたガス量/FVC：努力性肺活量）が12.5％以上増加すれば気流制限には有意に可逆性があると診断される．長期罹患成人患者では気流制限の可逆性低下がみられる傾向があり，しばしば気道上皮基底膜肥厚などのリモデリングを示す．喘息の発症は小児では約90％，成人では約60％がアトピー性素因をもつアレルギー機序を介して出現する[1]．

キーワード

慢性の炎症性気道疾患　　閉塞性気道障害の可逆性　　気道反応性の亢進（気道過敏性）
喘鳴　　アトピー型　　Ⅰ型アレルギー　　β_2刺激薬　　副腎皮質ホルモン　　ピークフロー

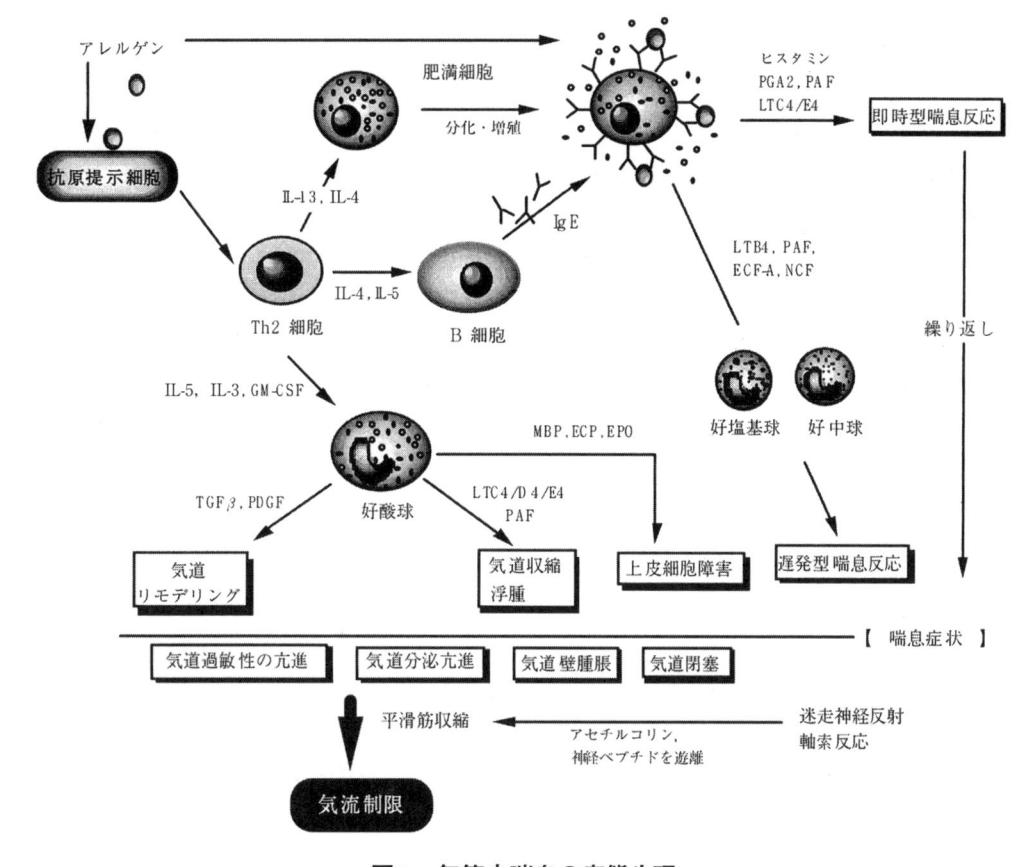

図1　気管支喘息の病態生理

はじめにみられる IAR の場に出現する細胞は，主として肥満細胞と好塩基球である．一方，LAR の場に主としてみられるのは，好酸球，マクロファージおよび T リンパ球などの炎症細胞であり，各相で反応を担う細胞が異なっている．気道炎症には好酸球，T 細胞（Th2），肥満細胞など多くの炎症細胞の浸潤が関与し，気道粘膜上皮の損傷がみられる[3]．

治療方針

喘息の管理・治療について代表的なガイドラインを以下に示す．治療の中心は吸入ステロイドで，気道の炎症を予防しコントロールすることが強調されている．

- 「喘息管理の国際指針」（WHO および米国心臓肺血液研究所）（GINA2002）
- 「喘息予防・管理ガイドライン」（日本）（JGL-2009）[2]
- 「EBM に基づいた喘息治療ガイドライン」（日本）（JGL-EBM）

気管支喘息の薬物治療は，急性発作時の対症療法（リリーバーによる発作抑制）と慢性喘息に対する予防的治療（コントローラーによる長期管理）に分けることができる．リリーバーには，短時間型 β_2 刺激薬，ステロイドの全身投与（注射，経口），アミノフィリン点滴注射，抗コリン薬（吸入）があり，コントローラーとしては，吸入ステロイド，テオフィリン徐放性製剤，長時間作用型 β_2 刺激薬，抗アレルギー薬が使われる．

1) 診断の確立

喘息患者にアレルゲンによる発作誘発を行うと，多くの場合2相性の喘息反応がみられる[4]．アレルゲン吸入後10分ぐらいから喘息症状がみられ20〜30分で最も強くなり，1〜3時間で消失する即時型喘息反応（immediate asthmatic response：IAR）と，アレルゲン吸入後4〜6時間ぐらいから再び喘息症状が現れ，8〜12時間後に最強となり，24時間以内に消失する遅発型喘息反応(late asthmatic response：LAR)と呼ばれる2相性の反応を呈することが知られている(図1).

2) 喘息増悪因子の明確化と排除
3) 重症度の把握と対応する的確な薬物療法の確立（表1）
4) 注意深い治療の継続（QOLの改善）

◆ 処方例 ◆ 1

Rp. 慢性喘息（軽度の喘息　ステップ1）	
1) フルチカゾンプロピオン酸エステルドライパウダー（フルタイド® 100ロタディスク）	1吸入/回　1日2回
2) 塩酸プロカテロール（メプチン®エアー 10 μg）	2吸入（20 μg）/回　頓用
または	
硫酸サルブタモール（サルタノール®インヘラー 100 μg）	2吸入（200 μg）/回　頓用

◆ 処方解説

PEFR（ピークフロー値）が自己最良値/予測値の80％以上，日内変動20％未満であり，喘鳴，咳などの発作が1〜2回/週以内，夜間発作1〜2回/月の場合，症状の重症度は，喘息治療ガイドラインのステップ1と判断できるが，現在ではこの段階から低用量吸入ステロイドの使用が推奨されている（処方1)).吸入ステロイドは気道の炎症を抑え，症状の改善，気道の過敏性を改善する．早期から使用することで，リモデリングの進展を予防する．発作治療に用いるβ_2選択的刺激薬（塩酸プロカテロール）の吸入は頓用として投与されるが，持続時間の短い薬剤を用いる（処方2)).β受容体刺激薬の吸入は発作時の第1選択薬である，発作が激しくなる前に吸入させる．β受容体刺激薬の経口投与はステップ1からステップ4まで（表1）使用されるが，吸入剤よりも全身性副作用発現の可能性は高い．心臓系への副作用頻度が低いβ_2受容体選択性の高い薬剤が望ましい．

表1 気管支喘息の長期管理における重症度に対応した薬物治療

1. 喘息治療のステップ

		治療ステップ1	治療ステップ2	治療ステップ3	治療ステップ4
長期管理薬	基本治療	吸入ステロイド薬（低用量）	吸入ステロイド薬（低〜中用量）	吸入ステロイド薬（中〜高用量）	吸入ステロイド薬（高用量）
		上記で不十分な場合，以下のいずれかを用いるLTRA テオフィリン徐放剤（症状がまれであれば必要なし）	上記で不十分な場合，以下のいずれか1剤を併用 LABA（配合剤の使用可）LTRA テオフィリン徐放剤	上記に以下のいずれか1剤あるいは複数を併用 LABA（配合剤の使用可）LTRA テオフィリン徐放剤	上記に複数を併用 LABA（配合剤の使用可）LTRA テオフィリン徐放剤 上記のすべてでも管理不良の場合は下記のいずれかあるいは両方を追加 抗IgE抗体[2] 経口ステロイド薬[3]
	追加治療	LTRA以外の抗アレルギー薬[1]	LTRA以外の抗アレルギー薬[1]	LTRA以外の抗アレルギー薬[1]	LTRA以外の抗アレルギー薬[1]
発作治療[4]		吸入SABA	吸入SABA	吸入SABA	吸入SABA
未治療の状態で対象となる症状		（軽症間欠型相当）・症状が週1回未満・症状は軽度で短い・夜間症状は月に2回未満	（軽症持続型相当）・症状が週1回以上，しかし毎日ではない・月1回以上日常生活や睡眠が妨げられる・夜間症状は月に2回以上	（中等症持続型相当）・症状が毎日ある・短時間作用性吸入β_2刺激薬がほぼ毎日必要・週1回以上日常生活や睡眠が妨げられる・夜間症状週1回以上	（重症持続型相当）・治療下でもしばしば増悪・症状が毎日ある・日常生活が制限される・夜間症状はしばしば

LTRA：ロイコトリエン受容体拮抗薬，LABA：長時間作用性β_2刺激薬，SABA：短時間作用性β_2刺激薬

1) 抗アレルギー薬とは，メディエーター遊離抑制薬，ヒスタミンH_1拮抗薬，トロンボキサンA_2阻害薬，Th2サイトカイン阻害薬を指す．
2) 通年性吸入抗原に対して陽性かつ血清総IgE値が30〜700 IU/mLの場合に適用となる．
3) 経口ステロイド薬は短期間の間欠的投与を原則とする．他の薬剤で治療内容を強化し，かつ短期間の間欠投与でもコントロールが得られない場合は，必要最小量を維持量とする．
4) 軽度の発作までの対応を示し，それ以上の発作については，喘息予防・管理ガイドライン2009「7-2 急性増悪（発作）への対応（成人）」を参照．

2. コントロール状態の評価

	コントロール良好（すべての項目が該当）	コントロール不十分（いずれかの項目が該当）	コントロール不良
喘息症状（日中および夜間）	なし	週1回以上	コントロール不十分の項目が3つ以上当てはまる
発作治療薬の使用	なし	週1回以上	
運動を含む活動制限	なし	あり	
呼吸機能（FEV_1およびPEF）	正常範囲内	予測値あるいは自己最高値の80%未満	
PEFの日（週）内変動	20%未満	20%以上	
増悪	なし	年に1回以上	月に1回以上

（喘息予防・管理ガイドライン2009（JGL2009）[2]より）

Q & A

Q 気管支拡張作用を示すβ刺激薬を処方する際はどのようなことに留意すべきですか．

A 使いすぎると心臓に負担がかかり危険なため，使用方法を正しく守るよう指導します．通常1回1吸入，2～5分経過し効果が不十分な場合でも，吸入は2回までと説明してください．次に使用するまで4～6時間の間隔をあけることも忘れずに説明してください．エピネフリンなどのカテコールアミン投与中の患者には心刺激作用が増強され，不整脈，心停止などの危険性が高まるため使用されません（併用禁忌）．副作用としては重篤な血清カリウム値の低下（重大な副作用）が報告されており，キサンチン誘導体やステロイドとの併用で増強されるといわれているので[5]，重症喘息患者では特に注意する必要があるでしょう．また，交感神経刺激症状として心悸亢進，高血圧，振戦等が報告されています．循環器系の副作用は$β_1$受容体刺激が原因ですが，手指の振戦は$β_2$受容体刺激が関与しているといわれ，$β_2$選択性の高い薬物でも解決しません．振戦はコンプライアンス低下の原因となるため，軽症の場合は次第に消失することを患者さんに説明し，よく理解してもらうようにしてください．

◆ 処方例 ◆ 2

Rp. 慢性喘息（軽症例　ステップ2～4）
1) フルチカゾンプロピオン酸エステルドライパウダー（フルタイド® 100 ロタディスク）
　　　　　　　　　　　　　　　1吸入/回　1日2回
2) 塩酸プロカテロール（メプチン®エアー 10 μg）2吸入（20 μg）/回　頓用
3) サルメテロールキシナホ酸塩ドライパウダーインヘラー（セレベント® 50 ロタディスク）
　　　　　　　　　　　　　　　1吸入/回　1日2回（朝食後，就寝前）
4) テオフィリン徐放錠（ユニフィル LA® 錠 400 mg）
　　　　　　　　　　　　　　　1回1錠（1日1錠）　1日1回（夕食後）
5) モンテルカスト Na（シングレア®錠 10 mg）　1回1錠（1日1錠）1日1回　就寝前

◆ 処方解説

喘息予防・管理ガイドライン 2009（JGL-2009）では，長期管理の方法として吸入ステロイドを基本に以下のような組合せが推奨されている．

　ステップ2；吸入ステロイド（中～低用量）＋①～③いずれか1剤
　ステップ3；吸入ステロイド（中～高用量）＋①～③いずれか1剤または複数
　ステップ4；吸入ステロイド（高用量）＋①～③複数
　　　①長時間作用型$β_2$刺激薬（例；サルメテロールドライパウダーインヘラー（セレベ

ント® 50 ロタディスク))
② ロイコトリエン拮抗薬（例；モンテルカスト Na（シングレア®錠 10 mg）
③ テオフィリン徐放剤（例；ユニフィル LA®錠（±ロイコトリエン拮抗薬以外の抗アレルギー薬）

また，軽度の発作治療にはいずれのステップにおいても短時間作用型 β_2 刺激薬（SABA）を組み合わせて用いる．

塩酸プロカテロール（メプチン®錠）は β_2 選択性の長時間作用型薬物であるが，高齢者や痩せた人では β_2 受容体介在型の低カリウム血症を生じることもある．テオフィリン（ユニフィル LA®錠：キサンチン誘導体）の副作用には一過性のカフェイン様作用（投与初期の嘔気，胃部不快感，頭痛，不眠等）と過剰投与による副作用があるが，その症状は一時的であり続けるうちに消失する．

一方，過剰投与による副作用は血中濃度の上昇と関連するため血中濃度モニタリングを適切に実施し，個人個人に適した投与計画を立てることが肝要である．処方変更は主として吸入ステロイドの投与量を増加するようになされ，吸入ステロイド（フルタイド® 100 ロタディスク）の用量は，ステップ 2 では 100～200 μg/日，ステップ 3 では 200～400 μg/日，ステップ 4 では 400～800 μg/日が標準になる．大量吸入ステロイドでコントロール不良の場合は経口ステロイド剤（プレドニン等）を隔日または毎日投与の服用指示が出される．経口ステロイドは吸入剤に比べ副腎機能抑制などの副作用が出やすく，急激な中止でリバウンドを起こしやすいため勝手に休薬したりすることのないように患者への説明が重要である．

また，ステロイドを吸入した後，口腔カンジダの発症を防ぐ目的で，十分にうがい（口中内含嗽）をすることを指導する必要がある．

Q & A

Q ユニフィル LA®錠はテオフィリン製剤ですが，1 日 1 回投与で夕方の服用指示になっているのは何故ですか？

A ユニフィル®は就寝時，明け方の有効血中濃度を維持できるように製剤設計された徐放性テオフィリンで，1 日 1 回，夕方に投与します．テオフィリンの作用機序は，現在のところホスホジエステラーゼⅢ（PDE Ⅲ）の阻害，アデノシン受容体拮抗作用，呼吸中枢刺激，呼吸筋の収縮増強や抗炎症効果がわかっています．有効血中濃度域が比較的狭い（10～20 μg/mL）こととマクロライド系抗生物質，シメチジン，ニューキノロンによって代謝が阻害され血中濃度が上昇するため，必ず血中濃度測定モニタリング（TDM）が必要とされます．

Q 吸入ステロイドの投与量は適切なのですか．またそうでない場合はどのような理由から使用されるのでしょうか？

A ステップ1～2の通常投与量に比べると多いと思います．この場合，初期導入時にかなり上位のステップの十分量を用いて，コントロールされた時点でステップダウンする方法が採られています．この理由として，早期から吸入ステロイドを使用することで気道の炎症を消退させることが可能であることと，副腎皮質ステロイドの吸入は大量使用しても副作用が少ないことによります．

◆ 処方例 ◆ 3

Rp. 急性増悪（喘息発作：中等度～高度）
1) 臭化水素酸フェノテロール（ベロテック®）　　　　　　　　2吸入20分おき，2回まで
2) 塩酸クレンブテロール（スピロペント®）　　　　　　　　　10 μg　2 Tab　頓用
3) エピネフリン（ボスミン®）　　　　　0.1～0.3 mL 皮下注　20～30分間隔で反復投与
4) アミノフィリン（ネオフィリン®）　250 mgを生理食塩水100 mLに溶解，30分で点滴静注
5) コハク酸メチルプレドニゾロンNa（ソル・メドロール®）
　　　　　　　　　　　　初回　40～125 mgを点滴静注　40～80 mgを4～6時間おきに静注

◆ 処方解説

　中等度症状（苦しくて横になれない，動作がかなり困難，かろうじて歩ける，PEF 50～70％，PaO₂ 60 Torr 以上，PaCO₂ 45 Torr 以下，SpO₂ 90％以上，家庭での対応で効果不十分の軽度発作，中等度発作）は救急外来で対応する．

　急性発作の場合，気流閉塞を是正するため吸入（臭化水素酸フェノテロール；ベロテック®）および経口（塩酸クレンブテロール；スピロペント®）のβ_2刺激薬，エピネフリン皮下注，テオフィリン製剤（ネオフィリン®）およびステロイド（コハク酸メチルプレドニゾロンNa；ソル・メドロール®）の点滴静注が用いられる．アミノフィリン（ネオフィリン®，テオフィリン製剤）の点滴静注では一般に等張補液薬（ソルデム3®など）200～250 mLに必要量のアミノフィリンを溶かし，最初の半量を15分程度，残りを45分かけて投与するが，点滴の途中でテオフィリンの中毒症状（頭痛，悪心，嘔吐，頻脈，不整脈など）が出現した場合はただちに中止する．

　発作が軽度の場合には吸入β_2刺激薬を定量噴霧器（metered dose inhaler：MDI）で2～4 puf，20分おきに2回反復．改善がみられない場合，医療機関を受診させる．症状に応じてエピネフリン皮下注，アミノフィリン点滴静注，ステロイド静注へと段階的に治療を拡大する方法が採用される．なお，アミノフィリンを投与する場合，発作前にテオフィリン薬が投与されていないことを確認して用量を調節することが重要で，テオフィリン血中濃度をモニターすることが望ましい．血中テオフィリン濃度は20 μg/mL以下に保つことが必要．アミノフィリンやステロイド薬投与が必要なときは，酸素吸入の必要性が考慮される．

Q & A

Q ピークフローメーターを使用する自己管理の意義について教えてください.

A 慢性喘息ではピークフローメーターを連日用いてピークフロー（peak expiratory flow rate：PEFR）値が自己最高値の 80 ％以上かつ日内変動 20 ％以下に保たれるよう，吸入療法を調整します．一般に救急救命室（ER）や診療所で急性喘息発作に治療における気管支拡張薬の有効性を客観的に評価するために使用されますが，ピークフローメーターは長期療法を管理するため，に喘息患者が自宅で計測することができます．PEFR の変化と $FEV_{1.0}$ の変化は相関しますが，PEFR は $FEV_{1.0}$ よりも再現性は低いとされています．

―― ＜ピークフロー（peak expiratory flow rate ; PEFR）＞ ――――――――

PEF 値＝努力呼出時の**最大呼吸流量**（努力呼出の間に生じる最大流速；L / 分）のこと．最大呼気位まで息を吸い込んでから思い切り呼出して測定する．気道閉塞の程度とよく相関し喘息の状態を客観的に評価する簡便な良い方法である．測定にはピークフローメーターを用いて 1 日 2 ～ 3 回患者が自宅で測定記録し，予測値や自己ベスト値と比較して自己管理の指標とできる．

―― ＜ $FEV_{1.0}$（forced expiratory volume in one second）＞ ――――――――

最大吸気位から最大呼気位までゆっくり呼出したときの呼気量を肺活量とし，強制的に努力呼出させたときの呼気量を**努力性肺活量**（FVC ; forced vital capacity）という．最大吸気位から努力呼出させ，呼出開始から 1 秒間の呼気量を 1 秒量（$FEV_{1.0}$）と呼ぶ．1 秒量の肺活量（通常は FVC）に対する割合を 1 秒率（$\% FEV_{1.0}$）といい，換気障害の指標に用いる．

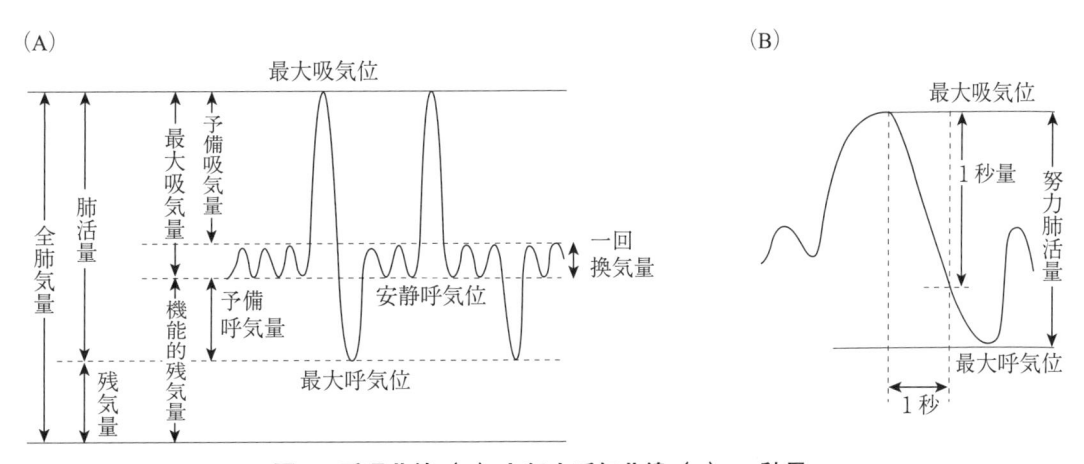

図 2 呼吸曲線（A）と努力呼気曲線（B），1 秒量

（日本薬学会編：スタンダード薬学シリーズ 6．薬と疾病Ⅱ．薬物治療（1），p.19，東京化学同人）

◆ 処方例 ◆ 4

Rp.　小児科処方例
1）プランルカストドライシロップ（オノン®ドライシロップ 100 mg/g）
　　　　　　　　　　　　　　　　　　　　　　　500 mg 1日2回（朝・夕食後）
2）クロモグリク酸Na（インタール®）吸入液 2 mL/A　　20 A　　医師の指示に従う
3）徐放性テオフィリン（テオドール®ドライシロップ 200 mg/g）
　　　　　　　　　　　　　　　　　　　　　　　600 mg 1日2回（朝・夕食後）

◆ 処方解説

　喘息は気道閉塞と気道過敏症の他に慢性の気道炎症が関与しており気管支拡張薬としてβ_2刺激薬，テオフィリン製剤（テオドール®ドライシロップ）が，慢性気道炎症を抑制するためにヒスタミン遊離抑制薬（クロモグリグ酸Na）が処方されている．テオフィリンはcAMPを5′-AMPにする分解酵素ホスホジエステラーゼⅢ（PDEⅢ）を抑制しcAMPの上昇を抑えて気管支の拡張を行うと共に炎症細胞に対する抑制効果も有するため，気管支喘息では依然として有力な薬物である．上記の処方は3歳児の喘息患者（ステップ2）に対する処方例．標準治療としてロイコトリエン拮抗薬，インタール®（吸入ステロイド薬）が基本となるが，症状の増悪度によってテオフィリン徐放製剤が追加される．

　クロモグリク酸Na（インタール®）吸入液は，症状の出現時ではなく常に医師の指示通りに吸入を実施するよう指導し，ネブライザーを清潔に保つこと，開管した後のアンプルの残量は捨てることも説明する．

　長時間作用性β_2刺激薬は，症状がコントロールされたら中止するのを基本とする．長時間作用性β_2刺激薬ドライパウダー定量吸入器（DPI）は自力吸入可能な5歳以上が適応となる．治療ステップ3以上の治療では，吸入ステロイドの適用になるが，コントロール困難な場合は小児の喘息治療に精通した医師の下での治療が望ましい．治療ステップ4の追加治療として，さらに高用量の吸入ステロイド薬やSFC（キシナホ酸サルメテロール・プロピオン酸フルチカゾンエステル配合剤），経口ステロイド薬の隔日投与，長期入院療法などが考慮されるが，小児の喘息治療に精通した医師の指導管理がより必要である．

Q & A

Q 薬物相互作用について留意すべき薬剤の組合せにはどのようなものがありますか．

A 気道感染の合併時には抗生物質の併用を行うこともあります．14員環マクロライドのエリスロマイシン，クラリスロマイシンをテオフィリンと併用すると肝薬物代謝酵素の阻害によりテオフィリンのクリアランスが低下（血中濃度は上昇）することがわかっています．この患児にはテオフィリン（テオドール®）代謝に影響がない16員環マクロライドのロキタマイシン（リカマイシン®）が投与されています．保護者には，「テオドールは決められた量を決められた時間に服用することで血中濃度が有効に保たれる」ことを理解させる必要があります．

Q 喘息の薬がどのようにして気管支平滑筋を弛緩するのか，薬理メカニズムを教えてください．

A 図3に示すように気管支平滑筋のβ_2受容体にはイソプレナリン，サルブタモール，プロカテロールなどのβ刺激薬が結合します．β_2受容体はGsタンパク（促進性グアニンヌクレオチドタンパク）と共役していて，この受容体にノルアドレナリンやβ刺激薬が結合するとGsタンパクを介してアデニル酸シクラーゼ（AC）の活性を高めます．ACが活性化されるとATPからcAMP（サイクリックAMP）が合成され，cAMPはPKA（プロテインキナーゼA）を活性化してミオシン軽鎖キナーゼを不活性化することでミオシンのリン酸化を抑制して気管支平滑筋は弛緩することになります．テオフィリンはホスホジエステラーゼⅢを阻害してcAMPの濃度を高めることで気管支を弛緩させます．また，テオフィリンは抑制性グアニンヌクレオチドタンパクと共役しているアデノシン受容体を抑制することで，間接的にcAMP濃度を高める作用も持っています．一方，抗コリン薬は，気管支平滑筋膜上にあり，Gqタンパクと共役するM$_3$受容体を阻害します．M$_3$受容体にアセチルコリン（Ach）が結合すると，ホスホリパーゼCが活性化されます．この酵素はホスファチジルイノシトール4,5-二リン酸（PIP$_2$）をジアシルグリセロール（DG）とイノシトール1,4,5-三リン酸（IP$_3$）にします．DGはプロテインキナーゼC（PKC）を活性化して，ミオシンのリン酸化（ミオシン-P）を促進し，気管支を収縮します．さらにIP$_3$は小胞体から遊離カルシウムを増やして，さらにカルシウム依存性カルモジュリン（Ca^{2+}-CaM）とカルモジュリンキナーゼを活性化することで，ミオシン軽鎖キナーゼを活性化し，結果としてミオシンをリン酸化することで気管支平滑筋が収縮します．抗コリン薬のイプラトロピウムなどの抗コリン薬は，このM$_3$受容体を遮断することで上述の機構に拮抗して，気管支平滑筋を弛緩させます．

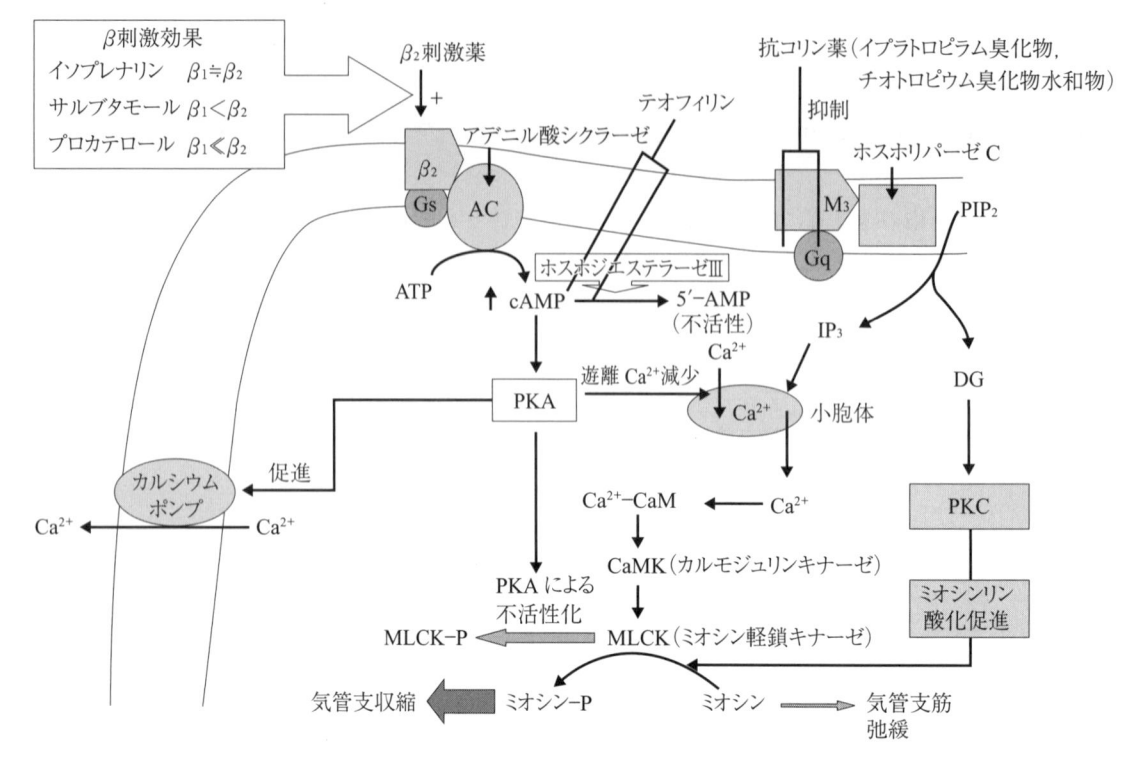

図3 各種喘息治療薬の薬理学的メカニズム
PKA（プロテインキナーゼAまたはAキナーゼ）
PKC（プロテインキナーゼCまたはCキナーゼ）

（2）慢性閉塞性肺疾患（慢性気管支炎・肺気腫）

＜COPDの病名に関して＞

肺気腫と慢性気管支炎は別々の疾患ではなく，個々の患者で両者の病変が同時に認められるため，臨床的な病名としてはCOPD（chronic obstructive pulmonary disease：慢性閉塞性肺疾患）と呼ばれる．臨床症状の特徴として肺機能検査による閉塞性換気障害（気道閉塞）が挙げられ，不可逆的である．閉塞性換気障害は慢性気管支炎による気道病変と肺気腫による肺病変とがさまざまに組み合わさって生じる．

病態の概要

従来COPDは肺胞が破壊される「肺気腫」と反復性に喀出される気道分泌物の増加状態が少なくとも2年以上続き1年のうち少なくとも3か月以上，大部分の日に認められる「慢性気管支炎」を合わせた症候群として扱われてきたが，現在は，1．気管支拡張薬投与後の1秒率

(FEV$_{1.0}$/FVC：％FEV$_{1.0}$（1秒量の努力肺活量に対する％））＜70％である，2．他の気流閉塞をきたす疾患を除外できる，が満たされれば，COPD と判断される[1]．たばこ煙を始めとした様々な有害物質の刺激によって集積した炎症細胞（好中球，マクロファージ，リンパ球）は，ケミカルメディエータ，タンパク分解酵素，過酸化水素を放出し，組織に損傷を与えるが，通常は生体の防衛機構によって不活化を受けるため，損傷は修復される．しかし，損傷の速度が修復速度を上回ると病変が形成されることになる．安定期の COPD の管理においては，病期（Ⅰ～Ⅳ期，表1）に合わせて治療法を段階的に強化するのではなく，FEV$_{1.0}$ の低下に，症状（呼吸困難，運動能力の低下，繰り返す増悪）の程度を加味し，重症度を総合的に判断したうえで治療法を選択する．なお，スパイロメトリー測定時の呼気流速－呼気量曲線（フローボリューム曲線）からその閉塞性を評価できる（図1[6]）．

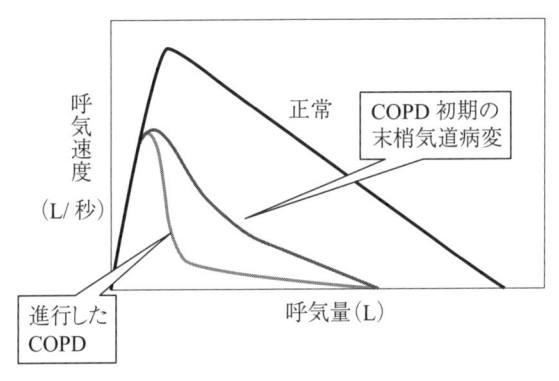

図1　フローボリューム曲線

閉塞性障害が進行するとフローボリューム曲線は下に凸の形を示す．肺気腫では最大呼気流速を示した後，急速に低下して低呼気流速を呈し，平坦に近い形を示す（動的気道圧迫現象（dynamic compression））．
（松澤佑次編，別役智子，西村正治（1998）症候・病態の分子メカニズム（Molecular Medicine Vol.35　臨時増刊号），p.210-212，中山書店より引用，一部改変）

＜発症と α$_1$-アンチトリプシン[7]＞

　肺気腫の主因は喫煙であるが，肺気腫での肺胞壁破壊にはタンパク分解酵素であるトリプシンなどが関与している．喫煙や感染により，好中球やマクロファージからトリプシンの分泌促進，活性化が生じ肺組織の破壊を起こす．生体にはトリプシン等の拮抗因子として α$_1$-アンチトリプシン（α$_1$-AT）が存在し，トリプシンの過剰活動を抑えているが，この α$_1$-AT の不足，欠損によりトリプシンの過剰活性を抑制できず，肺組織障害を生じる．すなわち，肺組織への攻撃因子であるタンパク分解酵素と防護因子である α$_1$-AT のバランスが崩れることにより肺気腫が発症すると考えられる．まれな例として α$_1$-AT 欠損症[8]（常染色体優性遺伝）による発症が報告されている．

キーワード

細葉中心型肺気腫　　汎細葉型肺気腫　　α_1-アンチトリプシン　　慢性閉塞性肺疾患（COPD）
喘鳴　　閉塞性換気障害　　労作性の呼吸困難　　慢性気管支炎　　肺気腫

治療方針

　COPDは不可逆的で十数年以上の経過で徐々に進行し，それに伴い咳や粘性の高い痰を伴う．慢性疾患であるが，増悪を起こすことで気流閉塞が進行し，予後を悪化させるため，増悪を予防することが重要である．日本呼吸器学会（編）の「COPD診断と治療のためのガイドライン第3版（2009）」ではCOPDの管理目標を以下のように定めている．

1. 症状および運動耐容能の改善
2. QOLの改善
3. 増悪の予防と治療
4. 疾患の進行抑制
5. 全身併存症および肺合併症の予防と治療
6. 生命予後の改善

　診断と治療のためのガイドラインで定められている安定期の管理を図2[9]に示す．重症度に応じて治療法を追加するステップアップ方式がとられるが，重症度の指標は気流閉塞（$FEV_{1.0}$の低下）による病期（表1[10]）だけでなく呼吸困難症状の程度や運動耐容能，増悪の頻度などが総合的に判断される．COPDにおける呼吸機能低下の進行防止に有効とされるのは禁煙であり，すべての病期で行う必要がある．薬物療法については，現時点でCOPDの進行抑制に有効な薬物はないが，気管支拡張薬を中心とした治療が症状の軽減，増悪の予防，QOLの改善，運動耐容能の向上に有効であるとされている．気管支拡張薬の中では短時間作用性β_2刺激薬（short-acting β_2-agonist：SABA）は，効果発現が速いため，運動など息切れが予想される場合や入浴前（重症患者）に吸入する．

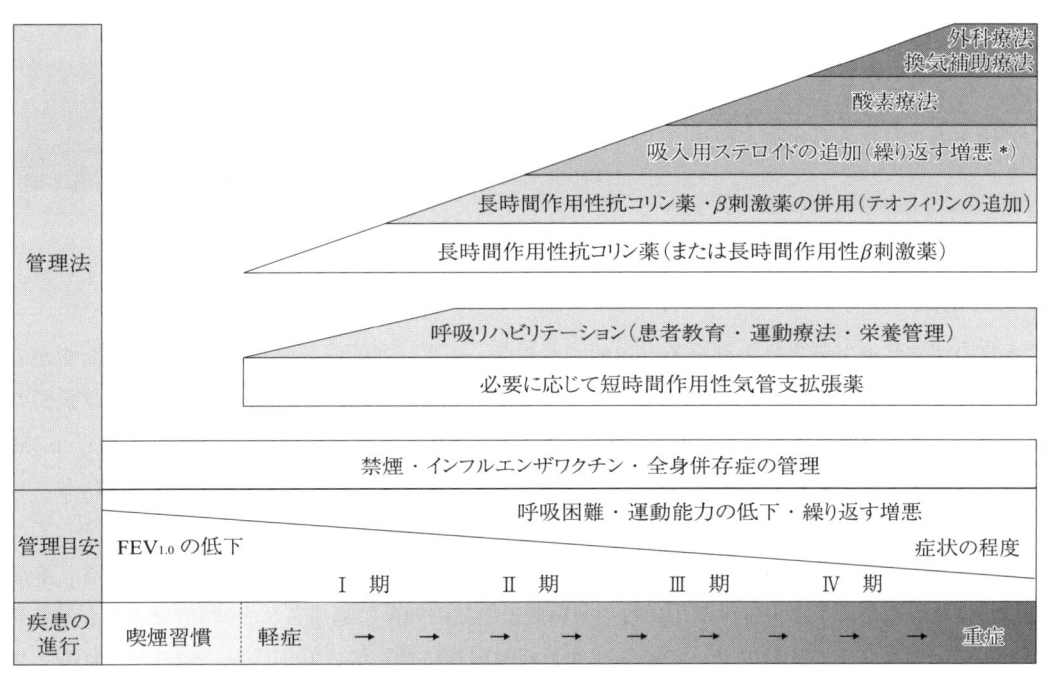

図2 安定期COPDの管理

管理法					
					外科療法
					換気補助療法
				酸素療法	
			吸入用ステロイドの追加（繰り返す増悪 *）		
		長時間作用性抗コリン薬・β刺激薬の併用（テオフィリンの追加）			
	長時間作用性抗コリン薬（または長時間作用性β刺激薬）				
	呼吸リハビリテーション（患者教育・運動療法・栄養管理）				
	必要に応じて短時間作用性気管支拡張薬				
	禁煙・インフルエンザワクチン・全身併存症の管理				

管理目安：FEV₁.₀の低下　　呼吸困難・運動能力の低下・繰り返す増悪　　症状の程度
　　　　　Ⅰ期　　Ⅱ期　　Ⅲ期　　Ⅳ期

疾患の進行：喫煙習慣　軽症 → → → → → → → → → → 重症

（日本呼吸器学会編（2009）COPD診断と治療のためのガイドライン第3版，p.76，メディカルレビュー社より）

表1　COPDの各病期における治療法

病 期	特 徴	推奨される治療法
すべて		・リスクファクターの回避 ・インフルエンザワクチンの接種
Ⅰ期	・$FEV_{1.0}/FVC < 70\%$ ・$\%FEV_{1.0} \geq 80\%$ ・症状あり，またはなし	・必要な場合，短時間作用性気管支拡張薬
Ⅱ期	・$FEV_{1.0}/FVC < 70\%$ ・$50\% \leq \%FEV_{1.0} \geq 80\%$ ・症状あり，またはなし	・一つまたはそれ以上の気管支拡張薬を用いた定期的治療 ・リハビリテーション ・重大な症状および肺機能に反応が認められる場合吸入ステロイド剤
Ⅲ期	・$FEV_{1.0}/FVC < 70\%$ ・$30\% \leq \%FEV_{1.0} < 50\%$ ・症状あり，またはなし	・一つまたはそれ以上の気管支拡張薬を用いた定期的治療 ・リハビリテーション ・重大な症状および肺機能に反応が認められる場合または増悪が繰り返される場合吸入ステロイド剤
Ⅳ期	・$FEV_{1.0}/FVC < 70\%$ ・$\%FEV_{1.0} < 30\%$ あるいは $\%FEV_{1.0} < 50\%$ かつ慢性呼吸不全合併	・一つまたはそれ以上の気管支拡張薬を用いた定期的治療 ・重大な症状および肺機能に反応が認められる場合または増悪が繰り返される場合吸入ステロイド剤 ・合併症の治療薬 ・リハビリテーション ・呼吸不全の場合長期酸素療法 ・外科療法を検討

気管支拡張薬吸入後の$FEV_{1.0}$値に基づく．
COPDの診断には1秒率（$FEV_{1.0}/FVC$）を用いるが，病期の分類は1秒量の予測1秒量に対する比率（$\%FEV_{1.0}$）に基づいて行う．これはCOPDが進行するとFVCも低下するため，C$FEV_{1.0}$との比で表現する1秒率は必ずしも病期のレベルを反映しない可能性があるため．

（日本呼吸器学会編（2009）COPD診断と治療のためのガイドライン第3版，p.33，メディカルレビュー社より改変）

◆ 処方例 ◆ 1

Rp. 安定期の気道閉塞に対する薬物療法（下記のいずれかを用いる）
1）チオトロピウム臭化物水和物（スピリーバ® 2.5 μg，レスピマット® 60 吸入）
　　　　　　　　　　　　　　　　　　　　　　　　　1回2吸入　1日1回

◆ 処方解説

　本症の閉塞性換気障害は大部分不可逆的であるが，必ず可逆的な部分を含んでいる．わずかではあっても，有意な改善を認めることが多い．安定期の治療では，長時間作用性気管支拡張薬の定期的な使用が推奨され，効果と副作用のバランスの観点から投与経路は吸入が望ましい．p.250 の図3に示すように気管支拡張薬の中で最も強い気管支拡張作用を示すのは最終的にPKCとカルモジュリンキナーゼを介したミオシンのリン酸化を抑制する抗コリン薬であり，PKAを介してミオシン軽鎖キナーゼを抑制するβ_2刺激薬，PDE III抑制するキサンチン系薬物の順になる．本症では抗コリン薬を第1選択とする．比較的太い気道の拡張効果に適用されβ_2刺激薬よりも効果的であるが，効果発現が比較的遅いため発作性の呼吸困難に対してはβ刺激薬に劣るとされる．体内吸収量もわずかのため，ほとんど副作用を心配する必要はない．ただし，前立腺肥大，緑内障，アトロピン過敏症では禁忌である．軽症例では，定時吸入とせずに外出や労作前吸入を指示すると，患者は薬物効果を実感しコンプライアンスが上がる．

Q & A

Q COPD の日常管理ではどのようなことを気をつけた方がよいのでしょうか．

A まず第一に，禁煙が挙げられます．疾患の進展を予防あるいは軽減させるために禁煙が必須であることを十分に納得させることが重要です．特に肺気腫の患者さんは喫煙習慣を持つことが多く，患者本人の意志だけでは禁煙できないケースも見られます．そのような場合，禁煙補助薬であるニコレット®（ニコチンを含有するガム）やニコチネルTTS®（ニコチンを含有する貼付剤）は禁煙成功率を若干高めるので試みる価値があります（ニコチン代替療法）．ただし，保険診療とはならない点を説明し理解してもらってください．喫煙時に比べてニコチンの血中濃度は緩徐な推移を示しますが[11]（図3[12]），ニコチンによる離脱症状は軽く済みます．ニコレット®の場合は1回1個6〜12個/日から始めて徐々に減量し，1〜2個/日になった時点で中止するよう指導してください（投与期間は通常3か月以内）．ニコチネルTTS® 30は30 cm²/枚を1日1回1枚から開始し，4週間経過後，20 cm²/枚（1日1回1枚，2週間），20 cm²/枚（1日1回1枚2週間〜2か月で減量中止）というような予定で禁煙していくように生活指導してください．禁煙補助薬はあくまでも禁煙指導の成功率を上げるために用いるものです．患者個々の喫煙習慣に合わせた適切な禁煙計画・指導がなければあまり効果が期待できません．

6.3 気管支喘息/慢性閉塞性肺疾患（慢性気管支炎・肺気腫）　255

■ COPD における喫煙のリスクと禁煙のメリットを患者さんに十分に理解させることが重要です．

A. 血中濃度［単回投与（喫煙との比較）］
ニコレットの血中ニコチン濃度は喫煙直後のような急激な上昇はみられなかった．

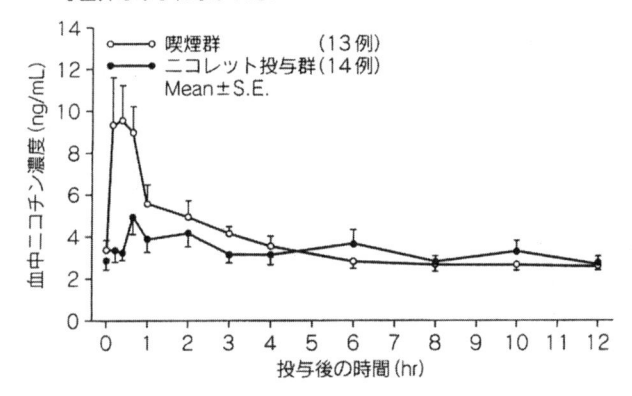

○ 喫煙群　（13 例）
● ニコレット投与群（14 例）
Mean±S.E.

B. 血中濃度［連続投与（喫煙との比較）］
ニコレットの血中ニコチン濃度は穏やかに上昇し，測定時間を通じて喫煙時に比べて低かった．

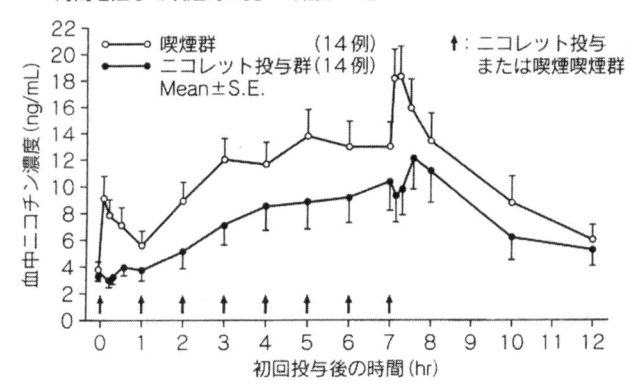

○ 喫煙群　（14 例）
● ニコレット投与群（14 例）
Mean±S.E.
↑：ニコレット投与または喫煙喫煙群

図 3　ニコチンガム摂取後と喫煙後の血中ニコチン濃度推移
A. 単回摂取・喫煙，B. 複数回連続摂取・喫煙時

◆ 処方例 ◆ 2

Rp.	
1) 硫酸サルブタモール（サルタノール® インヘラー 100 μg/回）1 回 2 吸入　1 日 2〜4 回	
2) テオフィリン（テオドール® 錠 200 mg）	2 錠　1 日 2 回
3) 塩酸アンブロキソール（ムコソルバン® 15 mg）	3 錠
カルボシステイン（ムコダイン® 250 mg）	6 錠　1 日 3 回　毎食後

◆ 処方解説

　吸入用β刺激薬は比較的太い気道〜末梢気道までの拡張効果に適用する．β刺激薬のほうが即効性がある．心悸亢進と振戦が主な副作用であるが，一過性に血清K値低下と動脈血酸素分圧低下も起こることに注意．吸入効果を最大とするためにはMDI（metered-dose inhaler：定量噴霧吸入器）による吸入手技の指導が欠かせない．吸入効果増大と副作用軽減を目的にスペーサーを用いることもある．テオフィリンの処方は呼吸筋の疲労改善作用を期待している．しかし，狭い治療域や副作用のために従来ほどは使用されない．気管支拡張効果に加えて，肺動脈圧低下・呼吸筋力増大・運動時の血清カリウム上昇抑制などの効果を介して運動耐容能を改善する．血中濃度を5〜15 μg/mLに維持するよう投与量を調整すること．喀痰の多い場合や喀出困難な場合は3）のような去痰薬を併用するが，去痰薬がCOPDの症状や予後を改善するというエビデンスはない．

Q & A

Q COPDの患者さんへの気道感染・急性増悪に対する薬物治療はどのようなものがあるのでしょうか．

A この病気では気道感染が急性増悪の原因となることが多いといえます．発熱，喀痰の量や性状の変化，上気道炎症状を呈したときは積極的に抗持続的にクラリスロマイシンのようなマクロライド系抗生物質を用います．エリスロマイシンの少量長期投与は抗菌作用以外の作用（免疫を通じての機序であるとされる）により慢性気道感染症に有効であり，特にびまん性汎細気管支炎には著しい効果を示します（1日量400〜600mg）．喀痰が多い症例では痰の貯留により細菌感染を生じ急性増悪に転じることがあるので，去痰薬（ムコダイン®等）を併用します．喘息様発作があるようなら，ステロイド吸入（酢酸ベクロメタゾン（ベコタイド® 100インヘラー）1吸入（100 μg）/回　1日4回程度）を行って気道炎症改善を図ります．この場合は口腔内の副作用を避けるため，吸入後にうがいを励行するようによく説明してください．

Q テオフィリンの血中濃度に影響を与える因子には何がありますか．

A 血中濃度を上げる（クリアランスを下げる）要因としては，加齢，肝障害，併用薬剤（アロプリノール，シメチジン，一部のマクロライド系抗生物質やCYP1A2を特異的に阻害するニューキノロン薬など；前述）があります．一方，血中濃度を下げる（クリアランス増加）の要因としてCYP1A2の活性を上げる喫煙および併用薬剤（バルビツール系，カルバマゼピン，フェニトイン）による酵素誘導が考えられます．慢性閉塞性肺疾患の場合，禁煙が原則ですので喫煙の要因がなくなることによりテオフィリンの血中濃度が変動（増大）する可能性があり注意が必要です．

引用文献

1) 名尾良憲，村上義次，勝 健一編集（2002）最新内科処方の実際―優秀処方例と治療薬ガイド―，p.53-59，じほう
2) 日本呼吸器学会編集（2009）COPD 診断と治療のためのガイドライン 第3版，p.32，メディカルレビュー社
3) 井上圭三監修，岩坪 威，上田志朗，工藤一郎，山本俊憲編集（2000）医療薬学Ⅱ 病態と薬物治療（2）―消化器・呼吸器・血液・泌尿器―，p.129-130，東京化学同人
4) 井村裕夫編集主幹（2000）わかりやすい内科学，p.30-32，文光堂
5) 佐藤哲男監修（2002）わかりやすい疾患と処方薬の解説2003，p.74-78，アークメディア
6) 松澤佑次編集，別役智子，西村正治（1998）症候・病態の分子メカニズム（Molecular Medicine Vol.35 臨時増刊号），p.210-212，中山書店
7) 山口 徹，北原光夫総編集（2012）今日の治療指針2012年版，医学書院
8) 井上圭三監修，岩坪 威，上田志朗，工藤一郎，山本俊憲編集（2000）医療薬学Ⅱ 病態と薬物治療（2）―消化器・呼吸器・血液・泌尿器―，p.137-138，東京化学同人
9) 日本呼吸器学会編（2009）COPD 診断と治療のためのガイドライン 第3版，p.76，メディカルレビュー社
10) 日本呼吸器学会編（2009）COPD 診断と治療のためのガイドライン 第3版，p.33，メディカルレビュー社
11) 澤田康文，大谷壽一（2002）薬局，53(6)，p.150-154，南山堂
12) 島尾忠男，五島雄一郎，青木正和，浅野牧茂，旗野脩一，林 高春，森 亨，大久保千代次，富永祐民（1990）臨床医薬，6(6)，p.1097-1112；6(9)，p.1787-1801，南山堂

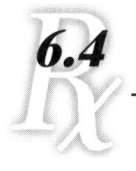

6.4 肺結核

病態の概要

　結核症はヒト型結核菌の吸入感染によって起こる世界的には最大の感染症である．感染部位は主に肺である．結核菌は増殖能は低いが（12～24時間毎に1回分裂する程度），乾燥に強く生存能が高いので空気感染を起こす．結核に感染しても発病するのは10～20％であり，残りは不顕性化する．発病時期は最初の2年が多いが，発病する可能性は一生のあいだ続き，免疫機能が低

下した高齢者において再発が多い．**発病のリスクファクター**として，HIV 感染症，糖尿病，抗悪性腫瘍剤・免疫抑制剤・ステロイド剤の投与，慢性腎不全（透析），老齢，喫煙，妊娠などがある．

肺結核の自覚症状は咳・痰・血痰・胸痛・呼吸困難など呼吸器症状と，発熱・全身倦怠感・食欲不振・寝汗・体重減少など全身症状に分けられ，高齢者では呼吸器症状が出にくい．臨床検査値では白血球の増加，赤沈の亢進，CRP の亢進が認められる．結核症は慢性に経過することが多いので，上記症状が 2 週間以上継続する場合には結核を疑い，**ツベルクリン反応**・胸部レントゲン検査・喀痰などの**菌検査**を行うべきである．結核菌の検査は塗抹，培養，同定に加え，治療のためにどの薬剤が有効なのか培養検査後に薬剤感受性検査を行うことが必須となる[1]．

キーワード

結核菌　　空気感染　　発病リスクファクター　　免疫能低下　　ツベルクリン反応　　菌検査

治療方針

結核症の治療目標は，患者体内の結核菌の撲滅にある．しかし，どんな抗結核薬も休止菌を殺菌することはできない．したがって，結核菌の進展をくい止め後遺症を最小限にして治癒させ，残存する結核菌の量をできるだけ減らして，治療後の再発率をできるだけ低くすることが治療目標となる[1]．

① 感受性のある抗結核薬

② 初回標準治療法（Two-Phase Chemotherapy）

薬剤感受性検査の結果，喀痰塗抹陽性例には標準治療法（A）または標準治療法（B）を施行する（図 1）．喀痰塗抹陰性・培養陽性例または塗抹陰性・培養陰性例，あるいは気管支鏡下採取検体で塗抹陽性例などでは病状により標準治療法（A）（B）（C）の中から適宜選択して施行する（図 1）．なお，2002 年「結核医療の基準」改正案では，標準治療法（C）は除外されている[2]．標準治療法（A）（B）いずれも，菌量の多い初期には強化療法として多剤を併用し，菌量の減少し

標準治療法（A）： INH・RFP・PZA・SM（EB） / INH・RFP・(EB)　初期 2 か月間は INH, RFP, PZA, SM（または EB）の 4 剤併用，その後は INH, RFP（EB を加えても可）の 2〜3 剤併用，合計 6 か月間

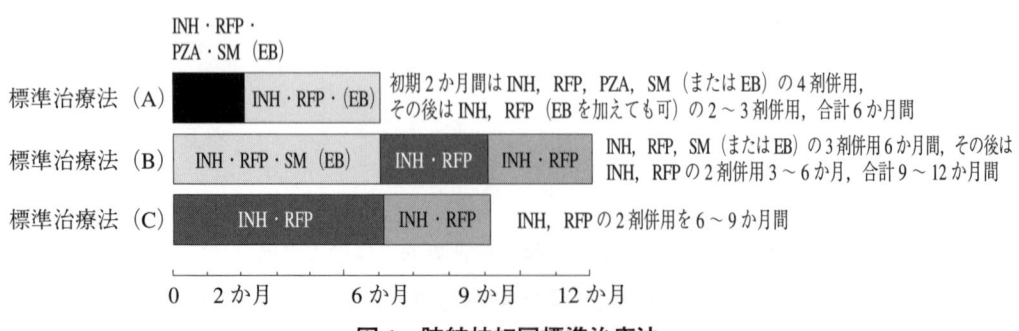

標準治療法（B）： INH・RFP・SM（EB） / INH・RFP / INH・RFP　INH, RFP, SM（または EB）の 3 剤併用 6 か月間，その後は INH, RFP の 2 剤併用 3〜6 か月，合計 9〜12 か月間

標準治療法（C）： INH・RFP / INH・RFP　INH, RFP の 2 剤併用を 6〜9 か月間

0　　2 か月　　　6 か月　　9 か月　　　12 か月

図 1　肺結核初回標準治療法

（厚生省保健医療局エイズ結核感染症課監修（1996）結核医療の基準とその解説，結核予防会）

た維持期には薬剤数を減らして治療を行う[1, 3].

③服薬方法：**直接監視下療法**（Directly Observed Therapy，DOT）
内服が不規則になると耐性化を起こしやすいため，直接監視下に服薬させる[3].

◆ 処方例 ◆　1　初期強化療法（短期化学療法・多剤併用療法）

Rp.
1) イソニアジド（イスコチン®錠）　　　　　1日0.2〜0.5g　1〜3回分服（食後）
2) リファンピシン（リファジン®カプセル）　1日0.45g（3カプセル）1回分服（食前）
3) ピラジナミド（ピラマイド®末）　　　　　1日1.5〜2.0g　1〜3回分服（食後）
4) エタンブトール（エブトール®錠）　　　　1日0.75〜1.0g　1〜2回分服（食後）
5) ファモチジン（ガスター®錠）　　　　　　1日20 mg（10 mg錠2錠）朝夕2回分服（食後）
6) アロプリノール（ザイロリック®錠）　　　1日0.2〜0.3g（2〜3錠）2〜3回分服（食後）
7) リン酸ピリドキサール（ピロミジン®錠）　1日10〜60 mg　1〜3回分服（食後）

◆ 処方解説

　分裂増殖中の生菌に対してはすべての抗結核薬が有効であるが，特にイソニアジド（INH）の殺菌作用が強力である．緩徐に増殖する細胞外半休止菌，および初期の急性炎症のため酸性環境下にある細胞内半休止菌に対しては，それぞれリファンピシン（RFP）およびピラジナミド（PZA）が最も殺菌的に奏効する．したがって，INH・RFP・PZAの3剤を併用する治療が行われる[1, 3]．エタンブトールは静菌的に作用し，多剤併用時における耐性獲得防止を目的に併用される[1]．エタンブトールの副作用として視力障害があるので，新聞の活字がみえにくくなるなどの症状が出てきたら，すぐに医師へ連絡するなどの服薬指導をしておくことも大切である．これら化学療法の副作用に悪心・嘔吐などの消化器症状があり，胃粘膜病変の改善にヒスタミンH_2拮抗薬などが一般的に用いられる．また，INHによる末梢神経障害予防のためにリン酸ピリドキサールを投与する例が多い．時に血中の尿酸値が上昇して関節痛が発生するが，これはPZAによる尿酸排泄の抑制が原因とされている．この尿酸値上昇は数日で回復することが多いが，持続する場合には高尿酸血症剤の投与が行われる[4].

Q & A

Q 結核の薬を飲んで尿が赤くなりました．これって，血尿でしょうか？ それと，定期的な眼科受診が必要という理由は？

A 尿が赤くなるのはリファンピシン自体の化合物の色によるもので，服用を止めるとなくなります．尿だけでなく便や汗，涙などにも色が着きます．コンタクトレンズを使っている場合は，レンズにも着色することもあるので注意すること．また，エタンブトール

には視力が落ちる，かすむ，みえにくい，黒ずんでみえる，色が変わってみえるなどの視力障害が現れることがあります．このため，定期的に眼科を受診してチェックしてもらう必要があります．自分でも時々片目をつぶって新聞や景色をみて，異常を感じないか注意するようにして下さい[4]（表1を参照）．

◆ 処方例 ◆ 2 維持期療法

Rp.
1) イソニアジド（イスコチン®錠）　　　　　1日 0.2〜0.5 g　1〜3回分服（食後）
2) リファンピシン（リファジン®カプセル）　1日 0.45 g（3カプセル）1回分服（食前）
3) レボフロキサシン（クラビット®錠）　　　1日 0.2〜0.6 g　2〜3回分服（食後）
4) フェキソフェナジン（アレグラ®錠）　　　1日 120 mg（60 mg錠2錠）朝夕2回分服（食後）

◆ 処方解説

菌量が減少した維持期は，穏やかに分裂増殖する半休止期の細胞外菌が多いため，リファンピシン（RFP）を中心とした治療が行われる．一方，抗結核薬には 10^{-8}〜10^{-6} の確率で自然耐性菌が存在するため，単剤を漠然と投与すると耐性菌獲得患者となってしまう．そこで，殺菌作用の強いイソニアジド（INH）をRFPに付加したINH・RFPの2剤併用が施行される．さらに耐性防止強化を目的に，ニューキノロン系あるいは14員環マクロライド系薬剤が使用される場合もある[3]．INHやRFPにしばしば薬剤性アレルギー（発熱・発疹）がみられ，抗アレルギー薬で対処するか減感作療法（ごく微量の25 mgから開始し，漸増して常用量まで増量する方法）が行われる[3]．

Q & A

Q イソニアジドの服用中，一緒に食べないほうがよい食品は？

A ヒスチジンを多く含有する魚，いわゆる青魚（カツオ，マグロ，ブリ，サバ，サンマなど）によって，頭痛，皮膚が地図状に赤くなる，吐き気，強いかゆみなどのヒスタミン中毒症状を起こすことがあります．また，チラミンを多く含有する食物（ビール，チーズ，ワインなど）は，血圧上昇，動悸などの副作用を起こすおそれがあります[4]．

Q リファンピシン（RFP）の服用中は，他の診療科や病院でも服用していることを伝える理由は？

A RFPには一緒にのむ薬の分解を早めて効果を弱めたり（肝代謝酵素誘導作用），分解物による副作用を起こすおそれがあります．例えば，併用しているワルファリンの代謝を

促進して，早ければ2～3日以内に血液凝固系の変化が現れ，ワルファリンの増量を必要とする場合があります[4]（表2を参照）．また，RFPは，P糖タンパクを誘導するので，ジゴキシン，タクロリムス，シクロスポリン，ある種の抗癌薬などP糖タンパクで排出される薬剤の体外排出を促進し，血中濃度を低下させる場合がありますので注意が必要です．

【治療上の注意】
① 重大な副作用（表1）

表1　主な抗結核薬の投与方法と副作用

抗結核薬（略号）	基準投与量・投与方法	体重45 kg未満	耐性判定薬物濃度*（μg/mL）	主な副作用
イソニアジド（INH）	0.2～0.5 g/日　1～3回内服	0.3 g/日	0.2	末梢神経炎，肝障害，発熱，関節痛，痤瘡様皮疹
リファンピシン（RFP）	0.45 g/日　1回早朝空腹時内服	0.3 g/日	40	インフルエンザ様症状（発熱，発疹），肝障害，血小板減少，胃腸障害
ピラジナミド（PZA）	1.5～2.0 g/日　1～3回内服	1.0～1.2 g/日	ピラジナミダーゼ試験により行う	肝障害，関節痛，胃腸障害，高尿酸血症
エタンブトール（EB）	0.75～1.0 g/日　1～2回内服	0.5 g/日	2.5	視力障害，劇症肝炎，末梢神経障害，高尿酸血症
硫酸ストレプトマイシン（SM）	1.0 g/日（週2回）または0.5～0.75 g/日　1日1回筋注	間欠（0.75 g/日），連日（0.5g/日）	10	平衡障害，腎障害，聴力障害

*耐性判定薬物濃度：薬剤感受性試験に用いる薬剤の試験濃度であり，耐性と判明した場合には，感受性のある薬剤を効力順に多剤併用する．

② 薬物相互作用（表 2）

表 2　INH・RFP の主な薬物相互作用

抗結核薬 （略号）	相互作用を起こす薬剤	内　容
イソニアジド （INH）	フェニトイン	代謝を阻害（CYP2C9, CYP3A4 など）して作用を増強する
	ワルファリン	
	カルバマゼピン	代謝物の生成を高めて肝障害を増強する
	経口糖尿病薬	糖代謝を阻害して血糖値上昇および耐糖機能障害を引き起こす
	インスリン	
	イソニアジド	ヒドラジンの生成を高めて肝障害を増強する
リファンピシン* （RFP）	エタンブトール	エタンブトールの視力障害を増強する（機序不明）
	黄体・卵胞混合ホルモン剤	月経周期調整作用を減弱する
	抗てんかん薬	代謝を促進して作用を減弱させる（併用注意）
	ワルファリン	
	HIV プロテアーゼ阻害薬	代謝を促進して作用を減弱させる（併用禁忌）
	プラジカンテル（駆虫薬）	

*CYP3A4, CYP2C9, CYP2C19 を強力に誘導するので、これらで代謝される薬剤に注意が必要である.

引用文献

1) 奥野元保（2003）呼吸器疾患—肺結核，薬局，**54**（増刊号），643-649
2) 厚生科学審議会感染症分科会結核部会報告（2002）結核対策の包括的見直しに関する提言
3) 青柳吉博，和栗祐子，渡辺英美，鶴田治郎（2003）呼吸器疾患—肺結核治療薬と患者への説明，薬局，**54**（増刊号），650-671
4) 日本薬剤師研修センター編（2003）症例チャートからみる服薬指導ガイド—薬学的管理とその解説，p.329-359，南山堂

Chapter 7

消化器疾患

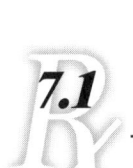

7.1 急性胃炎・慢性胃炎

病態の概要

　急性胃炎は，表1に示す原因などによって胃粘膜に急性の傷害を呈する炎症性疾患であり，急激な上腹部痛，悪心・嘔吐，胸やけ，食欲不振を主症状とする．出血性の急性胃炎の場合は吐血，下血を伴う．一般に粘膜の病変は軽微で，比較的短期間（2週間以内）で軽快治癒し，ほとんど慢性化しない．しかし，基礎疾患（糖尿病や抗血小板薬服用中など）を伴う場合は，治療に時間を要することもある．粘膜から粘膜下層にわたる病理的組織学変化に加えて，出血，びらん，潰瘍などの内視鏡所見と臨床症状を有する疾患概念を急性胃粘膜病変（AGML）と呼ぶ．急性胃炎の発生機序は消化性潰瘍とほぼ同じで，胃粘膜に対する攻撃因子と防御因子の均衡破綻が引き金となる（消化性潰瘍の項　図1参照）．

　一方，慢性胃炎はほとんど無症状であり，たまに胸やけ，胃痛など上腹部不快感を示すことがある．胃内視鏡検査では，粘膜のびらんや萎縮がみられる．また，血中ガストリンが高値を示すことも多い．高齢者における萎縮性胃炎では胃液検査で低酸や無酸がみられることがある．慢性胃炎の原因には，食事やアルコール，胆汁酸を含んだ腸液の逆流による胃粘膜刺激，自己免疫異常などが考えられているが，最近では*Helicobacter pylori*の感染が大きく関与しているとされている．

キーワード

ヒスタミン H_2 受容体拮抗薬　　シメチジン　　相互作用　　スクラルファート　　制酸薬
ニューキノロン系　　高アルミニウム血症

表1　急性胃炎の主な原因

原　因	内　容
薬　剤	非ステロイド性抗炎症薬（NSAIDs），副腎皮質ステロイド薬，抗生物質，血糖降下薬，抗がん剤など
食生活	アルコール，刺激性食品（香辛料など），高温食物
精神的・身体的ストレス	中枢性障害，手術・外傷・熱傷，感染症，敗血症，ショック，代謝異常など
寄生虫，細菌	アニサキス，*Helicobacter pylori*，連鎖球菌，大腸菌など
腐食性物質	強酸，強アルカリ，農薬など
その他	血液疾患（白血病，特発性血小板減少性紫斑病など），肝疾患（肝硬変，黄疸など），呼吸器疾患（COPDなど），中枢神経（脳血管障害，脳腫瘍など）

治療方針

　急性胃炎の治療方針として，絶食し，安静を保ち，原因と思われるもの（ストレスや非ステロイド性抗炎症薬，アルコールなど）を取り除いた上で，消化性潰瘍治療に準じた薬物療法を行う．出血例に対しては絶食のうえ輸液管理とし，プロトンポンプ阻害薬（PPI）やヒスタミン H_2 受容体拮抗薬（H_2RA）の経静脈的投与を行う．慢性胃炎では，胃酸分泌抑制薬による薬物治療が中心となる．また粘膜防御増強薬も併用されることが多い．その他症状に合わせて消化薬，胃排泄促進薬，抗精神薬（アルプラゾラムなど）が併せて用いられる．また日常生活では，暴飲暴食，アルコール，タバコをひかえる[1,2]．

　Helicobacter pylori 感染性の慢性胃炎では潰瘍や胃がんへの進展の可能性が大きいので，除菌などの治療が必要となる．

◆ 処方例 ◆ 1

（急性胃炎）
Rp. 1（胃酸の分泌を抑える　以下または他の H₂ ブロッカーのいずれかを用いる）（消化性潰瘍の項　表1参照）
1) シメチジン（タガメット®錠　200 mg）　400 mg　1回1錠　1日2回（朝食後・就寝前）
　　　　　　　　　　　　　　　　　　　　または　1回2錠　1日1回（就寝前）
2) ファモチジン（ガスター®錠　10 mg，®散）　20 mg　1回1錠
　　　　　　　　　　　　　　　　　1日2回（朝食後・夕食後または就寝前）
　　　　　　　　　　　　　　　　　または1回2錠　1日1回（就寝前）
3) ラニチジン塩酸塩（ザンタック®錠　75 mg）　150 mg　1回1錠
　　　　　　　　　　　　　　　　　1日2回（朝食後・就寝前）
　　　　　　　　　　　　　　　　　または1回2錠　1日1回（就寝前）

◆ 処方解説

　急性胃炎に対する基本的な治療として胃酸分泌を抑えるヒスタミン H₂ 受容体拮抗薬（H₂ ブロッカー）が用いられる．投与量としては消化性潰瘍治療の半量を用いる．これらの H₂ ブロッカーはいずれも腎排泄型の薬物であり，腎不全患者では減量を行う．またシメチジンは肝代謝酵素を阻害するので相互作用に注意する．自覚症状が激しく，経口摂取ができない場合は補液を行い，ファモチジンまたはシメチジンを点滴静注する．また防御因子増強剤を1～2剤加えることが多い．

Q & A

Q シメチジンの相互作用について教えてください．

A イミダゾール環を有するシメチジンは，肝臓の**薬物代謝酵素 P-450**（CYP1A2, CYP2C9, CYP2D6, CYP3A4 等）を阻害して，以下に示す医薬品の代謝，排泄を遅延させます．その結果，これらの医薬品の血中濃度を高めることが報告されているので，減量するなど慎重に投与することが必要です．

クマリン系抗凝血薬（ワルファリン）
キサンチン系薬剤（テオフィリン，アミノフィリン等）
ベンゾジアゼピン系薬剤（ジアゼパム，トリアゾラム，ミダゾラム等）
抗てんかん薬（フェニトイン，カルバマゼピン等）
抗うつ薬（三環系抗うつ薬（イミプラミン等），パロキセチン）
β-遮断薬（プロプラノロール，メトプロロール，ラベタロール等）
カルシウム拮抗薬（ニフェジピン等）
抗不整脈薬（リドカイン等）

またシメチジンは，プロカインアミドやエリスロマイシンの血中濃度を高めることが報告されています．シメチジンは，近位尿細管におけるプロカインアミドの輸送を阻害し，腎クリアランスを減少させることがその機序です．エリスロマイシンとの相互作用の機序は不明です．

◆ 処方例 ◆ 2

（びらんがみられる場合）
Rp.2（以下または他の粘膜防御増強薬のいずれかを用いる）（消化性潰瘍の項　表1参照）
1) テプレノン（セルベックス®錠　50 mg）　　　　150 mg　1日3回（食後）
2) レバミピド（ムコスタ®錠　100 mg）　　　　　 300 mg　1日3回（朝・夕・就寝前）
3) プラウノトール（ケルナック®錠　80 mg）　　　240 mg　1日3回

◆ 処方解説

　粘膜の保護，再生に効果があり，軽症に加えてびらんがあるときにRp.1と併用する．テプレノンは高分子糖タンパク・リン脂質合成促進作用，レバミピドおよびプラウノトールはプロスタグランジン生成促進，胃粘膜血流増加作用を有する．

◆ 処方例 ◆ 3

Rp.3（びらん性胃炎などにおける止血）
1) アルギン酸ナトリウム（アルロイドG®液　5％）　20〜60 mL/回　1日3〜4回（空腹時）
2) 制酸薬配合剤（マルファ®　水酸化アルミニウムゲル560 mg, 水酸化マグネシウム40 mg/mL）　　　　　　　　　　　　　　　　　　16〜48 mL　1日3回
3) トロンビン（細粒　末　局所用液）　　　　適当な緩衝剤に溶かした200〜400単位/mL 経口投与
Rp.4（疼痛が激しいとき　以下または他の抗コリン薬を用いる）（消化性潰瘍の項　表1参照）
　臭化ブチルスコポラミン（ブスコパン®錠　10 mg）10〜20 mg/回　疼痛時
Rp.5（非ステロイド性消炎鎮痛薬NSAIDsが誘因と考えられる潰瘍症例）
　ミソプロストール（サイトテック®錠　100 μg, 200 μg）
　　　　　　　　　　　　　　　　　　　　800 μg　1日4回（毎食後・就寝前）

◆ 処方解説

　アルギン酸ナトリウムは胃酸により凝固して粘膜を被覆し，びらん・出血部を止血する．止血率は79〜91％である．体内にはほとんど吸収されない．胃生検の出血時にも用いられる．アルギン酸ナトリウムは制酸薬配合剤のマルファ®と併用されることが多い．マルファ®の長期投与では，腎機能障害者において高マグネシウム血症，アルミニウム脳症が現れることがあるので注意する．多価金属含有制酸薬類はエチドロン酸二ナトリウム，テトラサイクリン系抗生物質，ニューキノロン系抗菌薬と併用すると不溶性キレートを形成し，これらの薬物の吸収を阻害する．トロンビンは古くから知られている血液凝固因子の一つであり，血液凝固過程の最終段階，すな

わちフィブリノーゲンに直接作用してフィブリンに転化する．したがって，胃潰瘍による吐血が生起した場合，トロンビンを内服することにより，出血局所の血液を急速に凝血して損傷血管端を閉塞し，血小板の存在のもとに凝血塊は収縮して血管断端を完全に止血する．トロンビン製剤の注射は，全身の血液を凝固させるので禁忌である．

　疼痛には鎮痙鎮痛作用がある抗コリン薬が使用される．抗コリン性の副作用に注意する（消化性潰瘍の項参照）．

　非ステロイド性抗炎症薬（NSAIDs）による胃粘膜障害では，NSAIDsが中止不可能な場合はプロスタグランジン製剤を投与する．プロスタグランジン製剤には子宮収縮作用があり，妊婦には禁忌である．

◆ 処方例 ◆ 4

（萎縮性慢性胃炎）
Rp. 1（胃酸分泌抑制　以下または他のH₂ブロッカーのいずれかを用いる）（消化性潰瘍の項　表1参照）
シメチジン（タガメット®錠　200 mg）　400 mg　1日2回（朝食後・就寝前）または1回（就寝前）
Rp. 2（胃粘膜の修復・保護　以下または他の防御因子増強薬のいずれかを用いる）（消化性潰瘍の項　表1参照）
1）テプレノン（セルベックス®錠　50 mg）　　　　　150 mg　1日3回（食後）
2）レバミピド（ムコスタ®錠　100 mg）　　　　　　300 mg　1日3回（朝・夕・就寝前）
3）プラウノトール（ケルナック®錠　80 mg）　　　240 mg　1日3回
4）スクラルファート（アルサルミン®錠　250 mg）　1000 mg　1日4回（食間）
Rp. 3（疼痛除去　以下または他の抗コリン薬を用いる）（消化性潰瘍の項　表1参照）
　臭化ブチルスコポラミン（ブスパン®錠　10 mg）　10〜20 mg/回　疼痛時服用
Rp. 4（胃排泄促進）
1）マレイン酸トリメブチン（セレキノン®錠　100 mg）　300 mg　1日3回
2）ドンペリドン（ナウゼリン®錠　10 mg）　　　　　30 mg　1日3回（食前）

◆ 処方解説

　慢性胃炎では，上腹部痛，空腹時痛，胸やけ，呑酸など酸症状を伴う場合，胃酸分泌抑制薬であるH₂ブロッカーを用いる．またRp. 2〜4を症状により併用する．発赤，びらんを伴う場合，H₂ブロッカーを中心に，症状によりRp. 2の防御因子増強剤を併用する．もたれ感や膨満感など，腸管運動不全，胃排出能の低下を伴う場合，Rp. 4に記したドンペリドンなど抗ドパミン薬を用いて胃排泄を促進する．

　Rp. 2 4）のスクラルファートはショ糖硫酸エステルAl塩で，透析患者に対しては長期投与によりアルミニウム脳症，アルミニウム骨症等が現れることがあるので禁忌である．またニューキノロン系抗菌薬などの併用薬剤と不溶性キレートを形成して消化管からの吸収を遅延または阻害する．Rp. 4 1）のマレイン酸トリメブチンは平滑筋に直接作用し，胃排出促進と腸管運動抑制作用を有する．作用は中枢系を介さず，抗ドパミン作用，抗コリン作用はない．2）のドンペリドン

は制吐作用と胃排出促進作用があり，通常食前に服用する．高齢者に多い無酸・低酸の萎縮性胃炎に用いることが多い．ドンペリドンは同じ抗ドパミン作用を有するメトクロプラミドやスルピリドと比べて脳へ移行しにくいため，錐体外路系障害は少ない．

◆ 処方例 ◆ 5

（神経症的・うつ的愁訴を有する慢性胃炎）
Rp.（萎縮性胃炎に使用する上記 Rp. 1 ～ 4 以外に以下を併用する）
1) スルピリド（ドグマチール®錠　50 mg）　　　　　　150 mg　1日3回
2) アルプラゾラム（コンスタン®錠　ソラナックス®錠　0.4 mg，0.8 mg）
　　　　　　　　　　　　　　　　　　　　　1.2 mg　1日3回　1日2.4 mgまで

◆ 処方解説

　スルピリドは強力なドパミン D_2 遮断薬で，低用量（1日 150 mg）で粘膜血流改善作用があり，抗精神作用も有する抗潰瘍薬である．中用量（1日 300 mg）で抗うつ作用，高用量（1日 300～600 mg）では統合失調症（精神分裂症）に用いる．低い血中濃度でも連用で脳に徐々に蓄積し，プロラクチン値が上昇する内分泌機能異常や錐体外路系副作用を起こすことがある．

　アルプラゾラムはベンゾジアゼピン系の抗不安薬で，抗不安作用は中程度で作用時間は短い．消化器疾患を伴う身体症候，不安，緊張，睡眠障害に用いる．副作用としての抗コリン作用は弱いが，効果が現れるまで1週間程度かかる．高齢者では1日1.2 mgに留める．

【その他の処方例（*Helicobacter pylori* 除菌）】

　Helicobacter pylori 除菌治療薬には，プロトンポンプ阻害薬（オメプラゾールまたはランソプラゾール），クラリスロマイシン，アモキシシリンの3剤が併用される（消化性潰瘍の項参照）．

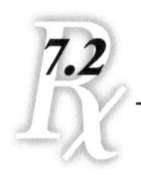

7.2 消化性潰瘍

病態の概要

　慢性の胃潰瘍と十二指腸潰瘍の総称である．消化性潰瘍は，酸とペプシンの消化作用による粘膜筋板より深い粘膜組織の欠損で，粘膜内に留まる程度の組織欠損であるびらんとは区別される．消化性潰瘍の成因については，従来，粘膜の抵抗性を弱める酸やペプシンの攻撃因子と，粘膜の

抵抗性を強める防御因子のバランス説で説明されてきた（図1）．しかし，*Helicobacter pylori*（*H. pylori*）が発見されて以来，*H. pylori* 感染が最も大きい原因とされている．その他，NSAIDs およびストレスも主な要因となる．

キーワード

ヒスタミン H_2 受容体拮抗薬　　プロトンポンプ阻害薬　　攻撃因子　　防御因子　　シメチジン　　相互作用　　ファモチジン　　腎不全　　ヘリコバクター・ピロリ　　アモキシシリン　　クラリスロマイシン　　尿素呼気試験　　ミソプロストール

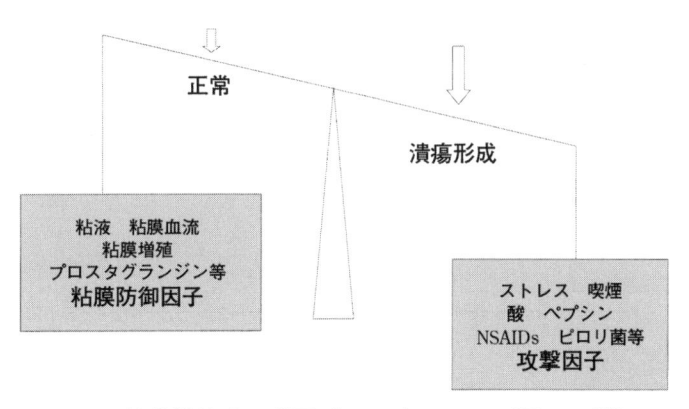

図1　消化性潰瘍の成因（Shay と Sun のバランス説）

治療方針[3]

2009年に日本消化器病学会から「消化性潰瘍診療ガイドライン」が発表されている（図2）．出血や穿孔，狭窄など内視鏡治療や外科手術治療が必要な場合は，まずそれらの治療を行う．その後に薬物治療を行うが，その際，*H. pylori* 感染の有無，NSAIDs 服用の有無を確認する．

・NSAIDs 服用ありの場合

NSAIDs 服用を中止し，プロトンポンプ阻害薬（PPI）などの酸分泌抑制薬等による潰瘍治療を行うのが原則である．*H. pylori* 陽性であれば除菌治療を行うが，NSAIDs の中止が不可能な場合は，PPI あるいはプロスタグランジン（PG）製剤の投与が推奨されている．

・NSAIDs 服用なし，*H. pylori* 陽性の場合

H. pylori 除菌治療を優先する．一次除菌療法での除菌率は約 70 〜 80 ％，二次除菌まで行うと除菌率は 97 〜 98 ％と報告されているが，除菌失敗例では通常の潰瘍治療を行い，治癒確認の後，再発抑制のため維持療法を行う．

上述のとおり，現在の消化性潰瘍治療の主体は *H. pylori* 除菌と酸分泌抑制薬の投与により行わ

れている．防御因子増強薬は，単独で酸分泌抑制薬を上回るエビデンスはないが，自覚症状の改善や治癒促進を期待して酸分泌抑制薬と併用されることがある．

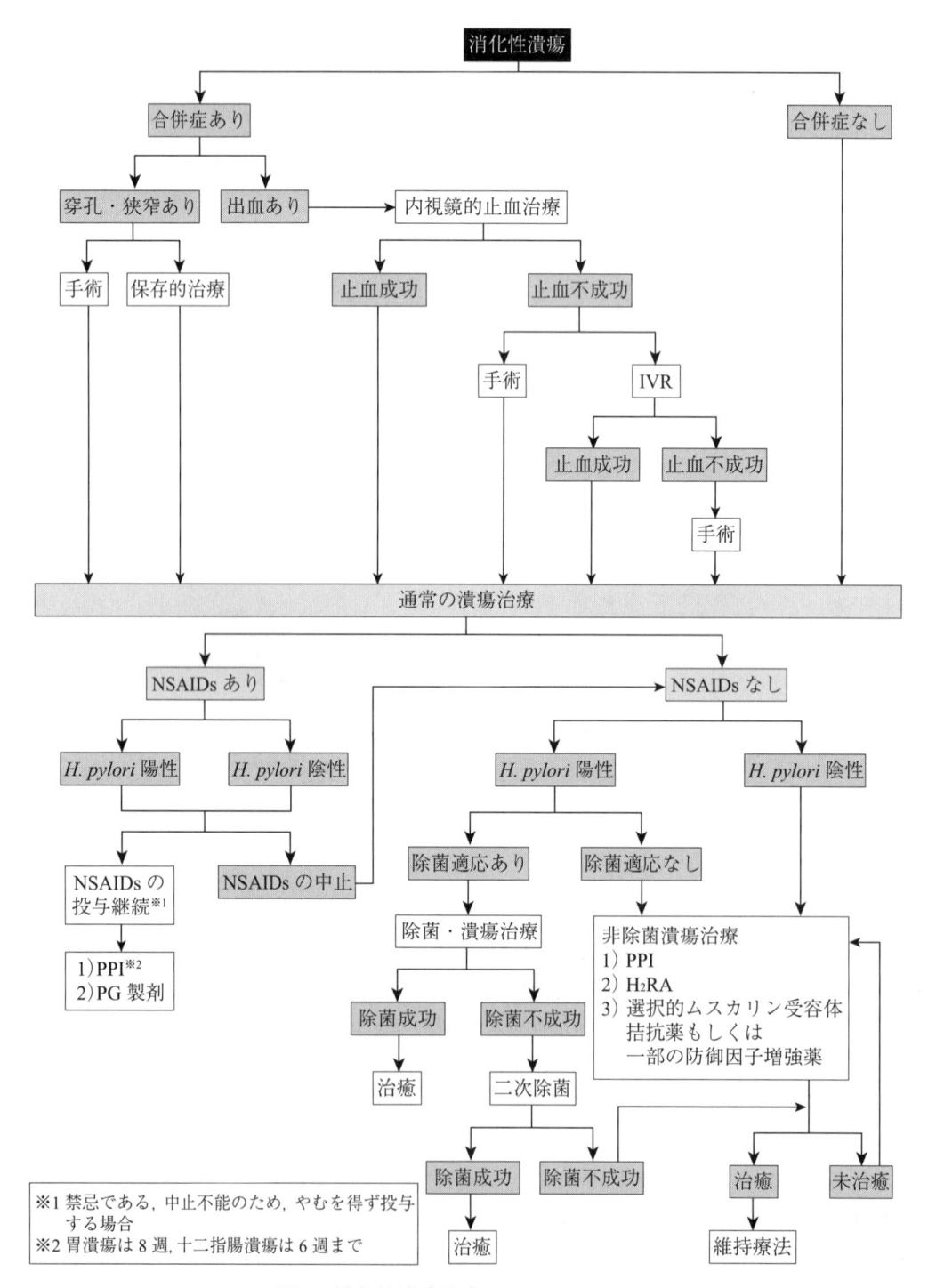

図2 消化性潰瘍治療のフローチャート
(日本消化器病学会編 (2009) 消化性潰瘍診療ガイドライン，南江堂)

※1 禁忌である，中止不能のため，やむを得ず投与する場合
※2 胃潰瘍は8週，十二指腸潰瘍は6週まで

◆ 処方例 ◆ 1

（十二指腸潰瘍）
Rp. 1（以下のPPIのいずれかを用いる）
1) オメプラゾール（オメプラール®錠　オメプラゾン®錠 10 mg, 20 mg）　　20 mg　1日1回
2) ランソプラゾール（タケプロンカプセル® 15 mg, 30 mg）　　　　　　　30 mg　1日1回
3) ラベプラゾール（パリエット®錠 10 mg, 20 mg）　　　　　　　　　　　10 mg　1日1回
または
Rp. 2（以下または表1のH₂ブロッカーのいずれかを用いる）
1) シメチジン（タガメット®錠，細粒）　　800 mg　1日2回（朝食後・就寝前）または4回
　　　　　　　　　　　　　　　　　　　　　　　　　（毎食後・就寝前）または1回（就寝前）
2) ファモチジン（ガスター®錠，散）　　　40 mg　1日2回（朝食後・夕食後または就寝前）
　　　　　　　　　　　　　　　　　　　　　　　　　または1回（就寝前）

（胃潰瘍）
Rp. 1（PPIおよび防御因子増強薬の併用例）
1) オメプラゾール（オメプラール®錠　オメプラゾン®錠 10 mg, 20 mg）　　20 mg　1日1回
2) テプレノン（セルベックス®錠，散）　　150 mg　1日3回（食後）
または
Rp. 2（H₂ブロッカーおよび防御因子増強薬の併用例）
1) ファモチジン（ガスター®錠，散）　　　40 mg　1日2回（朝食後・夕食後または就寝前）
　　　　　　　　　　　　　　　　　　　　　　　　　または1回（就寝前）
2) レバミピド（ムコスタ®錠 100 mg）　　 300 mg　1日3回（朝・夕・就寝前）

◆ 処方解説

　胃酸分泌が亢進している十二指腸潰瘍では，酸分泌抑制効果が強いPPIが主に用いられる．しかしラットにオメプラゾール 1.7 mg/kg 以上を2年間経口投与した毒性試験で，胃カルチノイドの発生が報告されていることなどから，PPIは胃潰瘍で最長8週間まで，十二指腸潰瘍で最長6週間までの投与に制限されている．

　胃潰瘍の場合，特にわが国の胃潰瘍の特徴として，*Helicobacter pylori* 感染率が高く，酸分泌が抑制されて胃内pHが高い場合が多いこと，また胃潰瘍では粘膜防御機構が減弱していること，などの理由からPPIまたはH₂ブロッカーと**防御因子増強薬**の併用が広く行われている．特に高齢者潰瘍では低酸例が多いことから，H₂ブロッカーと防御因子増強薬の併用が推奨される．ただし防御因子増強薬の併用効果は十分な証拠に乏しい．

　消化性潰瘍は薬物治療により治癒しやすいが，反面再発しやすい疾患である．再発予防のための維持療法として，十二指腸潰瘍では安全性の確立したH₂ブロッカーの投与量の半量を就寝前1回投与する．胃潰瘍ではH₂ブロッカーに防御因子増強薬を併用する．しかしH₂ブロッカーの服薬を中止するとほとんどが再発し，根本的な治療として *Helicobacter pylori* 除菌療法が必要となる[4,5]．消化性潰瘍治療に使われる薬剤を図3と表1，胃酸分泌メカニズムを図4にまとめたので参照されたい[4]．

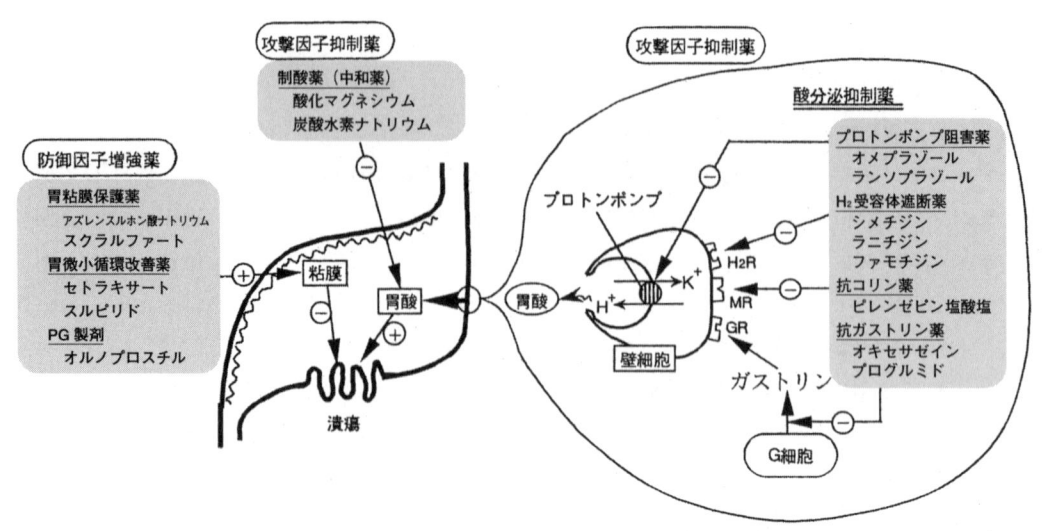

図3 消化性潰瘍治療薬の作用点

（水柿道直，松山賢治編集（2003）イラストから学ぶ必修薬物治療学，p.117，廣川書店）

表1 消化性潰瘍に用いられる主な治療薬

攻撃因子抑制薬	制酸薬	炭酸水素ナトリウム，酸化マグネシウム（マグラックス®），沈降炭酸カルシウム（炭カル®），乾燥水酸化アルミニウムゲル（アルミゲル®），合成ケイ酸アルミニウム，各種配合剤（コランチル®，メサフィリン®，アランタ® その他）
	抗ペプシン薬	スクラルファート（アルサルミン®），アセグルタミドアルミニウム（グルマール®）
	抗コリン薬（非選択的ムスカリン受容体拮抗薬）	臭化メチルベナクチジウム（ファイナリン®），塩酸ピペリドレート（ダクチル®），臭化チキジウム（チアトン®），臭化チメピジウム（セスデン®），臭化ブチルスコポラミン（ブスコパン®），臭化プロトピウム（コリオパン®），臭化プリフィニウム（パドリン®）
	選択的ムスカリン受容体拮抗薬	塩酸ピレンゼピン（ガストロゼピン®）
	抗ガストリン薬	セクレチン（セクレパン®），プログルミド（プロミド®）
	H_2ブロッカー	シメチジン（タガメット®），ニザチジン（アシノン®），ファモチジン（ガスター®），塩酸ラニチジン（ザンタック®），ラフチジン（ストガー®，プロテカジン®），塩酸ロキサチジンアセタート（アルタット®）
	プロトンポンプ阻害薬	オメプラゾール（オメプラール®，オメプラゾン®），ラベプラゾール（パリエット®），ランソプラゾール（タケプロン®），エソメプラゾールマグネシウム水和物（ネキシウム®）
防御因子増強薬	粘膜抵抗強化薬	アルギン酸ナトリウム（アルロイドG®），ポラプレジンク（プロマック®），アズレン（アズノール®），アルジオキサ（アランタ®），エカベトナトリウム（ガストローム®），ゲファルナート（ゲファニール®），スクラルファート（アルサルミン®）
	粘膜産生・分泌促進薬	テプレノン（セルベックス®），プラウノトール（ケルナック®），レバミピド（ムコスタ®）
	胃粘膜微小循環改善薬	塩酸セトラキサート（ノイエル®），塩酸ベネキサート（ウルグート®），スルピリド（ドグマチール®），ソファルコン（ソロン®），トロキシピド（アプレース®），マレイン酸イソグラジン（ガスロンN®），リンゴ酸クレボプリド（クラスト®）
	プロスタグランジン製剤	エンプロスチル（カムリード®），オルノプロスチル（アロカ®，ロノック®），ミソプロストール（サイトテック®）

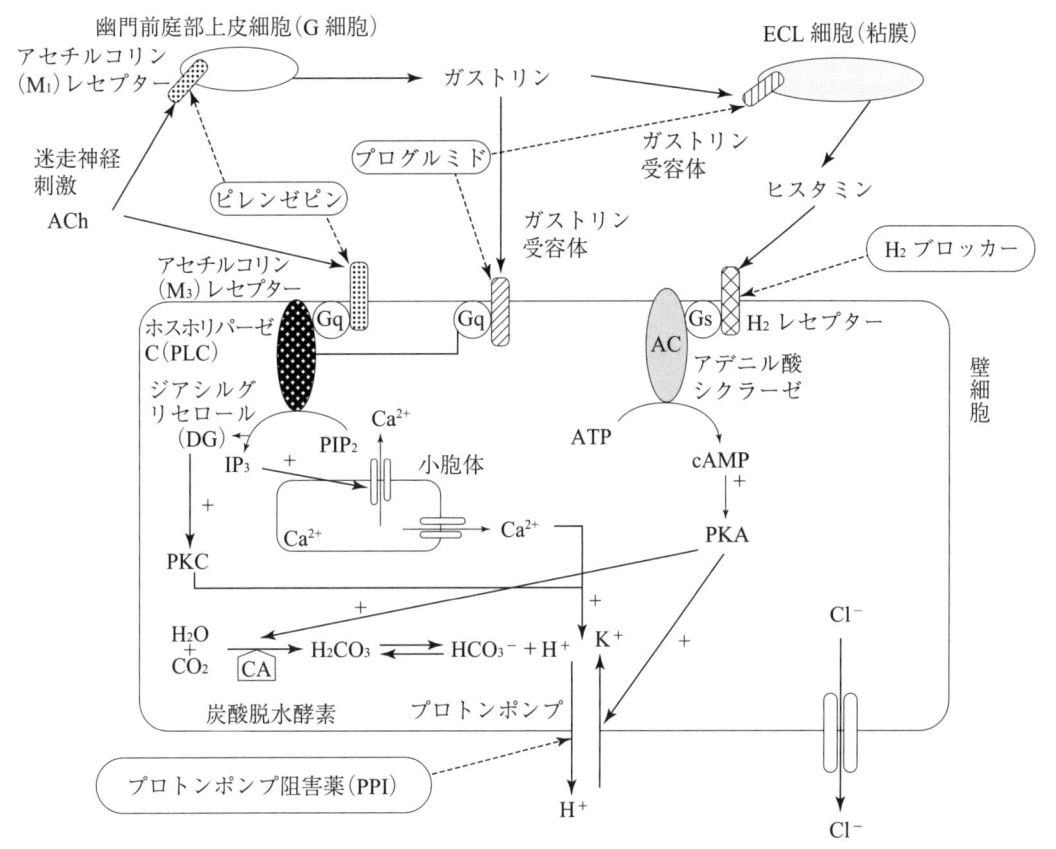

PIP₂：ホスファチジルイノシトール 4, 5 二リン酸
IP₃：イノシトールリン酸 1, 4, 5 三リン酸
PKA：プロテインキナーゼ A
PKC：プロテインキナーゼ C

図 4　胃酸分泌メカニズム

　副交感神経刺激でアセチルコリンが分泌されると，胃幽門前庭部 G 細胞からガストリンが分泌される．アセチルコリンが壁細胞の M₃ 受容体に結合すると，Gq タンパクを介してホスホリパーゼ C（PLC）を活性化し PIP₂ を DG と IP₃ に加水分解し，これらにより細胞内 Ca^{2+} が増加し protein kinase C を活性化し，炭酸脱水酵素（CA）やプロトンポンプを活性化する．また，主細胞に対してはペプシンの分泌を促進する．

　ガストリンは，壁細胞のガストリン受容体に結合すると，アセチルコリンと同様に PLC を活性化して壁細胞に対して酸の分泌を促進する．しかし，大部分のガストリンは，胃粘膜に存在する ECL 細胞（エンテロクロマフィン様細胞）のガストリン受容体に結合しこの細胞からヒスタミンを分泌する．

　ECL 細胞から分泌されたヒスタミンは，壁細胞の H₂ 受容体を介して，アデニル酸シクラーゼを活性化して，cAMP を産生し，protein kinase A を活性化して，炭酸脱水酵素やプロトンポンプを活性化する．このようにして，胃酸分泌が亢進していく．

◆ 処方例 ◆ 2

Helicobacter pylori 除菌療法
（一次除菌法）
Rp. 1
 ① ランソプラゾール（タケプロン®カプセル　30 mg）60 mg　　　　1回1錠または
  オメプラゾール（オメプラール®錠　20 mg）40 mg　　　　　　1回1錠または
  ラベプラゾールナトリウム（パリエット®錠　10 mg）20 mg　　1回1錠または
  エソメプラゾールマグネシウム水和物（ネキシウム®カプセル　20 mg）40 mg
  　　　　　　　　　　　　　　　　　　　　　　　　　　　　　1回1カプセル
 ② アモキシシリン（サワシリン®錠，カプセル　250 mg）1500 mg　1回3カプセル
 ③ クラリスロマイシン（クラリス®錠　200 mg）400 mg もしくは 800 mg　1回1～2錠
 以上の①～③の3剤を1日2回朝・夕食後に1週間服用

（二次除菌法）
Rp. 2
 ① ランソプラゾール（タケプロン®カプセル　30 mg）60 mg　　　　1回1錠または
  オメプラゾール（オメプラール®錠　20 mg）40 mg　　　　　　1回1錠または
  ラベプラゾールナトリウム（パリエット®錠　10 mg）20 mg　　1回1錠または
  エソメプラゾールマグネシウム水和物（ネキシウムカプセル®　20 mg）40 mg
  　　　　　　　　　　　　　　　　　　　　　　　　　　　　　1回1カプセル
 ② アモキシシリン（サワシリン®錠，カプセル 250 mg）1500 mg　1回3カプセル
 ③ メトロニダゾール（フラジール®錠　250 mg）500 mg　　　　　1回1錠
 以上の①～③の3剤を1日2回朝・夕食後に1週間服用

◆ 処方解説

　現在 *Helicobacter pylori* 一次除菌法として，PPI（オメプラゾール，ランソプラゾール，ラベプラゾールナトリウム，エソメプラゾールマグネシウム水和物のいずれか），クラリスロマイシン（CAM），アモキシシリン（AMPC）の3剤併用療法が保険適応となっている．それぞれの PPI は胃内の pH を抑え，2種類の抗生物質の抗菌活性を高める．処方 Rp. 1 における一次除菌の成功率は CMA 耐性菌の増加に伴い低下し，現在では 50～80％である．CAM 1日 400 mg と 800 mg との間の除菌率に有意差はみられていない．除菌率を高め耐性菌の出現を防ぐため，7日間飲み忘れることなく服用することが重要である．副作用としては，下痢，軟便，味覚異常，口内炎などの頻度が高い．処方 Rp. 2 に示す二次除菌法では CAM をメトロニダゾール（MNZ）に変更した PPI + AMPC + MNZ が保険対応となっている．二次除菌の成功率は 80～90％と高い率を保っているが，二次除菌失敗症例に対する三次除菌は，現時点では保険対応となっていない．

　除菌療法が終了して4週間以上経過した後，迅速ウレアーゼ試験法，鏡検法，培養法，抗体測定法，尿素呼気試験法のいずれかを用いて除菌判定を行う．PPI は *Helicobacter pylori* に対して静菌作用を有し，除菌療法後4週間以内では偽陰性となることがあるので，必ず4週間以上経過後に判定を行う．一次除菌薬として，1シート（1日分）中に1日分の服用分が1シートに納められ

たパック製剤ランサップ 400® またはランサップ 800®，二次除菌薬としてランピオン® が発売されている．

Q & A

Q *Helicobacter pylori* について少し詳しく教えてください．

A 本菌は極多毛性鞭毛をもつ微好気性のグラム陰性螺旋状桿菌で，胃粘膜の上皮細胞や細胞間隙あるいは胃粘膜に生息しています[6]．従来強酸下にある胃内には細菌は住めないと思われていましたが，1980 年頃にオーストラリアの Warren らが本菌を発見しました[7]．本菌は強力なウレアーゼ（尿素分解酵素）活性をもつので，尿素をアンモニアに交換します．生じたアンモニアは胃酸を中和するので，本菌の生育に適した環境となります．さらに胃粘膜に強く付着して粘膜に包まれるため，胃酸に抵抗し胃内に棲むことができるといわれています．本菌がもともと自然環境の中でどのように生息していたかは不明ですが，発展途上国の若年者に検出率が高いことから，水系を介しての経口感染という意見が妥当のようです[8]．
粘膜細胞に空洞化を起こす毒素を産生して萎縮性胃炎を起こし，粘液分泌を低下させて胃潰瘍となります．本菌に対して反応する生体内因子も胃粘膜機能や血流を低下させ，酸やペプシンの影響を受けやすくなり潰瘍になると考えられています．また粘膜が潰瘍と新生を繰り返すことでがん化の可能性が高まります．消化性潰瘍の患者の 70 ～ 100 % が本菌に感染していることがわかっています．一方，潰瘍のない元気な 50 歳以上でも 70 ～ 80 % が本菌に感染していることから，潰瘍の生成には本菌以外にも生活習慣やストレスも大いに関係していると考えられています．

Q *Helicobacter pylori* 感染の診断法の一つである尿素呼気試験法について教えてください．

A *Helicobacter pylori* の存在診断は，迅速ウレアーゼ試験法，鏡検法，培養法，抗体測定法，尿素呼気試験法のいずれかを用いて行います[4]．尿素呼気試験法の感染診断薬として 1 錠中尿素（$^{13}CH_4N_2O$）を 100 mg 含有する製剤が薬価基準に収載されています．標準的な ^{13}C-尿素呼気試験法を以下に示します．
(1) 診断薬服用前に呼気を採取します．
(2) 診断薬 100 mg を，水約 50 mL とともに空腹時に服用します．
(3) 服用後直ちに口腔内を水で 2 ～ 3 回うがいをして吐き出し，口腔内に残存する尿素（^{13}C）を排除します．
(4) 左側臥位の姿勢を 5 分間保ち，その後は座位の姿勢を保ちます．
(5) 20 分後に呼気を採取します．
(6) 服用前と服用後の呼気中 $^{13}CO_2$（$^{13}CO_2 / ^{12}CO_2$ 比）を質量分析法または赤外分光法

で測定し，その変化量（Δ $^{13}CO_2$ ‰）を算出し判定します（2.5‰以上で *H.pylori* 陽性）．

この測定法の原理は，ヒトに炭素の同位元素を含む本診断薬を経口投与した時，胃内に *H.pylori* が存在する場合は，そのウレアーゼ活性により本剤が $^{13}CO_2$ と NH_3 に分解され，発生した $^{13}CO_2$ が血液を介して速やかに呼気中に排泄されることにあります（図5）．

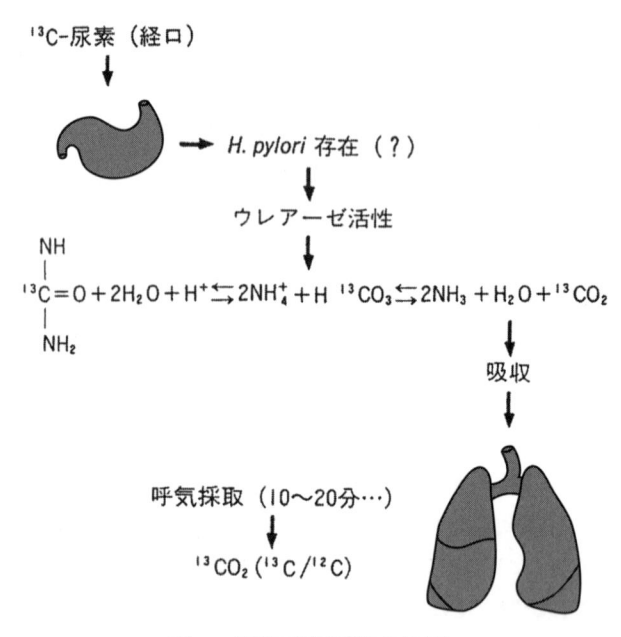

図5 尿素呼気試験の原理

(福田能啓, 下山 孝 (1999) 日病薬誌 35, p.293, 日本病院薬剤師会)

参考文献

1) 山口　徹，北原光夫総編集（2003）今日の治療指針，医学書院
2) 高久史麿，水島　裕監修（2002）今日の処方 改訂第3版，p.244-247，南江堂
3) 日本消化器病学会編（2009）消化性潰瘍診断ガイドライン，南江堂
4) 科学的根拠に基づく胃潰瘍診療ガイドラインの策定に関する研究班編（2003）EBMに基づく胃潰瘍診療ガイドライン，じほう
5) 菅野健太郎（2003）臨床と研究 80，p.622-627，大道學館出版部
6) 牛場大蔵，斉藤和久編（1999）新細菌学入門—微生物学・免疫学要説 改訂第3版，p.248，南山堂
7) Marshall, B.J., Warren, J.R. (1984) *Lancet* 1 (8390), 1311-1315
8) 紺野昌俊（2001）抗菌薬療法の考え方 第1巻 検出細菌から考える抗菌薬療法，p.88-89，ミット

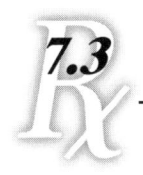

7.3 胃食道逆流症（GERD）

病態の概要

　胃食道逆流症（gastroesophageal reflux disease：GERD）とは，胃液を中心とした胃内容物の食道への逆流により，胸やけを中心とした逆流関連症状や逆流性食道炎などの身体的合併症により日常生活に支障をきたす疾患である．身体的合併症としては，胃液の逆流による粘膜障害（逆流性食道炎）やその合併症である出血，狭窄，Barrett食道，食道腺癌を含む食道関連疾患や咳嗽，咽頭炎，喘息などの呼吸器疾患がある．上部消化管内視鏡検査でびらんや発赤などの粘膜障害（逆流性食道炎）を認める内視鏡陽性GERDと，逆流症状を訴えるが，粘膜障害を認めない非びらん性胃食道逆流症（non-erosive reflux disease：NERD）をあわせてGERDとよぶ（図1）．

　逆流性食道炎の発症機序として，胃酸，胆汁酸，膵液などの胃内容物の食道への逆流，防止因子としての下部食道括約部（lower esophageal sphincter：LES）圧の低下，唾液分泌や食道粘膜抵抗性の低下など，様々な因子が関与して逆流性食道炎が発生すると考えられている．脊柱後彎症や肥満により食道裂孔ヘルニアが発生し，LES圧が低下するために胃酸が食道に逆流し，GERDが発生する場合が多い．

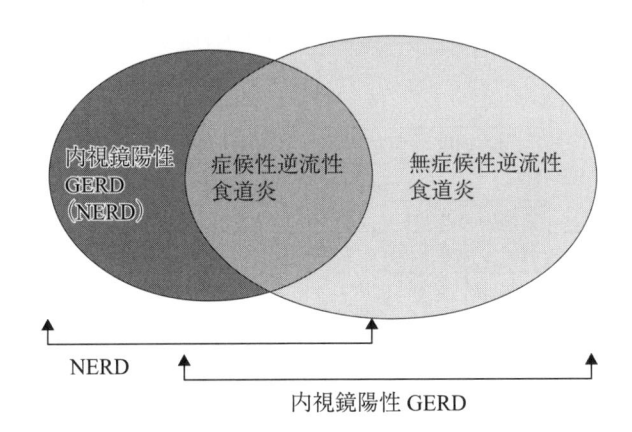

図1　GERDの定義
（診断と治療 100（10），2012（48），p.1540，診断と治療社）

キーワード

GERD　　胸やけ　　LES圧　　プロトンポンプ阻害薬（PPI）

治療方針

　GERDの治療の目的は，症状のコントロールと日常生活（QOL）の改善である．規則正しい生活習慣は，GERD治療の基本であり，また，GERDの発生を予防する．食直後の臥位は食道への胃酸の逆流を増加させ，GERDの原因となる．肥満，飲酒，喫煙，高脂肪食の摂取，内服薬では降圧薬のうち，カルシウム拮抗薬の内服もLES圧を低下させGERDの原因となるので，注意が必要である．GERDの病態の主体は胃酸の逆流であるため，薬物療法においては胃酸分泌抑制薬が治療の中心である．日本消化器病学会のGERDの診療ガイドラインによる治療フローチャート（図2）[1]を示す．胸やけなどのGERDを疑う症状があった場合には内視鏡検査を行い，他疾患を除外してからNERDもしくはGERDを判断し，PPIを投与する．常用量のPPI療法で症状が持続する場合には，PPIの容量を増量する．逆に症状の改善を認めた場合には，薬剤減量，オンデマンド療法，維持療法などを行う．内科的治療で症状や逆流性食道炎をコントロールできない場合は外科的治療も考慮する．

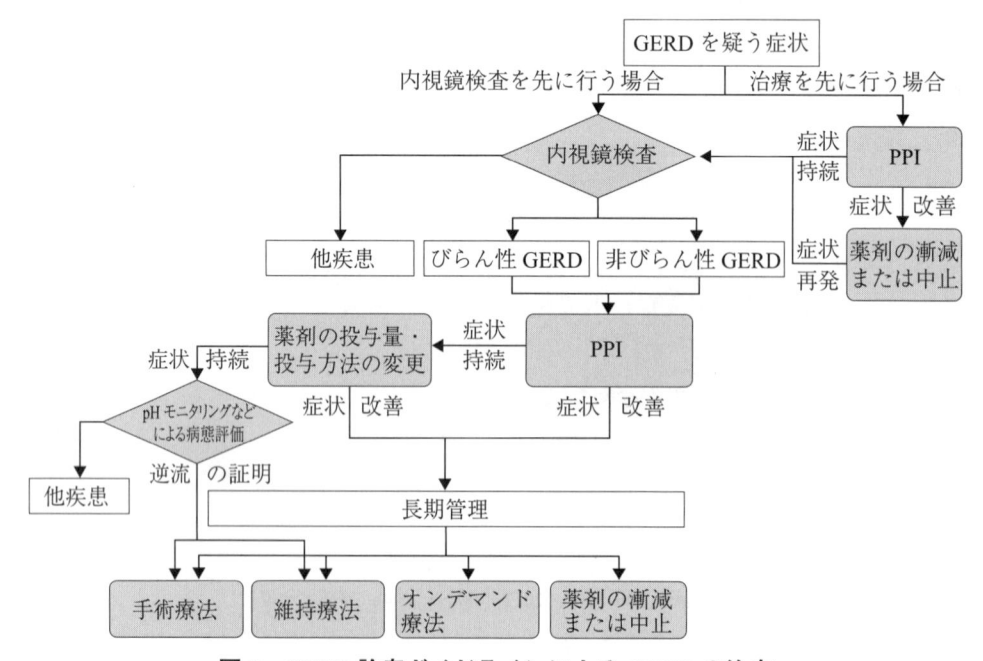

図2　GERD診療ガイドラインによるGERDの治療
（日本消化器病学会編（2009）胃食道逆流症（GERD）診療ガイドライン，南江堂）

◆ 処方例 ◆ 1

(症状の強い GERD，ロサンゼルス分類でグレード C，D の内視鏡陽性 GERD の場合)
Rp. 1 (以下の PPI のいずれかを用いる)
1) オメプラゾール（オメプラール®錠　20 mg）20 mg　　　　　　　　1回1回（朝食前）
2) ランソプラゾール（タケプロン OD®錠　30 mg）30 mg　　　　　　1回1回（朝食前）
3) ラベプラゾールナトリウム（パリエット®錠　10 mg）10 mg　　　　1回1回（朝食前）
4) エソメプラゾール（ネキシウム®カプセル　20 mg）20 mg　　　　　1回1回（朝食前）

◆ 処方解説

　グレード C，D では高率に出血，狭窄，Barrett 食道などでの合併症をきたすため，PPI を初期治療として 8 週間使用し，その後，PPI 半量を再発防止のため使用する（ステップダウン療法）．再発あるいは食道炎が治癒しないときは，再度，全量投与を行う．

◆ 処方例 ◆ 2

(グレード A，B の軽症型の内視鏡陽性 GERD の場合)
Rp. 2 (以下の H₂ 受容体拮抗薬のいずれかを用いる)
1) ファモチジン（ガスター®錠　20 mg）40 mg　1回2回（朝食後，就寝前あるいは夕食後）
2) ニザチジン（アシノン®錠　150 mg）300 mg　1回2回（朝食後，就寝前あるいは夕食後）
3) ラフチジン（プロテカジン®錠　10 mg）20 mg　1回2回（朝食後，就寝前あるいは夕食後）

◆ 処方解説

　グレード A，B の軽症型の内視鏡陽性 GERD では，常用量の H₂ 受容体拮抗薬でコントロールが可能である．

◆ 処方例 ◆ 3

(NERD の場合)
Rp. 3
1) ラベプラゾールナトリウム（パリエット®錠　10 mg）10 mg　　　　1回1回（朝食前）

◆ 処方解説

　ラベプラゾールナトリウムは常用量，その他の PPI では半量の 4 週間投与が保険適応であり，H₂ 受容体拮抗薬，制酸薬，生活習慣の改善とあわせ，ステップダウンを行う．

Q & A

Q PPIで症状や内視鏡所見がコントロールできない症例に対する治療法について教えて下さい.

A PPI標準量に抵抗を示す逆流性食道炎に対して，ラベプラゾールナトリウムの倍量投与（20 mg/day あるいは 40 mg/day，2分割投与）が保険適応になりました（2010年）．また，2011年にわが国4番目のPPIとして承認されたオメプラゾールの光学異性体であるエソメプラゾール（ネキシウム®）を使用することも可能です（20 mg/day，2分割投与）．また，アルギン酸ナトリウム（アルロイドG®），スクラルファート（アルサルミン®）などの制酸作用のある薬剤の併用が有効です．さらに，症状の改善が得られない場合はH_2受容体拮抗薬やモサプリドクエン酸塩水和物，イトプリド塩酸塩，六君子湯などの消化管運動機能改善薬などを併用することもあります．

参考文献
1) 日本消化器病学会編（2009）胃食道逆流症（GERD）診療ガイドライン，南江堂

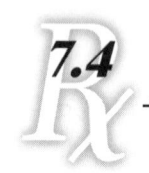

7.4 肝　炎

（1）急性肝炎

病態の概要

　肝臓実質に急性炎症を起こす病気の総称で，黄疸，全身倦怠感，食欲不振などを主症状とし，2～3か月で治癒する肝炎をいう．一般には表1に示す肝炎ウイルスの初感染により引き起こされる病態を指す[1]．臨床では特にB型肝炎，C型肝炎が重要である．急性肝炎では肝細胞の傷害により血清トランスアミナーゼであるアラニンアミノトランスフェラーゼ（ALT）およびアスパルテートアミノトランスフェラーゼ（AST）は大量に放出され，通常500 IU/L以上となることが多い．一般に急性肝炎では，その破壊は細胞質に留まっている場合（ミトコンドリアまで及ん

でいない）が多く，細胞質に含まれる ALT がミトコンドリアに多く含まれる AST より高値を示す．

　B 型肝炎ウイルスによる急性肝炎やアルコール，あるいは薬物による肝障害の一部は，高熱，意識障害，高度の黄疸，腹痛，浮腫，腹水を伴う急性肝不全状態の**劇症肝炎**へと重症化する場合がある．劇症肝炎では ALT や AST は診断の指標とはならず，血中ビリルビン，アンモニア，乳酸脱水素酵素が高値を示し，プロトロンビン時間（血液凝固動態を検査する測定法）が 40％ 以下を示す．臨床症状としては脳浮腫，消化管出血，播種性血管内凝固症候群などを併発することが多い．劇症肝炎は致死率が高く，また予後が悪い[2]．

　B 型肝炎ウイルスの感染経路は，輸血，医療行為（針刺し事故等），STD（sexually transmitted disease），覚せい剤の濫用，刺青などによる水平感染と，経産道感染を中心とした母子間の垂直感染がある．潜伏期は 1～6 か月で，多くは一過性の急性肝炎で不顕性感染であるが，約 1％ は劇症肝炎となり慢性化して肝硬変や肝がんに移行することがある．母子感染のほとんどは無症候性キャリアとなるが，感染予防の処置により防ぐことができる．したがって最近は STD としての感染が中心となっている．

　C 型肝炎ウイルスの感染経路も B 型肝炎ウイルスとほぼ同様であるが，性行為による感染率は B 型肝炎ウイルスより低く，約 10％ である．潜伏期は 2 週間～3 か月で，50～80％ が慢性化する．

　広義の急性肝炎には**薬剤性肝障害**，アルコール性肝炎，自己免疫性肝炎も含まれる．薬剤性肝障害には，中毒性肝障害と特異体質に起因するアレルギー性肝障害，代謝性肝障害があり，最近の広範な薬物治療と相まって増加傾向にある[3]．

表 1　肝炎ウイルス[1]

ウイルス	核　酸	感染経路	慢性化	劇症化
A 型肝炎ウイルス	RNA	経口	なし	あり
B 型肝炎ウイルス	DNA	血液	あり	あり
C 型肝炎ウイルス	RNA	血液	あり	あり
D 型肝炎ウイルス	RNA	血液	あり	あり
E 型肝炎ウイルス	RNA	経口	なし	あり
G 型肝炎ウイルス	RNA	血液	あり	あり

キーワード

B 型肝炎　　C 型肝炎　　血清トランスアミナーゼ　　血清 AST・ALT　　薬剤性肝障害

治療方針

　B型肝炎ウイルスによる急性肝炎は以下の処方例に示す予防対策や輸血用血液製剤のウイルス検査の進歩などにより，現在STDとして成人にみられる程度である．また医療行為時の事故後の対策も以下に示す．一部の劇症化例を除いて1〜2か月で自然治癒することから，初期の自覚症状が強い時期に対症療法が行われる程度である．

　B型肝炎ウイルスが主な原因である劇症肝炎においては，特に有効な手段は見出されていないが，最近は生体肝移植術も行われる．劇症肝炎では急性肝不全および合併症に対する血漿交換，血液透析，人工肝補助などの救急的な全身管理が行われる（消化管出血に対する治療は胃炎・消化性潰瘍の項，肝性脳症は肝硬変の項参照）[2]．

　C型肝炎ウイルスによる急性肝炎では劇症肝炎になることはほとんどなく，約20〜40％が自然に治癒する．また，感染初期にインターフェロンを投与することにより，高い確率でウイルスが排除されるとされているが，感染初期にインターフェロンを投与することは保険適応外である．しかし約60〜80％はC型肝炎ウイルスキャリアとなり，多くの場合慢性肝炎へと移行する．

◆ 処方例 ◆

（B型肝炎感染予防）
Rp.1（母子垂直感染予防（妊婦がHBs抗原またはHBe抗原陽性の場合））
分娩後48時間以内，遅くとも5日以内に抗HBs人免疫グロブリン（HBグロブリン®注）100〜200U筋注．2か月後HBs抗体陽性であれば32〜48U/kgを追加．
同時にワクチンを投与．分娩後2〜3か月にB型肝炎ワクチン（ビームゲン®注）0.25mLを皮下注．初回投与の1か月後，3か月後追加．

Rp.2（血液汚染事故後のB型肝炎予防）
1）HBs抗原陽性血液に汚染の場合
　抗HBs人免疫グロブリン（HBグロブリン®注）1回1,000〜2,000U注射．必要時増量または再投与．事故発生後48時間以内に投与（遅くとも7日以内）．
2）HBs抗原陽性・HBe抗原陽性血液に汚染の場合
　抗HBs人免疫グロブリン（HBグロブリン®注）を注射後，さらにB型肝炎ワクチン（ビームゲン®注）皮下，筋注．0.5mLずつを汚染時（事故発生7日以内），1か月後，3〜6か月後の3回投与．

（2）慢性肝炎

病態の概要

　急性肝炎罹患後または無症候性患者が健康診断などで血液検査により肝炎が発見され，以後6か月間以上肝機能異常とウイルス感染が持続している病態を慢性肝炎という．肝炎ウイルスのうち，持続感染するのはB型，C型，D型およびG型であるが，臨床でみられるのはほとんどB型とC型肝炎ウイルスである．組織学的には門脈域にリンパ球を中心とした細胞浸潤があり，実質内にさまざまな大きさの肝細胞の変性・壊死がある．炎症・壊死の程度により，活動性と非活動性に区別される．慢性肝炎では肝細胞の傷害の程度が大きく，急性肝炎ほどは血清トランスアミナーゼであるALT，ASTは放出されないため，中程度のALT，AST値（100～200 IU/L）にとどまる．一般に急性肝炎同様，AST＜ALTのことが多い．わが国の慢性肝炎患者は約120万人で，B型が24％，C型が70％と推定される[1]．

キーワード

インターフェロン　　　発熱　　　うつ症状　　　肝庇護薬　　　ウルソデオキシコール酸

治療方針

　慢性肝炎の基本的な治療は，安静，食事療法，禁酒である．慢性肝炎から肝硬変への移行は，報告によって幅があるが8～20％といわれている．さらに肝硬変の結節からはしばしば肝臓がんが発生し，年間の肝発がん率は7～8％である[4]（図1）．このような経過を防止する，または遅らせる目的で，慢性肝炎では根本的な治療法が重要となる．B型およびC型肝炎ウイルスの状態を改善して肝炎を治療しようとする根本的な治療法にインターフェロン療法がある．またB型ではステロイド離脱療法，ラミブジンなどによる薬物療法も行われる（表2）[5]．

　一方，肝炎ウイルスを排除する作用はないが，トランスアミナーゼを安定化させて肝炎の状態を改善する目的でグリチルリチン製剤とウルソデオキシコール酸による治療が行われる．

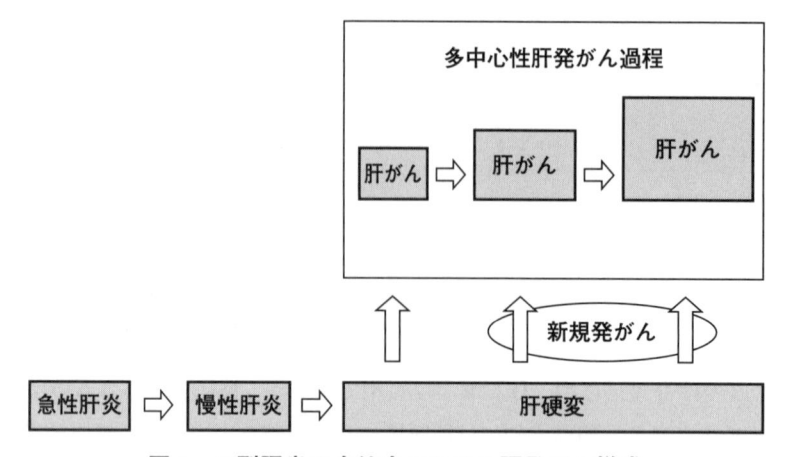

図1 C型肝炎の自然史における肝発がん様式

表2 B型肝炎の治療薬

薬剤	作用機序	剤型	投与法	副作用
ステロイド離脱療法	免疫賦活	内服	連日，3～4週	ほとんどなし
インターフェロン	抗ウイルス	静注・筋注	連日～週2回，4～24週	強い
核酸アナログ製剤	抗ウイルス	内服	連日	耐性株出現
グリチルリチン製剤	抗炎症	内服 静注	連日，半永久的 週2～5回，半永久的	偽アルドステロン症 偽アルドステロン症
ウルソデオキシコール酸	抗炎症	内服	連日，半永久的	ほとんどなし

◆ 処方例 ◆ 1

(B型慢性肝炎)
Rp.1 (インターフェロン療法)
1) インターフェロン-α (スミフェロン®注)
　　　　　　300万～600万国際単位/回　1日1回皮下または筋注
　　　　　　2～4週連日　その後週3日　計24週投与
または
2) エンテカビル水和物 (バラクルード®錠　0.5 mg)
　　　　　　1回1錠 (1日1錠)　1日1回　就寝前

◆ 処方解説

　B型慢性肝炎の治療では，HBe抗原が消失しHBe抗体が出現するseroconversion (陰転化) を目的としているが，治療対象・方法は年齢，ALT，HBe抗原，HBV-DNA量により選択される．抗ウイルス薬としてはエンテカビル水和物の他，処方例2のラミブジン，アデホビルの使用が可能である (表3)．

表3　B型慢性肝炎の治療ガイドライン

治療対象は，ALT ≧ 31 IU/L で：
HBe 抗原陽性例は，HBV-DNA 量 **5 log copies/mL 以上**
HBe 抗原陰性例は，**4 log copies/mL 以上**
肝硬変では，**3 log copies/mL 以上**

■ 35 歳未満

HBe 抗原 \ HBV-DNA 量	≧ 7 log copies/mL	< 7 log copies/mL
e 抗原陽性	① IFN 長期投与（24 〜 48 週） ② エンテカビル	① IFN 長期投与（24 〜 48 週） ② エンテカビル
e 抗原陰性	① Sequential 療法 　　（エンテカビル + IFN 連続療法） ② エンテカビル	① 経過観察またはエンテカビル ② IFN 長期投与（24 週）
	血小板 15 万未満または F2 以上の進行例には最初からエンテカビル	

■ 35 歳以上

HBe 抗原 \ HBV-DNA 量	≧ 7 log copies/mL	< 7 log copies/mL
e 抗原陽性	① エンテカビル ② Sequential 療法 　　（エンテカビル + IFN 連続療法）	① エンテカビル ② IFN 長期投与（24 〜 48 週）
e 抗原陰性	エンテカビル	① エンテカビル ② IFN 長期投与（24 〜 48 週）

（2011 年 B 型慢性肝炎・肝硬変の治療ガイドライン）

◆ 処方例 ◆ 2

Rp. 2（ステロイド離脱療法）
プレドニゾロン（プレドニン®錠　5 mg）　　40 mg　1 日 1 回（朝　1 週目）
　　　　　　　　　　　　　　　　　　　　30 mg　1 日 1 回（朝　2 週目）
　　　　　　　　　　　　　　　　　　　　20 mg　1 日 1 回（朝　3 週目）その後中止

Rp. 3（ラミブジン療法）
ラミブジン（ゼフィックス®錠　100 mg）　　100 mg　1 日 1 回

◆ 処方解説

　Rp. 2 のステロイド離脱療法は，ステロイドの短期間服用後の中断によって起こる免疫賦活現象を利用して宿主の免疫能を高め，ウイルスを攻撃する治療法である．HBe 抗原陰性症例では効果は低く，HBe 抗原陽性の慢性活動性肝炎が治療の適応である．治療方針として，HBe 抗原の陰性化，HBe 抗体の陽性化を経てトランスアミナーゼ値が正常化することを目標とする．治療後のリバウンドがみられるため，肝硬変例には禁忌である．ステロイドの投与時間は，朝 1 回投与が最も行われる．その理由として，血中コルチゾールレベルは朝 6 〜 8 時までが最高で徐々に減少し，

夜の低レベルが下垂体からのACTHの分泌を刺激する．したがって午後の服用により午後以降の血中コルチゾールレベルが高いと視床下部-下垂体-副腎機能の正常な働きを妨げるためである．

　Rp.3のラミブジンは合成核酸系逆転写酵素阻害薬で，B型肝炎ウイルスの増殖を強力に阻害する．本来は1995年にFDAが認可した抗HIV薬である．血中のHBV-DNA量やHBe抗原力価の低下を起こし，トランスアミナーゼ値を下げるが，ウイルスの消失には至らない．連日投与可能な内服剤であり副作用も少ないので，長期投与可能な症例で使われるが，耐性菌が出現しやすい．また中止8～12週後，半数に肝機能急性増悪・劇症化がみられるので専門医師の管理化で投与を行う必要がある．

◆ 処方例 ◆ 3

Rp.4（肝庇護療法）
1）ウルソデオキシコール酸（ウルソ®錠　100 mg）
　　　　　　　　　　　　　　1回2～3錠（1日6～9錠）　1日3回　毎食後
2）注射用グリチルリチン製剤（強力ネオミノファーゲンシー®注）
　　　　　　　　　　　　　40～100 mL/回　静注・点滴静注　1日1回　週2～5回投与

◆ 処方解説

　ウルソデオキシコール酸はウイルスを抑制する作用はないが，抗炎症作用でトランスアミナーゼ値を低下させ，肝病変進行防止に有用である．ウルソデオキシコール酸によって肝機能の正常化を目指す場合は，1日600～900 mgを投与する．重篤な副作用はほとんどない．完全胆道閉塞のある患者には利胆作用があるため，症状を増悪するおそれがあり禁忌である．また劇症肝炎も症状増悪のおそれがあり，同様に禁忌である．

　グリチルリチン製剤に注射製剤（強力ネオミノファーゲンシー®注）と内服剤（グリチロン®錠，小柴胡湯）があり，HBV-DNAを減少させる抗ウイルス作用は全くないが，抗炎症作用・細胞膜安定化作用などによりトランスアミナーゼ値を低下させ，肝病変の進行を抑制する．ウルソデオキシコール酸，グリチルリチン製剤はいずれも持続的に使用する必要があり，半永久的な長期投与となる場合が多い．

◆ 処方例 ◆ 4

（C型慢性肝炎）
Rp.1　1），2）を併用する．
1）PEG-IFN-α2a（ペガシス®注）180 μg　　皮下注　週1回投与
2）リバビリン（コペガス®錠　200 mg）　　1回2錠（1日4錠）　1日2回　朝・夕食後
　　　　　　　　　　　　　　※体重60～80 kgの患者の場合．体重により投与量を決定する．

◆ **処方解説**

　C 型慢性肝炎の治療は，B 型肝炎治療と同様に，ウイルスを排除し，肝炎を鎮静化することである．インターフェロン（IFN）は，細胞膜の受容体を介してウイルスの増殖を抑制する 2′-5′ oligoadenylate synthetase や proteinase などの酵素を誘導することで抗ウイルス作用を現すと考えられている．核酸アナログ製剤のリバビリンも NS5B polymerase 阻害作用などから幅広い抗ウイルス作用を持っている．現在，初回治療では年齢，ウイルス量，ジェノタイプにより治療法が選択される．またプロテアーゼ阻害剤であるテラプレビルも使用されている（表4）．治療効果の判断はウイルス学的基準が基本となり，HCV-RNA を測定することにより判定する．

　IFN 治療には決して軽微ではない副作用が伴う（Q & A 参照）．しかし IFN 治療の遂行は慢性肝炎から肝硬変，肝がんへの進行を抑えるために重要であり，効果と副作用の損益について患者へ十分説明する必要がある．また IFN の副作用を熟知し，副作用が出現したときの的確な対応が重要である．そのため IFN 治療時の系統的な副作用モニタリングが行われている[6]（図2）．

表4　平成 24 年の C 型慢性肝炎に対する初回治療ガイドライン

		ジェノタイプ1型	ジェノタイプ2型
ウイルス量	高ウイルス量 5.0 log IU/mL 以上 300 fmol/L 以上 1 Meq/mL 以上	テラプレビル（12週間）＋ PEG-IFN-α 2b＋リバビリン （24週間）	PEG-IFN-α 2b＋リバビリン （24週間） IFN-β＋リバビリン（24週間）
	低ウイルス量 5.0 log IU/mL 未満 300 fmol/L 未満 1 Meq/mL 未満	IFN（24週間） PEG-IFN-α 2a（24〜48週間）	IFN（8〜24週間） PEG-IFN-α 2a（24〜48週間）

（2012 年版 C 型慢性肝炎に対する初回治療ガイドライン）

インターフェロン（IFN）投与後の症状に関するアンケート			
IFN投与日数	1日目	2日目	3日目以後略
IFN投与日	/	/	/
IFN投与時間　am 　　　　　　　pm	： ：	： ：	： ：
体温　投与前	：　℃	：　℃	
1時間後	：　℃	：　℃	
2時間後	：　℃	：　℃	
3時間後	：　℃	：　℃	
（4, 5, 6, 7, 8, 9時間後は略）			
10時間後	：　℃	：　℃	
11時間後	：　℃	：　℃	
12時間後	：　℃	：　℃	
食欲倦怠感	2+ + ± −	2+ + ± −	
頭痛	2+ + ± −	2+ + ± −	
食欲不振	2+ + ± −	2+ + ± −	
胸やけ・吐き気	2+ + ± −	2+ + ± −	
下痢	2+ + ± −	2+ + ± −	
便秘	2+ + ± −	2+ + ± −	
腹痛	2+ + ± −	2+ + ± −	
筋肉痛・関節痛＊	2+ + ± −	2+ + ± −	
（一部省略し下欄＊に記載）			
やる気が起こらない	2+ + ± −	2+ + ± −	
その他			

注）2+：かなりある、+：ある、±：わからない、−：ない
＊）皮膚の発疹・紅斑、皮膚の痒み、皮膚のピリピリ感、胸がどきどきする、胸が苦しい、眼の痛み、ものが見えにくい、目の前がチラチラする、鼻血、歯肉出血、のどの痛み、のどの渇き、咳・息苦しさ、尿が泡立つ、気分が悪い、夜眠れない、めまい・ふらつき、手足の震え、日中眠い、耳鳴り

図2　インターフェロン投与時の副作用調査アンケート表[6]

Q & A

Q インターフェロン単独療法時およびリバビリン併用時の副作用を教えてください．

A 治療開始後2週間くらいまでに主にみられるものとして、インフルエンザ様症状（発熱、頭痛、腰痛、関節痛、筋肉痛、全身倦怠感）、好中球および血小板減少があります．インフルエンザ様症状はおおむね徐々に軽快します．血小板が5万/μL以下になった場合は減量あるいは一時中止します．治療開始後2か月くらいまでに主にみられるものとして、全身症状（食欲不振，悪心・嘔吐，微熱など），精神症状（不眠，不安感，**抑うつ**など），糖尿病，眼症状（眼痛，**眼底出血**，視力低下），皮膚症状（発疹，乾癬），心血管系疾患（不整脈，心不全，虚血性心疾患），腎障害（タンパク尿，ネフローゼ症候群）があります．抑うつは重度の場合，自殺企図へ至ります．視力障害が出現した場合はすぐに中止します．尿タンパクの発現はインターフェロン-βに多く，ほとんどの場合中止により速やかに改善します．投与開始後2か月以降に主にみられるものとして，脱毛，自己免疫疾患（甲状腺機能異常，**間質性肺炎**など）があります．脱毛は治療終了数か月後に元の状態へ戻ります．間質性肺炎では咳，息切れ，発熱に注意し，発症した場合はただちに中止します．

リバビリンの副作用で最も重要なものは溶血性貧血です．また男女とも催奇形性に注意します．IFN との併用療法では IFN 単独療法より消化器症状や，体重減少，脱毛，咳嗽が増強されます[7]．

◆ 処方例 ◆ 6

Rp.4（肝庇護薬による肝機能の改善）
1) ウルソデオキシコール酸（ウルソ®錠　100 mg）
　　　　　　　　　　　　1回2〜3錠（1日6〜9錠）　1日3回　毎食後
2) 注射用グリチルリチン製剤（強力ネオミノファーゲンシー®注）
　　　　　　　　　　　　40〜100 mL/回　静注・点滴静注　1日1回　週2〜5回投与
3) 小柴胡湯　　　　　　　1回 2.5 g（1日 7.5 g）　1日3回　毎食前

◆ 処方解説

　インターフェロンの適応がないかインターフェロン治療が無効の症例には，肝炎の沈静化を目的として上記 3 薬剤のいずれか，あるいは組み合わせて肝庇護療法を行う．

　ウルソデオキシコール酸および強力ネオミノファーゲンシーは B 型肝炎ウイルスの薬物治療の項参照のこと．

　強力ネオミノファーゲンシーは，その主成分グリチルリチンの構造が副腎皮質ホルモンに類似していることから，低カリウム血症や高血圧症など**偽アルドステロン症**の副作用を引き起こす．

　小柴胡湯の重篤な副作用として間質性肺炎があり，特にインターフェロンとの併用は禁忌である．

Q & A

Q 偽アルドステロン症の発現機序を教えてください．

A 本来の「アルドステロン症」とは，生体内で産生される鉱質コルチコイドであるアルドステロンの産生亢進に伴う症候群で，良性腫瘍などアルドステロンの過剰な刺激が副腎内にある原発性と，その刺激が副腎外にある 2 次性（続発性）とがあります．偽アルドステロン症は，グリチルリチンを含む甘草などの薬物を服用したことにより原発性アルドステロン症と似た病態（高血圧，低カリウム血症，浮腫，血中レニン値の低下）を示す症候群で，血中アルドステロン値が低値である点が原発性アルドステロン症とは異なります[8]．

　グリチルリチンによる偽アルドステロン症の発現機序として，以下の説がほぼ受け入れられています．グリチルリチンは生体内でグリチルレチン酸となり，その誘導体カルベノキソロンとともに腎尿細管細胞内の 11β-水酸化ステロイド脱水素酵素（11β-hydroxysteroid dehydrogenase，11β-HSD）を阻害します．その結果コルチゾールからコルチゾンへの変換が阻害されてコルチゾールが過剰となり，ミネラルコルチコイドレ

セプターへの結合が亢進してNaの細胞内流入，Kの排泄促進を起こすと考えられています[9]（図3）．

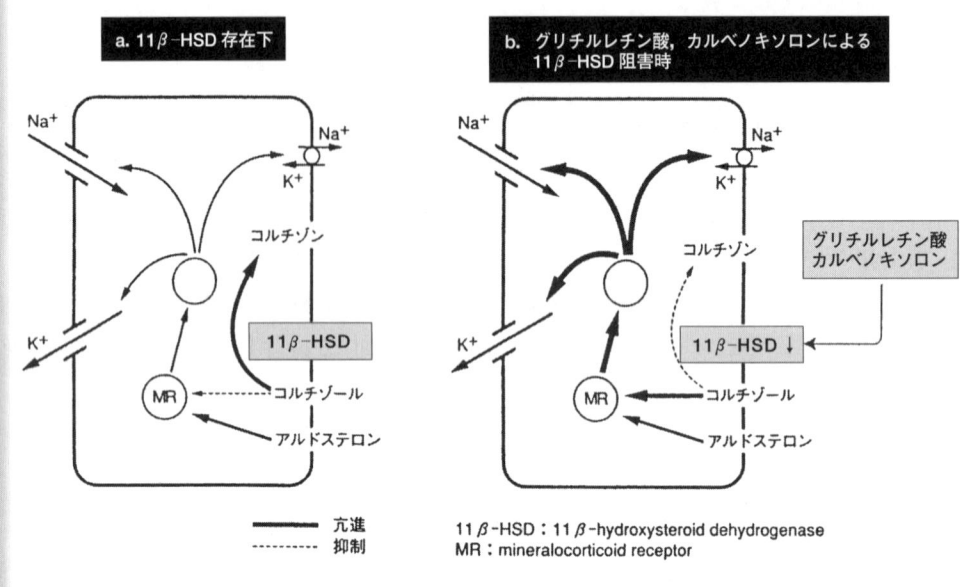

図3 アルドステロン標的細胞における11β-HSDとミネラルコルチコイドの選択性
（西原カズヨ（1998）日病薬誌 **34**, p.875, 日本病院薬剤師会）

（3）肝硬変

病態の概要

　慢性肝炎の終末像で，肝実質の破壊が再生を上回る結果，肝臓は広範な繊維化や瘤状の結節形成，結合組織からなる隔壁形成をきたす．**代償性肝硬変**では，壊された肝細胞があまり多くないため，残された肝細胞が代償的に機能している．さらに病気が進行すると，**非代償性肝硬変**となり肝不全をきたす．肝細胞の傷害が高度に進み，血清トランスアミナーゼのAST, ALT値は軽度の上昇にとどまる．また他臓器やミトコンドリア分画からのAST放出により，AST > ALTとなるが炎症が消失した肝硬変ではALT > ASTとなることが多い．

　主な症状として，全身倦怠感，顔や手足の浮腫，腹部膨満感，食欲減退，女性化乳房，手掌紅斑，くも状血管腫などがある．また食道静脈瘤，肝性脳症などの合併症を引き起こす．食道静脈瘤は，門脈圧の亢進により，食道に沿って走る静脈に瘤状の膨らみができるもので，破裂すると大出血を起こし致死的である．

　肝不全時は黄疸が出て，血液中のアルブミン低下により血液中の水分が血管外に漏れやすくなって腹部に水分が溜まる．肝機能の低下により血中アンモニアが増え，肝性脳症となって脳に影響を与える．しばしば肝硬変の結節から肝がんが発生し，年間の肝発がん率は約7～8％である[4]．

肝硬変の成因には，C型肝炎ウイルス（65％），B型肝炎（12％），B型＋C型肝炎（1.2％），アルコール性（13％）がある[2]．

キーワード

ビリルビン　　腹水　　アルブミン　　レニン-アンジオテンシン-アルドステロン系
スピロノラクトン　　肝性脳症　　アンモニア　　分枝鎖アミノ酸　　血清中カリウム濃度

(3)-1　代償性肝硬変

治療方針

　代償性肝硬変では，肝臓の状態が増悪したとき以外は厳しい生活制限は行わない．ただし，体に負担をかけ過ぎない，バランスのとれた食事を摂る，原則的に禁酒する，などに注意する．薬物療法においてインターフェロンは基本的には適応ではない．

◆ 処方例 ◆

（代償性肝硬変）
Rp.
1）ウルソデオキシコール酸（ウルソ®錠　100 mg）
　　　　　　　　　1回2〜3錠（1日6〜9錠）　1日3回　毎食後
2）注射用グリチルリチン製剤（強力ネオミノファーゲンシー®注）
　　　　　　　　　40〜100 mL/回　静注・点滴静注　1日1回　週2〜5回投与

◆ 処方解説

　トランスアミナーゼであるAST，ALT値を低下させ，肝硬変の進行を抑える働きがある．慢性肝炎の項参照．

(3)-2 非代償性肝硬変

治療方針

　黄疸を伴った非代償性肝硬変では，症状はかなり進行している．強い黄疸に対しては，現在は肝臓移植しか有効な治療法はない．注射用グリチルリチン製剤（強力ネオミノファーゲンシー®）によりトランスアミナーゼ値を低下させ，肝硬変の進行を抑える．また以下の処方例に示したような合併症に対する治療が中心となる．

◆ 処方例 ◆ 1

（非代償性肝硬変）
Rp.1（腹水）
1) スピロノラクトン（アルダクトンA®錠）50 mg
　　　　　　　　　　　1回1～3錠（1日1～3錠）　1日1回　朝食後
2) フロセミド（ラシックス®錠）20 mg　1回1～4錠（1日1～4錠）　1日1回　朝食後
3) 人血清アルブミン（日赤アルブミン®注）　　　4～10 g/回　静注または点滴静注

◆ 処方解説

　腹水に対する対症療法である．肝硬変では，低アルブミン血症により浸透圧が低下し末梢組織の浮腫と腹水が生じる．その結果腎血流量が減少し，傍糸球体よりレニン分泌が刺激され，レニン-アンジオテンシン-アルドステロン系が賦活する．その結果，遠位尿細管からのNa再吸収が増加し，浮腫と腹水はさらに悪化する．まず塩分と水分を制限し，抗アルドステロン作用のあるスピロノラクトンで治療を開始する．重症例ではループ利尿薬を併用する．血清アルブミン値が2.5 g/dL以下の場合にはアルブミン製剤を用い，膠質浸透圧を上げ，血清アルブミンを3 g/dL以上に保つ．ただしアルブミンは半減期が短く（2～3日），製剤も貴重で高価であるため，安易に使用すべきではない[10]．

◆ 処方例 ◆ 2

Rp.2（肝性脳症）
1) ラクツロース（ラクツロース®シロップ）
　　　　　1回10～30 mL（1日30～90 mL）　1日3回　毎食後
2) ラクチトール水和物（ポルトラック®末）
　　　　　1回6～12 g（1日18～36 g）　1日3回　毎食後
3) 特殊アミノ酸製剤（アミノレバンEN®）
　　　　　1包50 gを水・温湯180 mLに溶かし（200 kcal/200 mL）1日3回（食事と共に）

または
4) 特殊アミノ酸製剤（アミノレバン®注）
　　500〜1000 mL/回　点滴静注（500 mL 当たり 180〜300 分かけて投与）
5) 分枝鎖アミノ酸製剤（リーバクト®顆粒　4.15 g/包）
　　1回1包（1日3包）　1日3回　毎食後
6) カナマイシン硫酸塩（カナマイシン®カプセル　250 mg）
　　1回2〜4 cap（1日8〜16 cap）　1日4回　内服

◆ 処方解説

　肝性脳症の治療では，食事のタンパク質量を制限し，ラクツロースやラクチトール水和物を用いて血液中のアンモニアを低下させる．また，アンモニアは腸内で発生するので，便秘しないことが予防に役立つ．ラクツロース，ラクチトール水和物の作用機序として，ヒト消化管粘膜には本薬を分解する酵素が存在せず，経口投与されたラクツロース，ラクチトール水和物は消化・吸収されることなく下部消化管に達し，ビフィズス菌，乳酸菌によって利用・分解され，乳酸・酢酸を産生する．これらの有機酸は腸管内 pH の酸性化をもたらし，アンモニア産生菌の発育を抑制すると共に，腸管内アンモニアの吸収を抑制する．

　肝性脳症に用いる特殊アミノ酸製剤については以下の Q & A に示した．

　分枝鎖アミノ酸製剤（リーバクト®）は，1包（4.15 g）中ロイシン 1904 mg，イソロイシン 952 mg，バリン 1144 mg を含み，アミノ酸アンバランスを改善し，肝のアルブミン合成を促進する．非代償性肝硬変における肝性脳症時の低アルブミン血症の改善に用いる．

　カナマイシン硫酸塩は内服することにより腸内のアンモニア産生菌を抑制し，血中アンモニア値を低下させる．本薬は経口投与しても腸管からほとんど吸収されない．副作用として下痢に注意する．肝性脳症への適応は健康保険未承認である．

Q & A

Q 特殊アミノ酸製剤について教えてください．

A Fisher 理論によれば，血中に増加したフェニルアラニンやトリプトファン等の芳香族アミノ酸が脳内の偽性神経伝達物質の合成に関与し，正常な神経伝達であるドパミンやノルアドレナリンに代わって作用するために肝性脳症が出現します．Fisher 比とは分枝鎖アミノ酸と芳香族アミノ酸の比であり，肝不全時では低下し芳香族アミノ酸の比率が高くなります．特殊アミノ酸製剤は，ロイシン，イソロイシン，バリン等の分枝鎖アミノ酸を増やし，芳香族アミノ酸を減らして Fisher 比を高めた，慢性肝障害時の脳症改善薬です[11]．

◆ 処方例 ◆ 3

Rp. 3（食道静脈瘤）
1) バソプレシン（ピトレシン®注）20 単位/回　5％糖液 100〜200 mL に混ぜ 0.1〜0.4 単位/分で持続静注．0.9 単位/分まで
2) モノエタノールアミンオレイン酸塩（オルダミン®注）用時 1 V に 10 mL の注射用水または血管造影用造影剤を加えて 5％溶液に調製．静脈瘤 1 条あたり 1〜5 mL を食道静脈瘤内に注入．1 内視鏡治療あたりの総注入量は 20 mL 以内
3) ポリドカノール（エトキシスクレロール®注）1 穿刺あたり 1〜3 mL を食道静脈瘤周囲に注入．1 内視鏡治療あたりの総注入量は 30 mL 以内
4) プロプラノロール塩酸塩（インデラル®錠　10 mg）1 回 1 錠（1 日 3 錠）　1 日 3 回　毎食後

◆ 処方解説

　バソプレシンは脳下垂体後葉ホルモンの一つで，**食道静脈瘤**出血の緊急処置に用いる．バソプレシンは後葉上部の神経細胞でつくられて下垂体後葉に貯えられ，血液中へ放出される．抗利尿作用および平滑筋収縮作用をもち，腹腔の細動脈を収縮させることにより門脈圧を低下させ，食道静脈瘤出血を止血する．食道静脈瘤硬化薬（モノエタノールアミンオレイン酸塩，ポリドカノール）については次の Q & A を参照のこと．食道静脈瘤破裂の再発予防には門脈圧を低下する β-ブロッカーのプロプラノロール塩酸塩を投与する．プロプラノロール塩酸塩は欧米を中心に使用されるが，心拍出量を低下させるため肝予備能低下例では肝血流量減少による肝不全に注意する必要があり，日本では門脈圧低下への適応は健康保険未承認である．

Q & A

Q 食道静脈瘤硬化薬のモノエタノールアミンオレイン酸塩は，以前は病院薬局内で調製されていたと聞きましたが？　また，ポリドカノールとの使用法の違いは？

A 院内特殊製剤とは，製造法が非常に複雑で特殊である，治療上欠かせないが安価である，調製後の安定性が極めて悪い，などの理由で市販化が難しいため病院薬局において調製される製剤をいいます．院内特殊製剤のいくつかは，製造法や安定性を改良して市販化される傾向にあります．モノエタノールアミンオレイン酸塩注射液は院内特殊製剤から市販された代表例で（オルダミン®，1991 年発売），現在は院内での製剤は中止されています．同じような製剤にイソジンシュガー軟膏（ユーパスタコーワ®，1991 年発売），マクロゴール腸管洗浄液用散（ニフレック®，1992 年発売）などがあります．ポリドカノール注射液は以前から外国で市販されていましたが，日本でも 1991 年から輸入により使えるようになりました．現在も市販されていないため院内製剤として調製している例として，フェノールグリセリン注射液，アロプリノール含嗽液などがあります．

食道静脈瘤硬化療法では，はじめにモノエタノールアミンオレイン酸塩を静脈瘤内に注入し（禁：食道静脈瘤周囲）閉塞させます．次にポリドカノールを食道静脈瘤周囲に注入し（禁：食道静脈瘤内），繊維化させ硬化退縮させます．両薬剤は，食道潰瘍や狭窄，胸水貯留の頻度が増えるため，1内視鏡治療で同時に使用できません．

参考文献

1) 橋本隆男（2001）薬学生のための疾患と病態生理，p.143-157，廣川書店
2) 重信弘毅（2001）病態と薬物治療 第2版，p.152-153，廣川書店
3) 恩地森一（2002）Medical Practice, p.997-1001, 文光堂
4) 白鳥康史，岩崎良章，小林功幸他（2003）日本医事新報 4145号，p.1-10，日本医事新報社
5) 熊田博光，池田健次，茶山一彰他（2000）B型慢性肝炎Q&A，p.36-38，医薬ジャーナル社
6) 牧野和隆，酒見小百合，国分千代他（1999）日本病院薬剤師会雑誌35，p.311-316
7) 横須賀 収，三方林太郎（2003）日本医事新報 4145号，p.11-16
8) 西原カズヨ（1998）日本病院薬剤師会雑誌 34, p.873-876, 日本病院薬剤師会
9) 大河原 晋，田部井 香他（1996）臨床と薬物治療 15, p.732-735
10) 石井邦雄，越前宏俊，竹内孝治（2000）薬物治療学，p.216-221，廣川書店
11) 小野 稔，高後 裕，高杉佑一（1995）医薬ジャーナル 31，p.2777-2782

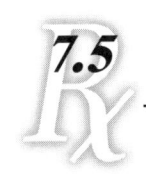

7.5 膵 炎

（1）急性膵炎

病態の概要

　急性膵炎は種々の要因によりトリプシン等の膵酵素が活性化され，膵臓組織を自己消化することにより生じる疾患である．日本での発生頻度は10万人あたり27.7人で，男性の発生頻度は女性の約2倍である．大量のアルコール摂取や肝・胆道疾患などに起因するものが多いが，時に原因不明の特発的な要因もある．心窩部や左上腹部に限局した強い疼痛で発症し，しだいに増強してその範囲も広がる．発熱，悪心・嘔吐，背部痛などを伴う場合が多い．軽症では発症は膵内に限局し，2～3日の絶食で軽快することも多いが，重症化すると systemic inflammatory response

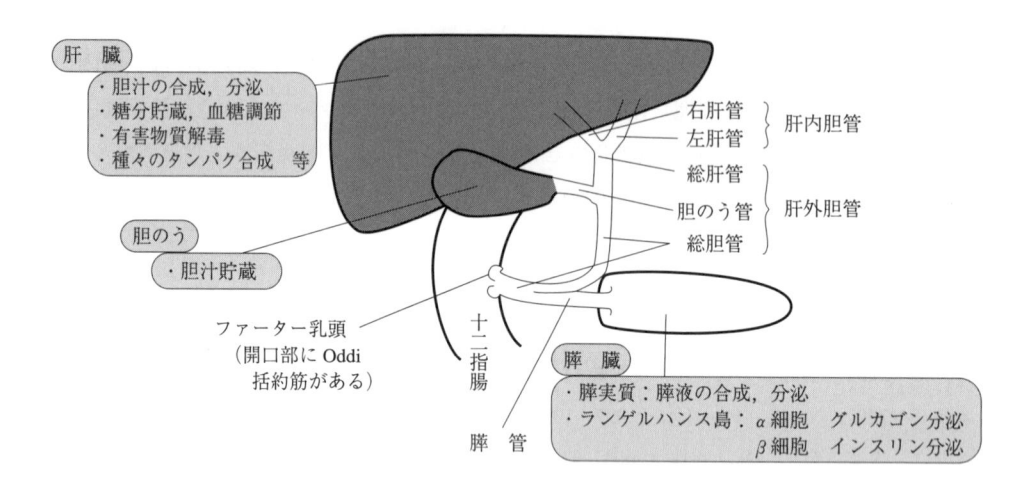

図1 肝・胆・膵とその役割

肝臓
・胆汁の合成，分泌
・糖分貯蔵，血糖調節
・有害物質解毒
・種々のタンパク合成　等

右肝管
左肝管　}肝内胆管
総肝管
胆のう管　}肝外胆管
総胆管

胆のう
・胆汁貯蔵

ファーター乳頭
（開口部にOddi括約筋がある）

十二指腸

膵管

膵臓
・膵実質：膵液の合成，分泌
・ランゲルハンス島：α細胞　グルカゴン分泌
　　　　　　　　　　β細胞　インスリン分泌

（水柿道直，松山賢治編集（2003）イラストから学ぶ必修薬物治療学，p.127，図7.5.1，廣川書店）

syndrome（SIRS）を呈し，予後が非常に悪い．最重症の急性膵炎では死亡率が30％を超える．

キーワード

急性膵炎　　膵酵素　　膵外分泌　　自己消化　　アルコール　　胆石　　上腹部痛

治療方針

　内科的治療が基本になる．特に，疼痛への対応，抗酵素療法，輸液と栄養管理，膵保護と膵外分泌抑制，感染対策，原因の究明，合併症対策などがあげられる．診断後できるだけ速やかに治療を開始することが望ましく，特に急性期は保存的治療を原則として重症化の予防に留意する．

◆ 処方例 ◆

Rp.
1. ラニチジン塩酸塩（ザンタック®注）1回50 mg　1日3～4回　静注または点滴静注
2. ブプレノルフィン塩酸塩（レペタン®注）　　1回0.2 mg　1日3～4回　筋注
3. アトロピン硫酸塩水和物注　　　　　　　　1回0.25～0.5 mg　皮下注または筋注
4. 乳酸リンゲル液（ラクテック®注　500 mL）　1日6～12本　点滴静注
5. ナファモスタットメシル酸塩（フサン®注）　1日20～60 mg　持続静注
6. イミペネム・シラスタチンナトリウム（チエナム®注）
　　　　　　　　　　　　　　　　　　　　　1回0.5 g　1日2回　点滴静注

◆ 処方解説

　膵外分泌の抑制のために絶飲絶食とし，膵の安静をはかることによって病態の進展を防御する．さらに，非経口的に H_2 受容体拮抗薬を投与する（処方1）．疼痛の制御の目的として初期の激痛にはペンタゾシンやブプレノルフィン塩酸塩などの非麻薬性鎮痛薬を用いる（処方2）が，これらは Oddi 筋の緊張を高めて膵管内圧を上げ膵炎を悪化させる可能性があるので，アトロピン硫酸塩水和物の併用を原則とする（処方3）．急性膵炎では，血中に放出されたケミカルメディエーターによって全身の血管透過性が亢進する．また胃液吸引や腸管麻痺による腸液の停滞，膵および膵周囲への炎症性滲出液や胸腹水の貯留によって，発症早期から循環血液量減少性ショックまたはその準備状態にある．乳酸または酢酸加リンゲル液を基本とし，時間尿量 1 mL / kg / hr 以上を目安に輸液を行う（処方4）．活性化膵酵素の作用を阻害して膵炎の進展や重症化を予防するために，タンパク分解酵素阻害薬を点滴静注する（処方5）．処方6は，胆道感染の治療と膵および膵周囲壊死巣への二次感染の予防のための抗生物質の例である．膵組織への移行性が良好で抗菌スペクトルが広い抗生物質を選択する必要がある．

Q & A

Q アルコールの大量摂取で急性膵炎になりやすいのはなぜですか？

A 我が国では急性膵炎の約 30 % がアルコール摂取に起因しているといわれています．まず，アルコールは胃壁内のガストリン分泌細胞を刺激します．大量に分泌されたガストリンは，胃壁を刺激して胃酸の分泌を促します．次に胃酸が十二指腸と上部小腸粘膜に

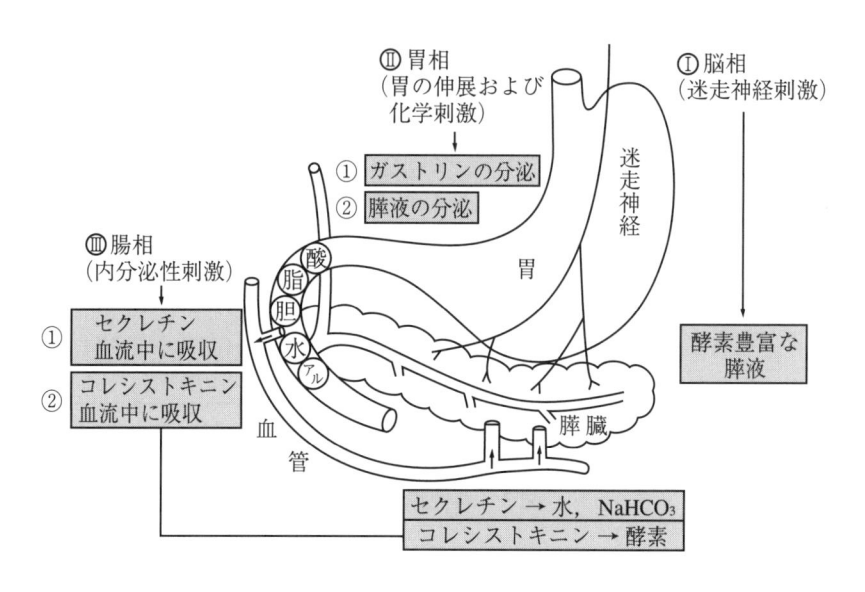

図2　膵液分泌の機序

（日野原重明ら著（2001）系統看護学講座人体の構造と機能（1）解剖生理学，p.408，図103，医学書院）

触れると，そこからセクレチンとコレシストキニンという二つのホルモンが血中に放出されます．セクレチンの刺激によって分泌される膵液には水や炭酸水素ナトリウムが多く，消化酵素は少ないですが，コレシストキニンの刺激によって分泌される膵液はトリプシンなど多くの消化酵素を含んでいます．一方，血中アルコールによる膵への直接刺激による膵液の分泌促進作用もあります．膵液の濃度および粘性の上昇は，膵管にタンパク栓（タンパク質の固まり）を沈着させ，それにカルシウムが結合して膵石が形成されます．これによって，膵管が詰まって膵臓内に膵液が貯留することで，膵臓の炎症（自己消化）が起こるとされています．

Q 急性膵炎の診断法について教えて下さい．

A 通常，臨床症状（急性腹痛発作，圧痛），膵酵素測定，CT や MRI 等の画像検査結果などから総合して診断します．血中アミラーゼは初期から上昇し，1～2日で最高値に達し次第に低下します．その他エラスターゼ，リパーゼ，トリプシンの測定も行いますが，エラスターゼはアミラーゼが正常化してもなお高値を維持し，急性膵炎の病態を最も反映します．さらに，画像検査としては，腹部 X 線 CT が最も有用とされていますが，可能な限り造影 CT 検査も行い，膵腫大，膵実質の不均一，膵周囲の滲出液貯留など急性膵炎に特徴的な所見から診断を下し，膵実質の出血・壊死や腹腔内への炎症の広がりから重症度を判定して治療方針を決定します．

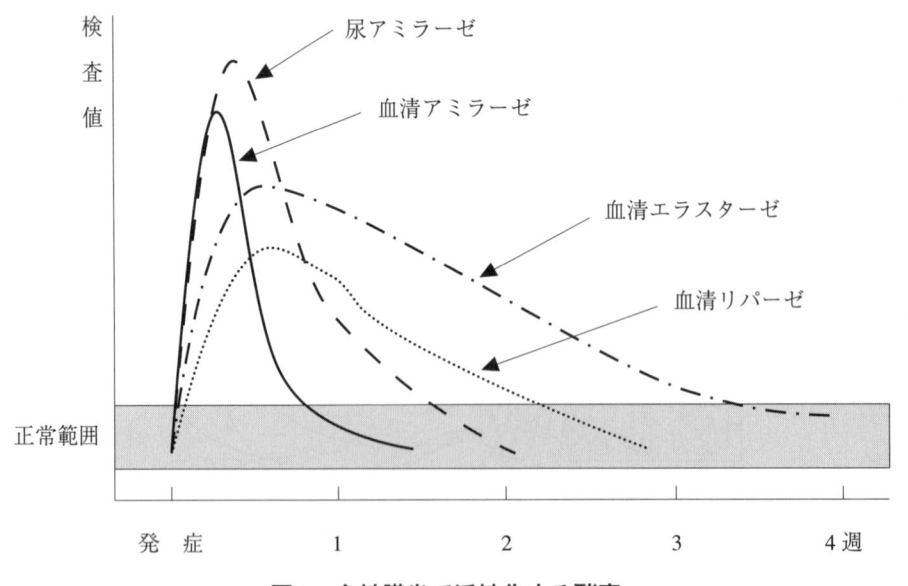

図3 急性膵炎で活性化する酵素

（2）慢性膵炎

病態の概要

　慢性膵炎は膵臓に持続的な炎症を生じたため，膵実質の破壊と線維化・石灰化を来し，最終的には不可逆的な状態になる疾患である．慢性膵炎の経過は代償期，移行期，非代償期の三つに分けられる．代償期は膵機能が比較的保たれ，血中膵酵素の上昇を伴う上腹部痛や背部痛を主症状とする期間である．腹痛は慢性的に持続する場合と腹痛発作が反復する場合があり，飲酒後や過食後に増悪することが多い．膵線維化と膵機能障害の進行とともに移行期を経て非代償期へと移行する．非代償期では腹痛は軽減し，消化吸収障害による脂肪便や膵性糖尿病が病状の主体となる．

キーワード

慢性膵炎　　アルコール　　代償期　　非代償期　　消化吸収障害　　糖尿病

治療方針

　慢性膵炎の治療目標は，腹痛をはじめとする諸症状の改善および膵炎の進展・増悪の防止にある．慢性膵炎は各病期により病態が異なることから，病期・病態をよく把握し，それに応じた適切な治療を行わなくてはならない．代償期の治療は成因の除去・疼痛の軽減と疼痛再発防止の予防であり，非代償期では膵内分泌，外分泌不全の是正である．

◆ 処方例 ◆

Rp.（代償期）
1. カモスタットメシル酸塩（フオイパン®錠　100 mg）　　1回2錠（1日6錠）
　　　　　　　　　　　　　　　　　　　　　　　　　　　1日3回　毎食後
2. フロプロピオン（コスパノン®カプセル　40 mg）　　　1回1〜2 cap（1日3〜6 cap）
　　　　　　　　　　　　　　　　　　　　　　　　　　　1日3回　毎食後
3. ブチルスコポラミン臭化物（ブスコパン®錠　10 mg）　1回1〜2錠（1日3〜10錠）
　　　　　　　　　　　　　　　　　　　　　　　　　　　1日3〜5回
4. 消化酵素配合薬（タフマックE®カプセル）　　　　　　1回1〜2 cap（1日3〜6 cup）
　　　　　　　　　　　　　　　　　　　　　　　　　　　1日3回　毎食直前

5. シメチジン（タガメット®錠　200 mg）	1回1錠（1日3錠） 1日3回　毎食前	
6. ロキソプロフェンナトリウム（ロキソニン®錠　60 mg）	1回1錠（1日3錠） 1日3回　毎食後	
7. クロチアゼパム（リーゼ®錠　5 mg）	1回1錠（1日3錠） 1日3回　毎食後	
（非代償期）		
8. イソフェンインスリン水性懸濁注射液（ヒューマリンN®注）	1回4〜20単位　1日1〜2朝食前または朝夕食前　皮下注	
9. 消化酵素配合薬（タフマックE®カプセル）	1回1〜4 cap（1日3〜12 cap） 1日3回　毎食直前	
10. シメチジン（タガメット®錠　200 mg）	1回1錠（1日3錠） 1日3回　毎食前	

◆ 処方解説

　代償期は疼痛のコントロールと急性再燃の阻止が主目標であり，食事療法と薬物療法が中心となる．薬物療法としては，種々の内服薬を適宜組み合わせて処方する．処方薬としてトリプシン阻害作用により膵炎の増悪と進展を防止するカモスタットメシル酸塩（処方1），Oddi 括約筋の弛緩作用により膵管内圧の上昇を抑制する自律神経系作用薬（処方2），胃酸分泌や膵液分泌を抑制する抗コリン薬（処方3），消化酵素配合薬などである．消化酵素配合薬の食直前大量投与は，膵に対して negative feedback 機構を介して膵外分泌を抑制するため鎮痛効果もある（処方4）．慢性膵炎では重炭酸分泌の低下により上部小腸内の pH が低下する．pH が4以下になると消化酵素は活性化されないか，あるいは活性化酵素が不活化されたりする．その結果，胆汁酸は沈殿し，ミセル形成が阻害されリパーゼ活性はより低下するので，リパーゼ活性を保つために，ヒスタミン H_2 受容体拮抗薬を併用し胃酸分泌を抑制する（処方5）．疼痛の強い場合は非ステロイド系消炎鎮痛薬を併用する（処方6）．心身症傾向があり，腹部の不定愁訴が多い場合や，抑うつがある場合にはトランキライザーを併用する（処方7）．

　非代償期の治療は，糖尿病と消化吸収障害に対する治療が中心となる．膵性の糖尿病は，インスリン分泌低下によるものと考えられるため，インスリン抵抗性改善薬は有用ではなく，多くの場合インスリン投与が必要となる．α細胞によるグルカゴン分泌も同時に欠乏しているので，インスリンの血糖低下効果は抑制されることがなく，低血糖状態が長びく場合もみられるため，インスリンは慎重に投与しなければならない（処方8）．消化吸収障害は脂肪の消化吸収に顕著に現れるため，脂肪摂取量は1日40 g 以下に制限し，脂溶性ビタミンの補給も行う．脂肪便や下痢がみられる場合には，膵酵素補充のため通常の数倍量の消化酵素薬を食直前投与するのが有効である（処方9）．特にリパーゼを多く含む消化酵素薬を使用し，胃酸による失活を防ぐため，ヒスタミン H_2 受容体拮抗薬も併用する（処方10）．疼痛のある場合には代償期に用いる他の薬剤も適宜併用する．

Q & A

Q 慢性膵炎の患者さんに対する注意点は何ですか？

A わが国における慢性膵炎の成因の60％以上はアルコールで，男性に至っては約70％を占めます．原因不明の特発性や胆石性などの膵炎においても，アルコールが増悪因子となりうることから，まずは禁酒することが重要です．しかし，禁酒の実現は困難な場合が多く，心身医学的アプローチ，家族，社会の協力が必要になってきます．飲酒だけではなく喫煙も関係することが明らかで，禁酒同様，禁煙も重要です．また，腹痛が著しい場合には脂肪だけではなくタンパクも制限する必要があります．一方，糖尿病の合併がない限り，糖質の制限はありません．さらに，過食は増悪の原因となるので1回の量は少なくするのがよいでしょう．当然，タバコ，コーヒーや香辛料も制限しなければなりません．

Q 慢性膵炎の治療において外科的な手術の適用はあるのですか？

A 慢性膵炎の原因が胆道疾患による場合，膵膿瘍や膵仮性囊胞で経皮的ドレナージや内視鏡的ドレナージが困難な例，膵がんとの鑑別が困難な場合などが外科的治療の対象となります．膵石症に対して体外衝撃波結石溶解療法や内視鏡的膵管口切開術などが積極的に行われています．

参考文献

1) 急性膵炎診療ガイドライン2010改訂出版委員会編（2009）急性膵炎診療ガイドライン2010，金原出版
2) 水島　裕編，森田　寛ら（2004）今日の治療薬2004，南江堂
3) 細田順一，石射正英ら（2002）優秀処方とその解説，南山堂
4) 高久史麿，矢崎義雄監修，関　顕ら編（2002）治療薬マニュアル，医学書院
5) 橋本隆男編，宇都宮保典ら（2001）薬学生のための疾患と病態生理，廣川書店

7.6 便秘・下痢

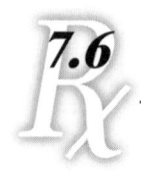

(1) 便 秘

病態の概要

便秘とは糞便が長時間大腸内に停滞するため，水分が過度に吸収されて硬い便となり，回数や便量が少ない，便が兎糞状となるなど排便が順調に行われない状態をいう．排便に時間を要し，排便後も残便感があって爽快感がなく，腹痛，腹部膨満，食欲不振，頭重などの症状をきたす場合がある．便秘はその起こり方から，急性便秘（一過性便秘）と慢性便秘に，またその発症原因から，器質性便秘と機能性便秘に分類される．

キーワード

排便困難　器質性便秘　機能性便秘(弛緩性便秘，痙攣性便秘，習慣性便秘)

治療方針

急性発症の便秘の場合，原因となる病態を見極めた上での対処が必要となる．器質的な病変の存在が認められる場合は，原因疾患の治療が先決となる．抗コリン薬，制酸薬，整腸薬，消化酵素薬，抗生物質などの服用によって便秘を引き起こすことがあるので，該当薬剤の変更あるいは減量などの注意が必要である．機能性便秘に対しては生活習慣，食事，運動などが優先され，薬物療法は最終的な手段となる．

◆ 処方例 ◆

Rp.
1. 酸化マグネシウム（マグラックス®錠 250 mg）　　1.2～2.0 g　分3　食後
2. カルメロースナトリウム（バルコーゼ®）　　　　4～6 g　分3，多量の水とともに服用
3. センノシド（プルゼニド®錠　12 mg）　　　　　1～3錠　分1　就寝前
4. ピコスルファートナトリウム水和物（ラキソベロン®液）　　10～30滴　1回

◆ 処方解説

　処方1は，塩類の浸透圧作用により腸管への水分分泌を促して速やかな排便を促す目的で処方されている（塩類下剤）．処方2は，便のかさを増し便通習慣を回復させるが，速効性はない（膨張性下剤）．処方3，4は腸刺激性下剤で，比較的速効性であるが，骨盤内臓器の炎症があるときや妊娠時には禁忌である．

Q & A

Q 便秘の患者さんへの対応・服薬指導上の注意点などについて教えてください．

A 便秘の成因を正確に分類して，これに対応した形で服薬する必要があります．特に器質性の場合は，臨床検査，画像診断，内視鏡なども用いて，重大な閉塞をきたす疾患がないかを確かめておく必要があります．腸の炎症や手術後の癒着，悪性腫瘍による便秘もありますので，常に全身疾患の有無を考えなければならないでしょう．

（2）下　痢

病態の概要

　下痢とは，胃や膵臓および小腸からの分泌液と経口摂取される水分量が小腸および大腸での吸収能力を上回った結果，便中の水分量が増加（85％以上，普通便の水分は65％）し，泥状または液状の便が排出される状態をいう．排便回数は問題ではないが，頻回となる場合が多い．原因はきわめて多彩で，腸粘膜への腸内容物の異常刺激，腸粘膜または粘膜下組織の病変による粘膜感受性の亢進，あるいは自律神経機能異常などである．さらに近年，下痢の原因となりうる抗生物質，抗がん剤，制酸薬などの薬剤が使用されている場合が多いことにも注意する必要がある．

キーワード

浸透圧性下痢　　分泌性下痢　　腸粘膜障害

治療方針

　下痢に伴う重大な合併症は脱水と電解質異常であるため，現在の全身状態と今後に起こりうる異常を速やかに把握し，治療方針を設定することが肝要である．原因疾患として細菌性腸炎や特殊な薬剤による下痢を除いては，一般的な薬物療法を試みて経過を観察する．

◆ 処方例 ◆

Rp.
1. チキジウム臭化物（チアトン®カプセル　10 mg）　3カプセル　分3
2. ロペラミド塩酸塩（ロペミン®カプセル　1 mg）　1カプセル　頓用　1日2回まで
3. ビフィズス菌（ラックビー®）　　　　　　　　　3～6 g　分3
4. 合剤（ベリチーム®顆粒）　　　　　　　　　　　3 g　分3　食後

◆ 処方解説

　下痢に対する一般的な薬剤としては，腸運動抑制薬，腸内殺菌剤，乳酸菌製剤（整腸作用）などがあるが，下痢を生じている病態に応じた組み合わせを考えることが重要である．処方1，2は腸運動抑制薬，処方3は乳酸菌製剤（整腸作用），処方4は消化酵素薬であるが，個々の患者の病態に応じて処方1～4の薬剤を組み合わせて用いる．急性下痢で軽症の場合には処方1，3を，頻回の水様下痢では処方2を加える．高齢者や胃切除後など消化不良の合併が考えられる場合は，処方4を追加する．

Q & A

Q 下痢の患者さんへの対応・服薬指導上の注意点などについて教えてください．

A 下痢による脱水に注意し，経口補水液であるORS（オーエスワン®）やポカリスエットなどにより十分に水分補給をするよう指導します．できるだけ刺激物を避け，消化のよいものにしておくように指導することも大切です．服用上の注意としてロペラミド塩酸塩は頓用とし，それ以上に必要な場合や血便，腹痛のある場合は中止するように説明してください．また，下痢が改善した場合にも塩酸ロペラミドを速やかに休薬するように指導するとよいでしょう．

Q 細菌性の下痢に，ロペラミド塩酸塩などの下痢止めは使用しないと聞いていますが，なぜでしょうか？

A 例えば病原性大腸炎のO-157では，無理に下痢を止めると腸内に病原菌を閉じ込めて異常増殖させ，その結果ベロ毒素を大量に産生させるため，かえって病気を悪化させることになります．したがって，塩酸ロペラミドやタンニン酸アルブミンなどの下痢止めは使用しません．通常は，電解質バランスの調整のため，乳酸菌製剤（ビオフェルミンRやラックビー®）の内服を行います．すなわち，食中毒や細菌性の下痢は，有害物質を体外に排出させようとする自然な防衛反応であり，むやみに下痢を止めればよいというものではありません．

参考文献

1) 水島　裕編，森田　寛ら（2004）今日の治療薬 2004，南江堂
2) 細田順一，石射正英ら（2002）優秀処方とその解説，南山堂
3) 高久史麿，矢崎義雄監修，関　顕ら編（2002）治療薬マニュアル，医学書院
4) 橋本隆男編，宇都宮保典ら（2001）薬学生のための疾患と病態生理，廣川書店

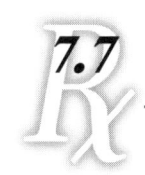

7.7 腸　炎

（1）潰瘍性大腸炎

病態の概要

　潰瘍性大腸炎は，主として大腸の粘膜と粘膜下層を侵し，特に直腸にびまん性のびらんや潰瘍を形成する原因不明の特発性炎症性腸疾患である．通常，病変は直腸からはじまり連続性に口側に進展する．持続性または反復性の血便，粘血便，下痢，血性下痢を主症状とし，腹痛のほか，発熱，倦怠感などの全身症状を示す．
　生命予後は健常人とほぼ同等であるが，長期経過例では大腸がんを発症するリスクが高い．発症年齢のピークは20歳代と比較的若年であるが，中高年での発症も認められている．また，発症率の性差はない．わが国において患者数は増加しており，医療受給者証交付件数は11万人を超え

ている．

　詳細な病因は不明であるが，免疫異常に加え，遺伝的素因（免疫反応性等）と環境因子（細菌，ウイルス，食事，ストレス等）が作用し，腸管において過剰な免疫反応を引き起こし，腸粘膜内の慢性持続性炎症を発症すると考えられている．

キーワード

潰瘍性大腸炎　　炎症性腸疾患　　直腸　　粘血便　　免疫異常

治療方針

　治療は，臨床的重症度と罹患部位，過去の治療歴，併存疾患などにより決定される．重症度は臨床的に判定し，排便回数，顕血便，発熱，頻脈，貧血の有無，赤沈の亢進で決定される（表1）．罹患部に関しては，病変範囲により直腸炎型，左側大腸炎型，全大腸炎型に分けられる．治療においては，炎症を抑える寛解導入療法，炎症のない状態を維持する寛解維持療法に分けて考える必要がある．治療の全体は，「厚生労働省難治性炎症性腸管障害に関する調査研究」班による「平成22年度潰瘍性大腸炎内科治療指針」（表2）を参考にされたい．

表1　潰瘍性大腸炎の臨床的重症度分類

	重症	中等症	軽症
1. 1日の排便回数	6回以上	重症と軽症との中間	4回以下
2. 顕血便	(＋＋＋)		(＋)〜(－)
3. 発熱	37.5℃以上		(－)
4. 頻脈	90/分以上		(－)
5. 貧血	Hb 10 g/dL以下		(－)
6. 赤沈	30 mm/時以上		正常

重症：1と2および3または4を満たし，6項目中4項目を満たすもの
軽症：6項目すべてを満たすもの
（一目でわかるIBD─炎症性腸疾患を診療されている先生方へ（難治性炎症性腸管障害に関する調査研究班（渡辺班））

表2 平成22年度潰瘍性大腸炎内科治療指針

寛解導入療法

<table>
<tr><th rowspan="2">左側大腸炎型 全大腸炎型</th><th>軽症</th><th>中等症</th><th>重症</th><th>劇症</th></tr>
<tr>
<td colspan="2">経口剤：5-ASA製剤
注腸剤：5-ASA注腸，ステロイド注腸

※中等症で炎症反応が強い場合や上記で改善ない場合はプレドニゾロン経口投与

※さらに改善なければ重症またステロイド抵抗例への治療を行う</td>
<td>・プレドニゾロン経口あるいは点滴静注

※状態に応じ以下の薬剤を併用
経口剤：5-ASA製剤
注腸剤：5-ASA注腸

※改善なければ劇症またはステロイド抵抗例の治療を行う
※状態により手術適応の検討</td>
<td>・緊急手術の適応を検討
※外科医と連携のもと，状況が許せば以下の治療を試みてもよい．
・強力静注療法
・血球成分除去療法
・シクロスポリン持続静注療法*
※上記で改善なければ手術</td>
</tr>
</table>

直腸炎	経口剤：5-ASA製剤 坐剤　：5-ASA坐剤，ステロイド坐剤 注腸剤：5-ASA注腸，ステロイド注腸　　　　※安易なステロイド全身投与は避ける

<table>
<tr><th rowspan="2">難治例</th><th>ステロイド依存例</th><th colspan="2">ステロイド抵抗例</th></tr>
<tr>
<td>免疫調節薬：アザチオプリン，6-MP*
※（上記で改善しない場合）：血球成分除去療法・タクロリムス経口・インフリキシマブ点滴静注を考慮してもよい</td>
<td colspan="2">中等症：血球成分除去療法，タクロリムス経口，インフリキシマブ点滴静注
重　症：血球成分除去療法，タクロリムス経口，インフリキシマブ点滴静注，シクロスポリン持続静注療法*
※アザチオプリン，6-MP*の併用を考慮する
※改善がなければ手術を考慮</td>
</tr>
</table>

寛解維持療法

	非難治例	難治例
	5-ASA経口製剤 5-ASA局所製剤	5-ASA製剤（経口・局所製剤） 免疫調節薬（アザチオプリン，6-MP*），インフリキシマブ点滴静注**

* 現在保険対応には含まれていない，**インフリキシマブで寛解導入した場合，5-ASA製剤経口（ペンタサ®錠，サラゾピリン®錠，アサコール®錠）
※ 5-ASA局所製剤（ペンタサ®注腸，サラゾピリン®坐剤），ステロイド局所製剤（プレドネマ®注腸，ステロネマ®注腸，リンデロン®坐剤）
※（治療原則）内科治療への反応性や薬物による副作用あるいは合併症などに注意し，必要に応じて専門家の意見を聞き，外科治療のタイミングなどを誤らないようにする．
（潰瘍性大腸炎・クローン病　平成22年度治療方針）

◆ 処方例 ◆

Rp.
（軽症および中等症）
1. サラゾスルファピリジン（サラゾピリン®錠 0.5 g）　6～8錠　分3～4　毎食後と就寝前
2. メサラジン（ペンタサ®錠　0.25 g）　　　　　　　　6～9錠　分3～4　毎食後と就寝前
　　　　　　　（アサコール®錠　400 mg）　　　　　　6～9錠　分3　毎食後
3. リン酸ベタメタゾンナトリウム（ステロネマ®注腸液　100 mL）1本　就寝前
4. プレドニゾロン（プレドニン®錠　5 mg）　　　　　　6～8錠　分2～3
（重症・劇症）
5. コハク酸プレドニゾロンナトリウム（水溶性プレドニン®）1～1.5 mg/kg　分3ないし分4　静脈内投与
6. コハク酸プレドニゾロンナトリウム（水溶性プレドニン®）20～30 mg 動注

◆ 処方解説

　軽症および中等症に対する処方例を示した．まず，サラゾスルファピリジンまたはメサラジンを経口投与し，寛解導入後に減量して維持投与する．維持療法の期間は，副作用がない限り長期間行うことが望ましい（処方1, 2）．数日間の治療にて効果が不十分な場合はステロイドの注腸の併用を行う（処方3）．寛解導入後は注腸療法を中止し，サラゾスルファピリジンまたはメサラジンにて維持療法を行う．上記の治療で2週間以内に明らかな効果がない場合や増悪する場合は，プレドニゾロンの経口投与を追加する（処方4）．明らかな効果が得られたら，寛解までこの量を続けた後に減量する．なお，リン酸ベタメタゾンナトリウムの注腸はプレドニゾロンの経口投与を中止するまで続ける．ムーンフェイスを予防するためには，ベタメタゾンよりマイルドなベクロメタゾンの注腸剤を特殊製剤として調製することも有効である．

　重症例・劇症例では，まず入院させて全身障害に対する管理を行う．薬物療法としては，当初よりプレドニゾロンの経口投与あるいは点滴静注，動注，さらにステロイドの注腸を併用する（処方5, 6）．明らかな効果が得られたら，プレドニゾロンを減量し寛解導入を期す．以後は軽症・中等症に準じた治療を行う．

Q & A

Q 潰瘍性大腸炎の患者さんに対する注意点は何ですか？

A 慢性の疾患ですが，病状をコントロールすることで通常の社会生活を行えることを説明し，患者さんの不安を取り除くことが先決です．また，直腸炎型では時に治療後も軽度の血便が持続することがありますが，完全な症状消失を目指す必要はありません．いずれにしても，治療が長期にわたることが多いので，患者さんの精神的ケアには十分に配慮する必要があります．

(2) 過敏性腸症候群

病態の概要

　過敏性腸症候群（irritable bowel syndrome：IBS）は，腹痛と便通異常が持続する主要な器質的疾患を欠く機能性腸疾患である．病因は不明であるが，主要病態として消化管運動異常，消化管知覚閾値の低下，心理的異常（精神症状）があげられ，ストレスによる脳超相関が病態に深く関わっているとされている．その他，腸管感染症，食習慣，生活習慣が症状憎悪などの関与も考えられている．診断は Rome Ⅲ 基準（表3）[7] に基づいて行い，下痢関連症状あるいは便秘関連症状のどちらの異常が優位かによって，便秘型，下痢型，混合型，分類不能型に分類される．

キーワード

過敏性腸症候群　　便通異常　　機能性疾患　　ストレス　　脳腸相関

治療方針

　生活習慣により症状の発症・増悪がみられていることがあるため，問診で誘発要因の存在が疑われる場合は，それを回避するよう指導する．食事指導も非常に重要であり，下痢型の場合は高脂肪食や香辛料，非吸収性糖類，乳製品，アルコールなど，下痢の増悪因子となりうる飲食物の摂取制限，便秘型の場合は水分や高繊維食の摂取を推奨する．

・心理療法：心的外傷を受けた経験や家庭・職場環境によるストレスなどの心理・社会的因子が関与する心身症としての側面を有している場合は，心療内科的アプローチを行うことも重要である．基本的には対話面接療法を行い，必要に応じて自律訓練法などを行う．

・薬物療法：IBS の薬物治療は，過敏性腸症候群の治療ガイドラインを参考にして行われることが多い（図1）[8]．薬物療法の基本は，消化管を標的にした治療を行うことである．腹部症状や便通異常を是正する消化管運動調整薬，高分子重合体，ラモセトロン塩酸塩，乳酸菌製剤，抗コリン薬などがあり，下痢型，便秘型，混合型など症状に応じた薬剤が対症療法として用いられる．中等度以上の患者に対しては，抗不安薬や抗うつ薬など，症状の経過や精神状態に応じて向精神薬の追加投与を行う．

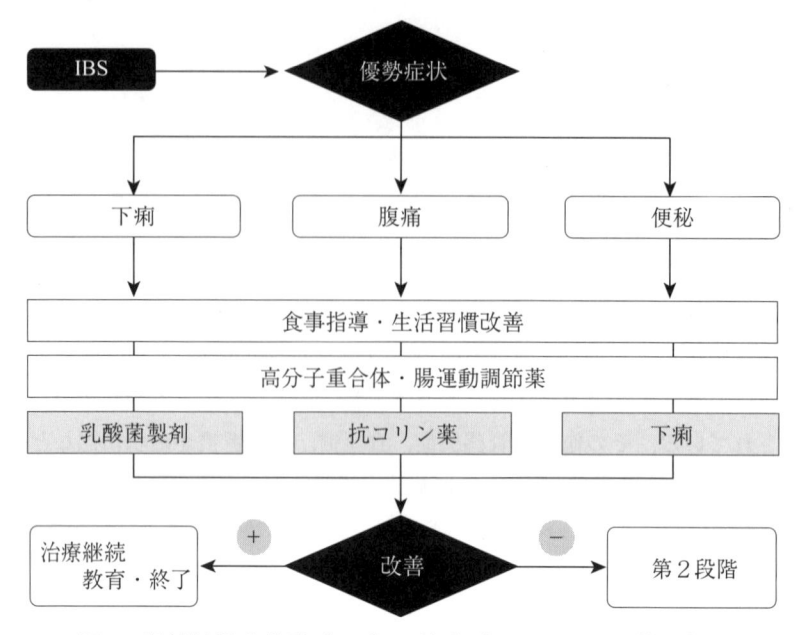

図1 過敏性腸症候群（IBS）の治療ガイドライン：第1段階

（福士 審（2006）過敏性腸症候群，「心身症 診断・治療ガイドライン2006」（小牧 元，他編），p.11-40，協和企画）

表3 Rome Ⅲ診断基準

■ 腹痛あるいは腹部不快感が 　・最近3か月の中の1か月につき少なくとも3日以上を占め 　・下記の2項目以上の特徴を示す 　　① 排便により改善する 　　② 排便頻度の変化で始まる 　　③ 便形状（外観）の変化で始まる
※1　少なくとも診断の6か月以上前に症状が出現し，最近3か月間は基準を満たす必要がある． ※2　腹部不快感とは，腹痛とはいえない不愉快な感覚をさす． 病態生理研究や臨床研究では，腹痛あるいは腹部不快感が1週間につき少なくとも2日以上を占める者が対象として望ましい．

（松枝 啓（2009）IBSの診断と治療，臨床消化器内科，24：27-35）

◆ 処方例 ◆

Rp.
1. ラクトミン製剤（ビオフェルミン®散）　　　　　　　　　1〜3g　分3
2. ポリカルボフィルカルシウム（コロネル®錠　500 mg）　　1〜2錠　分3　食後
3. ロペラミド塩酸塩（ロペミン®カプセル　1 mg）　　　　　1〜2カプセル　分1〜2
4. 酸化マグネシウム（酸化マグネシウム®末）　　　　　　　0.5〜2g　分1〜3
5. ロフラゼプ酸エチル（メイラックス®錠　1 mg）　　　　　1〜2錠　分1〜2
6. 塩酸ドスレピン（プロチアデン®錠　25 mg）　　　　　　3錠　分3　食後
7. マレイン酸トリメブチン（セレキノン®錠　100 mg）　　　3錠　分3　食後

◆ 処方解説

　腹部症状と便通状態に応じた薬物治療が基本である．下痢症状に対して整腸剤（処方1）と高分子重合体（処方2）を併用する．効果が得られなかった場合は強力な止瀉薬（処方3）を頓用で使用する．便秘症状には緩下剤や消化管機能促進薬などを用いる（処方4）．精神症状を伴う場合は，抗不安薬（処方5）や抑うつ薬（処方6）などの向精神薬を併用する．なお，マレイン酸トリメブチンは下痢にも便秘にも有効で，過敏性腸症候群には第一選択薬として使用されることも多い（処方7）．

Q & A

Q 過敏性腸症候群の患者さんに対する注意点は何ですか？

A 不規則な生活が症状を悪化させていることも多いので，規則正しい生活を心がけさせることが重要となります．十分な睡眠，朝食後の排便習慣の確立，高脂肪食・刺激物や飲酒の制限などを的確に理解して頂くことが必要になります．さらに大事なことは，ストレスが症状の増悪に深く関与しており，相談相手になるなどストレス解消にも努めなければなりません．

(3) クローン病

病態の概要

　クローン病は，主として若年者（10〜30歳代前半）に好発する原因不明の肉芽腫性炎症性腸疾患であるが，遺伝子要因，環境要因，免疫学的異常が複合して発症することが近年解明されてきている．クローン病は難治性の腸疾患で，特定疾患（難病）に指定されている．患者数は近年増加傾向にあり，発症率は10万人対0.51である（男性：女性＝2：1）．臨床症状としては，腹痛，下痢などの消化器症状のほかに体重減少，発熱，倦怠感などの全身症状がみられる．また，痔瘻のほかに虹彩炎，関節炎，皮膚病変などの腸管外合併症を生じることもある．潰瘍性大腸炎は病変部位が大腸に限局されているのに対して，クローン病では，口から肛門までの全消化管で炎症が起こり（非連続性病変），侵される組織も粘膜層に限らず筋層や漿膜に及ぶことが特徴である．

キーワード

クローン病　　全消化管　　非連続性病変　　腹痛　　下痢

治療方針

　現時点では完治させる治療法はないことから，従来の治療目標は活動性をコントロールして寛解状態を維持することであった．そのため，アミノサリチル酸製剤で治療を開始し，中等症〜重症の症例では薬物療法，栄養療法や外科療法を組み合わせて患者のQOLを高めることが多かった．「厚生労働省難治性炎症性腸管障害に関する調査研究」班による「潰瘍性大腸炎・クローン病　平成22年度治療指針[6]」（表4）を参考にしていただきたい．一方，近年では若年発症例，肛門病変例などの予後不良例には，発病早期から抗TNF-α抗体などの積極的治療が行われることが増えてきている．

表4　平成 22 年度クローン病内科治療指針

活動期の治療（病状や受容性により，栄養療法・薬物療法・あるいは両者の組み合わせを行う）		
軽症〜中等症	中等症〜重症	重症
薬物療法 ・5-ASA 製剤：ペンタサ®錠, 　　　　　　サラゾピリン®錠 　　　　　　（大腸病変） ※受容性があれば栄養療法（経腸栄養療法） ※効果不十分の場合は中等症〜重症に準じる	薬物療法 ・経口ステロイド（プレドニゾロン） ・抗菌薬（メトロニダゾール*, シプロフロキサシン*など） ※ステロイド減量・離脱が困難な場合：アザチオプリン，6-MP* ※ステロイド・栄養療法が無効な場合：インフリキシマブ，アダリムマブ 栄養療法（経腸栄養療法） ・成分栄養剤（エレンタール®） ・消化態栄養剤（ツインライン®など） 血球成分除去療法の併用 ・顆粒球吸着（アダカラム®） ※通常治療で効果不十分・不耐で大腸病変に起因する症状が残る症例に適応	外科治療の適応を検討した上で以下の内科治療を行う 薬物療法 ・ステロイド経口または静注 ・インフリキシマブ，アダリムマブ（通常治療抵抗例） 栄養療法 ・絶食の上，完全静脈栄養療法 ※合併症が改善すれば経腸栄養療法へ ※通過障害や膿瘍がない場合はインフリキシマブ，アダリムマブを併用してもよい

寛解維持療法	肛門病変の治療	狭窄の治療	術後の再発予防
薬物療法 ・5-ASA 製剤： 　ペンタサ®錠 　サラゾピリン®錠 　（大腸病変） ・アザチオプリン ・6-MP* ・インフリキシマブ，アダリムマブ（インフリキシマブ，アダリムマブにより寛解導入例） 在宅経腸栄養療法 ・エレンタール®，ツインライン®等 ※短腸症候群など，栄養管理困難例では在宅中心静脈栄養法を考慮する	まず外科治療の適応を検討する ドレナージやシートン法など 内科的治療を行う場合 ・痔瘻・肛門周囲膿瘍：メトロニダゾール*，抗菌薬・抗生物質，インフリキシマブ ・裂肛，肛門潰瘍：腸管病変に準じた内科的治療 ・肛門狭窄：経肛門的拡張術	・まず外科治療の適応を検討する． ・内科の治療により炎症を沈静化し，潰瘍が消失・縮小した時点で，内視鏡的バルーン拡張術	寛解維持療法に準ずる ・5-ASA 製剤： 　ペンタサ®錠 　サラゾピリン®錠（大腸病変） ・アザチオプリン ・6-MP* ・経腸栄養療法

* 現在保険適応には含まれていない．
※（治療原則）内科治療への反応性や薬物による副作用あるいは合併症などに注意し，必要に応じて専門家の意見を聞き，外科治療のタイミングなどを誤らないようにする．
（潰瘍性大腸炎・クローン病　平成 22 年度治療方針）

◆ 処方例 ◆

Rp.
1. プレドニゾロン（プレドニン®錠 5 mg）　　　　　8〜10錠 分2
2. メサラジン（ペンタサ®錠 500 mg）　　　　　　6錠 分3
3. サラゾスルファピリジン（サラゾピリン®錠 500 mg）8錠 分4
4. インフリキシマブ（レミケード®点滴静注用 100 mg）1回 5 mg/kg（2時間かけ点滴静注）
   0, 2, 6週に投与し，以後8週間間隔で投与

◆ 処方解説

　広範な大腸，小腸病変を有する重症例，または栄養療法のみで寛解へ導入できない場合には，副腎皮質ホルモン（ステロイド）を併用する（処方1）．小腸病変にはメサラジン（処方2），大腸病変にはサラゾスルファピリジン（処方3）を中心に併用することもよい．効果不十分な中等度〜重度活動期，外瘻の場合に抗TNF-α抗体であるインフリキシマブ（処方4）を使用する．

Q & A

Q クローン病の患者さんに対する注意点は何ですか？

A 栄養療法を中心に，長期にわたる治療継続，自己コントロールが必要な点を患者さんとその家族に十分に説明することが重要になります．さらに，将来のQOLについて希望をもたせることも大切です．また，薬剤師も，患者さんの長期療養における環境面および精神面のケアにおいては，医師，看護師，栄養士，ソーシャルワーカーなどの医療スタッフとの連携が不可欠であることを認識することが必要です．

参考文献

1) 水島　裕編，森田　寛ら（2004）今日の治療薬2004，南江堂
2) 細田順一，石射正英ら（2002）優秀処方とその解説，南山堂
3) 高久史麿，矢崎義雄監修，関　顕ら編（2002）治療薬マニュアル，医学書院
4) 橋本隆男編，宇都宮保典ら（2001）薬学生のための疾患と病態生理，廣川書店
5) 一目でわかるIBD—炎症性腸疾患を診療されている先生方へ〔難治性炎症性腸管障害に関する調査研究班（渡辺班）〕
6) 「潰瘍性大腸炎・クローン病　平成22年度治療方針」難治性炎症性腸管障害に関する調査研究班（渡辺班）平成22年度分担研究報告書別冊，2011年3月
7) 松枝　啓（2009）IBSの診断と治療，臨床消化器内科，24：27-35
8) 福士　審（2006）過敏性腸症候群，「心身症　診断・治療ガイドライン2006」（小牧　元，久保千春，福士　審編集），p.11-40，協和企画

7.8 痔疾患

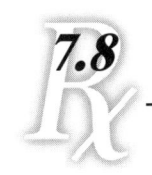

病態の概要

　肛門管は外部の皮膚の連続である肛門上皮により裏打ちされ，直腸の内層は赤く，キラキラ輝く腺性粘膜からなる．肛門管と隣接した外皮は，体性感覚神経に支配され，痛覚刺激に対しては非常に感じやすい．それに対して直腸粘膜は自律神経支配を受け，比較的痛みに対して鈍感である．肛門管の上方の境界は，肛門直腸接合部（櫛状線，粘膜皮膚接合部，歯状線）で，そこには肛門陰窩と乳頭がある．

　痔疾患は，痔核，肛門周囲膿瘍，痔瘻，裂肛に分類される．痔核は，皮下の静脈のうっ血と粘膜下の結合織の増生によって引き起こされた軟らかい腫瘤である．肛門管の歯状線から口側にできたものを内痔核，肛門側にできたものを外痔核と定義している．肛門周囲潰瘍は，肛門腺の感染が進展して肛門周囲に潰瘍を形成したもので，疼痛，発熱，腫脹を呈する．痔瘻は肛門陰窩と肛門周囲皮膚の間に形成された瘻孔で，慢性的に膿汁を排出する．裂肛は肛門管の裂創を指す．

キーワード

痔核　　肛門周囲膿瘍　　痔瘻　　裂肛

治療方針

　軽症の痔核，裂肛には，坐薬，軟膏および経口投与薬などの薬物治療が中心になる．なお，内痔核脱出が慢性化したり，薬物効果がなければ外科的処置を必要とする．肛門周囲潰瘍は，切開排膿などの外科的処置によって急性炎症を鎮静化させることが原則である．また，薬物療法による完治が望めない痔瘻も外科的処置が最優先となる．

◆ 処方例 ◆

Rp.
1. 合剤（サーカネッテン®錠）　　　　　　　　　　　6錠　分3　食後
2. 合剤（プロクトセディル®坐薬）　　　　　　　　　1回1個　1日2回　朝・夕
3. 大腸菌死菌・ヒドロコルチン（強力ポステリザリン®軟膏　2g/個）2個　分2
4. 合剤（エスベリベン®）　　　　　　　　　　　　　6錠　分3　食前
5. トリベノシド（ヘモクロン®）　　　　　　　　　　3カプセル　分3　食後

◆ 処方解説

　本処方においては，局所での抗炎症，鎮痛，鎮痙作用ならびに瘙痒感の克服を期待してステロイド，抗炎症薬，抗菌薬，局所麻酔薬，およびH_1受容体拮抗薬などの合剤が錠剤，坐薬，軟膏で処方されている（処方1～3）．さらに，局所のびらんや出血を緩和するために粘膜収斂薬や粘滑性下剤などを追加している（処方4）．また，局所の静脈叢の循環障害やうっ血・腫脹の改善作用，抗浮腫作用，創傷治癒促進を期待してトリベノシドやルチン含有薬が内服で用いられている（処方4, 5）．その他，動物静脈血管叢エキス，ビタミンEなどが処方される．

Q & A

Q 痔疾患の患者さんへの対応・服薬指導上の注意点などについて教えてください．

A そうですね．まず，患者さんに薬物療法のみでなく，不規則な生活，アルコールの飲み過ぎなどが発症の原因になることや，局部を清潔に保つことが重要であることをわかっていただくことが大切です．さらには肛門部に負担のかからない体位，排便習慣を身につけるように指導することも必要です．もちろん便秘はよくありませんが，下痢になっては局所の安静が保てないので，下剤の使用にも十分な注意が必要です．そして，特に忘れてならないのは，患者さんのプライバシーに気を遣い，店頭での説明は他の患者さんに聞こえないようにするなどの配慮が必要になります．

参考文献

1) 水島　裕編，森田　寛ら（2004）今日の治療薬 2004, 南江堂
2) 細田順一，石射正英ら（2002）優秀処方とその解説，南山堂
3) 高久史麿，矢崎義雄監修，関　顕ら編（2002）治療薬マニュアル，医学書院
4) 橋本隆男編，宇都宮保典ら（2001）薬学生のための疾患と病態生理，廣川書店

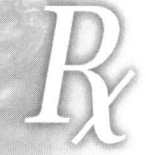

Chapter 8 血液および造血器疾患

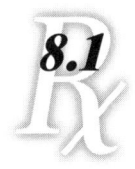

8.1 鉄欠乏性貧血

病態の概要

　貧血とは血液が薄くなった状態で，医学的には，末梢中のヘモグロビン（Hb）濃度，赤血球，赤血球容積率（Ht）が減少し基準値未満になった状態として定義されるが，一般にはヘモグロビン濃度が基準値を下回った場合に貧血とされる．図1は本章で述べる貧血と赤血球への分化の関係を示す．

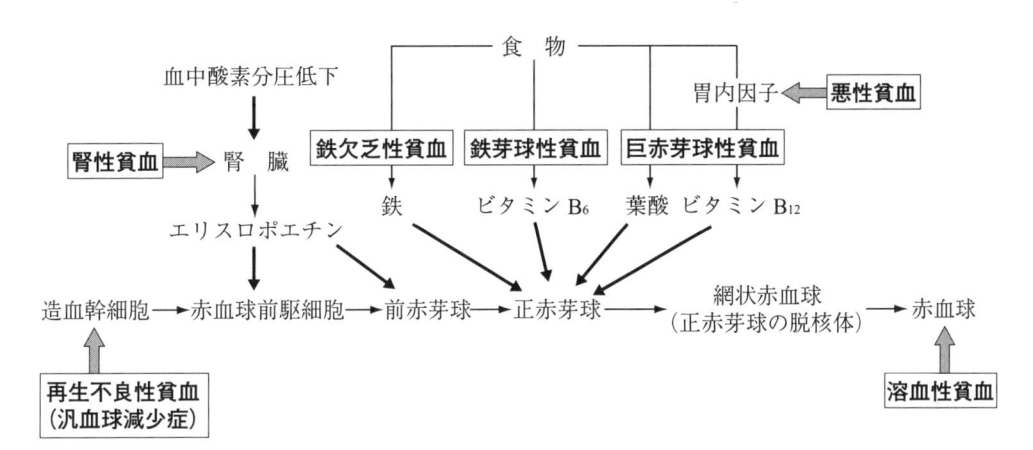

図1　赤血球への分化と貧血

（菱沼　滋著（2005）図解表説　薬理学・薬物治療学，p.330，ティ・エム・エス）

鉄欠乏性貧血は，わが国においては最も発症頻度が高い貧血であり，男性の約 1 %，女性の約 10 %にみられる．鉄の供給量と需要量または喪失量とのバランスが負に傾くことによって生じる．これは，ヘモグロビンの主な構成成分は鉄とタンパク質であるため，鉄が不足することでヘモグロビンを作る材料が足りなくなってしまうためである．健康な成人の体内には鉄が男性で 50 mg/kg，女性 35 mg/kg あり，このうち約 65 %は赤血球ヘモグロビンのヘム鉄であり，約 25 %は貯蔵鉄であるフェリチンやヘモジデリンとして存在する．残りがミオグロビンやチトクローム C などのヘム酵素に存在し生体の種々の機能に関与している．摂取鉄量不足や胃無酸症などによる消化管からの鉄吸収障害などに基づく供給量の不足，あるいは需要量の増加としての出血性消化性潰瘍，痔核など慢性出血性疾患による鉄喪失量増大，妊娠，月経過多などによって発症する．臨床症状は，顔面蒼白，動悸，息切れなどに加えて，組織鉄欠乏が中等症以上に進行すると，さじ状爪，舌乳頭萎縮，口角炎，嚥下困難などの特有の症状が現れる[1]．

キーワード

鉄　　ヘモグロビン合成障害　　小球性低色素性貧血　　出血　　成人女性

治療方針

成人男性や閉経後の女性の本症罹患患者の約 80 %に何らかの基礎疾患を認めるため，治療の原則は，その原因疾患を治すことである．本症治療は鉄剤で行い，安全性と経済性を考慮して経口薬が優先される．

◆ 処方例 ◆

Rp.
1) クエン酸第一鉄ナトリウム（フェロミア®錠 50 mg）
　　　　　　　　　1 回 1〜2 錠（1 日 2〜4 錠），1 日 2 回，朝夕食後，経口
2) 硫酸鉄（フェロ・グラデュメット®）
　　　　　　　　　1 回 1 錠（1 日 1〜2 錠），1 日 1〜2 回，朝，あるいは朝夕食後，経口
　　フェロ・グラデュメット® 1 錠には 105 mg の鉄含有
3) 含糖酸化鉄（フェジン®注 40 mg）　1 回 40〜80 mg，毎日あるいは隔日投与，注射

◆ 処方解説

鉄剤は原則的には 2 価鉄を経口で投与すべきであるが，大量出血時など鉄喪失量が多いときや消化性潰瘍時による出血，貧血の改善が乏しいときなどでは，静脈内に鉄剤を投与する．静注時にはアナフィラキシーなど鉄毒性があり，過量投与に注意する必要がある．投与量は次のような

式を用いて算出されている．

　　　鉄の総投与量（mg）＝（15 －血色素量（g / dL））×体重（kg）×3

　鉄欠乏性貧血の診断としては，血清鉄，トランスフェリン飽和度〔（血清鉄/血清総鉄結合能）×100〕，血清フェリチン値などの低下，小球性低色素性貧血などにより行う．よって，鉄剤を投与することにより，まず血清鉄が上昇し，トランスフェリン飽和度も上昇する．しかし，貯蔵鉄の血清フェリチンが正常に戻るまでには時間を要する．これが十分な量となるまで投与を持続する．鉄剤投与にもかかわらずこれらの検査値に変化がみられない場合には，悪性腫瘍など他の疾患を疑う必要がある．

Q & A

Q 鉄製剤の服用時にタンニン含量の多い緑茶，コーヒーなどで飲んでもよいですか？

A 以前は鉄製剤服用時に禁茶などの指導が行われていました．これは緑茶，コーヒー，紅茶等に含まれるタンニンと鉄とが反応し，消化管内で不溶性沈殿ができて鉄吸収が悪くなると思われていたからです．しかし，種々の実験により鉄の吸収は緑茶などに影響されないことが明らかとなり[2,3]，現在では禁茶などの指導は必要のないものとなっています．この理由の一つには，本来，鉄の生体内利用率が悪いことがあげられ，タンニンの影響は少ないものと考えられています．

Q 血清鉄，血清総鉄結合能（total iron binding capacity, TIBC）などの関係を教えてください．

A 血清中の鉄は血清タンパクの一つであるトランスフェリンにすべてが結合しています（図1参照）[4]．図からもわかるように，通常トランスフェリンは鉄で飽和されていないため，鉄が血清に入ってくればこれらを結合する能力をもっています．これを血清不飽和鉄結合能（unsaturated iron binding capacity, UIBC）といいます．TIBCとは一定量の血清当たりの鉄を結合する総能力です．よって，血清鉄が少なくなるとトランスフェリン飽和度は低値を示すことになります．

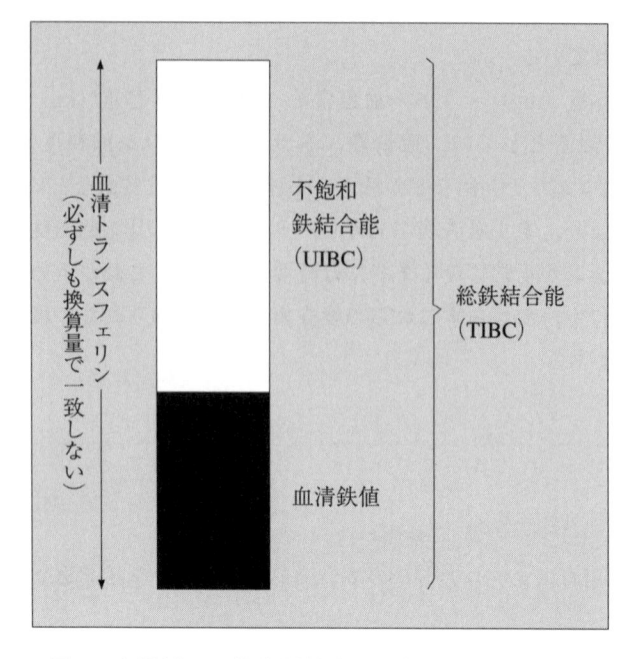

図1 血清鉄，不飽和鉄結合能，総鉄結合能の関係

（縦軸：血清トランスフェリン（必ずしも換算量で一致しない），上部：不飽和鉄結合能（UIBC），下部：血清鉄値，右：総鉄結合能（TIBC））

Q 胃全摘患者ではなぜ鉄の吸収が障害されるのですか？

A 鉄は低いpHでは溶解度は高く，胃酸で還元されて2価のカチオンとなり小腸上部で吸収されます．胃の全摘患者ではこの反応が起こりにくいことから，鉄の吸収障害になるとされています．これは胃腸障害を避けるために，食直後に鉄剤を服用すると胃のpHが高いことから吸収が悪くなるのとよく似ています．クエン酸第一鉄ナトリウム製剤は，胃酸の影響を受けずに吸収されるといわれています．

Q 貧血を大別するために赤血球恒数が用いられますが，その求め方などを教えてください．

A 赤血球恒数には平均赤血球容積（mean corpuscular volume, MCV），平均赤血球ヘモグロビン量（mean corpuscular hemoglobin, MCH），あるいは平均赤血球ヘモグロビン濃度（mean corpuscular hemoglobin concentration, MCHC）があります．求め方は次のように計算します．

MCV ＝（Ht / RBC）× 10, MCH ＝（Hb / RBC）× 10, MCHC ＝（Hb / Ht）× 100

ここで，Htはヘマトクリット（%），RBCは赤血球数（× $10^6/\mu L$），Hbは血中ヘモグロビン濃度（g / dL）です．

代表的な貧血は小球性低色素性貧血，正球性正色素性貧血，および大球性高色素性貧血に分類されます．この分類にはMCV，MCH，MCHCの算出が必要です．例えば，RBCの減少に比較してHt，Hbの減少が大きければ，MCV，MCHは小さくなり小球性低色素性貧血と呼ばれ，鉄欠乏性貧血はこの分類に属します．

引用文献

1) 加藤淳二, 他（2010）今日の治療指針, p.528, 医学書院
2) 久保田一雄, 他（1990）日老医誌 27, 555
3) 下園拓郎, 他（1988）新薬と臨牀 37, 1030
4) 刈米重夫, 他（1989）日本臨牀 47（増刊）, 739

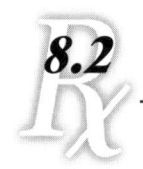

8.2 再生不良性貧血

病態の概要

　貧血とは血液が薄くなった状態で，医学的には，末梢中のヘモグロビン（Hb）濃度，赤血球，赤血球容積率（Ht）が減少し基準値未満になった状態として定義されるが，一般にはヘモグロビン濃度が基準値を下回った場合に貧血とされる．図1は本章で述べる貧血と赤血球への分化の関係を示す．

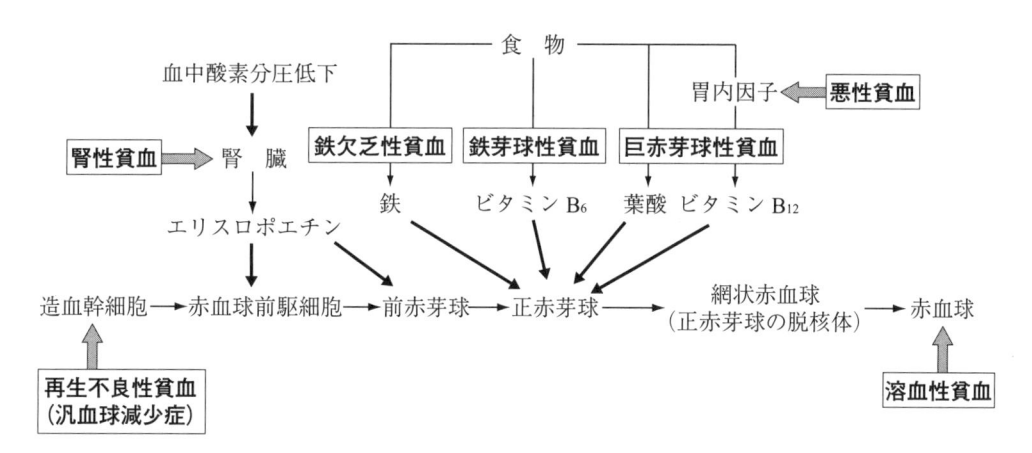

図1　赤血球への分化と貧血
（菱沼　滋著（2005）図解表説　薬理学・薬物治療学, p.330, ティ・エム・エス）

　再生不良性貧血は造血幹細胞が持続的に減少し，骨髄の低形成と末梢血の赤血球などの全ての血球の減少（汎血球減少）をきたす難治性疾患である．原因は不明であるが，造血幹細胞に対する免疫学的な攻撃がほとんどの患者で病態に関与していると考えられている．また，発症の経過などから，先天性（Fanconi貧血, Zinsser-Cole-Engman症候群），後天性（特発性再生不良性

貧血，二次性再生不良性貧血）に分類され，再生不良性貧血全体の80％以上は原因の特定できない特発性再生不良性貧血であり，二次性再生不良性貧血は薬剤性，放射線性，肝炎後に分類されている．再生不良性貧血は汎血球減少の程度や血球減少の進行速度によって，治療に対する反応性や予後が異なるため，重症度に応じた治療を選択する必要がある．表1に重症度分類[1]を示す．

薬剤性の再生不良性貧血には各薬物の骨髄抑制作用が関与し，抗がん薬（ブスルファン，ダウノルビシン，シクロホスファミドなど）のように大量に使用することによって骨髄低形成を来す薬物の他に，抗生物質（クロラムフェニコール，ペニシリンなど），抗痙攣薬（フェニトイン，トリメタジオンなど），シメチジンなどでは投与量に無関係に骨髄抑制を来すことがある．

表1 再生不良性貧血の重症度分類

stage 1	軽症	下記以外
stage 2	中等症	以下の2項目以上を満たす 　網赤血球　60,000/μL 未満 　好中球　　1,000/μL 未満 　血小板　　50,000/μL 未満
stage 3	やや重症	以下の2項目以上を満たし，定期的な赤血球輸血を必要とする 　網赤血球　60,000/μL 未満 　好中球　　1,000/μL 未満 　血小板　　50,000/μL 未満
stage 4	重症	以下の2項目以上を満たす 　網赤血球　20,000/μL 未満 　好中球　　　500/μL 未満 　血小板　　20,000//μL 未満
stage 5	最重症	好中球 200/μL 未満に加えて，以下の1項目以上を満たす 　網赤血球　20,000/μL 未満 　血小板　　20,000/μL 未満

キーワード

造血幹細胞異常　　免疫抑制　　骨髄不全症候群　　貧血　　出血傾向　　免疫抑制薬

治療方針

造血回復を目指す治療として ① 免疫抑制療法, ② タンパク同化ステロイド療法, ③ 造血幹細胞移植がある. 図2, 3に重症度別の治療指針を示す. 免疫学的機序が関与していることから, 免疫抑制療法が主要なものとなっている. しかし, 図3に示した重症度がstage 3以上で, 40歳未満でHLA（ヒト組織適合抗原）一致同胞を有する患者では, 骨髄移植療法（bone marrow transplantation, BMT）が第一選択の治療である.

◆ 処方例 ◆

輸血は不要であるが血球減少が進行するstage 2までの非重症例では, 下記のいずれかが用いられる.

1) シクロスポリンA（ネオーラル® カプセル）　　1回2〜2.5 mg/kg（1日4〜5 mg/kg）
　　　　　　　　　　　　　　　　　　　　　　　1日2回

内服後2時間目の血中濃度が600 ng/mL以上で, 血清クレアチニン値が上昇しないように投与量を調整する.

2) メテノロン酢酸エステル（プリモボラン®錠5 mg）　1回1〜2錠（1日2〜4錠）
　　　　　　　　　　　　　　　　　　　　　　　　1日2回

3) ダナゾール錠100 mg（ボンゾール®錠100 mg）　1回1錠（1日2〜3錠）
　　　　　　　　　　　　　　　　　　　　　　　1日2〜3回

保険適応外である.

輸血を必要とするstage 3以上の重症例では, 1)と2)が用いられ, 感染症発症のリスクが高い場合には3)も追加される.

1) 抗ヒト胸腺細胞ウサギ免疫グロブリン静注用（サイモグロブリン点滴静注用25 mg®）
　　　　　　　　　　　　　1回2.5〜3.75 mg/kg（1日2.5〜3.75 mg/kg）
　　　　　　　　　　　　　　1日1回　6時間以上かけて緩徐に点滴静注　5日間

メチルプレドニゾロンコハク酸エステルナトリウム注射用（ソル・メドロール静注用125 mg®）
　　　　　　　　　　　　　　　　　　　　　　　1回2 mg/kg（1日2 mg/kg）
　　　　　　　　　　　　　　　　　　　　　　　1日1回　5日間

保険適応外である.

その後
プレドニゾロン錠（プレドニン®錠5 mg）　　　1回1 mg/kg（1日1 mg/kg）
　　　　　　　　　　　　　　　　　　　　　　1日1回　7日間

続いて
プレドニゾロン錠（プレドニン®錠5 mg）　　　1回0.5 mg/kg（1日0.5 mg/kg）
　　　　　　　　　　　　　　　　　　　　　　1日1回　7日間

その後
プレドニゾロン錠（プレドニン®錠 5 mg）　　　1回 0.2 mg/kg（1日 0.2 mg/kg）
　　　　　　　　　　　　　　　　　　　　　　　1日1回　7日間

2）シクロスポリン A（ネオーラル®カプセル）　　1回 3 mg/kg（1日 6 mg/kg）
　　　　　　　　　　　　　　　　　　　　　　　1日2回　6か月以上

3）フィルグラスチム（遺伝子組換え）注射液（グラン®注射液）
　　　　　　　　　　　　　　　　　　　　　　　1回 400 μg/m²（1日 400 μg/m²）
　　　　　　　　　　　　　　　　　　　　　　　1日1回　点滴静注

または
　レノグラスチム（遺伝子組換え）注射用（ノイトロジン®注）
　　　　　　　　　　　　　　　　　　　　　　　1回 5 μg/m²（1日 5 μg/m²）
　　　　　　　　　　　　　　　　　　　　　　　1日1回　点滴静注

a（参考）免疫病態を疑わせる所見
　PNH タイプ血球が陽性であるか，または下記の①〜④が揃っている場合は免疫抑制療法が奏功しやすい．
　①血小板減少が先行する．
　②巨核球の増加はみられない．
　③MCV が大きい（>100fl）．
　④貧血の程度が強いわりに自覚症状が乏しい．（健康診断などで偶然指摘される貧血である．）
b 若年女性では，タンパク同化ステロイドより先にシクロスポリンを試みてもよい．
c 4 か月時点で，網赤血球数や血小板数の上昇がみられない場合（無反応）は中止．
d シクロスポリンはこの重症度の再生不良性貧血には保険適応外．
e stage 3〜5 の ATG 無効例に対する治療指針に準じて治療．

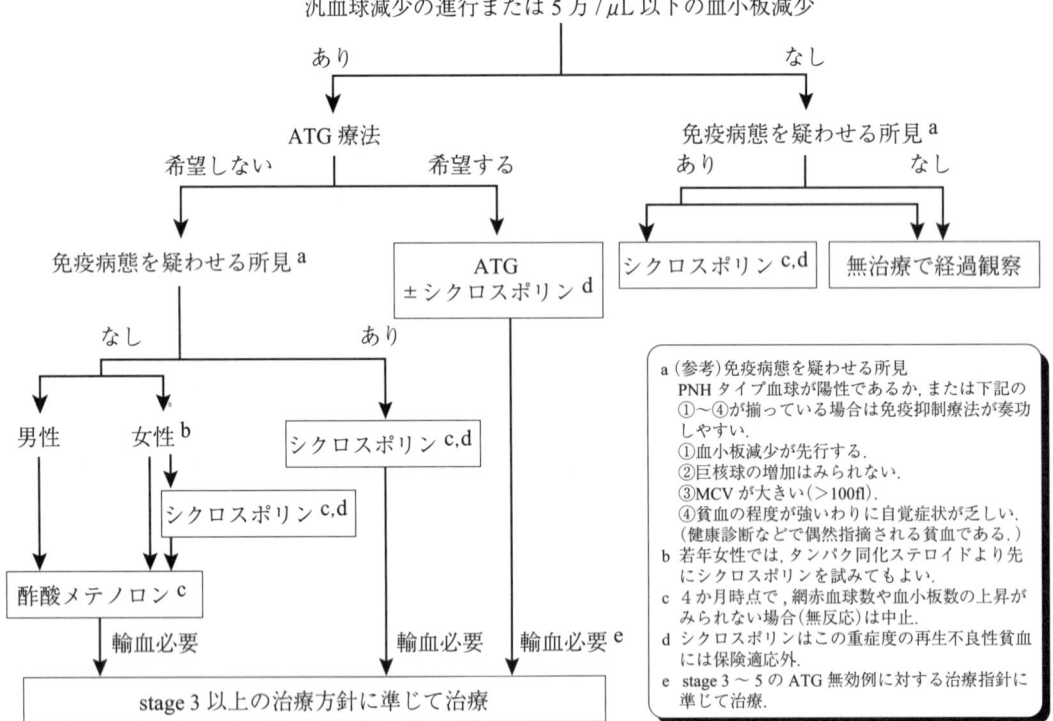

図2　再生不良性貧血の stage 1 および 2（軽症〜中等度）に対する治療指針

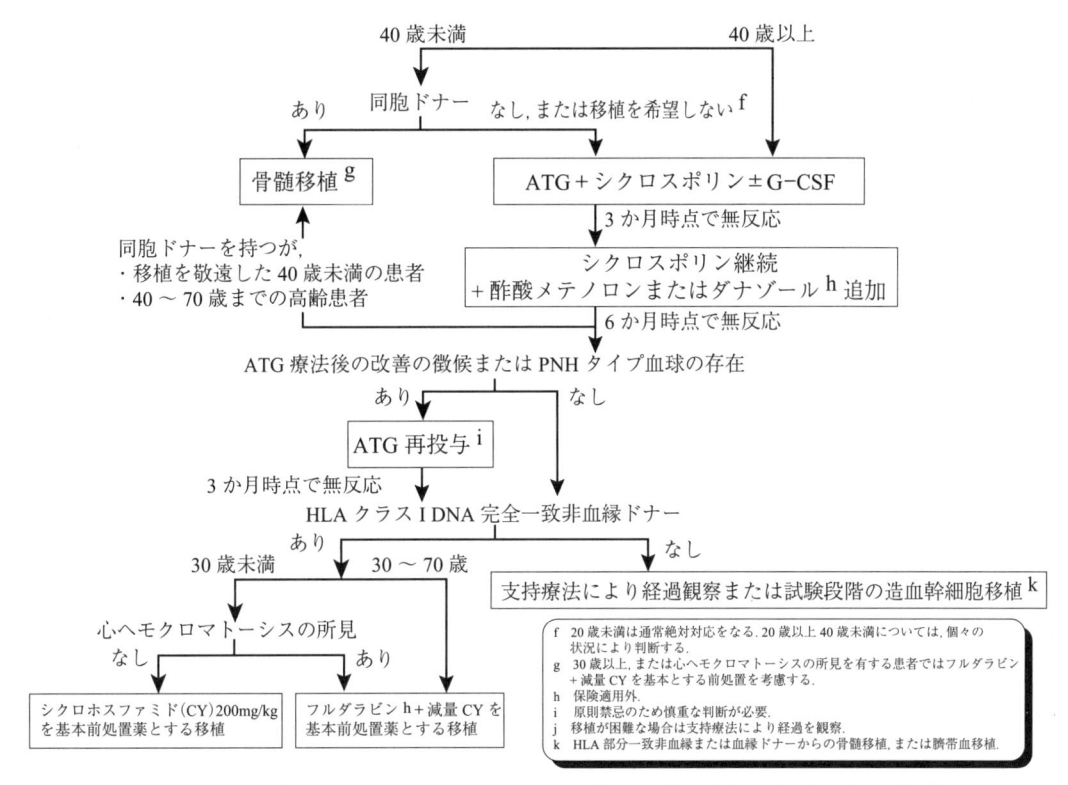

```
                    40歳未満           40歳以上
                        ↓               ↓
        あり    同胞ドナー    なし,または移植を希望しない f
         ↓                              ↓
      骨髄移植 g                ATG＋シクロスポリン±G-CSF
                                        ↓ 3か月時点で無反応
   同胞ドナーを持つが,              シクロスポリン継続
   ・移植を敬遠した40歳未満の患者    ＋酢酸メテノロンまたはダナゾール h 追加
   ・40〜70歳までの高齢患者                ↓ 6か月時点で無反応
         ATG療法後の改善の徴候またはPNHタイプ血球の存在
                    あり          なし
                     ↓             
                ATG再投与 i         
                 ↓ 3か月時点で無反応
                     HLAクラス I DNA 完全一致非血縁ドナー
                 あり              なし
        30歳未満  30〜70歳    支持療法により経過観察または試験段階の造血幹細胞移植 k
           ↓        ↓
      心ヘモクロマトーシスの所見
      なし        あり
```

図3 再生不良性貧血のstage 3〜5（やや重症〜最重症）に対する治療指針

◆ 処方解説

　重症例の免疫抑制療法では抗胸腺細胞グロブリン（antithymocyte globulin, ATG）とシクロスポリンA製剤の併用療法が行われる．これは造血幹細胞の増殖を抑制すると考えられているリンパ球の働きを抑える．効果が得られるまでには数か月を要するといわれている．シクロスポリンはその血中濃度を測定しながら治療を実施する必要があり，トラフ値として200 ng/mL前後で投与量を調節する．効果と腎毒性に注意しながら投与量を変える．いわゆるTDM（therapeutic drug monitoring）を行いながら治療する必要がある．ATG投与によるアレルギー反応などの副作用防止のため，副腎皮質ホルモン剤（ステロイド剤とも表現）を投与する．初期には多量に，徐々に減量していくが，これはステロイド剤の副作用を可能な限り少なくするためである．

　中等症例における免疫抑制療法では，ATGと副腎皮質ホルモンが使用されている．軽症例ではタンパク同化ステロイドホルモンを用いる．これは造血幹細胞を刺激して造血能を回復，亢進させると考えられている．

　免疫抑制療法実施中は感染症を起こしやすい状態にあり，何らかの感染が起こればG-CSF製剤，抗生物質，抗真菌薬などを使用する．

Q & A

Q ATG製剤を使用して免疫抑制療法を実施後再発した場合，ATG製剤を再度使用できますか？

A ATGは異種タンパク製剤であり，例えば抗ヒト胸腺細胞ウマ免疫グロブリン製剤は，ヒト胸腺細胞をウマに注入して製造されたヒトのリンパ球に対する抗体です．この製剤の一つであるリンフォグロブリンでは，その添付文書中に複数回使用制限が明記されています．しかし，複数回使用時の有効性，安全性を示すデータもあり，アナフィラキシーショックなどの重篤なアレルギー反応や血清病などに注意しながら，専門医による治療が必要とされています．

Q 免疫抑制療法中，発生しやすい副作用とその対策にはどのようなものがありますか？

A ATG，シクロスポリンは，ともに造血を抑制しているTリンパ球の働きを抑え，造血機能を亢進すると考えられています．これらの併用により有効率が上昇したり，ATGの副作用が軽減するとされています．ATGの副作用としては，初期にはアナフィラキシーショックの発生が多いため，血圧低下，意識変化に注意しなければなりません．ショックが起こったときにはエピネフリン0.3～0.5 mgの皮下注射，ヒドロコルチゾン500 mgを静注します．発疹，膨疹，かゆみなどにはヒドロコルチゾン500 mgなどを静注します．血小板減少には血小板輸注を行います．シクロスポリンによる腎毒性については，血清クレアチニン値の変動を観察し，上昇傾向を示したときにはシクロスポリンの投与を減量するなどの処置が必要です．また，前述したように免疫抑制療法は免疫を抑えられた状態にあり，種々の感染症が起こってくることから，抗生物質など適切な薬剤の使用が要求されます．

Q タンパク同化ステロイドホルモンの作用機序，副作用について教えてください．

A タンパク同化ステロイドホルモンは
1) 造血幹細胞に直接作用，分化，成熟促進
2) エリスロポエチン産生促進
3) 骨髄の造血幹細胞の造血刺激因子の感受性亢進

などの作用をもっています．
副作用としては男性ホルモン作用により男性化が問題となり，多毛，無月経，嗄声，あるいはニキビなどがあります．さらに，肝障害には注意が必要で，AST（GOT），ALT（GPT）の観察を十分に行うこと，異常な高値となった場合（例えば200単位/L）には薬剤の投与は中止します．

引用文献

1) 小峰光博, 他（2006）臨床血液, **27**
2) 中尾眞二（2010）今日の治療指針, p.532, 医学書院

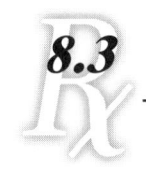

8.3 自己免疫性溶血性貧血

病態の概要

貧血とは血液が薄くなった状態で，医学的には，末梢中のヘモグロビン（Hb）濃度，赤血球，赤血球容積率（Ht）が減少し基準値未満になった状態として定義されるが，一般にはヘモグロビン濃度が基準値を下回った場合に貧血とされる．図1は本章で述べる貧血と赤血球への分化の関係を示す．

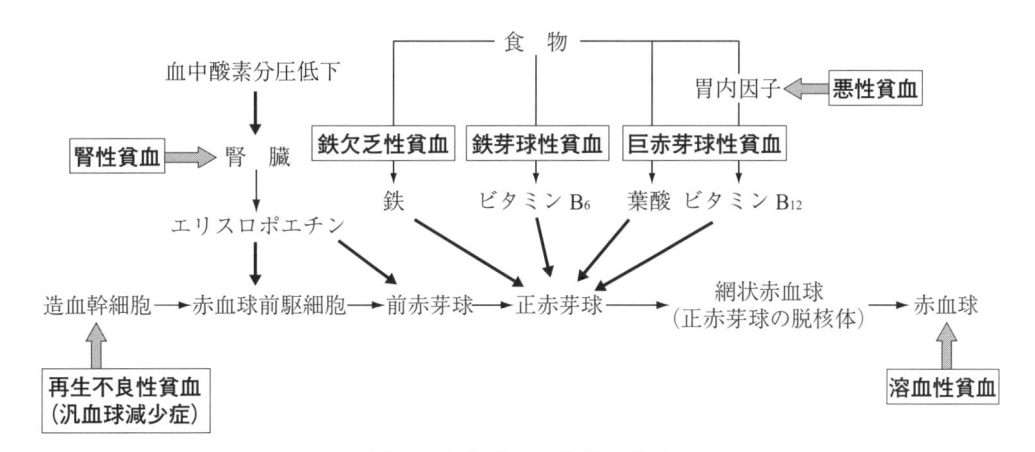

図1 赤血球への分化と貧血
（菱沼 滋著（2005）図解表説 薬理学・薬物治療学, p.330, ティ・エム・エス）

赤血球が病的に破壊され，骨髄による代償が不完全で貧血を生じる場合が溶血性貧血で，赤血球の破壊に抗体や補体が関与する場合を自己免疫性溶血性貧血（autoimmune hemolytic anemia : AIHA）と呼ぶ[1]．本疾患は，赤血球膜上の抗原と反応する自己抗体が後天性に産生され，抗原抗体反応の結果赤血球が傷害を受け，赤血球寿命が著しく短縮（溶血）し，貧血をきたす病態である．抗赤血球自己抗体は，37℃（温式抗体）あるいは体温以下の低温条件（冷式抗体）で，自己赤血球と結合し，凝集，溶血，あるいは抗グロブリン血清の添加によって凝集を起こす能力をも

つ抗体である．自己抗体の出現は共通するが，抗体の性状，臨床的表現型，好発年齢などさまざまな観点からみて異なる特徴をもつ病態を包含している[2]．

温式抗体（原則として IgG 抗体）によって発病することが多く，その病型を慣習上自己免疫性溶血性貧血と呼ぶことが多い．

キーワード

自己免疫　　溶血　　IgG 抗体　　温式抗体　　貧血　　正球性正色素性貧血

治療方針

自己免疫性溶血性貧血（autoimmune hemolytic anemia：AIHA）は特発性と続発性があり，後者においては基礎疾患の治療がまず実施されるべきである．特発性 AIHA に関しては，第一次選択薬として副腎皮質ステロイド類を一般的には Coombs 試験陰性化が認められるまで投与する．そして第二，第三次選択としては，摘脾術，免疫抑制剤が位置付けされる（図 2 参照）．第一次選択

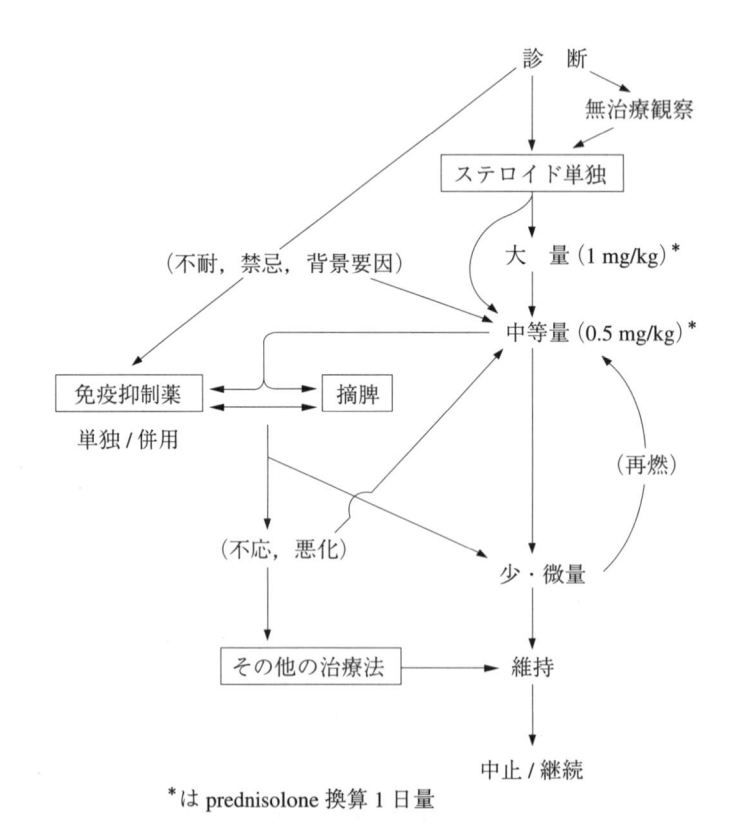

* は prednisolone 換算 1 日量

図 2　温式 AIHA の治療計画

（小峰光博（1992）自己免疫性溶血性貧血，臨床血液 **33**, 897）

薬の副腎皮質ステロイド類は有用であるが，重篤な副作用，例えば消化性潰瘍，ステロイド糖尿，精神症状などや合併症に注意しなければならない．よって，このステロイドの最適量を使用することが治療のポイントであるとされている．副腎皮質ステロイド類の不応症例，副作用問題が発生，あるいは禁忌症例などでは免疫抑制薬などによる第二，第三次選択が採用されることになる．一般的には，多くの症例で副腎皮質ステロイド類単独で治療可能と考えられている．

◆ 処方例 ◆

Rp.
通常は
プレドニゾロン（プレドニン®錠）
　　　1回 0.33〜0.67 mg/kg（最大 20 mg）（1日 1〜2 mg/kg（最大 60 mg））1日 3回，経口
高齢者では半減する．
4週間投与を目標に継続，効果を観察しながら徐々に減量していく．順調ならば 2.5〜5 mg/日まで減量し，最終的にはステロイドの中止となる．
副腎皮質ステロイド類の十分量が使用できない時，その減量で悪化を繰り返す時などでは
1) シクロホスファミド（エンドキサンP®錠）
　　　　　　　　　　　　　　　　　　　　1回 50 mg（1日 50〜100 mg）1日 1〜2回，経口
2) アザチオプリン（イムラン®錠）　　　　1回 50 mg（1日 50〜100 mg）1日 1〜2回，経口
これらは単独投与は少なく，少〜中等量のステロイド（10〜20 mg 程度）の併用が多い．
効果判定には 4週間以上の投与が必要である．

◆ 処方解説

　副腎皮質ステロイド類投与中は種々の副作用に十分な注意を払うことが必要である．反応例として評価していくには，貧血，黄疸，脾腫の改善，ヘモグロビン値，網赤血球比率など溶血の程度を総合的に考察する．ヘモグロビンの改善と網赤血球の安定した低値が得られれば，溶血は徐々に治療されていることを意味する．副腎皮質ステロイド類は 1か月単位で漸減していくが，別な例として初期大量投与時には週当たり 5〜10 mg の割合で，次に中等量投与時は 2週間で 5 mg 程度，そして 10〜15 mg/日まで減量しても再燃がないことを確認していく方法もある．異常がなければさらに減量して，最少の維持量として 2.5〜5 mg/日，血液所見が正常化し，Coombs 試験が陰性化して数か月持続すればステロイドの中止も可能であろう．しかし，定期的な観察は持続したほうがよいとされている．

　免疫抑制薬は副腎皮質ステロイド類を維持量まで減量できないときの補助的に用いられる．アザチオプリンなどは，副作用として骨髄抑制の一つである白血球減少がないことを確認しておく．効果的反応があれば，まず副腎皮質ステロイド類を減量し，溶血の程度を参考にしながら免疫抑制剤も減量する．

Q & A

Q 自己免疫性溶血性貧血の診断や治療効果の判定の一つに Coombs 試験というのがあります．これはどのような試験ですか？

A Coombs 試験は直接と間接に分けられますが，直接試験は体内で赤血球に IgG などの不完全抗体が結合しているか否かをみるためのものです．不完全抗体は赤血球とは結合できるが，生理食塩液の中では凝集反応を起こさないといわれています．これに抗ヒト免疫グロブリン抗体を加えると，橋渡し的作用により赤血球の凝集反応が起こります．この凝集が認められた場合には本試験は陽性となり，この疾患に罹患していることや，治療効果が認められないという判断材料となります．

Q 溶血性貧血にはどのような種類がありますか？

A 溶血性貧血は赤血球崩壊を呈する病態の総称で，種々の観点から分類されています．一般的には先天性と後天性があり，前者は赤血球自体の遺伝的な異常により赤血球の崩壊が亢進して貧血となる遺伝性溶血性貧血です．これには赤血球膜異常症，赤血球酵素異常症，ヘモグロビン異常症，ポルフィリン異常症があります．後者の代表的なものとしては本項で述べた自己免疫性溶血性貧血があり，これは温式，冷式に分類され，さらに特発性と続発性に分けられます．冷式は寒冷凝集素症，発作性寒冷血色素尿症に細分類されるなど多様です．

Q 副腎皮質ステロイド類投与減量中に症状が悪化した場合，再度この副腎皮質ステロイド類を増量するのですか？

A 副腎皮質ステロイド類の減量は徐々に進めていく必要があり，約1か月単位で行われることが多いようです．この副腎皮質ステロイド類減量中に病状が悪化，または再燃した場合には 20～30 mg/日まで再増量して経過を観察します．病状が安定すれば減量は再開されますが，減量が困難となればアザチオプリンなどを併用したり，摘脾を考えなければならないこともあります．

引用文献

1) 中熊秀喜（2010）今日の治療指針，p.536，医学書院
2) 小峰光博，他（2006）臨床血液，116

8.4 悪性貧血

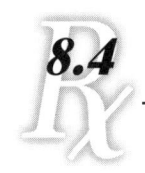

病態の概要

　貧血とは血液が薄くなった状態で，医学的には，末梢中のヘモグロビン（Hb）濃度，赤血球，赤血球容積率（Ht）が減少し基準値未満になった状態として定義されるが，一般にはヘモグロビン濃度が基準値を下回った場合に貧血とされる．図1は本章で述べる貧血と赤血球への分化の関係を示す．

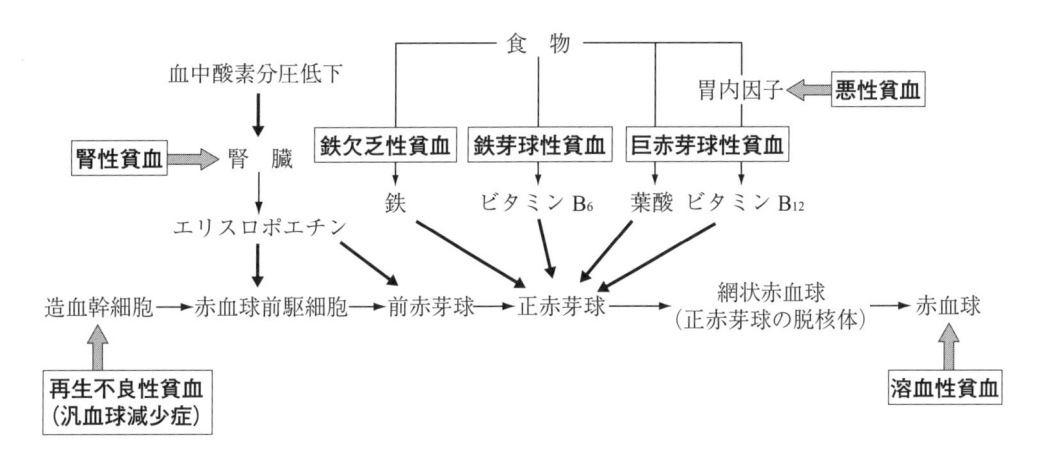

図1　赤血球への分化と貧血
（菱沼　滋著（2005）図解表説　薬理学・薬物治療学，p.330，ティ・エム・エス）

　悪性貧血は，自己免疫機序による抗内因子抗体の生成や萎縮性胃炎に伴う内因子の分泌不全により，ビタミン B_{12} の吸収が障害されて発症する．小型赤血球を産生する鉄欠乏性貧血と異なり，赤血球は大きく，また細胞あたりのヘモグロビン量も多いのが特徴で，大球性高血素性貧血を呈し，巨赤芽球性貧血の代表的なものである．また，ビタミン B_{12} はアミノ酸や脂肪酸の代謝および葉酸の生合成に関与しており，進行例では白血球や血小板減少を伴うことも少なくない．

　自覚症状として，動悸，息切れなどの貧血症状のほか，食欲不振や悪心などの消化器症状，末梢のしびれ感，感覚鈍麻などが認められることがある．また，特徴的な症状に，舌表面がなめらかに牛肉のようになり，疼痛を伴うハンター舌炎がある．

キーワード

巨赤芽球　　大球性高色素性貧血　　葉酸　　貧血　　内因子　　ビタミンB₁₂

治療方針

単純には，欠乏している VB₁₂ の補充を行う．これには枯渇した体内の貯蔵量を補充し，維持量の投与は終生持続しなければならない．原因が明らかな場合には，それを取り除くことが優先されるべきである．

◆ 処方例 ◆

Rp.
1) メコバラミン（メチコバール®注）　　　　　　1000 μg, 1日1回, 筋注
2) 酢酸ヒドロキソコバラミン（フレスミンS®）　1000 μg, 1日1回, 筋注
   入院では7日間連続投与, 以後1～2週間に1回投与
   外来では週に1回投与
3) メコバラミン（メチコバール®錠）　　　　　　1回 500 μg（1日1500 μg）1日3回, 経口

葉酸欠乏には
4) 葉酸（フォリアミン®錠）　　　　　　　　　　1回 5 mg（1日15 mg）1日3回, 経口

◆ 処方解説

　VB₁₂の吸収には胃中のタンパクである内因子，R結合タンパクなどが必要であり，これらのタンパクが欠乏している患者では，VB₁₂を経口投与しても満足できる結果が得られないと考えられる．よって，VB₁₂の投与は主には注射剤が用いられてきた．しかしながら，確かに食物中のVB₁₂の吸収は少量でもあり，内因子などのタンパクが必要とされているが，大量の経口投与したVB₁₂は消化管から単純拡散により吸収されることから，経口投与によっても治療可能といわれている．体内のVB₁₂のプールは2000～5000 μgで，1日の出納は2～5 μgである．1日1000 μgを注射すると，7日間でVB₁₂のプール分を補充できる計算となる．VB₁₂の投与により急激に造血された場合には鉄欠乏を起こすこともあり，同時に鉄剤の投与を開始することも大切である．

　葉酸の欠乏時には葉酸の経口投与を数週間続け，不足したものを補充する．原因をまず除去することが重要であり，食事性，アルコール性では食事指導，生活指導などを実施する．

Q & A

Q VB$_{12}$ が欠乏すると葉酸の利用障害が起こるのはなぜですか？

A メチルコバラミンはホモシステインからメチオニンが合成される時の補酵素として働いています（図2参照）[1]．この反応とともに葉酸代謝の補酵素としても活躍し，tetrahydrofolic acid を介して DNA 合成に重要な役割を果たしています．この DNA 合成が阻害されると，造血組織ではそれぞれの血球系の増殖障害を起こします．よって，メチルコバラミンの欠乏により葉酸の利用障害が発生することになります．

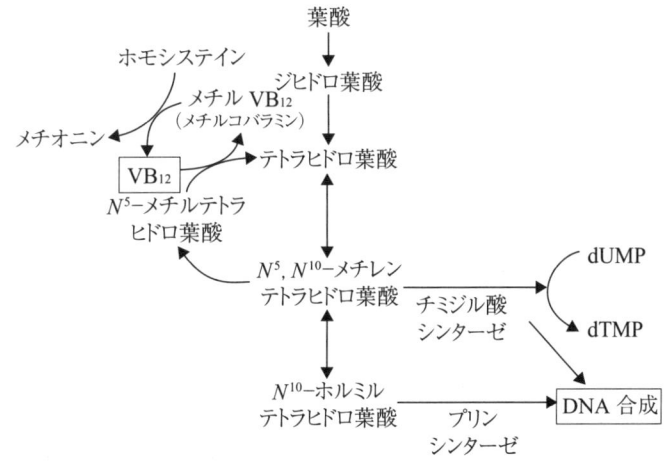

図2 メチルコバラミンの関与する反応

Q 胃切除や膵障害，回腸部病変などで悪性貧血が発生しやすい理由を教えてください．

A 通常，VB$_{12}$ は食物中ではタンパクと結合していて，体内に入ると胃液の塩酸やペプシンにて解離します．この VB$_{12}$ は胃液のタンパクである内因子と R 結合タンパクと出会います．まず，VB$_{12}$ と R 結合タンパクとが結合し，腸に移行して膵液の酵素によりまた解離します．解離した VB$_{12}$ は今度は内因子と再度結合して小腸の下部である回腸部から吸収され，肝臓に貯蔵されます．このように，VB$_{12}$ は消化管内タンパクと結合，解離を繰り返して体内に吸収されることから，胃切除者，膵障害者，あるいは回腸部に病変をもつ患者では VB$_{12}$ の吸収が悪くなり，悪性貧血が発生すると考えられています．

Q 巨赤芽球とはどのようなものですか？

A 葉酸，VB$_{12}$ はともに DNA 合成に欠くことのできない補酵素です（図1参照）．これらが欠乏すると骨髄での血球の分化が障害を受け，未成熟の巨大な赤血球ができてしまいます．これが巨赤芽球で，赤血球の働きができないために貧血を起こします．

8.5 特発性血小板減少性紫斑病

病態の概要

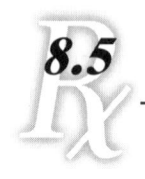

特発性血小板減少性紫斑病（idiopathic thrombocytopenic purpura, ITP）は自己抗体が血小板と結合し，血小板の破壊が亢進して血小板減少を起こす自己免疫疾患である．出血性疾患の一つで，原因疾患や遺伝的要因が認められず，赤血球，白血球に異常はなく骨髄における低形成がない．ITPは急性型と慢性型に分類され（表1参照）[1]，まず急性型は小児に多くみられ，例えばウイルス感染後1〜2週間で突発的に血小板減少を呈するが，数か月で自然に回復することが多い．次に慢性型は成人女性に多く，長期にわたって持続し治療も困難となり，さらに再燃を繰り返す．

表1 急性ITPと慢性ITPの特色

	急性ITP	慢性ITP
好発年齢	2〜5歳	20〜40歳
男女比	1：1	1：4〜5
好発する時期	冬〜春	一年中
先行感染	80％で上気道炎や胃腸炎	通常はない
自然寛解	6か月以内にほとんどの例	＜2％
予後	良好（死亡率は1％未満）	良好（ただし難治例では死亡率5〜10％）

キーワード

血小板　　免疫グロブリン　　出血　　副腎皮質ホルモン剤

治療方針

　治療は，単に血小板数に左右されることなく出血症状も十分に参考にする（表2参照）[1]．出血が認められれば，まずその傾向を止めることが重要である．副腎皮質ホルモン剤を用いて血小板の増加をはかる．重篤な出血，例えば脳出血，大量の消化管出血などがある場合には，血小板輸血が行われる．さらに，副腎皮質ホルモン剤の大量投与，1例としてメチルプレドニゾロンを1g/日，3日間投与，あるいは免疫グロブリン製剤などを併用したりする．

表2　血小板数と出血症状に基づいた ITP 患者の初回治療方針

	血小板数（/μL）		
	2万以下	2万～3万	3万～5万
出血傾向なし	副腎皮質ステロイド	経過観察	経過観察
紫斑のみ	副腎皮質ステロイド	副腎皮質ステロイド	経過観察
粘膜出血 （口腔，鼻腔，性器）	入院管理 副腎皮質ステロイド （パルス療法も含む） IVIgG	副腎皮質ステロイド （パルス療法も含む）	副腎皮質ステロイド
重篤な出血* （頭蓋内，消化管）	入院管理 副腎皮質ステロイド （パルス療法も含む） IVIgG	入院管理 副腎皮質ステロイド （パルス療法も含む） IVIgG	入院管理 副腎皮質ステロイド （パルス療法も含む） IVIgG

IVIgG：免疫グロブリン大量静注療法
*必要に応じて血小板輸血を行う．

◆ 処方例 ◆

Rp.
1) プレドニゾロン（プレドニン®錠）　　　　0.5～1 mg/kg/日，分2，経口
　　加味帰脾湯　　　　　　　　　　　　　　7.5 g，分3，経口
2) ヒト免疫グロブリンG（献血ベニロン-I®）　400 mg/kg，5日間，注射

◆ 処方解説

　副腎皮質ホルモン剤は初期治療をまず1か月続けてから，血小板数や出血症状をみながら毎週5～10 mgずつ漸減していく．加味帰脾湯はタンパク合成，造血，免疫能増強に働き，止血因子の補充，血管平滑筋の緊張を高めて出血を防止する作用をもっている．慢性型患者には大量の免疫グロブリン製剤を使用することもあり，ほとんどのケースで血小板は早期に上昇するが，1か月以内に治療前値に戻ることが多い．この治療単価は高額で効果も一過性であり，危険な出血が

ある場合に限られる．

新しい治療として，ピロリ除菌療法やトロンボポイエチン受容体作動薬による治療が行われており，その有効性が期待される[2]．

Q & A

Q: 脾臓摘出（摘脾）はどのような場合に行われますか？

A: ITP 患者においては脾臓は最も重要な抗体産生臓器であるとともに，血小板破壊部位でもあります．よって，脾臓を摘出すると長期にわたって血小板数が正常化すると考えられますが，あまり有効でない症例もあります．摘脾は，一般的に副腎皮質ホルモン剤の初期治療が不応の症例，また維持量が多い，あるいは副作用発現症例で積極的に実施されます．摘脾後の感染の危険性のため，5歳以下の幼児においてはこの手術は避けるほうがよいといわれています．摘脾の問題の一つに，手術によるストレス，侵襲に耐えられるか否かなどがあります．腹腔鏡下での手術の発達により，侵襲は著しく軽減されています．

Q: ITP の一般的な診断はどのように行われますか？

A: ITP は血小板減少を主な特徴とするものですが，他の疾患による血小板減少と区別しなければなりません．紫斑状の出血症状が主で，鼻出血，下血，血尿などもみられます．血小板は 100,000 /μL 以下で，赤血球，白血球は数，形態ともに正常です．骨髄巨核球数は正常ないしは増加，赤芽球，顆粒球は数，形態ともに正常で，血小板結合性免疫グロブリン G は増加などです．

Q: ステロイド・パルス療法とはどのようなものですか？

A: 短期間に高用量のステロイドを投与する治療で，特に頭蓋内の出血予防が重要です．鉱質作用（K^+排出，Na^+再吸収作用）が最も少ないメチルプレドニゾロンを 1 g/日，3 日間点滴静注（薬剤 1 g を生理食塩液など 100 mL に溶解し 1 時間点滴）します．その後漸減します．例えば 4 日目には 250 mg 投与，5 日目は 100 mg，次に経口に変えてプレドニゾロン 50 mg，7 日目には 20 mg で中止する，という具合にです．

引用文献

1) 池田康夫（2001）日本臨牀 59（増刊），484
2) 藤村欣吾，宮川義隆，倉田義之，他（2012）成人特発性血小板減少性紫斑病治療の参照ガイド 2012 年版，臨床血液，53，433-442

8.6 血友病

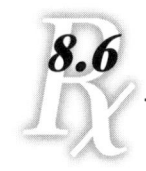

病態の概要

　血友病は，先天性に凝固第Ⅷ因子もしくは第Ⅸ因子活性が欠如ないし低下するために，幼少時より種々の出血症状を反復する疾患である．代表的な出血症状は，皮下，関節内，筋肉内，口腔内出血などである．関節内出血を反復すると関節の拘縮を来す．X連鎖劣性遺伝形式をとり，多くは保因者である母親を介して男子にのみ発症する[1]．ただし，遺伝関係の明らかでない孤発例も約30～50％認められる．血友病は第Ⅷ因子活性の低下する血友病A（古典的血友病）と第Ⅸ因子活性の低下する血友病B（Christmas病：第Ⅸ因子を別名クリスマス因子という）の2病系に分かれるが，両者の遺伝形式や臨床症状にはほとんど差がない[2]．血友病の発生頻度は，男子出生10万人に対して約10人で，血友病Aと血友病Bの比率は約5：1である[3]．臨床症状としての出血の頻度と程度は凝固因子活性の低下度とほぼ並行する．凝固活性＜1％が重症，1～5％が中等症，＞5％が軽症で，20～40％を亜血友病と呼ぶこともある[2]．

キーワード

血友病A　　血友病B　　X連鎖劣性遺伝　　凝固第Ⅷ（Ⅸ）因子　　補充療法
家庭（自己）注射療法　　インヒビター治療法　　デスモプレシン(DDAVP)静注療法
ヒト血漿由来製剤　　遺伝子組換え型製剤

治療方針

　常に早期止血をはかることが，関節拘縮などの後遺症を防ぐためにも重要である．1983年より，患者や家族が血友病治療製剤を注射する家庭注射療法が導入された．また，関節内出血後の急性期を過ぎた後に，補充療法下に理学療法を行い，関節可動域の増大と筋力の維持・強化を行う．HIV感染患者には，専門医による経過観察と加療，生活指導を行う．

◆ 処方例 ◆

1. 補充療法
    1) 頭蓋内出血などの重篤な出血症状や手術に際して,
        [血友病A（体重50 kgとして）]
        クロスエイトM® ないしコージネイトFS® 2,500単位 静注（第Ⅷ因子（FⅧ）上昇期待値100％）*
    [血友病B（体重50 kgとして）]
        ノバクトM® 3,500単位 静注（第Ⅸ因子（FⅨ）上昇期待値70％）
        上記の量をまず投与し, 2〜3日間はその半量を8時間ごとに投与する. その後3〜4日間は12時ごとに投与し, 止血状態を確認する.
    2) 関節内出血
        [血友病A（体重50 kgとして）]
        クロスエイトM® ないしコージネイトFS® 750単位 静注（FⅧ上昇期待値30％）
        [血友病B（体重50 kgとして）]
        ノバクトM® 1,500単位 静注（FⅨ上昇期待値30％）
    3) その他
        筋肉内出血：FⅧ, FⅨのレベルを30〜40％に保つよう投与
        抜歯　　　：FⅧ, FⅨのレベルを30％に保つよう投与
    4) インヒビター治療法
        ファイバ® 50〜100単位/kgを1日1〜3回緩徐に静注または点滴静注（インヒビター力価が10 BU/mL以上で, かつ上記が無効の場合）

2. 軽症〜中等症の血友病A
    DDAVP（1-deamino-8-D-arginine vasopressin）（酢酸デスモプレシン）0.4 μg/kgを生理食塩液に希釈し, 10〜20分かけて静注

3. 抗プラスミン薬
    トラネキサム酸（トランサミン®） 750 mg/日 分3を7日間

◆ 処方解説 ◆

　血友病の止血治療の基本は, 欠乏している第Ⅷ（Ⅸ）因子の補充であり, 補充療法として第Ⅷ（Ⅸ）因子製剤による静脈内注射を行う.

　血友病Aでは, 第Ⅷ因子製剤のクロスエイトM®やリコンビナント第Ⅷ因子製剤のコージネイトFS®を使用する. 第Ⅷ因子製剤1単位/kgの投与で第Ⅷ因子活性は約2％上昇する. 定期的補充も効果的とするデータがある.

---

* 血中第Ⅷ因子上昇期待値（％）＝ $\dfrac{\text{輸注凝固因子量（単位）}}{\text{体重（kg）}} \times 2$

表1 血友病治療用凝固因子製剤

種類	製剤名	販売会社名	製造方法	含有量(単位/バイアル)
血友病A 治療製剤 (第Ⅷ因子製剤)	クロスエイトM®	日本赤十字	血漿由来, モノクローナル抗体精製 高純度第Ⅷ因子, TNBP/界面活性剤処理	250, 500, 1,000
	コンファクトF®	化血研・アステラス	血漿由来, ウイルス除去膜処理 乾燥加熱, von Willebrand 因子含有	250, 500, 1,000
	コンコエイト-HT®	三菱ウェルファーマ	血漿由来, TNBP/ポリソルベート80処理 乾燥加熱, von Willebrand 因子含有	250, 500, 1,000
	コージネイトFS®	バイエル薬品	遺伝子組換え型, モノクローナル抗体精製 高純度第Ⅷ因子	250, 500, 1,000
	リコネイト®	バクスター	遺伝子組換え型, モノクローナル抗体精製 高純度第Ⅷ因子	250, 500, 1,000
血友病B 治療製剤 (第Ⅸ因子製剤)	クリスマシン-M®	ベネシス-田辺三菱	血漿由来, モノクローナル抗体精製, 乾燥加熱 高純度第Ⅸ因子, TNBP/ポリソルベート80処理	400, 1,000
	ノバクトM®	化血研・アステラス	血漿由来, モノクローナル抗体精製, 乾燥加熱 高純度第Ⅸ因子, ウイルス除去膜処理	250, 500, 1,000
	PPSB-HIT [ニチヤク]®*	日本製薬	血漿由来, 第Ⅸ因子複合体, 乾燥加熱	200, 500
	プロプレックスST®*	バクスター	血漿由来, 第Ⅸ因子複合体, 乾燥加熱	400
インヒビター 治療製剤	ファイバ®	バクスター	血漿由来, 活性化第Ⅸ因子複合体 加熱蒸気処理	500, 1,000
	ノボセブン®	ノボ・ノルディスクファーマ	遺伝子組換え型, 高純度活性化第Ⅶ因子	1.2 mg, 4.8 mg

* 第Ⅸ因子を含有しているが他の凝固因子も含まれている。インヒビターを保有していない血友病B患者の止血治療の第一選択薬としては，クリスマシン-M®かノバクトM®が推奨される(著者加筆).

(吉岡 章監修 白幡 聡 (2002) ヘモフィリア治療の最前線 —血友病の診断と治療—, p.29, 表1, 医科学出版社より一部改変)

血友病BではノバクトM®を使用する。第Ⅸ因子製剤1単位/kgの投与で第Ⅸ因子活性は約1〜1.5%上昇する。生体内での第Ⅷ因子の半減期は8〜12時間，第Ⅸ因子の半減期は約20時間であり，これらを目安に，出血の部位や程度に応じて目標とする第Ⅷ(Ⅸ)因子活性レベル(上昇期待値)を(表2)設定する。

反復する補充療法により，凝固因子インヒビター(同種抗体)が発生し，以後の止血が困難になることがある。インヒビター価が低い場合は，凝固因子製剤の投与量を上げて抗体を中和できるが，高い場合はバイパス療法(外因系凝固を活性化させ，第Ⅷ(Ⅸ)を経由せず，迂回(バイパス)して止血させる治療法)として，表1下段に示すファイバ®，ノボセブン®を使用する。一般に補充療法を受けている血友病患者の10%に第Ⅷ(Ⅸ)因子に対するインヒビター(抗体)が生じる。インヒビターに対する治療は，これらの患者が生命の危機がある重篤な出血を生じた場合のみ使用されるべきで，決して出血予防の目的で用いるべきではない。血友病Bインヒビター患者では，これら製剤の投与によりアナフィラキシー様症状や膜性腎症(免疫複合体が糸球体の基底膜に沈着して腎臓のろ過機能を障害する病気)を起こすことがあり，また，活性化第Ⅸ因子製剤の頻回の投与により，播種性血管内凝固症候群(DIC)様症状を呈することがある。DDAVP(デスモプレシン)は，合成抗利尿ホルモンで，静注すると血管内皮細胞よりFⅧ/von

表2 血友病の各種出血症状に対する補充療法の基本指針

出血症状		目標とする初回第Ⅷ(Ⅸ)因子レベル	1日投与回数	投与期間
皮下出血,鼻出血,歯肉出血	軽度	10～20%	1	1～2日
〃	重度	20～40%	1～2	1～3日
関節内出血,筋肉内出血	軽度	20～40%	1	1～3日
〃	重度	40～60%	1～2	3～5日 以後漸減し,計5～7日
血尿		40～60%	1	1～3日
消化管出血,頸部出血		60～100%	1～2	3～5日 以後漸減し,計7～14日
頭蓋内出血,腹腔内出血		80～100%	2	5～7日 以後漸減し,計7～14日
抜歯		60～100%	1～2	3～5日 以後漸減し,計5～7日
小手術		60～100%	1～2	3～5日 以後漸減し,計5～7日
大手術		80～100%	2	7～10日 以後漸減し,計10～14日

(吉岡 章監修,白幡 聡(2002)ヘモフィリア治療の最前線 —血友病の診断と治療—,p.30,表2,医科学出版社より一部改変)

Willebrand因子複合体を放出させ,血中濃度を上昇させる.静注後,30分～1時間後には第Ⅷ因子活性が1.5～6倍上昇する.半減期は第Ⅷ因子製剤の場合と同様である.軽症～中等症の血友病A患者に有効であるが,血友病B患者と重症血友病A患者には無効である.副作用として顔面紅潮やのぼせ,熱感,水中毒,口渇,頭痛などがある.鼻粘膜や口腔粘膜は線溶活性が強く,再出血の原因となるので抗プラスミン薬を使用するとよい.特に,かなりの侵襲を伴う抜歯の場合にはトランサミン®を投与する.しかし,血尿患者に投与すると,凝血塊による尿路閉塞を起こすことがあるので禁忌である.予防補充療法は関節症の発症・進展の予防に有効であるが,頻回の通院は患者の負担になる.これをカバーする方法として,凝固因子製剤の家庭(自己)注射療法がある.通常,1出血に対して第Ⅷ(Ⅸ)因子製剤10～20単位/kgを12回輸注するよう指導する.

Q & A

Q 凝固因子製剤で問題となるインヒビターとはなんですか?

A 凝固第Ⅷ因子製剤を投与すると,血友病患者に第Ⅷ因子活性を特異的に抑制する抗体が産生されます.この抗体をインヒビターといい,一旦発生すると数か月～数年間存在し,止血が困難となります.インヒビターの力価はBethesda単位で表します.1 Bethesda単位とは,37℃,2時間のインキュベーション後に第Ⅷ因子を50%中和する抗体力価と定義されています.

Q 血友病患者が服用してはいけない薬はありますか？

A アスピリンやインドメタシンのような解熱・鎮痛薬は避ける必要があります．アスピリンは，血小板の働きを抑制するため，アスピリンを含有する解熱・鎮痛薬は使わないよう注意します．薬局で売っている「小児用バファリン®」にはアスピリンは含まれていませんが（アセトアミノフェン），病院で処方されるバファリン®にはアスピリンが含まれるため，成分の違いを知っておくことが大切です．なお，アセトアミノフェンやイブプロフェンは大丈夫といわれています．

Q 凝固因子製剤にはどのようなものがありますか？

A 表1に示すように，血液凝固第Ⅷ因子製剤，血液凝固第Ⅸ因子製剤，インヒビター製剤，von Willebrand 因子製剤があります．von Willebrand 因子（vWF）は，血漿中で第Ⅷ因子と結合しているため，一般的に血漿由来第Ⅷ因子製剤にはvWFが含まれています．インヒビター製剤としては第Ⅸ因子複合体製剤を使用します．凝固因子製剤には，ヒトの血漿から精製した製剤（ヒト血漿由来製剤）と遺伝子工学により産生した製剤（遺伝子組換え製剤）があります．現在市販されている血漿由来製剤は，原料血漿のスクリーニング検査に加えて，さまざまなウイルス不活化処理がなされていて，HBV，HCV，HIV 感染の危険はありませんが，TTウイルス（肝炎ウイルスの一つ）などに対する安全性は確立されていません．遺伝子組換え型製剤は，インヒビター発生率が高いことが危惧されましたが，その後の研究で血漿由来製剤（モノクローナル抗体精製製剤など）のインヒビター発生率との間に差はみられなかったとの報告があります．わが国で使用されている遺伝子組換え第Ⅷ因子製剤では，以前は安定化のために人血漿由来のアルブミンが添加されており非血漿由来とはいえませんでしたが，現在はアルブミンの代わりにショ糖を加えた製剤（コージネイトFS®）が使用されています．これらの製剤は，凍結を避けて冷蔵庫・保冷箱に保管する必要があります．やむを得ない場合は涼しい部屋でも問題となることは少ないですが，直射日光が当たるような暑い場所は避ける必要があります．最近の製剤は室温でも比較的安定なため，短期間の移動や保管は室温でも大丈夫と思われます．

Q 凝固因子製剤でエイズに感染する心配はありませんか？

A 血漿分画製剤は，血液の液体成分である血漿に物理・化学的な処理を加え，血液凝固因子，アルブミン，免疫グロブリンなどのタンパク質を抽出・精製して，薬の形にしたものです．安定性に優れ，有効期限が長いというメリットがあり，それぞれ用途によって使い分けられています．かつて，非加熱の輸入血液凝固因子製剤により，血友病患者の多くがHIV に感染して重大な社会問題になりました．製造過程で数千人分の血漿をまとめて処理するので，ウイルスが混入すると，大勢の患者が感染する危険性をはらんで

います．現在は，安全性の向上のために，原料となる血液の国内自給やウイルスの除去・不活化処理を行い，さらにNAT検査（核酸増幅検査）で陰性を確認したうえで製品として出荷されています．血液凝固因子製剤には血友病Aの患者用の第Ⅷ因子製剤と血友病Bの患者用の第Ⅸ因子製剤とがあります．どちらも昭和60（1985）年に加熱血液凝固因子製剤が認可されましたが，それ以前は下記の2種類の製剤が使われていました．

1) 日本国内の献血血液を原料としたクリオ製剤
2) 輸入非加熱血液凝固因子製剤

2) を使用したことによって薬害エイズが発生しました．新聞報道によると，加熱製剤認可後も2年ほど非加熱製剤が出荷されていたとのことです．現在は次のようなウイルス不活化処理が行われており，昭和60年以降，新たな感染事例は報告されていません．

・第Ⅷ因子製剤：S/D処理（solvent / detergent treatment 有機溶媒/界面活性処理），加熱処理（von Willebrand病に使用する製剤）
・第Ⅸ因子製剤：S/D処理（solvent / detergent treatment 有機溶媒/界面活性処理）加熱処理，膜濾過処理

Q 血液凝固における内因系，外因系経路とは何ですか？

A 血液凝固機構には損傷された血管壁やガラス面などの異物面と接触することにより進行する内因性凝固機序と，組織因子（TF）の混入などによる外因性凝固機序とがありま

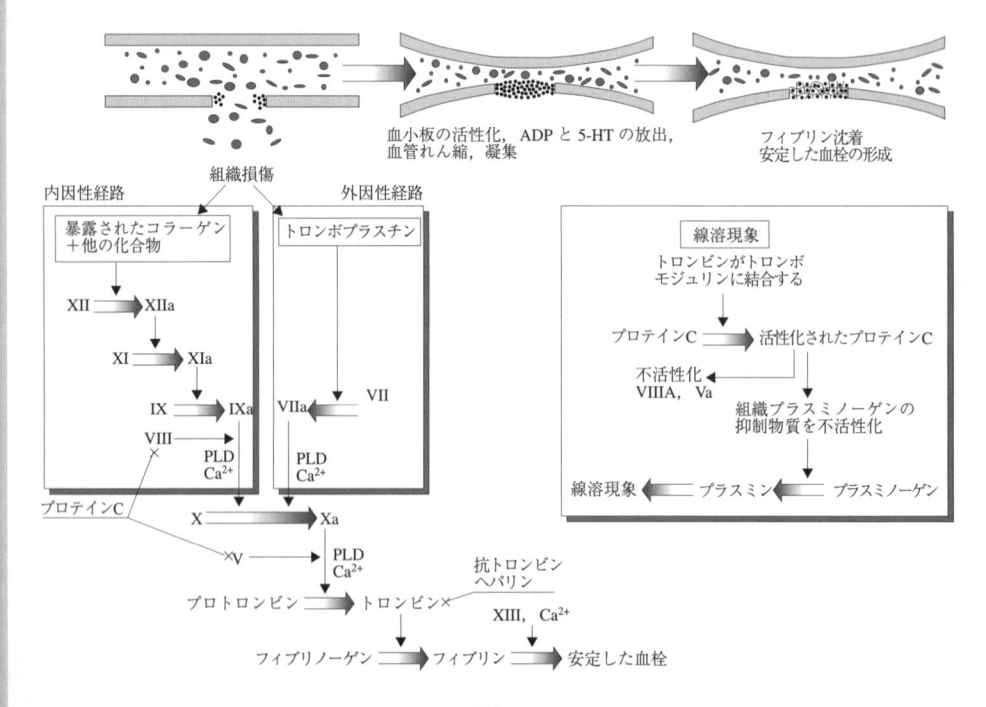

図1

（村松　準監修（2000）一目でわかる心血管系，p.14，メディカル・サイエンス・インターナショナル）

す．この両者には共通の系（第X因子の活性化以降）があるほか，活性化第Ⅶ因子（Ⅶa）が第Ⅸ因子をも活性化するなど，互いに密接に関連して補強しあっていて，生体内では両系を別々に切り放して考えることはできません[4]（図1）．

引用文献

1) 田中一郎，吉岡　章（2000）臨床医，Vol.26，増刊号，p.542-545
2) 吉岡　章監修，吉岡　章（2002）ヘモフィリア治療の最前線　―血友病の診断と治療―，1 臨床症状，p.8，医科学出版社
3) 吉岡　章監修，福武勝幸（2002）ヘモフィリア治療の最前線　―血友病の診断と治療―，2 臨床検査，p.14，医科学出版社
4) Valentino LA, *et al.*（2012）A randamized comparison of two prophylaxis regimens and a paired comparison of on-demand and prophylaxis treatment in hemophilia A management. *J. Thromb. Haemost.*, 10, 359-367
5) 野村武夫ら編集（1997）図解血球-生理・病態・臨床　血小板（止血・凝固・線溶），p.35-36，中外医学社

8.7 播種性血管内凝固症候群（DIC）

病態の概要

　播種性血管内凝固症候群（disseminated intravascular coagulation syndrome，DIC）は，種々の基礎疾患により凝固系が活性化され，全身の微小血管内にフィブリン血栓が形成され，そのため虚血性臓器障害を起こす一方で，血栓の形成に凝固因子や血小板が消費されて減少するために出血傾向を来たす疾患である．DICにはDICを引き起こす基礎疾患が必ず存在する[1]．DICで絶対数の多い基礎疾患は，敗血症，ショック，非ホジキンリンパ腫，呼吸器感染症，肝細胞がんなどである．また，発症頻度の高い疾患は，急性前骨髄球性白血病（APL），劇症肝炎，前置胎盤，常位胎盤早期剥離，APL以外の急性骨髄性白血病，敗血症などである（図1）．産科疾患，急性白血病，固形腫瘍，肝不全では出血症状が強く，臓器不全症状の発現頻度は低いとされている．その発生機序は壊死胎盤および腫瘍細胞などから放出される組織因子（TF）により外因系血液凝固が活性化され，フィブリンが形成される．これと同時にプラスミノーゲンアクチベーター（PA）の産生からプラスミンの生成が亢進し，線溶系が活性化されるとともに，そのインヒビターであ

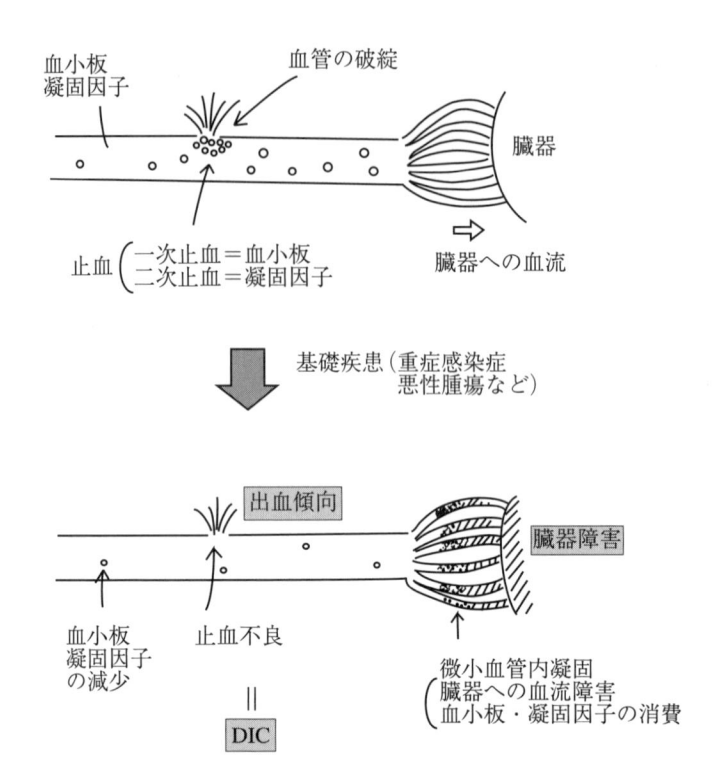

図 1 DIC の模式図

（佐藤純一著（2000）検査値からわかる疾患，p.66，日本看護協会出版会）

るα₂-プラスミンインヒビターが消費され，過剰線溶状態となって出血症状が出現する[2]．一方，重症感染症では出血症状は弱く，臓器障害の発現頻度が高い．細菌壁由来のエンドトキシン（lipopolysaccharide, LPS）およびペプチドグリカン（peptidoglycan）が，CD14／TLRs（Toll-like receptors）を介して単球を活性化し，TNF-αやインターロイキン6（IL-6）が放出される．TNF-αは単球，好中球および血管内皮細胞を活性化あるいは傷害し，それらの細胞表面にTFやPAインヒビター1（PAI-1）の発現を促進し，逆に組織型PA（t-PA）やTMの産生を低下させる．IL-6もTFの産生を促進し，結果的に強い血栓形成性により臓器虚血・臓器不全症状が出現するとされている[2,3]．しかし，これらの二つは明確に区分されるものではなく，症例によりまちまちであり，それがDICという症候群であると考えられる．

キーワード

播種性血管内凝固症候群　　臓器障害　　微小循環障害　　炎症性サイトカイン　　ヘパリン
低分子ヘパリン　　合成タンパク分解酵素阻害剤　　アンチトロンビンⅢ（AT）
活性化部分トロンボプラスチン時間（APTT）

治療方針

　DICの治療の有効性を大きく左右するものは治療の開始時期であり，早期治療が最も重要である．DICの病像が完結した時期に治療を開始したのでは，有効な結果は期待できないと考えられる．したがって，DIC発症に関連する基礎疾患や誘因を明らかにし，臨床症状を慎重に観察し，凝血学的検査成績の評価も加えて総合的に治療時期を判断すべきである．

　DICの治療として，① 呼吸，循環動態，酸-塩基平衡，電解質バランスなどにおける異常の是正，② DIC発症原因となる基礎疾患に対する治療，③ 抗凝固療法，④ 補充療法，⑤ 抗線溶療法があげられ，これらが病態に応じて適切に行われるべきである．

◆ 処方例 ◆

Rp.
1) ヘパリンナトリウム（ヘパリン®）　　　　10,000～15,000単位/日（持続点滴静注）
2) ダルテパリンナトリウム（フラグミン®）　 5,000～10,000国際単位/日（持続点滴静注）
3) ダナパロイドナトリウム（オルガラン®）　 1,250単位/日を1日2回静注
4) メシル酸ガベキサート（エフオーワイ®）　 2,000～2,500 mg/日（持続点滴静注）
5) メシル酸ナファモスタット（フサン®）　　 150～200 mg/日（持続点滴静注）
6) アンチトロンビン製剤（ノイアート®，アンスロビンP®，献血ノンスロン®）
　　　　　　　　　　　　　　　　　　　　　1,500単位/日（点滴静注）3～5日間
7) トラネキサム酸（トランサミン®）　　　　 2～3 g/日
8) トロンボモジュリンアルファ（リコモジュリン®）
　　　　　　　　　　　　　　　　　　　　　1日1回380単位/kgを30分かけて点滴静注

◆ 処方解説

1. 抗凝固療法

　ヘパリンは，アンチトロンビンⅢ（AT）の凝固因子阻害速度を著しく促進することで抗凝固作用を発揮する．そのため，血中AT活性が正常の80％以上存在する場合にその抗凝固活性が発揮される．出血症状がなく血中AT活性が正常の80％以上であれば，10,000単位/日の少量のヘパリン，または出血症状が発現する可能性が高い場合は，低分子ヘパリン（ダルテパリンナトリウム）5,000国際単位/日の投与が効果的と考えられている．重症感染症など腫瘍壊死因子-α（TNF-α）がDICの発症に関与する場合には，ヘパリン投与はそれらの予後を改善しないことが示されている．

　低分子ヘパリンは，トロンビンを結合できず，主にATの活性型凝固因子第X因子阻害活性を促進するので抗凝固効果はヘパリンより弱いが，血栓形成を直接阻害しないため，出血を起こしにくい．低分子ヘパリンは，血管内皮細胞からのプロスタグランジンI_2（PGI_2）産生を促進し，かつATと共に投与しても臓器障害抑制作用が認められるため，TNF-αが関与する重症感染症に合併するDICにもAT濃縮製剤と併用できる．抗凝固療法としてヘパリンを投与する場合には，

活性化部分トロンボプラスチン時間（APTT）が正常の 1.5～2 倍になるように調節し，過剰投与時には硫酸プロタミンで中和する．血中 AT 活性が低下している場合や，著明な出血症状が認められる場合は，AT 製剤もしくは合成タンパク分解酵素阻害剤のメシル酸ガベキサート（エフオーワイ®）やメシル酸ナファモスタット（フサン®）を投与する．AT は抗炎症作用をもつとされており，そのメカニズムとして，炎症局所で血管外に漏出した AT が組織の細動脈周辺に分布する求心性知覚神経末端に作用し，そこからカルシトニン遺伝子関連ペプチドを放出させ，血管内皮細胞のプロスタサイクリン産生を促進するとの報告がある．ヘパリンの併用は，AT のプロスタサイクリン産生を阻害するので，重症感染症に伴う DIC や臓器障害の軽減には，AT は単独で投与することが望ましい．また，非ステロイド性抗炎症薬（NSAIDs）やステロイド剤は PGI_2 産生を阻害するため，AT 製剤との併用は避ける．

合成タンパク分解酵素阻害剤のメシル酸ガベキサートやメシル酸ナファモスタットは，直接トロンビンおよび凝固第 Xa 因子に対する阻害活性を有し，その反応はヘパリンと異なり，血中の AT 活性に依存しない．AT との複合体形成による抗凝固作用の発揮はなく，血小板への影響も少ないため出血のリスクは少ないが，抗凝固作用は（低分子）ヘパリンよりも弱い．これらの薬剤は抗プラスミン作用を有するので，線溶優位の型の DIC に対して適していると考えられる．メシル酸ガベキサートは，特に血小板減少例や AT 低下例に有効であるが，TNF-α 産生抑制作用が認められるので，重症感染症，重症急性膵炎，SIRS（全身性炎症反応症候群）の重症化に伴う DIC の治療やその発症予防にも効果的である．メシル酸ナファモスタットは，AT 非依存性であるため，感染症による DIC や肝障害を合併した DIC など AT 低下例でも効果が期待できる．また，補体の活性化阻害による好中球の活性化抑制作用があるので，重症感染症や術後などの早期の DIC に効果的である．合成タンパク分解酵素阻害剤は，他の薬剤との配合変化が多いため，できる限り他剤と混合しないほうがよい．また，投与部位の静脈炎が起こることがあるので，血管外漏出に注意する．メシル酸ナファモスタットは，カリウム保持性利尿薬であるアミロライド様の薬理作用を有することから，高カリウム血症，低ナトリウム血症などの電解質異常が時に現れることがある．

2．抗線溶療法

出血傾向を認め，血中 $α_2$-プラスミンインヒビター（$α_2$-PI）の消費による低下（正常の 50％未満）が認められる場合（過剰線溶）に限り，抗凝固薬剤投与下にトラネキサム酸（トランサミン®）2～3 g/日を投与する．$α_2$-PI 活性が 50％以上になったら，速やかに投与を中止する．

3．補充療法

補充療法は，消費された凝固因子を補うもので，血小板 30,000 個/μL，フィブリノーゲン 100 mg/dL，ヘマトクリット（Ht）25％以下になったら，必ず抗凝固療法施行下にそれぞれの凝固因子を補充する．血小板は，濃厚血小板で補充して 30,000 個/μL 以上に維持する．フィブリノーゲンは，新鮮凍結血漿 3～5 単位/日を輸注する．赤血球は，輸血により補充し Ht 25％以上とする．

4．遺伝子組換えトロンボモジュリン製剤（リコモジュリン®）は，DIC 離脱率（効果）がヘパ

リンに勝り，さらに出血症状を軽快させる[4]．その作用がトロンビンを介するため，生体内に過剰なトロンビンが存在する時のみ効果を発揮し，トロンビンが低下すると効果が止まるため，安全性が高いと考えられている．

Q & A

Q 合成タンパク分解酵素阻害剤であるメシル酸ガベキサート（エフオーワイ®）とメシル酸ナファモスタット（フサン®）の違いは何ですか？

A DICに用いられる合成タンパク分解酵素阻害剤として，メシル酸ガベキサート（エフオーワイ®）とメシル酸ナファモスタット（フサン®）がありますが，これらは共にトロンビンや凝固第X因子などの阻害活性を有し（抗凝固作用），ヘパリンと異なり，血中のアンチトロンビンIII活性に依存しないことが特徴です．しかし，それらのタンパク分解阻害活性には差異が認められます（表1）．

表1 エフオーワイとフサンのタンパク分解酵素阻害作用（阻害常数）と白血球活性化抑制作用の違い

阻害される因子	エフオーワイ	フサン
F.VIIa	なし	2.4×10^{-7} (M)
トロンビン	9.7×10^{-7} (M)	5.8×10^{-7} (M)
F.Xa	8.5×10^{-6} (M)	4.1×10^{-6} (M)
F.XIIa	なし	1.1×10^{-7} (M)
カリクレイン	2.0×10^{-7} (M)	1.2×10^{-8} (M)
プラスミン	1.6×10^{-6} (M)	3.0×10^{-8} (M)
C1r	9.6×10^{-5} (M) (IC50)	1.4×10^{-8} (M)
C1s	7.0×10^{-5} (IC50) (M)	3.5×10^{-8} (M)
トリプシン	2.0×10^{-6} (M)	1.6×10^{-8} (M)
単球TNF-α産生抑制	あり（直接阻害）	なし
好中球活性化抑制	あり（直接阻害）	あり（補体の活性化抑制による二次的阻害）
（血中濃度）	2.6×10^{-7} (M) (2 mg/kg/hr)	2.4×10^{-7} (M) (0.2 mg/kg/hr)

（丸山征郎監修，岡嶋研二（2001）DIC Quick Reference Book, p.121, 医科研出版）

メシル酸ガベキサートは単球のTNF-α産生抑制作用や血管内皮細胞の活性化抑制作用を有し，メシル酸ナファモスタットは，好中球を活性化する凝固内因系や補体の活性化を抑制する作用があります．そのため，これらの薬剤は，白血球の活性化がその病態形成に深く関与する重症感染症に伴うDICの治療に適しているといえます．重症感染症に伴うDICでは，活性化された単球から放出されるTNF-αなどの炎症性サイトカインが重要なので，重症感染症における早期のDICや，DICの重篤化を予防するために

はメシル酸ガベキサートが，またTNF-αによって好中球の活性化が起こり，血管内皮細胞障害によって臓器障害が明確に認められる場合にはメシル酸ナファモスタットが効果的であると考えられます．TNF-αは，術後侵襲やショックなどによる凝固異常だけでなく，臓器障害の発現にも関与するため，両薬剤とも，このような病態にも有効であると思われます．

Q. DICの検査法について教えてください．

A. ①早期診断：止血系分子マーカーは鋭敏なので，凝固マーカー（トロンビン・アンチトロンビンⅢ複合体：TAT，プロトロンビンフラグメントF1+2：F1+2など）と線溶マーカー（α_2-プラスミンインヒビター・プラスミン複合体：PPICなど）の組合せで行うのがよいと思います．簡単で短時間で測定できる方法がよく，ラテックス凝集による可溶性フィブリン（SF）が期待されています（表2）．

表2 主な止血系分子マーカー

		止血系分子マーカー
凝固系	トロンビン生成	F1+2（フラグメント1+2），TAT
	フィブリン生成	FPA，SF（可溶性フィブリン）
	プロテインC系	APC-PCI複合体
	内因系活性化	FIX-AT複合体
	外因系活性化	TF，TFPI，FⅦa，TFPI-Xa複合体
線溶系	プラスミン生成	PPIC
	フィブリン分解	Dダイマー，FDP
	PA/PAI	t-PA，PAI-1，t-PA・PAI-1複合体
血小板		PF4，β-TG，GMP-140
血管内皮細胞障害		TM，vWF，t-PA，PAI-1，TFPI，接着分子
白血球		エラスターゼ，サイトカイン，接着分子
感染症		エンドトキシン，サイトカイン，接着分子

（丸山征郎監修，和田英夫（2001）DIC Quick Reference Book，p.21，医科研出版）

②DICの予知：組織因子（TF）は，DICマーカーとしては確立されていませんが，DIC発症の予知マーカーとして有用で，白血病TF高値例ではDIC発症リスクが高いといわれます．

③臓器障害：血管内皮細胞障害マーカーとして，トロンボモジュリン（TM）やプラスミノゲンアクチベーターインヒビター-1（PAI-1）の増加は有用です．しかし，TMは腎障害でも増加するので，腎機能のチェックが重要です．

④線溶系異常：フィブリン・フィブリノゲン分解産物（FDP）やFDP-Dダイマーは二次線溶を捉える代表的なマーカーであり，PPICやt-PA，PAI-1の測定は，より詳細な線溶系異常の解析に有用です．

⑤ DIC発症機序:血小板活性化マーカー,サイトカイン,接着分子,エラスターゼなどがDIC発症メカニズムを知る上で重要です.

その他,APTTの波形が二相性になることにより,DICを診断する方法が検討されています.

引用文献

1) 小山高敏(2001)臨床医 27,増刊号,797-800
2) Okajima, K., *et al.*(2000) Heterogeneity in the incidence and clinical manifestations of disseminated intravascular coagulation, *Am.J.Haematol.* 65, 210-222
3) 丸山征郎(2000) DICの新しい治療戦略,モダンフィジシャン 20, 857-859
4) Saito, H., *et al.*(2007) Efficacy and safety of recombinant human soluble thrombomodulin(ART-123) in disseminated intravascular coagulation: results of a phase Ⅲ, randamized, double-blind clinical trial, *J. Thromb. Haemost.*, 5, 31-41

参考文献

1) 中川雅夫編,中川雅夫他(2001) DICの病態・診断・治療,医薬ジャーナル社
2) 岡嶋研二(2002)播種性血管内凝固症候群(DIC)と多臓器不全,医薬ジャーナル社
3) 臨床医 27,増刊号,1707-1710(2001)

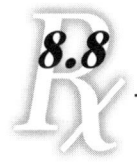

8.8 血栓・塞栓症

病態の概要

血栓・塞栓症とは,脈管(血管またはリンパ管)内で発生した,あるいは外部から脈管内に流入した種々の遊離片によって,その内腔が閉塞され循環障害を呈することで,脈管を閉塞する物質を塞栓子といい,最も発生頻度の高いものは血栓である.Virchowらは血栓形成の三大要因として,①血流のうっ滞,②血液凝固性の亢進,③血管壁の性状変化をあげている.血栓はその構成成分により,動脈血栓(白色血栓)と静脈血栓(赤色血栓)に大別され,血栓・塞栓症は動脈血栓症,深部静脈血栓症/肺塞栓症,心原性脳梗塞に分類される.動脈血栓は動脈硬化が原因で,心筋梗塞や脳梗塞の原因となる.静脈血栓は血流の停滞が原因で,寝たきり,手術後の長期臥床や妊婦などで下肢の静脈に血栓ができやすくなり,安静解除により血栓子が肺動脈を閉塞し

肺梗塞を起こすことがある．最近では「エコノミークラス症候群」としても報告されている．心血管疾患に関しては他項に譲り，ここでは脳塞栓および深部静脈血栓症/肺塞栓症について述べる．

キーワード

動脈血栓症　　静脈血栓症　　危険因子　　エコノミークラス症候群　　抗凝固療法
抗血小板剤

治療方針

　血栓が局所の場合は，まず外科的治療を考慮する．血栓が全身性であったり，除去が困難な場合は必要に応じて血栓溶解剤などの投与を行う．深部静脈血栓が肺に塞栓を起こす可能性がある場合はフィルターを挿入することもある．二次血栓の予防としてヘパリンを投与し，原因薬剤を中止する．抗血栓療法では血栓溶解薬，抗血小板薬，抗凝固薬を用いる．血栓の種類，大きさや位置により使用薬剤を選択する．

(1) 脳塞栓

病態の概要

　脳塞栓とは，血液中を流れてきた栓子が急速に脳血管を閉塞することで発症する脳梗塞を指す．栓子は心腔内，頭蓋内外の脳主幹動脈や上行あるいは弓部大動脈の粥状硬化巣で形成された血栓であることが多い．腫瘍組織そのものあるいは右左シャント性疾患があれば静脈系血栓も栓子となり得る．

◆ 処方例 ◆ 1　心原性脳塞栓症

Rp.	
1. ワルファリンカリウム（ワーファリン®）	INR：2.0〜3.0にコントロール
2. アスピリン（バファリン81®，バイアスピリン®）	75〜325 mg/日　経口投与

◆ 処方解説

　心原性脳梗塞症の原因となる心疾患のうち，圧倒的多数を占める NVAF（非弁膜症性心房細動）は左心房に形成される巨大なフィブリン栓子により大梗塞を生じやすいため，再発防止のみならず発症を未然に防ぐための一次予防の重要性が強調されている．NVAF 患者における脳塞栓予防を目的とした抗血栓療法の大規模臨床試験をメタ分析により解析した成績によると，虚血性脳卒中の年間発症率はワルファリンにより 68％ 低下したことから，ワルファリンは脳塞栓症の予防に極めて有効であると考えられる．また，アスピリンにおいても 21％ 減少し，有意な予防効果があったが，ワルファリンには劣る．米国では血栓塞栓リスクにより，図1のような治療ガイドラインが示されている．ワルファリン治療のNVAFの治療域は，INR 2.0～3.0 が推奨されてい

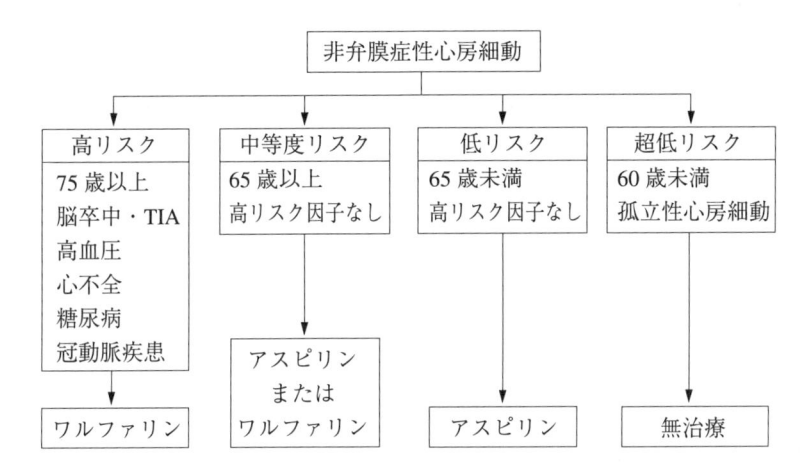

図1　非弁膜症性心房細動の抗血栓薬の治療指針

（臨床医（2001）Vol.27 増刊号，**640**：1550）

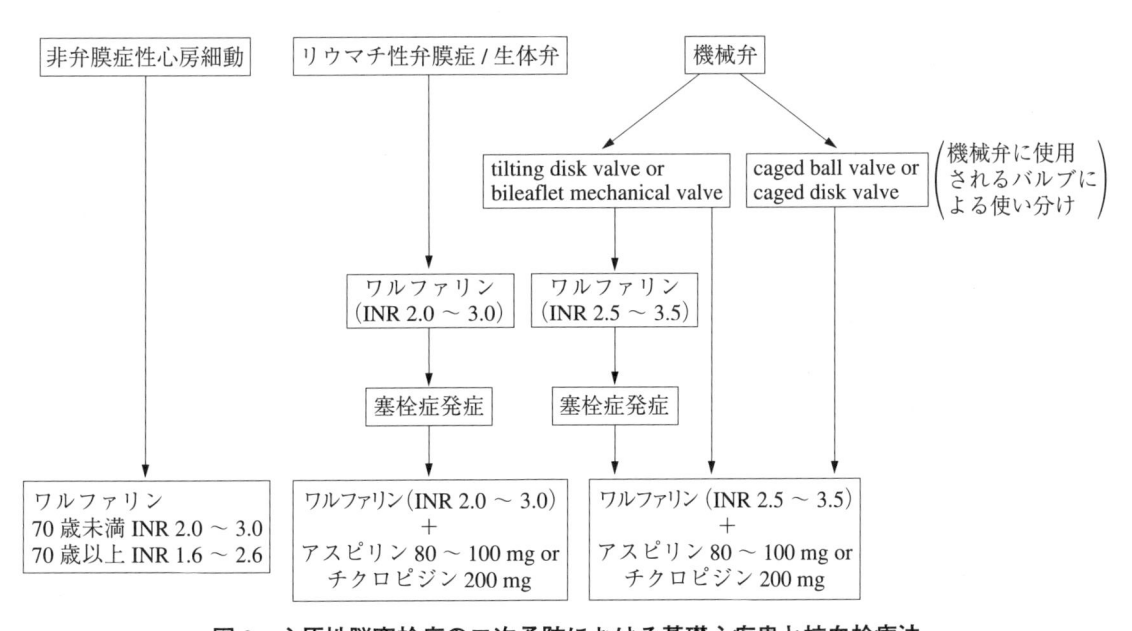

図2　心原性脳塞栓症の二次予防における基礎心疾患と抗血栓療法

（臨床医（2002）Vol.28，No.11，2308）

るが，高齢者では脳塞栓症のリスクが高まるとともに，ワルファリンによる頭蓋内出血などの重篤な出血合併症のリスクも高まるため，INR 2.0 を目標とし，肺炎などの炎症がある場合，あるいは心臓にペースメーカを装着した場合は INR 2.5 ～ 4.5 を目途に通常は INR 1.5 ～ 2.5 を治療域とする．なお，図 2 に心原性脳梗塞症再発予防のための抗血栓療法の概要を示す．

◆ 処方例 ◆ 2

〈急性期〉
抗血小板療法
1. オザグレルナトリウム（カタクロット®，キサンボン®）
　　　　　　　　　　　　　　　　　80 mg/回を 1 日 2 回　点滴静注 2 週間
2. アスピリン（バファリン81®，バイアスピリン®）160 ～ 300 mg/日　経口投与
抗凝固療法
1. アルガトロバン（ノバスタン®，スロンノン®）　発症後 5 日以内　60 mg/日　持続点滴静注　2 日間，その後 3 ～ 8 日目まで 20 mg/日　点滴静注
2. ヘパリンナトリウム（ヘパリン®）　1 万～ 2 万単位/日
血栓溶解療法
　ウロキナーゼ（ウロキナーゼ®，ウロナーゼ®）　6 万単位/日　7 日間
　t-PA 製剤（日本では一部未承認）
　　アルテプラーゼ（アクチバシン®，グルトパ®）
　　チソキナーゼ（ハパーゼ®，プラスベータ®）
　　パミテプラーゼ（ソリナーゼ®）
　　モンテプラーゼ（クリアクター®）
〈慢性期〉
　ワルファリンカリウム（ワーファリン®）　INR：2.0 ～ 3.0 にコントロール
　アスピリン（バファリン81®，バイアスピリン®）
　　　　　　　　　　　　　　　　　75 ～ 325 mg/日　経口投与
　チクロピジン（パナルジン®）　200 ～ 300 mg/日　経口投与
　シロスタゾール（プレタール®）　100 mg/回を 1 日 2 回　経口投与
　ダビガトラン（プラザキサ®）　150 mg/回を 1 日 2 回　経口投与
　リバーロキサバン（イグザレルト®）　15 mg/回を 1 日 1 回　食後経口投与

◆ 処方解説

　オザグレルナトリウムは脳虚血障害部位で亢進した TXA$_2$（トロンボキサン A$_2$）産生を選択的に抑制することで，TXA$_2$ と PGI$_2$ とのバランス異常を改善し，血小板凝集抑制および収縮した血管の拡張作用を示す．発症後 5 日以内の脳血栓症に対し 2 週間投与で，運動麻痺を中心とした機

能予後が発症 28 日後に有意に改善することが示されている．本剤は，脳塞栓症および脳塞栓症を起こしやすい患者への投与は禁忌（心臓から血栓が飛ぶおそれ）となっているので注意を要する．

アスピリンは 80 ～ 100 mg / 日の少量投与で血小板凝集抑制作用を示す．発症 48 時間以内の虚血性脳卒中患者に対する大規模臨床試験の検討では，アスピリンにより虚血性脳卒中の再発，死亡，非致死的脳卒中を有意に抑制することが示されている．アルガトロバンは選択的抗トロンビン剤で，フィブリン生成抑制作用，血小板凝集抑制作用，血管収縮抑制作用などをもつ．アテローム血栓性の梗塞での予後改善効果が示されているが，脳塞栓症には禁忌となっている．虚血性脳卒中を対象としたヘパリンあるいは低分子ヘパリンの有効性に関する大規模臨床試験において，その有効性は確立していない．しかし，心原性脳梗塞症などの一部の例では再発の危険も高く，Europian Stroke Initiative（EUSI）でもその適応を考慮すべき病態に挙げている．急性期のヘパリン療法の適応は，再発と出血性合併症のリスクを症例ごとに検討し決定すべきである．一般には，出血性梗塞のない軽度～中等度梗塞に対して，発症 24 ～ 48 時間以降にヘパリン持続点滴療法（1 万～ 2 万単位 / 日）を行う．病状が安定していれば，ワルファリンによる経口抗凝固療法を開始し，ワルファリンが治療域に達したところでヘパリンを中止する．血栓溶解療法は，世界的には超急性期における t-PA の有効性が認知され，普及しつつある．近年抗凝固薬の経口剤の新しい薬が開発されダビガトランやリバーロキサバンのような非弁膜症性心房細動患者の血栓症発症抑制を目的に使用できるようになった．

ダビガトラン（プラザキサ®）は抗トロンビン薬で，ワルファリンに比較して食物やお酒の影響を受けにくく，服用しやすい薬として注目されているが，出血の副作用を生じた特に拮抗薬（ワルファリンに対するビタミン K や，ヘパリンに対するプロタミンのような）がないため，注意深い患者の観察や，患者への危険性の説明が大切である．

リバーロキサバン（イグザレルト®）は第 Xa 因子阻害薬で，第 Xa 因子活性部位との親和性が高く直接的かつ選択的に第 Xa 因子を阻害し，しかも良好な体内吸収と高いバイオアベイラビリティーを特徴とし，心房細動の際の脳卒中の予防の有効性が示されている[1]．

アメリカでは抗凝固療法の治療効果を評価する薬剤師のクリニックもあり，薬剤師の新しい仕事として期待したい[2]．

Q & A

Q 抗血小板薬とワルファリンはどう違うのですか？

A

抗血小板薬	⇒	一次血栓の抑制
ワルファリン	⇒	二次血栓の抑制

出血が起こると，まずその出血部位の血管収縮とともに，血小板が粘着・凝集を起こし，血小板血栓をつくって止血を行います（一次血栓）．血管の傷が極めて小さい場合や，毎日体内の血管のあちこちにできる極めて小さな孔はこれにより修復されます．しかし，

血小板血栓は強固でなく，この後に起こる血液凝固機序により出現するフィブリンがこの血小板塊に付着し，頑丈な血栓となります（二次血栓）[3].

血管壁の性状の変化，血流のうっ滞あるいは悪性腫瘍や術後の患者で，これらの生理機構のバランスが崩れ，血小板機能・凝固系が亢進し，線溶系が低下すると，血栓症の発症につながります．

《一次止血（血小板の粘着・凝集）に作用する薬剤：抗血小板薬》
血小板が刺激されると血小板膜のホスホリパーゼ A_2 が活性化され，血小板内リン脂質からアラキドン酸が遊離され，これがシクロオキシゲナーゼにより PGG_2，PGH_2 に変換されます．その後，トロンボキサン合成酵素により TXA_2 に変換され，小胞体から遊離 Ca^{2+} 濃度を増加させ 5-HT と ADP の顆粒放出を促進します．このようなことから TXA_2 は強力な血小板凝集作用と血管収縮作用を有します．一方，血管内皮細胞では PGH_2 から PGI_2 が合成され，これは血小板のアデニル酸シクラーゼを活性化し，血小板内の cAMP を増加させます．cAMP は遊離 Ca^{2+} 濃度を低下させることにより血小板凝集を抑制します[4]．抗血小板薬は，これらの反応の各段階に作用し，血小板の粘着・凝集を抑制します．

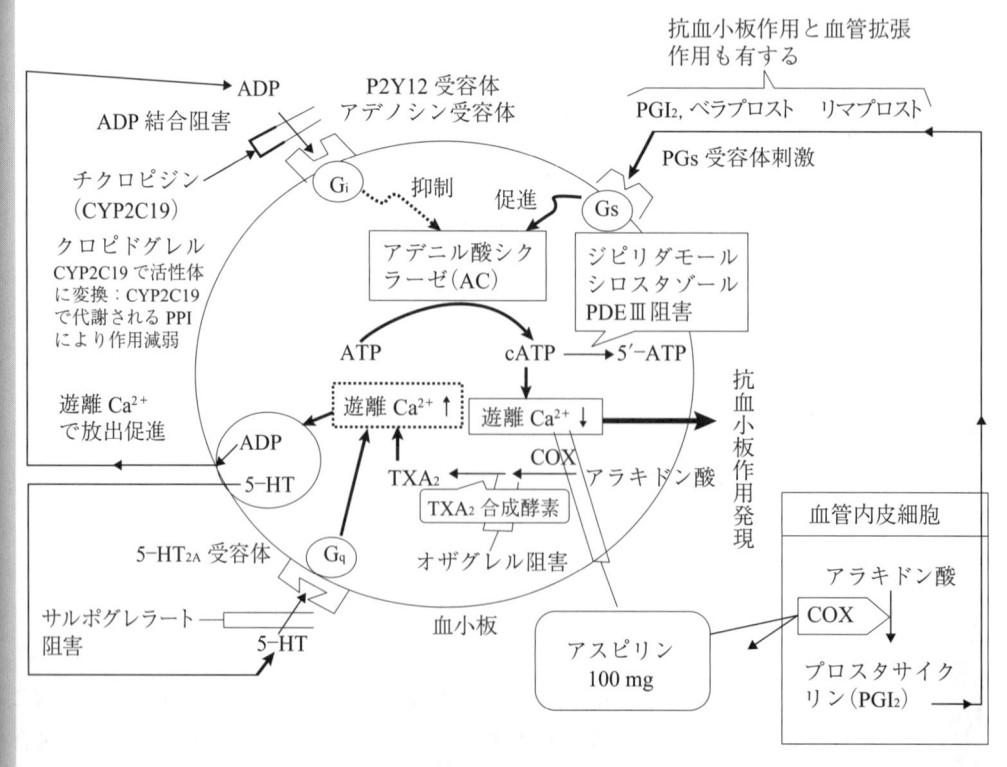

図3　抗血小板薬の作用

① アスピリン（バファリン®，バイアスピリン®）

血小板中のシクロオキシゲナーゼをアセチル化して不可逆的に阻害し，TXA_2 の産生を抑制します．TXA_2 は血小板凝集作用・血管収縮作用を有するため，結果として抗血小板作用を示します．アスピリンは高用量を用いると血管内皮細胞においてもシクロオキシゲナーゼを阻害し，血小板凝集抑制作用をもつ PGI_2 産生も抑制する（アスピリンジレンマ）ので，抗血小板薬としては 75～325 mg / 日の少量投与が用いられています．1日1回の投与で持続した効果が得られますが，投与中止後は回復までに血小板の寿命に相当する約 10～14 日間を要します．

② チクロピジン塩酸塩（パナルジン®），クロピドグレル（プラビックス®）

チクロピジン塩酸塩はアデニル酸シクラーゼに拮抗するアデノシンレセプター（P2Y12）に ADP が結合するのを阻害し，抑制の抑制によりアデニル酸シクラーゼを活性化し，血小板内の cAMP を増加させる．その結果，遊離 Ca^{2+} が小胞体へ移動することにより遊離 Ca^{2+} 濃度が低下し，血小板凝集を抑制します．チクロピジン・クロピドグレルは肝で代謝され作用を発現するため，作用発現までに 3～5 日を要します．また，中止後は回復までにアスピリンと同様，約 10～14 日間を要します．

③ シロスタゾール（プレタール®）

血小板のホスホジエステラーゼ（PDE III）を阻害し，血小板内の cAMP を増加させ，遊離 Ca^{2+} を小胞体に入れ，遊離 Ca^{2+} 濃度を低下させることにより血小板凝集を抑制します．血管内皮細胞においても同様に cAMP 上昇作用を示すため，血管拡張作用をもちます．

④ EPA（エイコサペンタエン酸：エパデール®）

血小板において膜リン脂質からのアラキドン酸の遊離を低下させ，血小板凝集作用を有する TXA_2 産生を抑制します．

⑤ オザグレルナトリウム（カタクロット®，キサンボン®）

トロンボキサン合成酵素を選択的に阻害することにより TXA_2 の産生を著明に抑制します．また，PGI_2 産生を促して，両者のバランスの改善により血小板凝集抑制および血管拡張作用を示します．また，このトロンボキサン合成酵素阻害薬は抗アレルギー薬としても使用されています．

⑥ 塩酸サルポグレラート（アンプラーグ®）

5-HT_2 レセプターに選択的に拮抗し，PI（phosphatidylinositol）代謝回転の抑制・Ca^{2+} 動員の抑制により，セロトニンによって増強される血小板凝集や血管収縮を抑制します．

《二次止血（血液凝固反応）に作用する薬剤：抗凝固薬》

血管が損傷されると，損傷した血管壁あるいは血管外組織で始まる外因系，または血管の傷害あるいは損傷血管のコラーゲンへの血液曝露で始まる内因系の2経路が同時に働き出し，最終段階として，可溶化フィブリノーゲンが不溶性のフィブリンに変換され，安定化したフィブリン塊を形成します．

表1 凝固系に関与する（凝固阻害）主な薬剤

	作用機構	主な作用部位（図4）
ワルファリンカリウム	凝固因子の合成阻害	①
ヘパリン	アンチトロンビンⅢの作用増強	②
アンチトロンビンⅢ	ヘパリン存在下で凝固因子を阻害	②
メシル酸ガベキサート メシル酸ナファモスタット	凝固因子活性化を阻害	③
ダビガトラン	トロンビンの阻害	④
リバーロキサバン	第Ⅹa因子阻害	⑤
アルガトロバン	トロンビンの阻害	④

① ワルファリン

直接凝固反応を阻害するのではなく，肝臓における凝固反応に関わる因子の生成を抑制し，抗凝固作用を示します．肝でのビタミンKサイクルを阻害し，ビタミンK依存性凝固因子であるプロトロンビン，Ⅶ因子，Ⅸ因子，Ⅹ因子などの生成を抑制します（図4中で破線で囲んでいる）．

② ヘパリン

それ自体では抗凝固作用をもちませんが，アンチトロンビンⅢと結合することによりアンチトロンビンⅢの作用を100〜1000倍に増強し，トロンビンを除去します．ヘパリンの血中濃度は正常では極めて低く，限られた生理条件下以外では有意な抗凝固効果を示しません．ヘパリンが十分にあれば，アンチトロンビンⅢによるトロンビン除去はほとんど瞬時に行われるため，医療においては血管内凝固を防ぐ目的で広く用いられています．また，出血の副作用を軽減する目的でⅩa活性を維持したまま，抗トロンビン活性を抑制した低分子ヘパリン，フォンダパリヌクスも使用されています．

動脈壁の異常による動脈血栓症では，血小板血栓が主な成分となるため，抗血小板薬による血栓の予防が中心となり，閉塞性動脈硬化症，糖尿病時の末梢神経障害や脳血栓の予防に使用されます．一方，静脈血栓症の場合は，フィブリンや赤血球が主な成分であるため，抗凝固薬のワルファリンが中心となります（表2）．しかし，血小板も凝固機序に関与すること，動脈血栓でも閉塞血栓では静脈血栓も形成されることなどから，抗血小板薬と抗凝固薬とが併用されることも多くあります．血栓溶解薬は両方のタイプの血栓に用いられますが，抗血小板薬と抗凝固薬とは血栓形成の予防・成長阻止を目的に投与される薬剤であって，血栓を溶解する作用は有しません[5]．

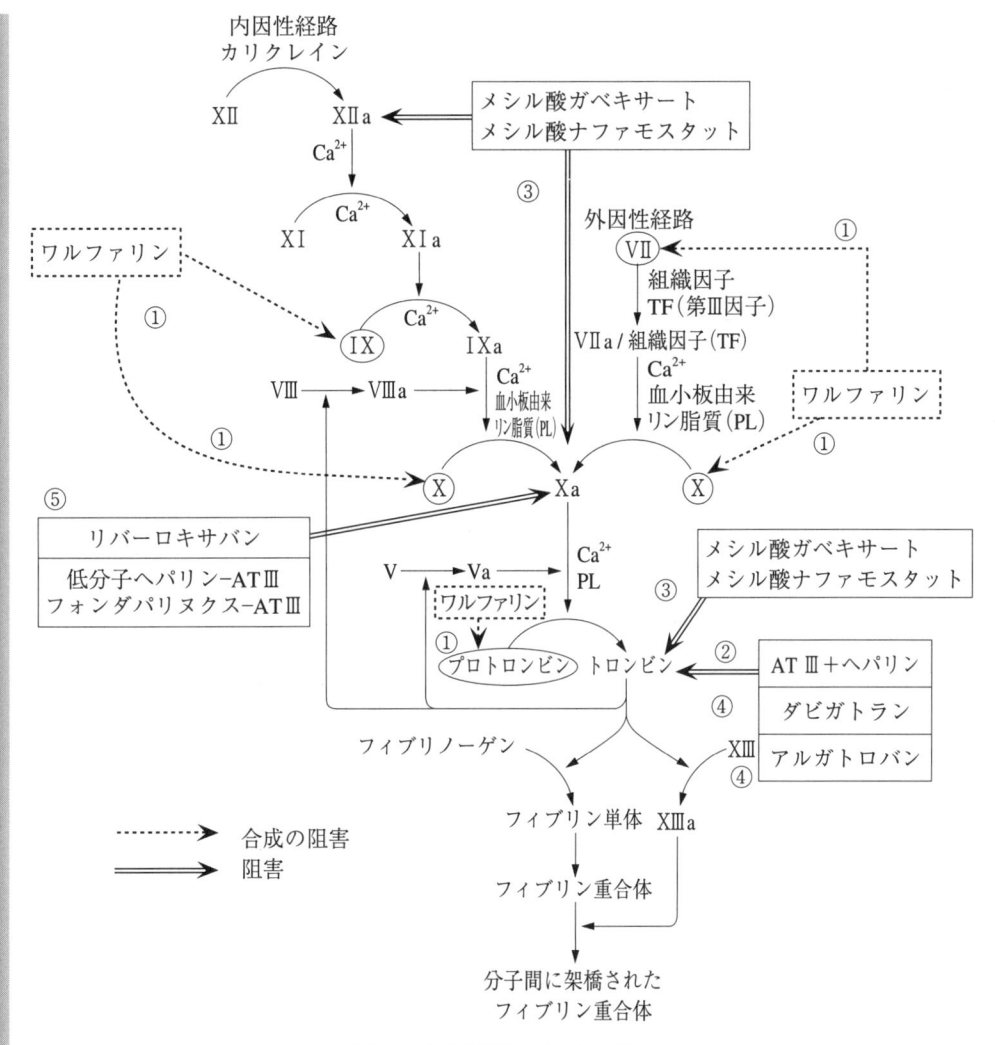

図4 血液凝固カスケード
(上代淑人監訳:ハーパー生化学,原著24版,p.770,丸善を一部改変)

表2 血栓の分類と特徴

血栓のタイプ	主な構成成分	血栓形成の主な原因	代表的な治療薬剤
動脈血栓 (白色血栓)	血小板	血管壁の性状変化 (血管損傷やアテローム変性)	抗血小板薬 (アスピリン,チクロピジン等)
静脈血栓 (赤色血栓)	フィブリン 赤血球	血流のうっ滞,凝固系亢進 (長期臥床,凝固亢進状態, 局所の炎症)	抗凝固薬 (ワルファリン)

Q INRとは何ですか？

A ワルファリンカリウムは血中濃度と抗凝固作用に相関関係があります．また，感受性には個体差が大きく，同一個人でも変化することがあり，さらに併用薬剤や食物の影響を受けやすいため，投与量の設定や評価には血液凝固能のモニターにより治療域を逸脱しないようにしなくてはなりません．

ワルファリンの凝固能のモニターには，PT（プロトロンビン時間）やTT（トロンボテスト）が使用されることもありますが，これらの値は測定試薬によるばらつきがみられるため，国際的にはINR（international normalized ratio）の使用が推奨されています．表3は1990年に英国のBSHがまとめた各種病態時におけるINRの推奨値を示したものです．血栓や塞栓を起こすリスクが高い疾患や病態ほどINRの値を高く設定し，より強力な抗凝固療法が必要であることが示されています．INR値は人種差もあり，わが国では多くの場合，この値より一般的に低い値でコントロールされます．

表3 各種病態におけるINR推奨値

INR	適 応
2.0～2.5	術後深部静脈血栓症の予防（一般外科）
2.0～3.0	術後深部静脈血栓症の予防（腹部手術，骨折） 心筋梗塞における静脈血栓塞栓症の予防 静脈血栓症の治療 肺塞栓症の治療 一過性脳虚血発作 生体人工弁置換例 心房細動 心臓弁膜症
3.0～4.5	反復性深部静脈血栓症，肺塞栓症 心筋梗塞を含む動脈疾患 機械人工弁置換例 反復性体外循環系塞栓症

＊上記のPT，INRは血液凝固系をスクリーニングするための検査値であり，抗血小板薬の効果は反映されません．

$INR = (PT_{患者} / PT_{標準})^{ISI}$

ISI：WHOの標準血漿パネルとの相関関係から，それぞれのメーカーがロットごとに定めた相対係数．

PT：外因性凝固系のV，VII，X因子，プロトロンビン（II）を総合的に検査する方法．被検血漿にカルシウムイオンと組織抽出液を添加したときのフィブリン塊形成までの時間．

引用文献

1) Manesh R Patel *et al.*（2011）Rivaroxaban versus warfarin in nonvalvular atrial fibrillation. *New Engl. J. Med.*, 365 : 883–891
2) Sarah A Spinler *et al.*（2012）New oral anticoagulants for atrial fibrillation. *Circulation*, 126 : 133–137
3) 早川弘一監訳（2001）ガイトン臨床生理学，p.466，医学書院
4) 薬局　50（5），p.79–92（1999）
5) 市村藤雄監修，中島恵美，旭満里子編（1997）疾患別服薬指導マニュアル，p.104，薬業時報社

（2）肺血栓塞栓症（PTE）/ 深部静脈血栓症（DVT）

病態の概要

　全身の静脈系（特に下大静脈領域）で形成された血栓子（deep vein thrombosis, DVT）が肺動脈を閉塞し，急性および慢性の肺循環障害を招来する病態を肺血栓塞栓症（pulmonary thromboembolism, PTE）と呼ぶ．血栓子以外に肺動脈を閉塞するものとして腫瘍組織，敗血症性塞栓，空気，脂肪，異物などがあげられるがその頻度は低い．わが国におけるPTEの特徴としては慢性PTEの頻度が高い（急性PTEの40～70％）ことである．基礎疾患にも差がみられ，欧米諸国では心疾患に合併するPTEが多いのに対し，わが国では悪性腫瘍に合併するものが多い．

キーワード

肺血栓塞栓症　　深部静脈血栓症　　APTT　　PT　　INR　　カテーテルインターベンション

治療方針

　急性肺血栓塞栓症とその原因となる深部静脈血栓症は，一つの疾患単位として静脈血栓塞栓症と呼ばれ，その治療も連続したものとなる．治療の目的は，肺動脈においては血栓塞栓の溶解を促進して右心負荷を軽減させることにあり，一方，深部静脈においては血栓の溶解により静脈還流を回復させ，血栓の進展による肺塞栓の合併を防ぐことにある．適切な治療がなされないと，死亡率や再発率が高くなり，慢性期には静脈血栓後症候群が高率に発生する．

◆ 処方例 ◆

1. ヘパリンナトリウム（ヘパリン®）　80単位/kg　急速静注，その後18単位/kg/時間
　　持続静注　7～10日間
2. アンチトロンビンⅢ（アンスロビンP®，ノイアート®，ノンスロン®）
　　1,500単位/日（AT-Ⅲが70%以下の場合）
3. ワルファリンカリウム（ワーファリン®）　　INR：2.0～3.0にコントロール
4. ウロキナーゼ（ウロキナーゼ®，ウロナーゼ®）
　　6万～24万単位/日　漸減し7日間まで（DVTのみ）
5. t-PA製剤（日本では一部未承認）
　　アルテプラーゼ（アクチバシン®，グルトパ®）
　　チソキナーゼ（ハパーゼ®，プラスベータ®）
　　パミテプラーゼ（ソリナーゼ®）
　　モンテプラーゼ（クリアクター®）

◆ 処方解説 ◆

　再発による死亡率を低下させることが主目的となる．抗凝固療法が治療の中心となり，肺動脈内および深部静脈内の血栓の自然溶解を促進させ，右心負荷の減少および血栓の遊離再発を抑制させる．まず未分画ヘパリンの投与から開始する．ヘパリンの投与にあたっては，APTT（活性化部分トロンボプラスチン時間）が対照値（平均28～38秒）の1.5～2.5倍になるよう調節する．ヘパリンは7～10日間持続させることを原則とし，アンチトロンビンⅢ（AT-Ⅲ）が70%以下ならAT-Ⅲ製剤を1,500単位/日で補給する．低分子ヘパリン（ダルテパリンナトリウムなど）は凝固活性が安定しており，1日1回投与でモニタリングの必要がないため，今後高分子ヘパリンに代わる薬剤として期待されている．ヘパリン投与中に血小板数が低下するヘパリン起因性血小板減少症（heparin-induced thrombocytopenia, HIT）がヘパリン投与患者の1～4%に出現する．このような場合には，アルガトロバン（ノバスタン®）に切り替える．血栓形成が落ち着いたらヘパリンからワルファリンに切り換える．切り換え時期は凝固・線溶マーカーが正常域に復したとき（通常ヘパリン管理7～10日後）とする．ヘパリン開始時より経口ワルファリン5mg/日を初期量として開始し，ヘパリン同時投与を最低5日間行う．この際，INR：2.0～3.0を目標とする（理想的にはINRで2.5に維持）．ワルファリンは催奇形性があるため，妊娠時のPTEの管理には使用せず，胎盤を通過しないヘパリンを用いる．また，慢性PTEには，慢性肺高血圧に対する対症療法（酸素吸入，血管拡張剤），慢性右心不全に対する対症療法（利尿剤など）ならびに抗凝固療法を施行し，病態が安定したら外科的手術を考慮する．
　DVTの治療は，基本的には肺塞栓の治療と同様である．血栓溶解療法は，肺塞栓と異なりウロキナーゼが保険承認されているが，使用量に制限がある（24万単位/日，7日まで）．最近では，カテーテルから直接血栓内へ高濃度の血栓溶解剤を注入するカテーテル血栓溶解療法が行われるようになっている（カテーテルインターベンション）．この方法により，早期の血栓溶解除去が望め，慢性期の血栓後症候群を回避できる可能性が高まった．t-PA製剤は，血栓溶解剤として本

症への効果が期待でき，不安定な血行動態を伴う急性の PTE に対して保険適用が認可されているものがある．

Q & A

Q 活性化部分トロンボプラスチン時間（APTT）とプロトロンビン時間（PT）の違いを教えてください．

A 生体の止血は血管系，血小板系，凝固系，線溶系の相互作用のバランスにより保たれています．これらのうち凝固系と線溶系はそれぞれの促進・阻害因子のバランスにより制御され，これらの制御機構の破綻により出血または血栓傾向となります．血液凝固機序は第 XII 因子の活性化に始まる内因系凝固，あるいは組織因子と第 VII 因子により活性化される外因系凝固により開始され，第 X 因子の活性化からは共通性凝固機構に移行し，同一経路でフィブリンの析出（すなわち凝固）に至ります．血液凝固機序の検査には，内因系凝固（共通性凝固含む）を反映する APTT と外因系凝固（共通性凝固含む）を反映する PT の二つの代表的検査法があります（図 5）．

1. 活性化部分トロンボプラスチン時間（APTT）

内因系凝固は，第 XII 因子が陰性荷電をもつ内皮組織に接触することから始まります．第 XII 因子が活性化されると，次に第 XI 因子が活性化され，次々に内因系の凝固因子が活性化されます．最終的に第 I 因子であるフィブリノゲンが第 II 因子（プロトロンビン）の活性型であるトロンビンにより限定分解を受け，フィブリンとなり凝固血栓が形成されます．APTT は，① 内因系の高分子キニノゲン，プレカリクレイン，第 XII，XI，IX，VIII，X，V，II，I（フィブリノゲン）因子の量もしくは質，② この内因系凝固過程に関与する後天性循環凝固抗凝固物質，③ ヘパリンの影響 などと内因系凝固の動態を総合的に検索するための測定法といえます．ヘパリンを投与する場合は，APTT によるモニターが有用となります．

測定原理：クエン酸ナトリウム加血漿にリン脂質と活性化物質の混合液を加えると，凝固反応はカルシウムの存在なしで第 XI 因子まで活性化されます．ここで血漿にカルシウムを加えると，第 IX 因子以下のカルシウム依存性の反応が進み，フィブリンを析出します．カルシウムを加えてからフィブリン析出までの時間が APTT 値となり秒数で表示します．

2. プロトロンビン時間（PT）

外因系凝固は，組織因子と第 VII 因子により活性化され，第 X 因子の活性化からは内因系と共通性凝固機構に移行し，最終的に第 I 因子であるフィブリノゲンが第 II 因子（プロトロンビン）の活性型であるトロンビンにより限定分解を受け，フィブリンとなり凝固血栓が形成されます．PT は外因系と共通因子，すなわち第 II，V，VII，X 因子の消長

を総合的に検査する測定法です．ワルファリンを投与すると **PT** が延長します．コントロールの指標としては，**INR**（international normalized ratio）を用いることが多くなっています（前項 Q&A 参照）．

測定原理：クエン酸ナトリウム加血漿に十分量の組織トロンボプラスチンを適量のカルシウムとともに添加すると，血漿中の第 V，VII，X 因子の働きによりプロトロンビン（第 II 因子）がトロンビン（活性型プロトロンビン）に変わります．このトロンビンがフィブリノゲンに働き不溶性のフィブリン塊を形成するまでの凝固時間を測定します．

APTT と PT を併せて考えると，血液凝固系の異常を鑑別することができます．なお，これらの検査を行う前に，できればフィブリノゲン（第 I 因子）が十分量存在するか否かを知る必要があります．理由として，ほとんどすべての血液凝固検査は終末点としてフィブリノゲンからフィブリン塊形成を指標としているからです．もし，フィブリノゲ

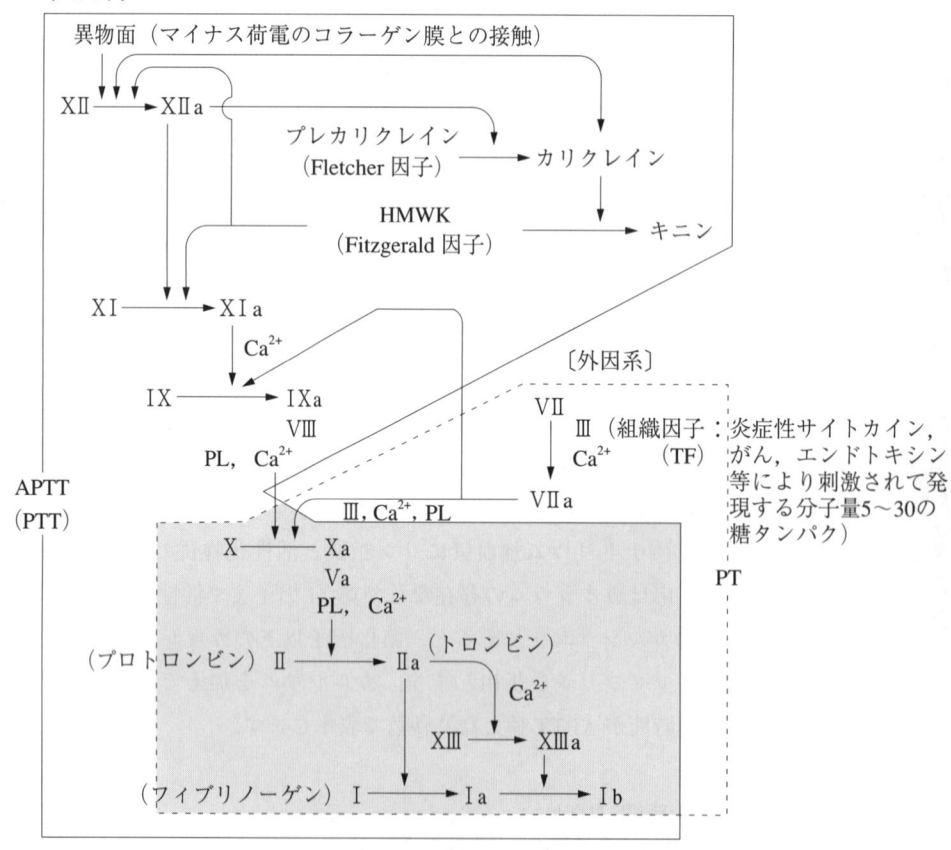

図 5　凝固機序（簡略図）

HMWK：高分子キニノゲン，PL：血小板由来リン脂質，Ia：不安定フィブリン，Ib：安定化フィブリン

（薬局 **50**（5）（1999）より改変）

ンが 100 mg / dL 以下になると，それだけで臨床的に出血をきたすだけでなく，すべての血液凝固検査の成績が異常に延長することになるからです．

参考文献

1) 市村藤雄監修，中島恵美，旭満里子編（1997）疾患別服薬指導マニュアル，薬業時報社
2) 臨床医 26，増刊号（2000）；27，増刊号（2001）；28（11）（2002）

Chapter 9 感覚器疾患

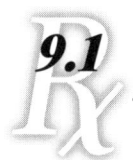

9.1 緑内障

病態の概要

　緑内障とは，眼内の眼房水が排水・流出されにくい状態や排水・流出されない状態になり，房水圧が上昇した結果，眼球内の圧力が高まった状態である（眼圧の正常値は 10 ～ 21 mmHg）．視神経が障害を受け，視神経萎縮に伴う視野障害や視力障害を生じる疾患で，放置すると視力が落ちたり，失明する危険のある疾患である．原因により，原発性（原因不明），続発性（全身疾患など），先天性に分類され，さらに原発性および続発性緑内障は，眼房水の流出障害のタイプにより，開放隅角緑内障と閉塞隅角緑内障に分類できる．開放隅角緑内障は隅角の閉塞はない（開放している）が，シュレム管内壁からの眼房水の流出抵抗が増大したために眼圧上昇を生じ，眼の障害が発症するものをいう．開放隅角緑内障のうち，眼圧が 21 mmHg 以下の眼圧が正常なものを正常眼圧緑内障としている．一方，閉塞隅角緑内障は隅角が閉塞し，眼房水流出が障害され，高度の眼圧上昇をきたすものをいう．緑内障の発症メカニズムを図 1 に示した．なお，突然発症したり，悪化する急性タイプ（激しい眼の痛み，頭痛，悪心を伴う）と徐々に悪化する慢性タイプ（激しい症状はなく，徐々に進行し，両眼に発症する）がある．

キーワード

視力障害　　開放隅角緑内障　　閉塞隅角緑内障　　正常眼圧緑内障　　β 遮断薬　　プロスタグランジン FP 受容体アゴニスト　　炭酸脱水酵素阻害薬

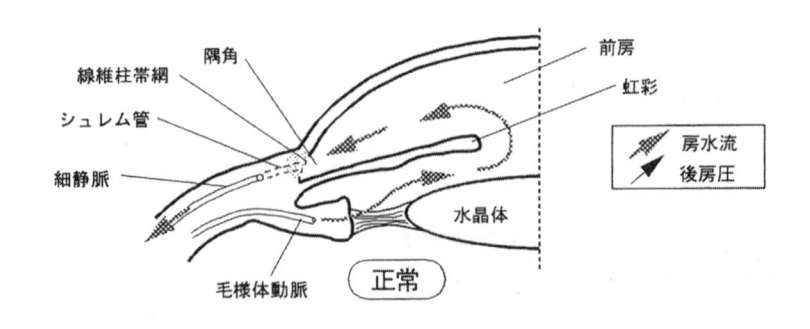

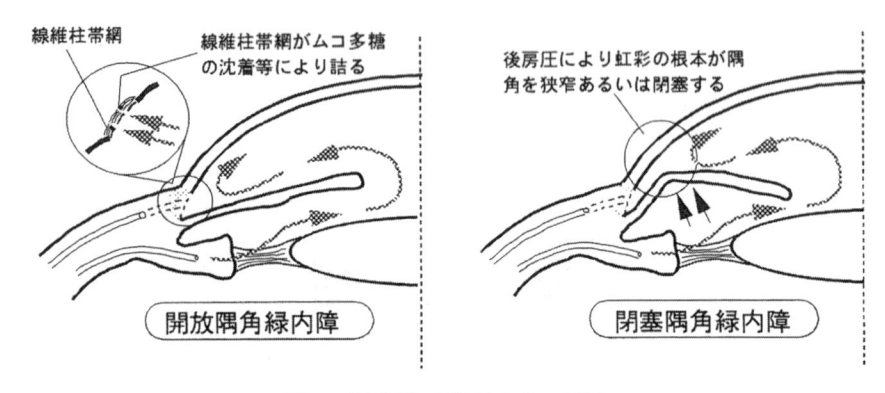

図1 緑内障の発症メカニズム
（水柿道直，松山賢治編集（2003）イラストから学ぶ必修薬物治療学，p.221，廣川書店）

治療方針

　眼圧の低下を目的とした薬物療法が主体である．また，眼圧上昇の原因が治療可能であれば，眼圧低下と共に原因の治療を行う．主な緑内障治療薬の作用部位を図2，図3，図4に示す．
　開放隅角緑内障では，眼圧低下が主な目標で，薬物療法で対応する．1）眼房水産生を抑制する薬剤：β遮断薬（チモロールマレイン酸・第一選択薬の一つ，カルテオロール塩酸塩），交感神経作用薬（ジピベフリン塩酸塩），$\alpha \cdot \beta$受容体遮断薬（ニプラジオール：β受容体遮断作用で眼房水産生抑制とα受容体遮断作用で眼房水流出促進），炭酸脱水酵素阻害薬（ドルゾラミド塩酸塩，ブリンゾラミド），浸透圧利尿薬などが適用される．2）眼房水流出を促進する薬剤：副交感神経作用薬（ピロカルピン塩酸塩，第一選択薬の一つ），交感神経α_1遮断薬（ブナゾシン塩酸塩），プロスタグランジン$F_{2\alpha}$誘導体の製剤（イソプロピルウノプロストン，ラタノプロスト，トラボプロスト）が適用される．最近，配合点眼液として上市されたラタノプロスト・チモロールマレイン酸塩配合，トラボプロスト・チモロールマレイン酸塩配合の点眼液は，眼房水流出促進作用と眼房水産生抑制作用（β受容体遮断作用）を併せ持つ薬剤である．なお，トラボプロスト・チモロールマレイン酸塩配合の点眼液は，角膜や結膜への影響が認められている防腐剤BACを含有しない唯一の点眼薬である．
　一方，閉塞隅角緑内障では，眼圧低下のための外科手術が基本的な治療法である．術後，開放隅角緑内障の治療薬（ピロカルピン塩酸塩）が適用される．術前，浸透圧利尿薬であるD-マンニ

トールや濃グリセリンなどの高張液の点滴静注を施すこともある．

なお，標準的な点眼薬による治療法の経過は，まず点眼薬1剤を選択から点眼薬濃度を増加へ，点眼薬の併用へ進める．

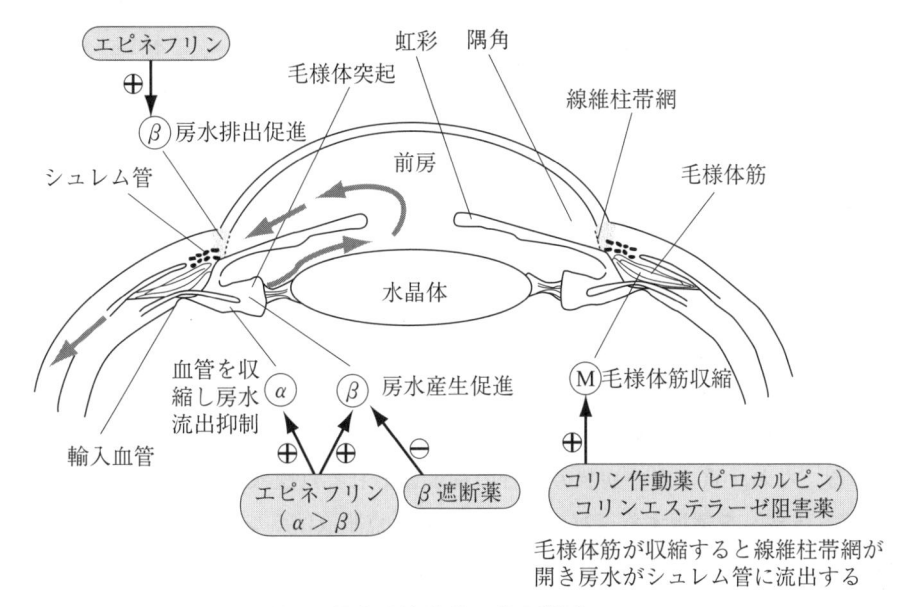

図2　緑内障治療薬の作用機序

⟶ 房水流
ⓐ　アドレナリンα受容体
ⓑ　アドレナリンβ受容体
Ⓜ　アセチルコリンムスカリン受容体

◆ 処方例 ◆ 1

Rp.　65歳女性　高眼圧症への処方
1）チモロールマレイン酸塩持続性製剤（チモプトール® XE）点眼液 0.25％
　　　　　　　　　　　　　　　　　　　　　　2本1回1滴，1日1回

◆ 処方解説

1）チモロールマレイン酸塩持続性製剤（チモプトール® XE）点眼液はチモロールマレイン酸塩点眼液の持続性製剤である．添加物と陽イオンの熱反応により点眼後に角膜状でゲル化反応が発生し，持続性を発現する．主薬の交感神経 $\beta_{1,2}$ 遮断薬・チモロールは眼房水産生抑制により眼圧を低下する．効果が不十分な場合は，点眼液 0.5 ％を1回1滴，1日1回へ処方変更する．なお，$\beta_{1,2}$ 遮断薬の β_2 遮断作用に伴う気管支収縮が発現する可能性があるため，気管支喘息や重篤な慢性閉塞性肺疾患を増悪するため禁忌である．なお，副作用の初期症状として，眼刺激症状や角膜障害がみられることがある．

◆ 処方例 ◆ 2

Rp. 70歳女性　緑内障への処方
1) ピロカルピン塩酸塩（サンピロ®）点眼液1％　　2本1回1滴，1日3～5回
2) カルテオロール塩酸塩（ミケランLA®）点眼液1％　2本1回1滴，1日1回
3) イソプロピルウノプロストン（レスキュラ®）点眼液0.12％　2本1回1滴，1日2回
4) ドルゾラミド塩酸塩（トルソプト®）点眼液0.5％　2本1回1滴，1日3回

◆ 処方解説

　現在の緑内障治療のファーストチョイスはプロスタグランジン関連薬で，その際，最も繁用される併用薬はβ遮断薬である．それでも眼圧が下がらなければ，ドルゾラミド等炭酸脱水酵素阻害薬を追加し，最後はα_2遮断薬も追加する．以下に処方例2の薬剤について述べる．

　1) ピロカルピン塩酸塩（サンピロ®）点眼液は閉塞隅角緑内障の治療において眼房水流出を促進する薬剤である．副交感神経刺激作用，縮瞳作用により眼房水の流出を促し，眼圧低下作用を発現する．なお，重症度や病状の進行の程度に応じて点眼液の濃度（0.5％・1％・2％・3％・4％・5％）を選択する．2) ミケランLA®点眼液はカルテオロール塩酸塩点眼液の持続性製剤である．チモロールと同様に交感神経$\beta_{1,2}$遮断薬である主薬のカルテオロールは眼房水産生抑制により眼圧を低下する．効果が不十分な場合は，点眼液2％を1回1滴，1日1回へ処方変更する．なお，禁忌や副作用についてはチモロールと同様の注意が必要である．3) イソプロピルウノプロストン（レスキュラ®）点眼液は眼房水流出を促進する薬剤である．代謝型プロスタグランジン$F_{2\alpha}$誘導体の製剤で，作用選択性（特異的な眼圧低下作用）に優れ，全身的な副作用は少ない．なお，副作用の初期症状として，結膜充血，角膜炎，異物感などがみられることがある．作用部位は，ぶどう膜強膜流水経路（図3）からの房水排出作用である．4) ドルゾラミド塩酸塩（トルソプト®）点眼液は眼房水産生を抑制する薬剤で，最初の点眼用炭酸脱水酵素阻害薬（炭酸脱水酵素阻害薬は利尿薬）である．眼の毛様体にある炭酸脱水酵素阻害薬を特異的に阻害することにより眼房水産生を抑制し，眼圧低下作用を発現する．効果が不十分な場合は，点眼液1％を1回1滴，1日3回へ処方変更する（図4）．また，他剤の効果が不十分な場合の併用療法にも適用できる．なお，点眼のため全身的な副作用は少ない．なお，副作用の初期症状として，流涙，疼痛，瘙痒感，異物感などがある．本処方例は，併用薬が多いことからかなり進行した緑内障と推察される．なお，新薬であるプロスタグランジン$F_{2\alpha}$誘導体の製剤（イソプロピルウノプロストン，ラタノプロスト，トラボプロスト）への処方変更もお勧めである．また，複数の点眼薬が処方されているため，点眼と点眼の間隔は，できれば5～10分程度あけることが望ましい．

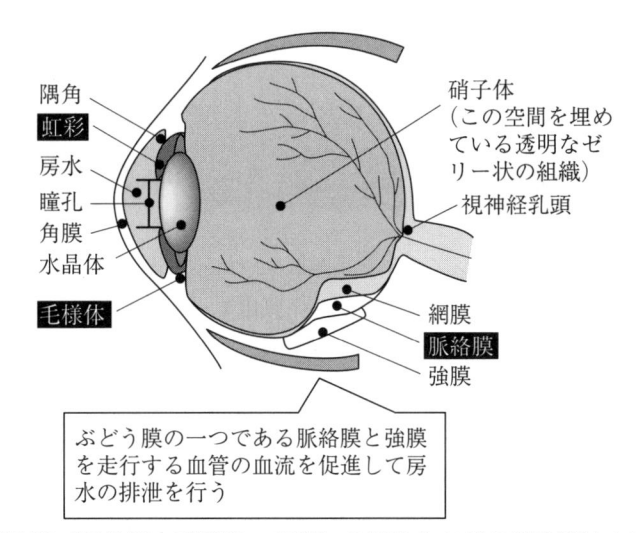

図3 ぶどう膜（脈絡膜，毛様体，虹彩）の部位とぶどう膜強膜流水路

ぶどう膜のうち脈絡膜は，網膜と強膜の間にある膜状の組織のことで，眼球内部の広い範囲を覆っている．イソプロピルウノプロストンやラタノプロストなどプロスタグランジン系の薬剤は，たくさんの血管が走る脈絡膜に作用して，そこを流れる血流を促進することで房水を排泄する．

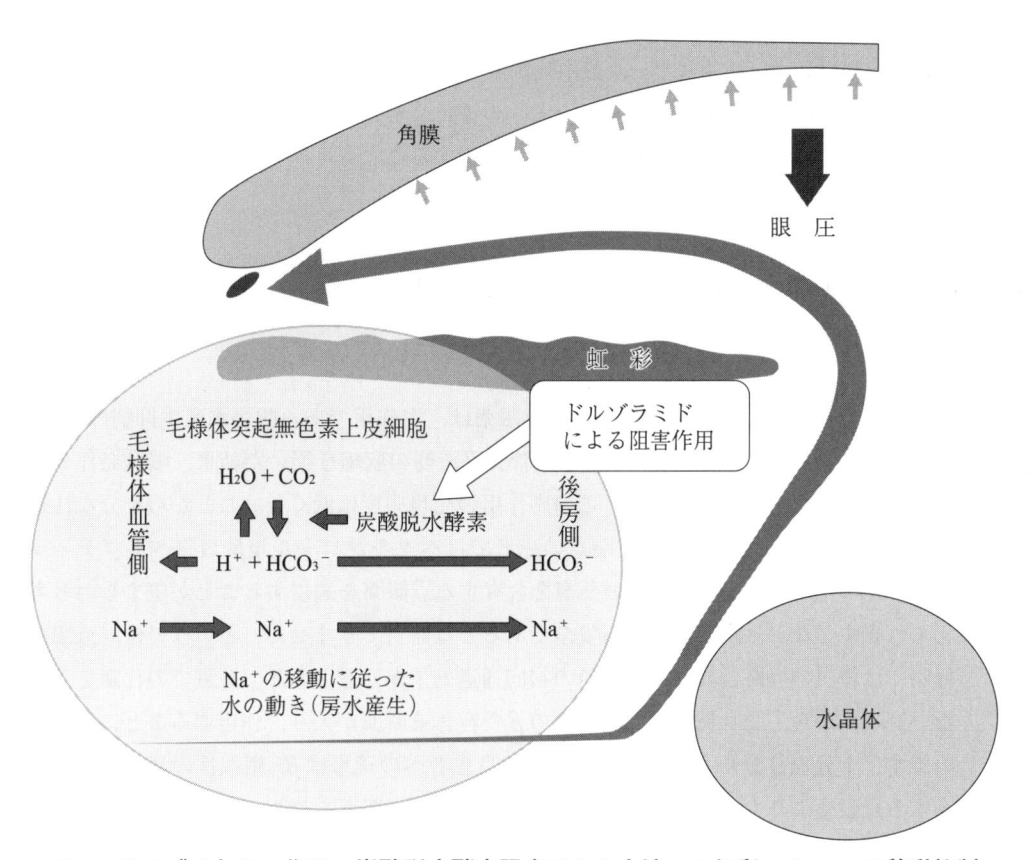

図4 ドルゾラミドの作用：炭酸脱水酵素阻害による血液から虹彩への Na$^+$ の移動抑制

Q & A

Q 緑内障患者に睡眠薬は禁忌と聞きました．すべての睡眠薬が禁忌ですか？

A 睡眠薬の中でもベンゾジアゼピン系睡眠薬（抗不安薬を含む）は緑内障に禁忌となっています．具体的にはベンゾジアゼピン系睡眠薬（トリアゾラム，ブロチゾラム，ロルメタゼパム，リルマザホン，フルニトラゼパム，ニトラゼパム，エスタゾラム，クアゼパムなど）やベンゾジアゼピン系抗不安薬（クロチアゼパム，エチゾラム，アルプラゾラム，ロラゼパム，ブロマゼパム，ジアゼパム，フルジアゼパム，クロルジアゼポキシド，オキサゾラム，ロフラゼプ酸エチルなど）および非ベンゾジアゼピン系睡眠薬（ゾルピデムやゾピクロン）などが添付文書に禁忌と記載されています．発現機序は明確にされていませんが，筋弛緩作用のため眼内の眼房水が排水されにくい状態になり眼圧が高まるために，緑内障が増悪することも考えられます．注意すべき点は，強い眼痛と共に視覚障害を伴う眼発作である急性狭隅角緑内障の患者には禁忌ですが，眼内圧の高くない開放隅角緑内障の睡眠障害の患者にはベンゾジアゼピン系薬剤が適用できる可能性があります．また，メラトニン受容体作動薬（ラメルテオン），セロトニン1A部分作動薬（タンドスピロン），バルビツール酸系睡眠薬（ペントバルビタール，アモバルビタール，バルビタール，フェノバルビタールなど）の添付文書には禁忌の記載がないため，睡眠障害を併発した緑内障患者の治療薬として選択することも可能です．ただし，必ず眼科医の精査後，適用がお勧めです．

Q $\beta_{1,2}$遮断薬の点眼薬はβ_1選択性の高いものが望ましいとされていますが，その理由は何ですか？

A 非選択的な交感神経$\beta_{1,2}$遮断薬を含む点眼薬は，主作用である眼房水産生抑制のほか，気管支平滑筋のβ_2受容体遮断による気管支平滑筋の収縮を招いた結果，喘息発作の副作用を誘発した症例があります．この副作用の発現頻度は低くないことから十分な注意が必要です．このため，気管支喘息の患者ではベタキソロール塩酸塩（ベトプティック®）のようにβ_1選択性の高い薬剤を含有する点眼薬を適用することが望ましいと考えられます．なお，点眼薬だから安全であるとは断言できません．というのは，点眼の経路では経口の経路と異なり，肝臓の初回通過効果が回避される（肝臓での代謝を受けない）ことから，全身循環中に高濃度のβ受容体遮断薬が入り，作用することになるためです．十分な注意が必要です．気管支喘息患者への適用はβ_1選択性の高い薬剤を含有する点眼薬よりも，作用機序の異なる薬剤を含む点眼薬を選択する方がより安全であることは言うまでもありません．

参考文献

1) 浦部晶夫他編集（2012）今日の治療薬 2012，南江堂
2) 井関　健，岩川精吾，岡野善郎，片岡泰文，上能伊公雄，松山賢治，山田安彦編集（2004）プログラム学習による処方解析学，廣川書店
3) 松山賢治，水柿道直編集（2003）イラストから学ぶ必修薬物治療学，廣川書店

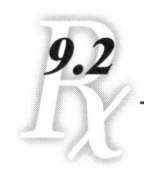

9.2 めまい（眩暈）

病態の概要

　めまい（眩暈：げんうん）とは，自己の位置と運動時に関する異感覚（自覚症状）のことである．内耳（三半規管，耳石器）からの情報，視覚からの情報，手足・首の筋肉や関節の情報が正確に脳へ伝えられず，自分の姿勢，動作や平衡バランスを誤って感じる症状を発症する．また，患者は自分や周囲が動いていないのにもかかわらず，動いているかのように感じる錯覚や異常感覚を体験する．

　めまいの原因は，① 耳，② 脳，③ 全身の病気であるとされている．① 末梢性めまい：前庭神経障害や耳石，メニエール病（内リンパ液の増加）などを原因とする回転性のめまいが発現する．耳鳴りや吐き気・嘔吐などの症状が併発することもある．図1にめまいと耳の構造との関連を示した．② 中枢性めまい：脳血管障害（脳出血，脳梗塞など）や脳腫瘍を原因とするめまいと運動

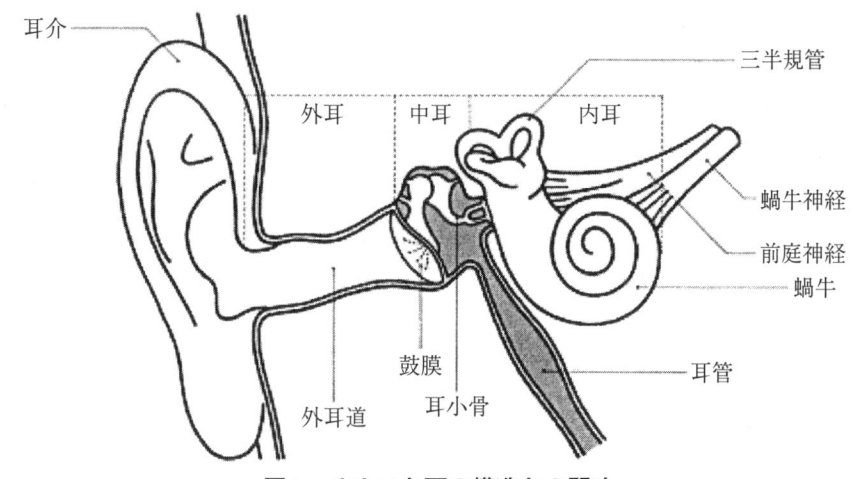

図1　めまいと耳の構造との関連
めまいの原因の一因は内耳疾患である．

障害を伴う．③全身の病気：不整脈，高血圧症，低血糖，貧血などでもみられる．

　これらの病態の症状は，1）回転性めまい：目の前がぐるぐる回る（メニエール病，前庭神経炎など），2）非回転性めまい：自分の周囲や身体がふらふら揺れて，グラグラし，長く続くことが多い（内耳炎，突発性難聴，メニエール病など），3）平衡失調：歩行中のバランスがとりにくく，ふらつき感が生じ，転倒しやすい（メニエール病など），4）立ちくらみ：立ち上がったときに目の前が暗くなりふらつく（高血圧症，起立性低血圧症）などの特徴がみられる．

キーワード

感覚異常　　中枢性めまい　　末梢性めまい　　メニエール病　　回転性めまい

治療方針

　めまいの治療は，病態に応じて薬物療法，平衡機能訓練，心理療法，外科手術などで行い，立ちくらみなどの症状が軽度の場合には，姿勢・動作・食事（嘔吐による誤嚥の防止）などの生活療法で対応することも可能である．

　めまいは種々の病態で生じることから，それぞれの病態に応じた対応を行う．めまいの治療薬である鎮暈薬（ちんうんやく）が，あくまでも対症療法薬（交感神経刺激薬，向精神薬・統合失調症治療薬，抗ヒスタミン薬，抗不安薬・睡眠導入薬など）として用いられる．そのため，原因の診断が早急に求められ，頭痛や複視などの神経症状を伴う中枢性めまいが疑われる症例では，薬物療法と同時に受診勧奨を行い，専門医による中枢神経系の精査を優先させる．

　回転性めまいの急性期には，炭酸水素ナトリウム（メイロン®：血液のアルカリ化，末梢循環血流の改善），低分子デキストラン®L（末梢循環血流の改善），ジフェンヒドラミン・ジプロフィリン配合（トラベルミン®：抗ヒスタミン薬とテオフィリン薬の配合薬：抗嘔吐作用など，乗り物の酔い止め），ジメンヒドリナート（ドラマミン®：抗ヒスタミン薬：鎮吐作用，迷路機能亢進抑制作用），メトクロプラミド（プリンペラン®：抗嘔吐作用など）および抗不安薬が適用され，回転性めまいの慢性期には，炭酸水素ナトリウム（メイロン®），ジフェンヒドラミン・ジプロフィリン配合（トラベルミン®），ベタヒスチンメシル酸塩（メリスロン®：内耳循環改善作用，脳内血流量改善作用），ジフェニドール塩酸塩（セファドール®：椎骨動脈循環改善作用，前庭神経調整作用，眼振抑制作用），イソプレナリン（イソメール®：交感神経β受容体刺激薬：脳血管拡張作用），イソソルビド（イソバイド®：浸透圧性利尿薬，内リンパ圧低下作用，メニエール病に適用），抗不安薬やビタミン製剤，ステロイド剤であるヒドロコルチゾンの点滴静注が適宜適用される．なお，長期的に持続しているめまいに対しては原因究明が重要で，鎮暈薬の漫然とした投与は回避する．

　非回転性めまいの治療にも，病態に応じて疾患の治療と並行して抗めまい薬・鎮暈薬が適用される．

◆ 処方例 ◆ 1

Rp. 65歳女性　回転性めまいの慢性期への処方	
1) ベタヒスチンメシル酸塩（メリスロン®）錠剤 6 mg	1回 6 mg，1日 3回
2) ジフェニドール塩酸塩（セファドール®）顆粒剤 10％（100 mg/g）	1回 25 mg，1日 3回

◆ 処方解説

1) ベタヒスチンメシル酸塩（メリスロン®）は，狭義の抗めまい薬に分類され，内耳循環改善作用，脳内血流量改善作用によりめまいを改善する．メニエール病やメニエール症候群，めまい症に伴うめまい・めまい感に適用される．副作用として悪心・嘔吐，発疹がみられる．

2) ジフェニドール塩酸塩（セファドール®）も狭義の抗めまい薬である．本剤は，椎骨動脈循環改善作用，前庭神経調整作用，眼振抑制作用などの特徴的な作用を有する．内耳障害に基づくめまいに適用される．副作用として口渇，浮動感・不安定感，頭重感，眼調節障害などがみられる．

Q & A

Q メニエール病とメニエール症候群とは，類似した病気なのですか？

A メニエール病とメニエール症候群は異なる疾患です．メニエール病は末梢性めまいに分類され，内耳の異常（内リンパ液の増加，内リンパ水腫）を原因とする病気で，回転性のめまい（眩暈）が発現し，耳鳴りや吐き気・嘔吐などの症状が併発することもあります．一方，メニエール症候群は原因不明の耳鳴り，難聴などの聴覚障害を伴った発作性のめまい全般と規定されています．

Q 統合失調症治療薬の中でメニエール病やメニエール症候群に適用される薬剤があると聞きました．どのような薬剤ですか？

A メニエール病やメニエール症候群に保険適用されている薬剤は，向精神薬の統合失調症治療薬であるペルフェナジン（ピーゼットシー®）です．本剤は統合失調症の治療と共に術前・術後の悪心・嘔吐，さらにめまいを抑制することからメニエール症候群やメニエール病の改善目的で適用されます．なお，適用には入っていませんが，クロルプロマジン塩酸塩（ウインタミン®，コントミン®）やプロクロルペラジン（ノバミン®）も，術前・術後の悪心・嘔吐の改善目的で適用されることがあります．

参考文献

1) 浦部晶夫他編集（2012）今日の治療薬 2012, 南江堂
2) 井関 健, 岩川精吾, 岡野善郎, 片岡泰文, 上能伊公雄, 松山賢治, 山田安彦編集（2004）プログラム学習による処方解析学, 廣川書店

Chapter 10 内分泌・代謝疾患

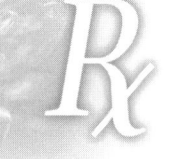

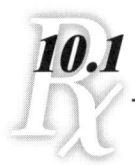

10.1 糖尿病

病態の概要

糖尿病は，インスリンの絶対的あるいは相対的不足と，インスリン作用の障害などの原因による慢性的な高血糖を主徴とする症候群で，尿糖，口渇，多尿，体重減少などの臨床症状を示し，糖のみならずタンパク質や脂質などの代謝異常を伴うことが特徴である．長期間にわたり代謝異常が継続すれば，特有の合併症（三大糖尿病性合併症：糖尿病性腎症，糖尿病性網膜症および糖尿病性神経障害）を来し，動脈硬化症も促進する（図1）．腎の再吸収能を超える高血糖では尿糖の排出，浸透圧性利尿や脱水などを起こす．糖尿病発症の機序には遺伝的因子と環境的因子がともに関与する．

糖尿病を成因分類すると，（Ⅰ）1型糖尿病（インスリン依存型糖尿病，IDDM），（Ⅱ）2型糖尿病（インスリン非依存型糖尿病，NIDDM），（Ⅲ）妊娠糖尿病，（Ⅳ）その他の特定の機序や他の疾患や病態に伴う糖尿病に分類できる．

（Ⅰ）1型糖尿病は，膵ランゲルハンス島 β 細胞の破壊を特徴とする．マクロファージ，Bリンパ球やTリンパ球の浸潤により β 細胞の 90% 以上が選択的に破壊される．これはウイルス感染などで破壊された β 細胞の自己抗原をマクロファージが HLA 分子と連合してヘルパーT細胞に渡し，ヘルパーT細胞が活性化され，その結果，膵 β 細胞が破壊されることによる．グルカゴンを分泌する α 細胞は障害されない．

（Ⅱ）2型糖尿病の発症機構は，β 細胞からのインスリン分泌機能の不全と，筋肉へのグルコース取込み刺激や肝臓からのグルコース放出抑制に対するインスリン作用の感受性低下（インスリン抵抗性）の両方による．インスリン分泌機構を図2に，インスリン抵抗性糖尿病におけるチ

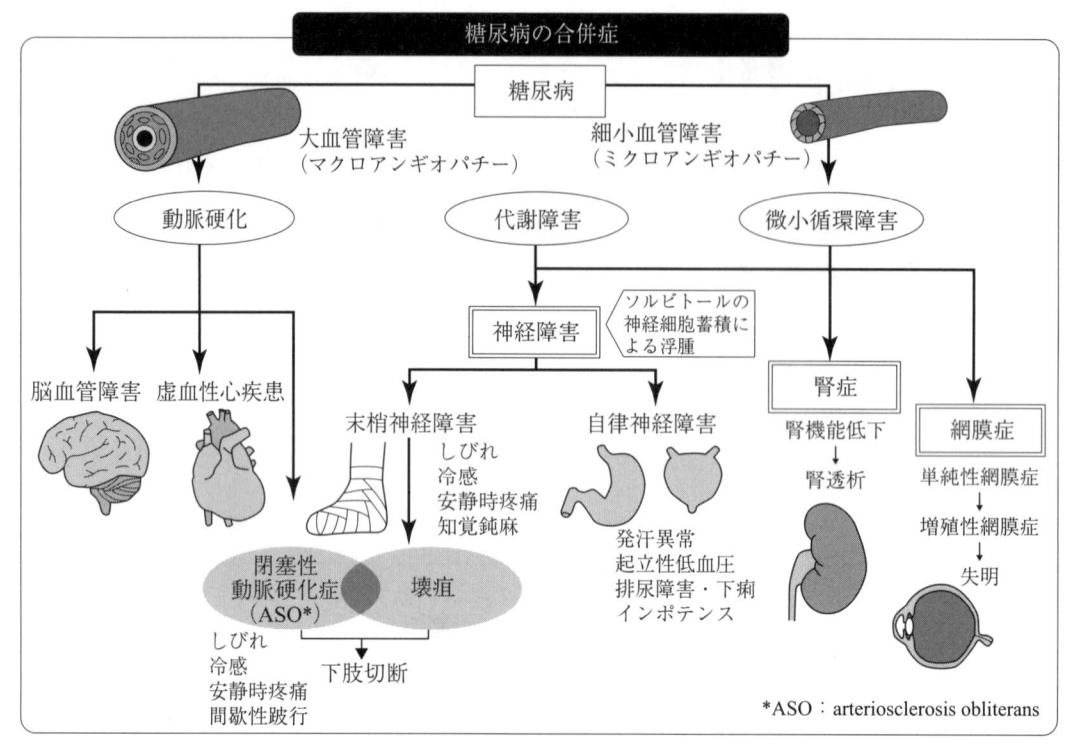

図1 糖尿病の三大合併症（神経障害，腎症，網膜病）

アゾリジン誘導体の効果を図3に示す．

（Ⅲ）妊娠糖尿病は，妊娠期間中に初めて発症した耐糖能異常のことで，これは，胎盤が多量の糖質コルチコイド等のステロイドホルモンなどを生合成するためである．妊娠前から糖尿病の診断を受けたものは含まない．分娩後は回復し，インスリン投与量の減少またはインスリンを全く必要としなくなる．しかしながら，妊娠糖尿病の女性が将来，糖尿病に進展する可能性は高い．

（Ⅳ）その他の特定の機序や他の疾患や病態に伴う糖尿病としては，i）インスリンやプロインスリン自体の遺伝子の変異やインスリン受容体遺伝子の変異によるもの，ii）膵炎や慢性肝炎，などの他の疾患や病態に伴うもの，iii）クッシング症候群などの内分泌疾患によるもの*，iv）先天性風疹，流行性耳下腺炎，Epstein-Barrウイルスや Coxackie B ウイルスなどの感染症によるもの，v）インスリン自体やインスリン受容体に対する自己抗体産生によるもの，vi）Down 症候群や Turner 症候群などの遺伝的症候群，vii）グルココルチコイドやインターフェロンの投与などの薬剤によるもの*，がある．

---

*ステロイド糖尿病：クッシング症候群などのグルココルチコイド産生過剰症あるいはコルチゾールなどの大量投与により生じるインスリン抵抗性の糖代謝異常で，グルココルチコイドがインスリンとインスリン受容体の結合親和性を低下させるため，筋肉や脂肪組織でのインスリンを介するグルコースの細胞内取込みが抑制され，肝での糖新生が促進する．

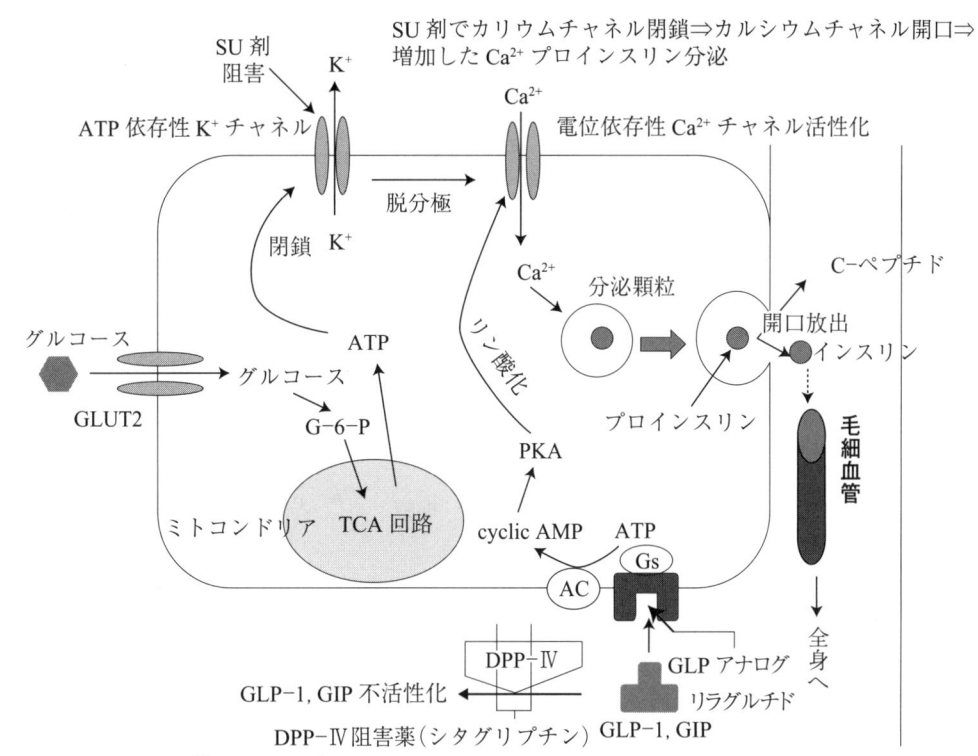

図2 インスリン分泌機構

ブドウ糖は，膵臓のランゲルハンス島にあるβ細胞中にグルコーストランスポーター2（GLUT2）で取り込まれると，TCA回路によりATPを産生し，ATPがATP依存性K$^+$チャネルに結合し，K$^+$チャネルが閉じると同時にCa^{2+}チャネルが活性化し，外より流入したカルシウムイオンの刺激によりプロインスリンが放出される．スルファニル尿素系薬物も，ATP依存性K$^+$チャネルに結合し，K$^+$チャネルを閉じ，以下同様のメカニズムでプロインスリンを放出する．一方インクレチンのGLP-1, GIPは，受容体に結合すると，アデニル酸シクラーゼを活性化し，cyclic AMPを増加させる．cyclic AMPは電位依存性Ca^{2+}チャネルを開口し，インスリン小胞からプロインスリンを分泌する．プロインスリンは血中でC-ペプチドとインスリンに変換する．この経路の作用系として，インクレチン代謝に関与するDPP-Ⅳを阻害するシタグリプチンやGLPアナログとしてのリラグルチドがある．

凡例
インスリン分泌機構ならびにインクレチン（消化管ホルモンの総称）構成物質のGLP-1（glucagon-like peptide 1）とGIP（グルコース依存性インスリン分泌刺激ポリペプチド：glucose-dependent insulinotropic polypeptide）

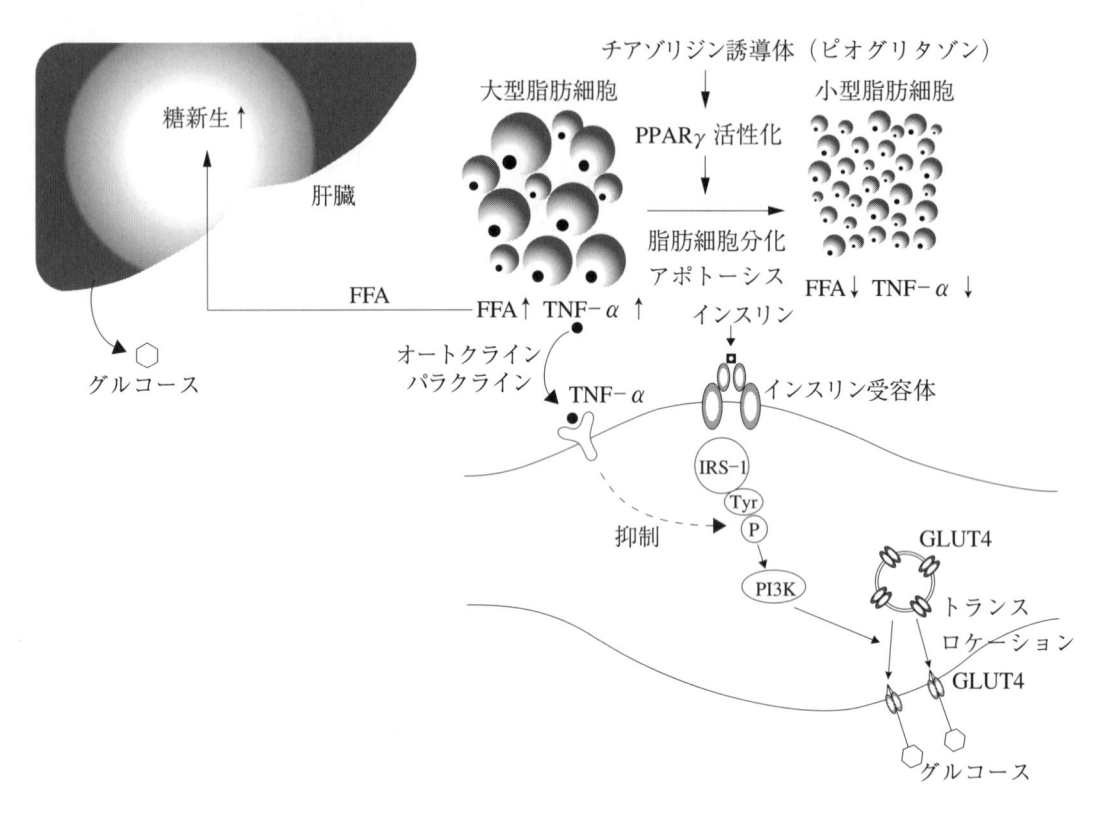

図3 インスリン抵抗性糖尿病におけるチアゾリジン誘導体の働き

インスリンがインスリン受容体へ結合すると，インスリン受容体末端のチロシンカイネースが活性化され，**IRS-1**（insulin receptor substrate-1）のリン酸化が行われる．リン酸化された**IRS-1**は，**PI3K**（phosphatidyl-inositol-3-kinase）を活性化して**GLUT4**（glucose transporter type 4）をリン酸化する．**GLUT4**はリン酸化されることにより細胞膜表面へトランスロケーション（移動）することが可能となり，細胞外にあるグルコースを肝細胞内，筋肉細胞内へ取り込むことができる．肥満になると大型脂肪細胞が増加し，大型脂肪細胞からは，腫瘍壊死因子である**TNF-α**が分泌され，**TNF-α**は，**IRS-1**のリン酸化を阻害するので，上記のプロセスが全く阻害され，インスリン量は十分あっても糖を細胞内に取り込めなくなる．チアゾリジン誘導体は，脂肪細胞の分化に関連した核内受容体転写因子の**PPARγ**（peroxisome proliferator activated receptor-γ）を活性化し，大型脂肪細胞を小型脂肪細胞に変えることで，**TNF-α**の産生が行われなくなるから，インスリン抵抗性糖尿病に効果を示す．

表1 1型糖尿病と2型糖尿病の特徴

	1型糖尿病（インスリン依存型糖尿病，または若年発症型糖尿病）	2型糖尿病（インスリン非依存型糖尿病）
発症年齢	30歳未満が一般的	30歳以上が最も一般的
発症の機序	ウイルス感染やストレスなどにより誘発される抗原に対する抗体が膵β細胞を破壊し，インスリン産生が著しく低下することで発症	膵β細胞からのインスリン分泌機能の不全とインスリンに対する感受性の低下（インスリン抵抗性）の両者により発症
わが国での頻度	全糖尿病患者の3～15%	80%以上
肥満	なし，ときに体重減少	非常に多く，特に内臓や腹部などの上半身の肥満
特徴的な合併症	ケトアシドーシス	非ケトン性高血糖性高浸透圧症
内因性インスリン分泌	膵臓はほとんど，あるいは全くインスリンを産生しないため，インスリンとCペプチドの血漿中濃度は極めて低い値か検出不可能	空腹時血漿インスリン濃度はさまざまで，正常もしくは上昇している場合（高インスリン血症）もあるが，ブドウ糖刺激によるインスリン分泌は明らかに低下．インスリン抵抗性を伴う
一卵性双生児における同時発生率	50%以下で，家族歴を有しない症例が約90%	90%以上
特異的HLA抗原との関連性	日本人ではHLA-B44，B54，DR4やDR9など，白人ではDR3やDR4などの関与が推定	なし
特異的抗体の有無	膵島細胞質抗体，膵島細胞膜抗体，グルタミン酸脱炭酸酵素およびインスリンなどに対する抗体	なし
膵島の病理所見	膵島炎，ほとんどのβ細胞が選択的に消失	小型であるが外観は正常な膵島でアミロイド（アミリン）沈着
スルホニル尿素薬に対する反応性	なし	多くの患者で初期にあり
インスリンの投与	インスリン投与は必須	インスリン投与は必ずしも必要としないが，ときに必要

A 糖尿病の診断

i) 空腹時血糖値および経口糖負荷試験（OGTT）

表2 空腹時血糖値および75g OGTT 2時間値による判定基準[1]

	正常域静脈血漿値（mg/dL）	糖尿病域静脈血漿値（mg/dL）
空腹時値	< 110	≧ 126
75 g OGTT 2時間値	< 140	≧ 200

ii）臨床診断[2]

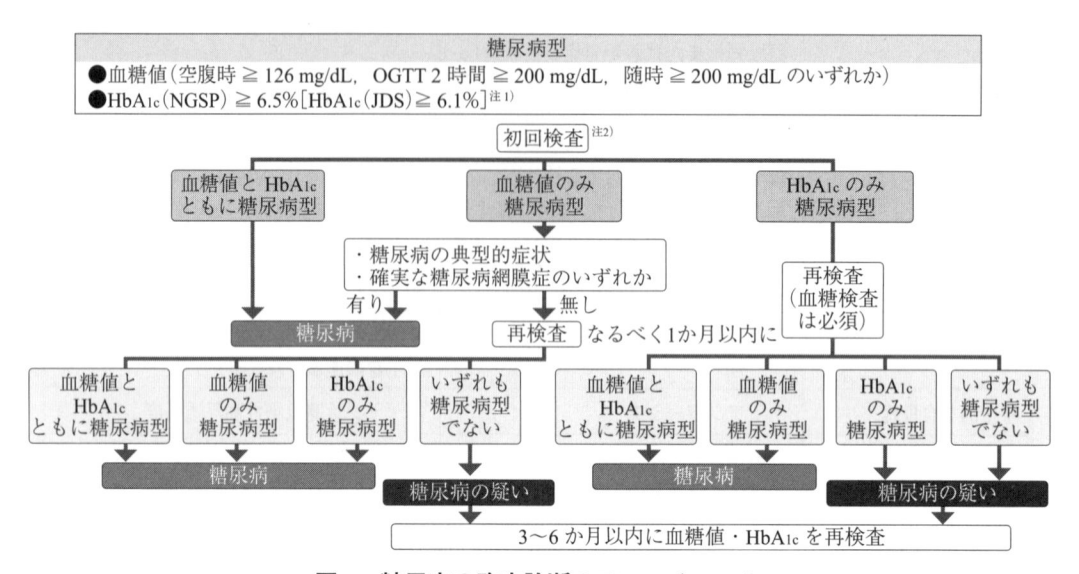

糖尿病型
●血糖値（空腹時 ≧ 126 mg/dL，OGTT 2 時間 ≧ 200 mg/dL，随時 ≧ 200 mg/dL のいずれか） ●HbA1c（NGSP）≧ 6.5%［HbA1c（JDS）≧ 6.1%］[注1]

初回検査[注2]

- 血糖値とHbA1cともに糖尿病型 → 糖尿病
- 血糖値のみ糖尿病型
  - 糖尿病の典型的症状・確実な糖尿病網膜症のいずれか
    - 有り → 糖尿病
    - 無し → 再検査　なるべく1か月以内に
- HbA1cのみ糖尿病型 → 再検査（血糖検査は必須）

再検査後：
- 血糖値とHbA1cともに糖尿病型 → 糖尿病
- 血糖値のみ糖尿病型 → 糖尿病
- HbA1cのみ糖尿病型 → 糖尿病の疑い
- いずれも糖尿病型でない → 糖尿病の疑い

（再検査側）
- 血糖値とHbA1cともに糖尿病型 → 糖尿病
- 血糖値のみ糖尿病型 → 糖尿病
- HbA1cのみ糖尿病型 → 糖尿病の疑い
- いずれも糖尿病型でない → 糖尿病の疑い

3〜6か月以内に血糖値・HbA1cを再検査

図4　糖尿病の臨床診断のフローチャート

注1）HbA1cの国際標準化に伴い，新しいNGSP値と従来のJDS値とを併記している．
注2）糖尿病が疑われる場合は，血糖値と同時にHbA1cを測定する．同日に血糖値とHbA1cが糖尿病型を示した場合には，初回検査だけで糖尿病と診断する．

（日本糖尿病学会糖尿病診断基準に関する調査検討委員会（2010）糖尿病の分類と診断基準に関する委員会報告，糖尿病53：458より一部改変）

B　三大糖尿病性合併症

糖尿病性腎症，糖尿病性網膜症および糖尿病性神経障害は，三大糖尿病性合併症と呼ばれている．

i）糖尿病性神経障害

糖尿病性神経障害は，対称性遠位性多発神経障害である．すなわち，末梢性で左右対称性（靴下-手袋形と呼ばれ，四肢末梢に強く起こり，四肢近位部に向かって軽くなる）の分布を示す感覚神経優位の多発神経障害（ポリニューロパシー）で，四肢末梢部のしびれ感，刺すような痛み，灼熱感，安静時のこむらがえり，関節の固有覚低下や振動覚低下などの感覚異常を生じる．疼痛は夜間にひどく，接触や気温の変化でさらに増大する．また，アキレス腱反射や他の深部腱反射は，減弱ないし消失する．神経伝導速度の低下なども認められる．糖尿病患者では細胞性免疫が低下しているために感染症になりやすく，糖尿病性多発神経障害を有する患者では，神経障害のため怪我などの疼痛を感じず，足の潰瘍が末期になるまで見過ごされ足を切断することにもなる．さらには，感染症が全身症状へと移行する場合もある．したがって，糖尿病患者の服薬指導時では，「足をきれいに洗う」などフットケアの重要性を認識させることが重要である．女性の糖尿病患者では腟部カンジダ症が多い．

自律神経の障害は多発神経障害のある糖尿病患者に発症し，体位性低血圧症，発汗障害（過剰な発汗），陰萎（インポテンス），膀胱機能障害（失禁），胃内容排泄遅延，夜間の下痢などが起こる．

高血糖による神経障害は，主に神経線維（軸索）が障害される．糖尿病時には，アルドース還

元酵素の活性が亢進し（ポリオール経路の活性亢進），過剰なブドウ糖から高浸透圧物質のD-ソルビトールやフルクトースが産生される．これらが神経細胞内に蓄積され，細胞内浸透圧上昇による水分貯留を招く．したがって，アルドース還元酵素を阻害する薬剤（エパルレスタット：キネダック®）は，神経内ソルビトールの蓄積を抑制することにより，糖尿病性神経症の治療薬となる．また，抗不整脈薬の塩酸メキシレチンも糖尿病性神経障害に薬効拡大され使用されるようになった．

ii）糖尿病性腎症

糖尿病性腎症では，腎疾患が末期まで無症状であるため発見が遅れることがあり，ネフローゼ症候群の原因となるので注意が必要である．糖尿病発症から糖尿病性腎症，さらには腎不全までは，長い時間（10年単位）がかかるが，1型糖尿病患者のほうが2型糖尿病患者にくらべ進行が速い．糖尿病性腎症に特異的な変化は基底膜肥厚であり，糖尿病性腎症の初期では，糸球体内圧の上昇により腎血流量を上回る糸球体濾過量があり，この機能異常に相応して微量アルブミン尿が出現する．このため，最近では，厳格な血糖コントロールと食事によるタンパク質の制限に加え，150/95 mmHg未満程度の軽度の血圧上昇やさらには正常血圧であっても糸球体内圧の上昇を抑制し，タンパク尿を抑え，血圧下降時でも逆に腎血流量を増加させることで腎保護効果を有するアンギオテンシン変換酵素阻害薬（レニベース®など），カルシウム拮抗薬（ジルチアゼムやベラパミルなど）やアンギオテンシンII受容体拮抗薬（ロサルタンカリウムなど）を投与し，腎疾患の進行を遅らせる．

iii）糖尿病性網膜症

糖尿病性網膜症とは，糖尿病に合併して眼底網膜に生じる細小血管障害をいう．糖尿病性網膜症を大きく二つに分類すると，比較的進行が遅く，視力障害の発生も少ない非増殖網膜症と，進行が速く，かつ視力障害を伴うことが多い増殖網膜症に分けられる．これらの発症機序は，高血糖の持続による血管内皮増殖因子などのサイトカインの発現異常，ポリオール経路の活性亢進などの代謝異常，非酵素的糖化反応の亢進，血流動態異常などによる．

非増殖網膜症の初期には，視覚的症状は起こらないか軽度であり，静脈の拡張，毛細血管透過性亢進，毛細血管瘤（小赤色点），網膜の点状およびしみ状出血，浸出物，浮腫などが起こる．後期の症状は，毛細管血流量の減少と黄斑浮腫，微少梗塞（綿花様白斑）などが起こり，視力は低下する．増殖網膜症では，硝子体表面やその腔内部へ異常な血管新生が起こり，この新生血管はもろく出血しやすい．新生血管からの硝子体内出血があれば，視力低下を生じる．さらに進行すると，グリア増殖が加わり，線維血管増殖膜が形成される．増殖膜は収縮する特性があるため，網膜と増殖膜が癒着している部位では網膜に牽引力がかかり，牽引性網膜剥離を生じ，失明にいたることもある．視覚症状は，霧視や，片眼または両眼の突然の視力低下，視野中の黒点や閃光の出現などである．

さらに，糖尿病では，白内障も併発する．ブドウ糖の過剰によりソルビトールが水晶体内に蓄積し，水晶体内の浸透圧が上昇して膨潤し，水晶体は混濁する．

C 糖尿病性ケトアシドーシスと高血糖高浸透圧性非ケトン性昏睡

糖尿病性ケトアシドーシスは1型糖尿病患者にしばしばみられ，インスリンの絶対的欠乏によ

り，血中ケトン体の蓄積とアシドーシスが惹起される糖尿病の代謝異常である．インスリン作用の欠如とグルカゴン，カテコールアミンや成長ホルモンなど血糖上昇作用を有する抗インスリンホルモンの分泌亢進の結果，肝でのグリコーゲン分解や糖新生，末梢組織でのブドウ糖，アミノ酸や中性脂肪の利用低下とタンパク質および脂肪分解の亢進が起こる．遊離脂肪酸はインスリン欠乏下の肝で急速な酸化を受け，ケトン体となり，高ケトン血症を呈する．これを抑制するためにはインスリンの静脈内持続投与，電解質補給による高浸透圧性利尿による脱水と電解質の喪失の予防が必要である．ただし，急速な血糖低下は避けるべきである．

高血糖高浸透圧性非ケトン性昏睡は，通常 2 型糖尿病で認められ，高齢者に多い．糖尿病ケトアシドーシスと同様にインスリン作用の不足と脱水により生じる高血糖と高浸透圧を特徴とするが，ケトン体は正常ないし軽度増加である．このケトアシドーシスの欠如は，残存している内因性インスリンの分泌ならびにコルチゾールや成長ホルモンなどの抗インスリンホルモンの分泌不足により，脂肪分解が糖尿病性ケトアシドーシスほど進まないためである．治療による急激な浸透圧の低下によって脳浮腫をまねくと，致命的となる場合がある．

キーワード

1 型糖尿病（インスリン依存型糖尿病，IDDM）
2 型糖尿病（インスリン非依存型糖尿病，NIDDM）　　インスリン抵抗性　　β 細胞
三大糖尿病性合併症　　糖尿病性腎症　　糖尿病性網膜症　　糖尿病性神経症
HbA_{1c}（ヘモグロビン A_{1c}，糖化ヘモグロビン）　　血糖値　　高血糖高浸透圧性非ケトン性昏睡
糖尿病性ケトアシドーシス　　ケトン体　　強化インスリン療法（頻回注射法）
基礎インスリン分泌　　追加インスリン分泌

表3 糖尿病性ケトアシドーシスと高血糖高浸透圧性非ケトン性昏睡

	糖尿病性ケトアシドーシス	高血糖高浸透圧性非ケトン性昏睡
糖尿病の型	主に1型糖尿病	2型糖尿病
好発年齢	主に20歳代付近の若年の患者	50歳代以上の高齢の患者
原因	インスリン注射の中断，感染症，心血管障害など 2型糖尿病では，清涼飲料水の多飲や感染症など	腎不全，感染症や心筋梗塞，術後高カロリー輸液，ステロイドや利尿薬の投与，輸液や高カロリー補給，人工透析など
特徴的な身体異常	脱水，呼気アセトン臭，クスマウル大呼吸*，意識混濁，昏睡	血栓形成による痙攣発作，横紋筋融解症，脳内脱水や循環不全による酸素不足による意識低下や精神症状，昏睡
尿ケトン体	陽性〜強陽性（血中総ケトン体は3 mmol/L以上）	陰性〜弱陽性
血糖値	300〜1000 mg/dL	著しい高血糖（通常800 mg/dL以上）
浸透圧	> 300 mOsm/L	320〜350 mOsm/L かそれ以上
Na^+	正常，軽度低下	> 150 mEq/L
BUN	上昇	著しく上昇
その他	反復傾向あり	脱水の発見が遅れると死亡率は40〜50%に達する

* アシドーシスによる呼吸中枢の抑制と，アシドーシスに対する代償性の刺激によって起こる大きく深い呼吸．

治療方針

　糖尿病治療の目標は，患者の代謝異常をできるかぎり是正して三大合併症などの発症・進展を防ぐことである．表4に示したものは糖尿病管理の上での血糖ならびにHbA1cに対するコントロール目標である．

表4 糖尿病コントロールの指標とその際のHbA1c値と血糖値[3]

指標	血糖コントロール状況					
	優	良	可		不可
			不十分	十分	
HbA1c（NGSP）（%） HbA1c（JDS）（%）	6.2未満 5.8未満	6.2〜6.9未満 5.8〜6.5未満	6.9〜7.4未満 6.5〜7.0未満	7.4〜8.4未満 7.0〜8.0未満	8.4以上 8.0以上
空腹時血糖値 （mg/dL）	80〜110未満	110〜130未満	130〜160未満		160以上
食後2時間血糖値 （mg/dL）	80〜140未満	140〜180未満	180〜220未満		220以上

（日本糖尿病学会編（2012）糖尿病治療ガイド2012-2013，p.25，文光堂より）

【薬物治療】

　正常の血中インスリンの日内変動は，図4のように，24時間にわたって肝にグリコーゲンを蓄積，過剰なグリコーゲンの分解を抑制するために必要な一定量の基礎インスリン分泌と，食事により血糖値が上昇した際に血糖値と連動して分泌される追加インスリン分泌からなっている．したがって，糖尿病の薬物療法では，この2種類の分泌のうち不足するインスリンを補充する．すなわち，広範なβ細胞の破壊によるインスリンの絶対的な不足状態にある1型糖尿病患者には，基礎分泌量と追加分泌量の両方をインスリン注射によって補充することが重要である．

　2型糖尿病患者でもインスリン抵抗性が強くインスリン分泌能が保たれている病態やインスリン分泌能が低下している病態まで様々である．2型糖尿病においても，インスリンの絶対適応としては糖尿病昏睡，ケトアシドーシス，重症の肝障害・腎障害・感染症，妊娠があり，インスリンの相対的適応としては，約300 mg/dL以上の著明な高血糖，尿ケトン体陽性，経口血糖降下剤でコントロール不十分な症例などがある．インスリン分泌能がある程度保たれている場合は，食事療法，運動療法を中心とするライフスタイルの改善が行われ，それによる改善が不十分な場合に経口血糖降下剤が使用される．現在日本で使用されている経口血糖降下薬はスルフォニル尿素剤（SU剤），ビグアナイド剤（BG剤），速効型インスリン分泌促進剤（グリニド系），チアゾリジン剤，α-グルコシダーゼ阻害剤（α-GI）それと最近上市されたペプチジルペプチダーゼ（DPP-4）阻害剤の6種類がある．6種類ともそれぞれ異なった作用機序であり，患者の病態に応じた選択が行われる．また，単剤の使用で血糖コントロールが不十分な場合は併用療法も行われる．

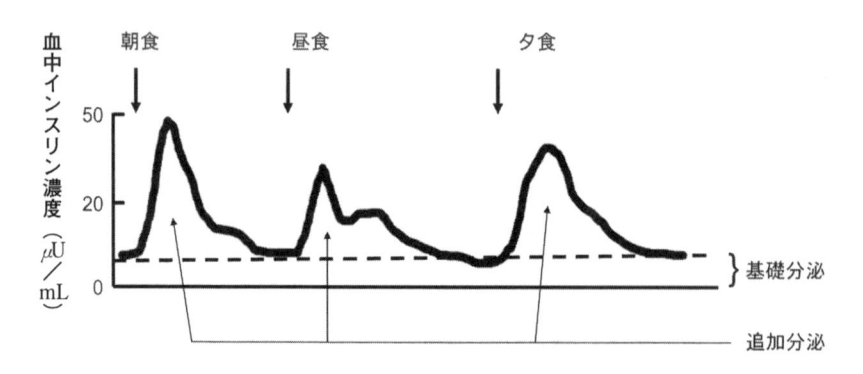

図4　血中インスリンの日内変動

◆ 処方例 ◆ 1

Rp.　食事療法・運動療法に反応なし；第一選択薬（2型糖尿病）
グリメピリド（アマリール®）錠1mg　1回1錠（1日2錠）　1日2回　朝夕食前

◆ 処方解説

　グリメピリドはSU剤であり，膵ランゲルハンス島β細胞に存在する特異的な受容体（SU受容体）に結合し，図2に示す機序によりインスリン分泌を促進させる．長期間臨床現場で使用されており，多くのエビデンスがあるため，年齢，体重を問わず2型糖尿病の第一選択薬とされる．警告として，重篤かつ遷延性の低血糖症が記載されており，低血糖の症状および対応については患者に十分指導しなくてはならない．また，重大な副作用として，溶血性貧血，無顆粒球症，再生不良性貧血や汎血球減少症などの血液障害や肝障害がある．また，腎機能が低下している患者や高齢の患者等，低血糖を起こしやすい場合は，グリニド系薬剤の慎重投与を考慮する．

◆ 処方例 ◆ 2

Rp.　食事療法・運動療法に反応なし；第一選択薬（2型糖尿病）
メトホルミン（メトグルコ®）錠250 mg　　1回1錠（1日3錠）1日3回　朝昼夕食後

◆ 処方解説

　ビグアナイド剤（BG剤）はインスリン分泌作用がなく，末梢組織における嫌気性解糖の促進が主たる作用で，肝臓における糖新生の抑制，筋肉・脂肪組織におけるブドウ糖の取り込みの増加，骨格筋細胞表面における糖輸送担体（GLUT-4）の増加，インスリンとインスリン受容体の結合の促進，腸管からのブドウ糖の吸収抑制などの多くの膵外作用を有している．わが国では再評価の結果，2型糖尿病に対して，SU剤が効果不十分な場合あるいは副作用等により使用できない場合にのみ，メトホルミンとブホルミンに限って適応とされている．警告として，重篤かつ遷延性の低血糖症，重大な副作用として，溶血性貧血，無顆粒球症，再生不良性貧血や汎血球減少症などの血液障害や肝機能障害がある．また，腎機能低下による排泄の減少，肝機能低下による乳酸の代謝能の低下より，乳酸アシドーシス（組織におけるブドウ糖の嫌気性解糖の最終産物である乳酸の産生過剰の結果，乳酸が蓄積した状態で，重篤な場合には死亡する）が惹起されるため，肝・腎機能障害者や高齢者には禁忌である．平成22年5月に欧米に合わせた投与量とするため，メトグルコ®錠が発売された．それ以前（グリコラン®等）は1日最大用量が750 mgであったが，メトグルコ®錠は1日最大2,250 mgまで投与可能となった．また，軽度の腎機能障害，軽度から中等度の肝機能障害，高齢者には禁忌であったが，メトグルコ®は慎重投与となっている．

◆ 処方例 ◆ 3

シタグリプチン（ジャヌビア®，グラクティブ®）錠50 mg　　1回1錠（1日1錠）
　　　　　　　　　　　　　　　　　　　　　　　　　　　　1日1回　朝食後
グリクラジド（グリミクロン®）錠40 mg　　1回1錠（1日2錠）1日2回　朝夕食前

◆ 処方解説

　血糖値は主にインスリンおよびグルカゴンによってコントロールされており，この血糖コントロールには腸管由来ホルモンであるインクレチンが関与している．消化管ホルモンのインクレチンには図2に示すようにGLP-1（glucagon-like peptide 1）とグルコース依存性インスリン分泌刺激ポリペプチド（glucose-dependent insulinotropic polypeptide：GIP）があり，食事により血中に放出され，膵β細胞上の受容体に作用することにより，グルコース濃度依存的にインスリン分泌を促進させる．そのため，低血糖症状は起こりにくい．また，GLP-1は，グルカゴン分泌抑制，食欲や胃排泄の抑制にも関与している．インクレチンは生体内における半減期が短く，dipeptidyl peptidase 4（DPP-4）によって急速に不活化される．

　DPP-4阻害剤であるシタグリプチン，ビルダグリプチン（エクア®），アログリプチン（ネシーナ®）は選択的にDPP-4を阻害し，インクレチンの不活化および分解を抑制し，活性型インクレチンを増加させる．1日1回の服用で良好な血糖降下作用を発揮し，さらに低血糖や体重増加を起こしにくい薬剤である．シタグリプチン（ジャヌビア®など）は1日1回　50 mg（100 mgまで）を投与する．T_{max}は約2時間，血中半減期は約2時間である．

　糖尿病の第一選択薬であるグリメピリド，グリクラジド，メトホルミンの単剤投与で血糖降下が認められない場合には，第一選択薬にα-GIやDPP-4阻害剤を追加する．

◆ 処方例 ◆ 4

エパルレスタット（キネダック®）錠 50 mg	1回1錠（1日3錠）	1日3回	朝昼夕食前
グリメピリド（アマリール®）錠 3 mg	1回1錠（1日2錠）	1日2回	朝夕食前
ピオグリタゾン（アクトス®）錠 30 mg	1回1錠（1日1錠）	1日1回	朝食後
ボグリボース（ベイスン®）口腔内崩壊錠 0.3 mg	1回1錠（1日3錠）	1日3回	朝昼夕食直前

◆ 処方解説

　単剤投与や2剤併用で効果が認められなかった患者に対しては，作用機序の異なる血糖降下剤3種類を併用する．

　エパルレスタットはそれ自体には血糖降下作用はなく，アルドース還元酵素を特異的かつ可逆的に阻害し，糖尿病性末梢神経障害に伴う自覚症状（しびれ感，疼痛），振動覚異常，心拍変動異常を改善する（糖尿病性神経障害の頁を参照）．通常，成人にはエパルレスタットとして1回50 mgを1日3回毎食前に経口投与する．糖尿病治療の基本である食事療法，運動療法，経口血糖降下剤，インスリン等の治療を行った上でなお，HbA_{1c}値が高値を示す患者に対して適用を考慮する．T_{max}は約1時間で血中半減期は約1.8時間である．

　インスリン抵抗性改善薬：ピオグリタゾン（アクトス®）は転写因子であるペルオキシソーム増殖剤応答性受容体γ（PPARγ）に結合しこれを活性化する．ピオグリタゾンはPPARγに結合することにより，大型脂肪細胞（TNF-αを分泌）の分化誘導を促進して，小型脂肪細胞（アデ

ィポネクチンと PPAR α を分泌）を増やすことにより，TNF-α の分泌を抑制することで，インスリン抵抗性の改善，肝における糖産生の抑制，末梢組織での糖利用の亢進作用により血糖値を低下させる．PPARγ は圧倒的に脂肪細胞に存在するので，主たる作用臓器は脂肪細胞にあると考えられている．脂肪細胞に作用しブドウ糖の取り込みを増加させるため，肥満を助長しやすくなる．また，重大な副作用としては，心不全の発症や増悪，浮腫，肝障害等がある．特に女性では浮腫の発生が多いため，女性に投与する場合は，浮腫の発現に留意し，1 日 1 回 15 mg から投与を開始することが望ましい．また，1 日 1 回 30 mg から 45 mg に増量した後に浮腫が発現した例が多くみられているので，45 mg に増量する場合には，浮腫の発現に留意することとされている．ピオグリタゾンの T_{max} は約 2 時間，血中半減期は約 5.5 時間である．

　食物として摂取されたデンプン，ショ糖，乳糖などの糖質は，消化管内で種々の酵素により最終的にそれらの構成単糖にまで分解された後，吸収される．α-グルコシダーゼ阻害薬は小腸粘膜上皮細胞に存在する二糖類分解酵素（α-グルコシダーゼ）の作用を競合的に阻害して二糖類から単糖への分解を抑制し，食事による血糖値の急激な上昇を抑制する．そのため，事前に α-グルコシダーゼを阻害する必要があるため，食直前の服用が必要である．α-グルコシダーゼ阻害薬自体は血糖降下作用を有しないが，他の経口糖尿病治療薬との併用時において低血糖が発現することがあり，その場合は，ショ糖等の二糖類は効果がないため，ブドウ糖を服用する．重大な副作用として，腹部膨満感や放屁の増加が現れ，腸内ガスの増加による腸閉塞様症状を示すことがある．また，肝機能障害，肝硬変患者への投与による高アンモニア血症などがある．

◆ 処方例 ◆ 5

速効型インスリン（ノボラピッド®注）	毎食前	各 8 単位
持続型溶解インスリン（ランタス®注）	就寝前	10 単位

◆ 処方解説

　インスリン注射剤を用いた糖尿病治療の絶対的適応としては，1 型糖尿病患者，ケトアシドーシス昏睡等の糖尿病性昏睡発症時，重症の肝障害や腎障害の患者，重症感染症や外科手術時，糖尿病を有する妊婦等である．相対的適応の例としては，空腹時血糖 250〜300 mg/dL 以上，随時血糖 350 mg/dL 以上の 2 型糖尿病患者や経口血糖降下薬では良好な血糖コントロールが得られない 2 型糖尿病患者である．現在，インスリン製剤には，作用発現時間や作用持続時間などの違いにより「超速効型」，「速効型」，「中間型」，「混合型」（中間型と速効型を一定割合で混合した製剤），「持続型」の 5 種類がある．「中間型」や「持続型」は基礎分泌に似た作用を，「超速効型」，「速効型」は食後の追加分泌に似た作用を模して使用される．また，「混合型」は両方の作用を兼ね備えたものである．

　強化インスリン療法は 1 型糖尿病患者の血糖コントロールや 2 型糖尿病患者の膵臓を休息させるために行う．強化インスリン療法は基礎インスリン分泌量および追加インスリン分泌量の両方

を補充し，正常のインスリン分泌パターンにできるだけ近づけるようにするインスリン療法である．上記処方のように持続型のインスリンを用いて，基礎インスリン分泌量を補充し，速効型インスリンを用いて追加インスリン分泌量を補充することにより，食後の高血糖をコントロールする．さらに，注射のタイミングに合わせて自己血糖測定を行い，その時の血糖値に応じてインスリンの量を調節しながら，より厳格なコントロールを行うことも可能である．しかしながら，厳格な血糖コントロールを行うと，低血糖の可能性や頻度も高くなるので，強化インスリン療法を実施する際には，低血糖に対する正確な理解と適切な対処ができるようになることも非常に重要である．強化インスリン療法は，1型糖尿病患者に合併する糖尿病性網膜症や腎症および神経障害の発症遅延と進行の予防に有効であるというエビデンスが報告されている．

◆ 処方例 ◆ 6

リラグルチド（ビクトーザ®皮下注）0.9 mg　1日1回朝に皮下注

◆ 処方解説

　リラグルチドは，2型糖尿病に対する，新しい作用機序による薬である．血糖降下作用には食事の摂取などにより消化管から産生されるホルモン（インクレチン）が大きく関与していることが判明してきた．インクレチンは，血糖値が高い場合はインスリン分泌を増強し，血糖値が正常あるいは低い場合にはインスリンを増強しないという血糖コントロール作用を有する特徴がある．また，インクレチンは，グルカゴンの分泌を低下させ肝臓における糖新生を抑制することも確認されている．リラグルチドは，代表的なインクレチンであるヒトGLP-1（グルカゴン様ペプチド-1）のアナログ製剤であり，GLP-1受容体のアゴニストである．GLP-1は，生体内では小腸下部のL細胞から分泌され，末梢では膵β細胞でのインスリン分泌を促進するとともに，膵α細胞でのグルカゴン分泌を抑制し，中枢では摂食抑制ホルモンとして作用する．リラグルチドは，このGLP-1の作用を，1日1回の皮下注射で補う薬剤（GLP-1受容体作動薬）である．

　2型糖尿病において，1）食事療法，運動療法のみ，2）食事療法，運動療法に加えてスルホニルウレア剤を使用で十分な効果が得られない場合に限り使用される．

　成人には，リラグルチド（遺伝子組換え）として，0.9 mgを1日1回朝または夕に皮下注射する．ただし，1日1回0.3 mgから開始し，1週間以上の間隔で0.3 mgずつ増量する．なお，患者の状態に応じて適宜増減するが，1日0.9 mgを超えないこと．投与は可能な限り同じ時刻に行う．重大な副作用として，低血糖，膵炎，腸閉塞がある．

Q & A

Q 暁（あかつき）現象とソモジー効果の違いについて教えて下さい．

A 暁現象（dawn phenomenon）とソモジー効果（Somogyi effect）はともに早朝高血糖を特徴としますが，その発症機序は異なります．血糖値を上昇させる成長ホルモンは，夜間に分泌量が増えます．その結果，明け方の3～4時頃から血糖値が上昇し，インスリン必要量が増えてきます．もし，血糖値に相応してインスリン分泌が増えないと，次第に血糖値が上昇します．明け方のインスリン量の不足による高血糖，これを暁現象と呼びます．これは健常者にも起こり，朝食前に血糖が上昇傾向を示す正常な反応ですが，糖尿病患者では，より大きな血糖上昇がみられることがあります．このような場合，就寝時に適量の中間型インスリンなどを投与することで，予防することができます．また，ソモジー効果というのは，夜間にインスリン量の過剰による低血糖が起こったため，その反動として，血漿ケトン体の上昇を伴い早朝の空腹時血糖が上昇する現象です．これを反跳性の高血糖と呼びます．もし，夜間の血糖が下がりすぎて，その後明け方に高血糖が起こる場合には，就寝前の中間型インスリン投与量を減らしたりします．

Q 糖尿病では，血糖値とともに HbA1c（ヘモグロビン A1c，糖化ヘモグロビン）の測定を行いますが，HbA1c とは，どのようなものですか．

A ヘモグロビン（Hb）の β 鎖の N 末端に糖が非酵素的に結合したものを HbA1 といいます．そのなかで，ブドウ糖と結合したものを特に HbA1c と呼びます．血糖値の上昇によって，HbA1c は生成され，血中に安定に存在します．そのため，血糖値はその時点での血中ブドウ糖を示しますが，HbA1c はその時点までの1～2か月間の血糖値の状態を示します．したがって，定期的に HbA1c 値を測定すれば，患者の過去の血糖コントロールの善し悪しを評価することができます．健常者の HbA1c は 4.7～5.7％ で，血糖コントロールの悪い糖尿病患者の場合，この値は 9～12％ にも及ぶことがあります（表4）．また，ブドウ糖と血漿タンパク質の化学反応によって形成されるフルクトサミンは，その時点までの1～3週間の血糖コントロールを反映します．したがって，フルクトサミン濃度を測定することで，HbA1c より短い期間の血糖値のコントロール状態を評価できます．

Q 超速効型インスリン製剤について教えて下さい．

A 従来の速効型インスリン製剤は，製剤中でインスリン分子6個が集まった6量体の形で存在しています．これを皮下注射すると，投与部位で徐々に6量体は解離し，2量体から単量体となって血管から吸収されます．そのため，作用発現には30分程度の時間がかかり，T_{max} は 1.5～2 時間程度となります．ところが，超速効型インスリンは，イン

スリン分子の B 鎖 28 番目と 29 番目のアミノ酸（インスリンリスプロ：ヒューマログ注®）もしくは 28 番目のアミノ酸（インスリンアスパルト：ノボラピッド注®）を他のアミノ酸で置換することで，6 量体が投与部位できわめて速やかに単量体となり，すぐ血液中に吸収されるようにした製剤です．このため作用発現時間は 10〜20 分，T_{max} は 40〜60 分，最大作用発現時間は 1〜3 時間と速いのです．ただし，作用持続時間は 3〜5 時間程度と比較的短くなっています．このため，最近，強化インスリン療法時のインスリンの追加分泌を補うためによく使用されています．

Q インスリン製剤の投与部位や投与法による吸収速度の違いについて教えて下さい．

A インスリンは投与部位の血流速度や血流量によりその吸収速度が異なります．皮下投与の場合，太もも，お尻，上腕，お腹の順に吸収は速くなってきます．したがって，投与部位を変えると血糖コントロールが乱れますので，部位を決めたら，その中で 2〜3 cm ずつ，ずらして注射をします．また，入浴後など体温が上昇しているときは吸収が速くなりますし，注射した部位を運動などで動かしたり，揉んだりした場合には吸収が速くなり，低血糖を起こすこともあります．さらに，皮下に深く注射したほうが吸収は速くなりますが，長年注射を続けて皮膚が固くなった部分では吸収が遅れます．さらに動物由来インスリンよりヒトインスリンのほうが吸収が速いとの報告があります．

Q 糖尿病患者が妊娠した場合について教えて下さい．

A 妊娠中には，1 型糖尿病患者のみならず 2 型糖尿病患者にもインスリンが投与されます．これは，妊婦に対する厳密な血糖のコントロールのためと妊婦や胎児に対する重い副作用をもっている経口血糖降下剤を使用しないためです．妊娠中に血糖コントロールがうまくいかず，高血糖の状態が続く糖尿病患者では，切迫流産，胎盤早期剥離（胎児の娩出前に正常位に付着していた胎盤が子宮から剥離すること），カンジダ症，羊水過多症，新生児低カルシウム血症などが起こる場合があります．さらに，胎児は異常に大きく育ち，糖尿病性巨大児（出生時の初体重が 4000 g 以上）となって分娩も難産となります．この糖尿病性巨大児は，胎児の間，高血糖状態で発育しているので，胎児自身のインスリン分泌が盛んです．しかしながら，出生後は母体からの糖補給が絶たれるため，急速で重症の低血糖症を示すことがあります．

Q 1 型糖尿病の患者（18 歳，体重 48 kg）は強化インスリン療法を開始することになりました．どのようにしてインスリン投与量を決めればよいでしょうか？

A 以下のステップに添って投与量を計算します．
ステップ 1：ここでは，1 日に必要なインスリン投与量を計算します．体重当たりのインスリンの必要量は，0.5 U/kg ですから，この患者が 48 kg の場合，

0.5 U/kg × 48 kg = 24 単位（1日量）

ステップ2：基底（basal）インスリン量の計算ですが，1日に必要な総量の1/2量を持続型インスリンを用いて投与します．1日1回（就寝前）インスリングラルギン（ランタス®注ソロスター）を12単位注射

ステップ3：追加インスリン総量の計算ですが，ステップ1で求めた総量の1/2としますので合計12単位

ステップ4：各追加インスリン量の計算ですが，ステップ3で求めた総投与量を3で割り，3で割った各量を 12 ÷ 3 = 4 単位，1日3回（朝食直前，昼食直前，夕食直前），速効型インスリンのインスリンリスプロ（ヒューマログ®注ミリオペン）4単位ずつを皮下注射します．

引用・参考文献

1) 糖尿病診断基準検討委員会，糖尿病の分類と診断基準に関する委員会報告，日本糖尿病学会，http://www.jds.or.jp/
2) 日本糖尿病学会糖尿病診断基準に関する調査検討委員会（2010）糖尿病の分類と診断基準に関する委員会報告，糖尿病 53，458
3) 日本糖尿病学会編（2012）糖尿病治療ガイド 2012–2013，文光堂
4) The Diabetes Control and Complications Trial Research Group（1993）*N. Engl. J. Med.* 329, 977–986
5) Ohkubo, Y., Kishikawa, H., Araki, E., Miyata, T., *et al.*（1995）*Diabetes Res. Clin. Pract.* 28, 103–117

10.2 甲状腺機能亢進症・甲状腺機能低下症

(1) 甲状腺機能亢進症

病態の概要

甲状腺機能亢進症（hyperthyroidism）は，甲状腺自体の活動が亢進し，甲状腺からの甲状腺ホルモンの産生および分泌が持続的に高まったため，それに伴う症状を生じたものである．甲状腺機能亢進症の大部分は臓器特異的自己免疫疾患とされるバセドウ病（Graves病）とされ，30〜50歳で発症することが多い．TSH受容体に対する自己抗体（anti-TSH receptor antibody；TRAb）がつくられる．女性に多く認められ，男：女の発症率比は約1：8である．人口1,000人に対してその発生頻度は0.4〜0.8と報告されている．血中甲状腺ホルモン濃度などの基準値を表1に示す．

全身症状と同時に，各臓器症状を示すことが多い．体重減少，多汗，易疲労感，暑がり，微熱，月経不順，無月経などが全身症状として認められ，循環器症状としては，動悸・頻脈，労作時の息切れ，不整脈などがあり，神経筋症状として，手指振戦，いらいら，多動，不眠，情緒不安定，筋力低下，四肢麻痺などがある．消化器症状としては，食欲亢進，下痢，軟便などが認められる．

表1 甲状腺ホルモン，TSHなどの血中濃度の基準値

	基準値
チロキシン（T_4）	5〜12 μg/dL
遊離型チロキシン（FT_4）	0.7〜1.7 ng/dL
トリヨードチロニン（T_3）	0.8〜1.8 ng/mL
遊離型トリヨードチロニン（FT_3）	2.5〜4.5 pg/mL
甲状腺刺激ホルモン（TSH）	0.34〜3.5 μU/mL

（杉本恒明，小俣政男，水野美邦編（2003）内科学 第8版，p.2193，朝倉書店）

キーワード

バセドウ病（Graves病）　　T_4　T_3

治療方針

　甲状腺機能亢進症に対しては，治療の第一選択として図1に示す甲状腺ペルオキシダーゼを阻害する抗甲状腺薬のチアマゾール（MMI：メルカゾール®）またはプロピルチオウラシル（PTU：チウラジール®）が用いられている．抗甲状腺薬によりバセドウ病を治療する場合，初期治療として十分量の抗甲状腺薬とβ遮断薬を併用する処方になる．6～8週間でfree T$_4$（FT$_4$），free T$_3$（FT$_3$）が正常化する場合が多い．TSHは少し遅れて正常となる．これを確かめて医師は治療薬を少しずつ減量する処方内容になる．

　甲状腺機能亢進症は，容易に再発を繰り返す疾患とされる．結婚・離婚，転居，転職，受験，睡眠不足などが再発の契機となりうる．また，バセドウ病の経過中，特に緩解期に甲状腺に自己免疫性の組織破壊（無痛性甲状腺炎）が起こることがあり，このときTSH受容体抗原の漏出により新たな感作が起こるらしく，受容体抗体価が上昇して再発に至ることがある．自己免疫性の組織破壊を起こす引き金は，分娩，ステロイド離脱，アレルギー疾患の罹患など広範な状況が関係する．一般的には，甲状腺腫が小さいほど，また甲状腺機能が正常で経過した期間が長いほど再発は少ないことが経験されている．

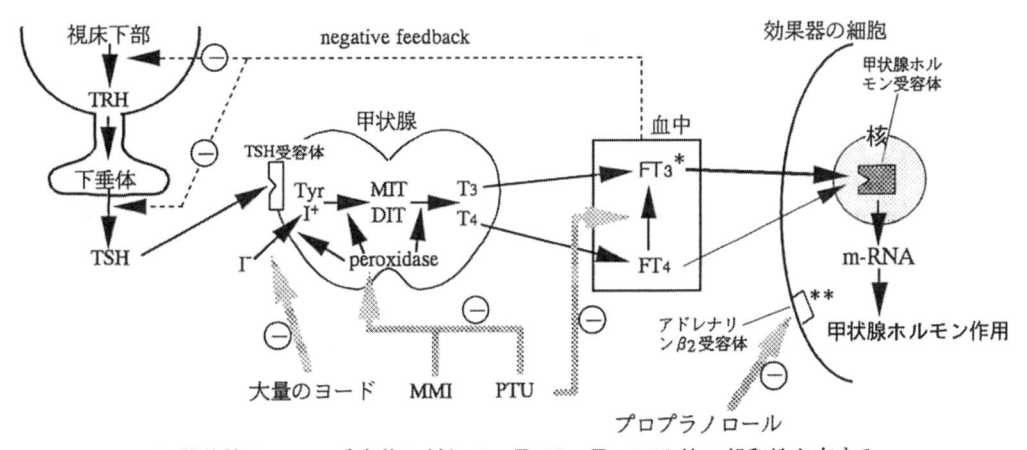

* 甲状腺ホルモン受容体に対して，T$_3$は，T$_4$の10倍の親和性を有する．
** 甲状腺ホルモンの作用によりアドレナリン受容体が増加する．

図1　甲状腺ホルモンの産生とその調節薬剤
TRH：甲状腺刺激ホルモン放出ホルモン，TSH：甲状腺刺激ホルモン，Tyr：チロシン，MIT：モノヨードチロシン，DIT：ジヨードチロシン，T$_3$：トリヨードチロニン，T$_4$：チロキシン，FT$_3$：血中遊離型T$_3$，FT$_4$：血中遊離型T$_4$，MMI：チアマゾール，PTU：プロピルチオウラシル
（水柿道直，松山賢治編集（2003）イラストから学ぶ必修薬物治療学，p.138，廣川書店）

◆ 処方例 ◆ 1

Rp.（初期治療）
1) チアマゾール（メルカゾール®）錠（5 mg）　　　6錠　　分3
2) プロプラノロール（インデラル®）錠（10 mg）　　3錠　　分3

◆ 処方解説

　抗甲状腺薬はじん麻疹などアレルギー症状を起こす頻度が高いとされている．チアマゾールで発疹が起こったらプロピルチオウラシル（PTU）に切り換えるなど，医師により他剤に処方変更がなされる．両方の薬剤で発疹が出る場合は放射性ヨードである ^{131}I による甲状腺機能の永久的破壊を試みる．もし上記処方で治療中 38℃ 以上に発熱して咽頭痛のある場合，無顆粒球症の疑いがあるので，すぐ服薬を中止し白血球数を測定して診断し医師は患者を入院させることになる．感染症により甲状腺機能亢進症状が悪化する場合は，副腎皮質ステロイド薬も処方される．

◆ 処方例 ◆ 2

Rp.
1) プロピルチオウラシル（チウラジール®）錠（50 μg）　4錠　　分2
2) レボチロキシンナトリウム（チラーヂンS®）錠（50 μg）　3錠　　分1

◆ 処方解説

　本処方は Block and replace 療法といわれ，甲状腺機能低下症用薬とバセドウ病薬を使用する一見矛盾する処方であるが，これは抗甲状腺薬で内因性ホルモン（T_3，T_4）の合成を抑制し，外因性チロキシホルモンでコントロールを行う方法で，この Block and replace 法は寛解導入が早く，再発率が低いという報告もある．薬剤中止後の再発が多いのが抗甲状腺薬治療の一つの問題点とされる．抗甲状腺薬ではチアマゾールのほうが効果の現れるまでの期間が短く，また速やかに減量できる．プロピルチオウラシルは効果を示すまでの時間や，減量するための時間にも長時間が必要とされる．

（2）甲状腺機能低下症

病態の概要

　甲状腺機能低下症（hypothyroidism）は標的組織に甲状腺ホルモンが作用しないことにより起こる病態である．すなわち血中遊離甲状腺ホルモンの欠乏あるいは標的組織の甲状腺ホルモン不

応のどちらかである．組織の甲状腺ホルモン不応により起こる甲状腺機能低下症は甲状腺ホルモン受容の異常とされ，これを甲状腺ホルモン不応症というが，まれである．大部分の甲状腺機能低下症は甲状腺ホルモン欠乏とされている．その原因としては**慢性甲状腺炎（橋本病）**が最も多い．出生時から高度の甲状腺機能低下症があり，独特の顔貌と低身長，知能低下をきたしたものを**クレチン症**という．成人型甲状腺機能低下症で皮下組織にグリコサミノグリカンが蓄積して圧痕を残さないような浮腫状態を**粘液水腫**という．

甲状腺ホルモンが欠乏すると声帯に浮腫が生じ嗄れ声になる．舌の運動が悪く，会話が遅くなり，難聴も生じるため会話が難しくなることもある．寒がり，眠気，記憶力低下，便秘などの症状が認められる．

キーワード

橋本病（慢性甲状腺炎）　　クレチン症

治療方針

甲状腺ホルモン製剤による補充療法は，一過性機能低下症を除き，終生必要である．投薬は少量から漸増し，維持量までもっていくことを原則とする処方内容になる．維持量は成人1日の甲状腺ホルモンの全必要量を目標とする．甲状腺ホルモン製剤には，チロキシンとしてレボチロキシンナトリウム（チラーヂン S®）錠（1錠 25 μg および 50 μg），トリヨードチロニンとしてリオチロニンナトリウム（チロナミン®）錠（1錠 5 μg および 25 μg）がある．即効性を期待する特殊例以外はレボチロキシンナトリウムを内服する．服薬は1日1回でよいとされている．

急速な甲状腺ホルモンの補充により，冠動脈硬化症，高血圧を有する患者や高齢者では狭心症や心筋梗塞を誘発する可能性があり，注意を要する．

◆ 処方解説

初回投与量はレボチロキシンナトリウム 12.5～25 μg/日より始める．2～3週間隔で自覚症，心電図の変化などを参考に 12.5～25 μg ずつ漸増する処方となる．手術後など比較的急速に甲状腺機能低下をきたした症例では，初回1日量 50 μg で治療開始可能である．レボチロキシンナトリウムの1日維持量は 2.0～2.5 μg/kg が至適とされている．維持量は自覚症状，体重などを参考に決められているが，ホルモン過剰の症状もなく血中 TSH レベルが正常であれば維持至適量と考えて処方されている．一般的に甲状腺機能低下の症状改善は投与後2～4週目頃から明らかとなるが，眼瞼の浮腫感，皮膚の変化などが完全に正常化するには半年くらいかかる．

◆ 処方例 ◆

Rp.
（初回量）
1) レボチロキシンナトリウム（チラーヂンS®）錠（25 μg）　1錠　分1　朝食後
　　以後2週間隔で25 μgずつ増量されて維持量までもっていくことになる．
（維持量）
2) レボチロキシンナトリウム（チラーヂンS®）錠（50 μg）　2錠　分1　朝食後

Q & A

Q 甲状腺機能亢進症でどうしてβ遮断薬を投与するのですか？

A 甲状腺機能亢進症ではβ受容体が増加するので，交感神経興奮による甲状腺中毒症状を緩和するために併用されます．頻脈，振戦に有効ですが，甲状腺ホルモンの合成や分泌には作用しません．気管支喘息の合併症をもつ患者ではβ遮断薬は禁忌となります．

Q 甲状腺機能亢進症の患者になぜ甲状腺ホルモンを投与するのですか？

A 抗甲状腺薬の服用により，甲状腺ホルモンが低下しすぎてTSHが上昇するような場合もあります．このとき医師は，抗甲状腺薬を予定より大幅に減量するのでなく，レボチロキシンナトリウム製剤を処方することにより，外から甲状腺ホルモンを補充することで，患者の症状をコントロールすることがあります．

Q 甲状腺機能低下症でなぜレボチロキシンナトリウムは徐々に増量されるのですか？

A 最初から維持量を投与することは，狭心症や心筋梗塞を引き起こす原因となることが考えられるため，少量から開始されることになっています．

引用・参考文献

1) 杉本恒明，小俣政男，水野美邦編（2003）内科学　第8版，朝倉書店
2) 奈良信雄編（2004）薬の処方ハンドブック　第2版，羊土社

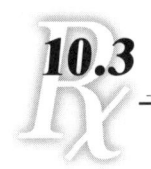

10.3 脂質異常症・動脈硬化症

(1) 脂質異常症（高脂血症）

病態の概要

脂質異常症は一般的基準として空腹時における血清中のLDL-コレステロール濃度が140 mg/dL以上，トリグリセリド（中性脂肪）濃度が150 mg/dL以上，さらにHDLが40 mg/dL以下の状態をいう．2007年の日本動脈硬化学会ガイドラインでは，LDL以外の危険因子として加齢（男性≧45歳，女性≧55歳），高血圧，糖尿病，喫煙，冠動脈疾患の家族歴，低HDL-C症（40 mg/dL以下）を考慮したものを表した．

表1 脂質異常症の診断基準（空腹時採血）

高LDL-コレステロール血症	LDL-コレステロール値（LDL-C）≧ 140 mg/dL
境界域高LDLコレステロール血症	LDL-コレステロール値（LDL-C）120〜139 mg/dL
低HDL-コレステロール血症	HDL-コレステロール値（HDL-C）< 40 mg/dL
高トリグリセリド血症	トリグリセリド（TG）≧ 150 mg/dL

（日本動脈硬化学会編（2012）動脈硬化性疾患予防ガイドライン2012年版）

表2 脂質異常症の分類（WHO）

タイプ		特徴	総コレステロール	トリグリセリド
Ⅰ型		カイロミクロンの増加．トリグリセリドの主な担体であるカイロミクロンが上昇しており，血清脂質としてはトリグリセリドが上昇する．	正常	↑↑↑
Ⅱ型	Ⅱa型	リポタンパクの分画中のLDLの増加．コレステロールの担体であるLDLが増加しているため，血清脂質としては総コレステロールのみが増加する．	↑↑↑	正常
	Ⅱb型	LDL，VLDLがともに増加．したがってコレステロールの担体であるLDLとトリグリセリドの担体であるVLDLの上昇に伴って，血清脂質としては，コレステロール，トリグリセリドともに上昇する．	↑↑	↑↑
Ⅲ型		IDL（β-VLDL）の増加．トリグリセリド，コレステロールを1：1で含むIDLの増加であるため，血清脂質としては，コレステロール，トリグリセリドがともに上昇する．	↑↑	↑↑
Ⅳ型		VLDLの増加．主にトリグリセリドの担体であるVLDLの上昇であるため，血清脂質としては，トリグリセリドの上昇がみられる．	正常	↑↑
Ⅴ型		カイロミクロンとVLDLの両方が増加．ともにトリグリセリドの主な担体であるため，血清脂質としてはトリグリセリドの著しい上昇がみられ，1,000 mg/dLを超え，時には10,000 mg/dLを超えることもある．	正常(↑)	↑↑↑

LDL：低比重リポタンパク，VLDL：超低比重リポタンパク，IDL：中間低比重リポタンパク

　高コレステロール血症による症状としては狭心症，心筋梗塞などの虚血性心疾患や下肢の動脈，腎動脈の硬化性病変などがある．高トリグリセリド血症による症状には，急性膵炎による腹痛などを示す．脂質異常症のリポタンパクレベルの相違に基づいたWHOによる表現型分類を表2に示す．カイロミクロンは100％トリグリセリドから構成されている．また，VLDLは90％がトリグリセリドで10％がコレステロールエステル，IDLは60％がトリグリセリドで40％がコレステロールエステル，LDLは90％以上がコレステロールエステルで10％未満がトリグリセリドで構成されているので，表2の特徴を示す．

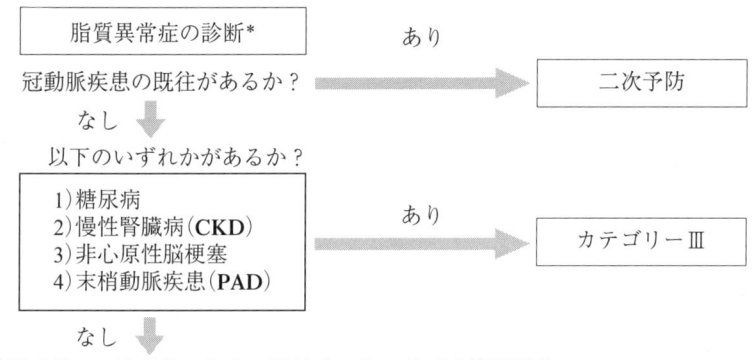

```
┌─────────────────┐
│ 脂質異常症の診断* │ ──あり──→ ┌─────────┐
└─────────────────┘           │ 二次予防 │
冠動脈疾患の既往があるか？       └─────────┘
    ↓なし
以下のいずれかがあるか？
┌─────────────────┐
│ 1）糖尿病        │
│ 2）慢性腎臓病(CKD)│ ──あり──→ ┌───────────┐
│ 3）非心原性脳梗塞 │           │カテゴリーⅢ│
│ 4）末梢動脈疾患(PAD)│         └───────────┘
└─────────────────┘
    ↓なし
```

冠動脈疾患の一次予防のための絶対リスクに基づく管理区分

NIPPON DATA80による10年間の冠動脈疾患による死亡確率（絶対リスク）	追加リスクの有無	
	追加リスクなし	以下のうちいずれかあり 1）低HDL-C血症（HDL-C＜40mg/dL） 2）早発性冠動脈疾患家族歴 　（第1度近親者　かつ 　　男性55歳未満，女性65歳未満） 3）耐糖能異常
0.5％未満	カテゴリーⅠ	カテゴリーⅡ
0.5％以上 2.0％未満	カテゴリーⅡ	カテゴリーⅢ
2.0％以上	カテゴリーⅢ	カテゴリーⅢ

*家族性コレステロール血症（FH）については本フローチャートを適用しない．

図1　LDLコレステロール管理目標設定のためのフローチャート
（日本動脈硬化学会編（2012）動脈硬化性疾患予防ガイドライン2012年版）

（2）動脈硬化症

病態の概要

　動脈硬化症とは動脈壁の内膜が肥厚して，弾性線維や平滑筋細胞からなる中膜が変性することにより，本来動脈壁がもっている弾力性が低下するとともに，石灰沈着などにより硬化を生じた状態である．動脈硬化には粥状硬化，中膜硬化，細動脈硬化がある．一般的には動脈硬化といえば粥状硬化を指すことが多い．動脈硬化は高度の狭窄（少なくとも75％以上）をきたさないと血流障害は起こらず無症状のままとされる．脳動脈の粥状動脈硬化は主幹動脈の内頚，椎骨・脳底動脈およびその主要分枝に認められ，これを基にアテローム血栓性梗塞やラクナ梗塞，一過性脳虚血発作（TIA）が発症することになる．また血管性の器質性病変を認めなくても，いわゆる脳動脈硬化症として頭重感・めまい等の軽い脳循環障害症状が現れることがある．腹部ないし胸腹部大動脈の動脈硬化によりしばしば大動脈瘤が形成され，ときに疼痛を訴えることがある．腸骨動脈以下に動脈硬化病変が存在すると，程度に応じて間欠跛行，安静時疼痛，潰瘍形成が出現することになる．

キーワード

HMG‒CoA 還元酵素　　LDL　　HDL

治療方針

　脂質異常症治療は非薬物療法である食事療法と運動療法を基本とする患者指導が医師によりなされるが，薬物治療を加える必要がある場合はその副作用と生活の質（QOL）が考慮された処方内容となる．表3に動脈硬化学会ガイドライン（2012年版）によるリスク区分別脂質管理目標値を示す．ネフローゼ症候群やクッシング症候群などによる二次性高脂血症の場合は原疾患の治療が第一であるが，コントロール不良な場合は薬物治療の対象となる．

表3　リスク区分別脂質管理目標値

治療方針の原則	管理区分	脂質管理目標値（mg/dL）			
		LDL‒C	HDL‒C	TG	non HDL‒C
一次予防 まず生活習慣の改善を行った後，薬物治療の適用を考慮する	カテゴリーⅠ	< 160	≧ 40	< 150	< 190
	カテゴリーⅡ	< 140			< 170
	カテゴリーⅢ	< 120			< 150
二次予防 生活習慣の是正とともに薬物治療を考慮する	冠動脈疾患の既往	< 100			< 130

- これらの値はあくまでも到達努力目標値である．
- LDL‒C は 20〜30%の低下を目標とすることも考慮する．
- non HDL‒C の管理目標は，高 TG 血症の場合に LDL‒C の管理目標を達成したのちの二次目標である．
  TG が 400 mg/dL 以上および食後採血の場合は，non HDL‒C を用いる．
- いずれのカテゴリーにおいても管理目標達成の基本はあくまでも生活習慣の改善である．
- カテゴリーⅠにおける薬物療法の適用を考慮する LDL‒C の基準は 180 mg/dL 以上とする．

（日本動脈硬化学会編（2012）動脈硬化性疾患予防ガイドライン2012年版）

A．非薬物療法

　食事療法は，カロリー摂取（1日25〜30 kcal/kg），コレステロール摂取制限（200〜300 mg/日以下），飽和脂肪酸（動物性脂肪）摂取の制限，および食物繊維をなるべく多く摂取する．

　1日30〜60分の有酸素運動を週3回程度行う．運動療法により HDL コレステロール値の増加，トリグリセリド値の低下が期待できる．

B. 薬物療法

高 LDL−C 血症は HMG−CoA 還元酵素阻害剤であるスタチン系が第一選択薬となる．同じスタチン系でも，その LDL−C 低下作用には差があり，プラバスタチン（メバロチン®），シンバスタチン（リポバス®），フルバスタチン（ローコール®）のマイルドスタチンと，アトルバスタチン（リピトール®），ピタバスタチン（リバロ®），ロスバスタチン（クレストール®）のストロングスタチンに分類される．LDL−C 値と管理目標値からスタチン系の種類を選択する．一般的にマイルドスタチンの LDL−C 低下率は約 18〜37%，ストロングスタチンは 35〜40% であるといわれている．表 4 は各種スタチンの LDL 低下率を示す．近年では，諸外国で冠動脈疾患の二次予防に LDL−C の管理目標を 70 mg/dL 以下にすることが提案されており，ストロングスタチンが処方されることが多くなっている．最近ではコレステロールの吸収阻害薬であるエゼチミブ（ゼチーア®）も高コレステロール血症の治療薬として使われている．単独処方で LDL−C 低下率はマイルドスタチンとほぼ同等であるが，スタチン系と併用すると LDL−C の低下率が一層高くなる．以前から処方されている陰イオン交換樹脂であるレジン（コレバイン）は今でもスタチン系と併用され使用されている．近年，米国では高齢者でプラバスタチンにエキセナチドを追加することでさらに 20% LDL を低下することが判明し，インクレチン誘導体のコレステロール低下作用に注目が集まっている．

表 4　各種スタチンの LDL 低下率，脂溶性等の比較

一般名	商品名	LDL % reduction	投与量	Renal Dosing	脂溶性
ロスバスタチン	クレストール	42〜57%	5〜40 mg		++
アトルバスタチン	リピトール	29〜58%	10〜80 mg	変更不要	+++
シンバスタチン	リポバス	23〜46%	5〜80 mg		++++
ロバスタチン		24〜40%	10〜80 mg		++++
フルバスタチン		16〜27%	20〜80 mg		+++
プラバスタチン	メバロチン	18〜37%	10〜40 mg	変更不要	+

◆ 処方例 ◆ 1

Rp.　軽症〜中等症の高 LDL−C 血症
1) プラバスタチン（メバロチン®）錠 10 mg　　1 回 1 錠（1 日 1 錠）1 日 1 回　夕食後

◆ 処方解説

軽症〜中等症の高 LDL 血症ではマイルドスタチンを使用する場合が多い．コレステロールの生合成は深夜から早朝にかけて更新するため，一般的にスタチン系は夕食後投与をされる場合が多い．また，軽症〜中等症の場合は，マイルドスタチンの他に陰イオン交換樹脂，エゼチミブが単

独で使用されることもある．スタチン系はシクロスポリン，マクロライド系，イトラコナゾール等との併用で血中濃度が上昇し，横紋筋融解症をきたすことがあるため，患者にその初期症状を伝えておく必要がある．

◆ 処方例 ◆ 2

Rp.　重症高 LDL-C 血症
1）アトルバスタチン（リピトール®）錠 10 mg　　　1回1錠（1日2錠）1日2回　朝夕食後
2）エゼチミブ（ゼチーア®）錠 10 mg　　　　　　　1回1錠（1日1錠）1日1回　朝食後

◆ 処方解説

　家族性高コレステロール血症を含む重症高 LDL-C 血症にはアトルバスタチンの他にロスバスタチン，ピタバスタチン等のストロングスタチンを用いる．通常，スタチン系は1日1回の投与であるが，重症の場合は1日2回投与とすることも少なくない．また，それでも効果不十分の場合はコレステロールのトランスポータータンパクである NPC1l1 を阻害することでコレステロール吸収阻害作用を示す．エゼチミブや陰イオン交換樹脂等，スタチン系とは異なる機序で LDL-C 低下作用を発揮する薬物を併用する．陰イオン交換樹脂はスタチン系をはじめとする様々な薬物を吸着するため，併用薬は陰イオン交換樹脂の1時間以上前あるいは4時間後以降に投与する．また，エゼチミブはシクロスポリン使用時にはスタチン系同様，血中薬物濃度が増加するため，併用時には有害反応に対する注意が必要である．

◆ 処方例 ◆ 3

Rp.　混合型高脂血症（高 LDL-C 血症＋高 TG 血症）
1）アトルバスタチン（リピトール®）錠 10 mg　　　1回1錠（1日1錠）1日1回　夕食後
2）フェノフィブラート（リピディル®）錠 80 mg　　1回2錠（1日2錠）1日1回　夕食後

◆ 処方解説

　高 LDL-C 血症の程度が強い場合には，スタチン系が第一選択薬とされる．また，高 TG 血症の程度が強い場合にはフィブラート系を選択する．フィブラート系は尿酸低下作用があるため，高尿酸血症の患者には特に使用しやすい．しかしながら，経口糖尿病薬およびワルファリンカリウムの作用増強作用が認められるため，これらの併用がないか注意を払う．また，フェノフィブラートは肝機能異常を生じやすいため，肝障害のある患者への投与は避ける．肝機能値が基準値を超えている場合には，比較的肝機能異常を生じにくいベザフィブラート（ベザトール SR®）を選択する．さらに，腎機能の低下した患者では横紋筋融解症があらわれることがあるため，フィブラート系は禁忌とされている．

Q & A

Q: HMG-CoA還元酵素阻害薬でどうして血清コレステロール濃度が下がるのですか？

A: コレステロール合成の律速段階となっているヒドロキシメチルグルタリル（HMG）-CoAからメバロン酸への変換に働くHMG-CoA還元酵素をスタチン系薬物は阻害し，肝臓でのコレステロール合成が低下します．そうすると肝臓内でのコレステロール量（コレステロールプール）が減少するため，血液中からコレステロールを取り込むLDLレセプターの合成が亢進して，肝細胞膜にLDLレセプターが増加することになります．この増大したLDL-レセプターにより，LDLが肝細胞内に取り込まれ，血中のLDL-コレステロールは低下することになります．

Q: エゼチミブでどうして血清コレステロール濃度が低下するのですか？

A: エゼチミブは小腸壁に存在するコレステロールトランスポーター（輸送タンパク）に作用することにより，選択的にコレステロールの吸収を阻害します．したがって，脂溶性ビタミンなどの吸収には影響を与えません．小腸コレステロールトランスポーターに作用することにより小腸からのコレステロールの吸収を選択的，かつ強力に阻害する薬剤で，HMG-CoA還元酵素阻害剤（スタチン製剤）や陰イオン交換樹脂（レジン製剤）と全く異なる新しい作用メカニズムを有します．スタチン製剤単独で十分な効果が得られない症例に本剤を併用することにより，LDLコレステロールをさらに低下させます．腸肝循環し，小腸局所に長時間作用する1日1回投与の薬剤です．

Q: 横紋筋融解症とはどのような症状ですか？

A: 骨格筋細胞の融解，壊死により，ミオグロビン，クレアチンキナーゼ（CK）などの筋体成分が血中に流出した病態です．その際流出した大量のミオグロビンによるミオグロビン結合により腎臓の尿細管に負荷がかかることで，急性腎不全を併発することが認められます．したがって横紋筋融解症を発症した場合，血液透析などの適切な処置が必要になります．スタチン系薬剤やフィブラート系薬剤が処方された患者には，初期症状の「手足がしびれる，手足に力が入らない」，「手足，肩，腰，全身の筋肉が痛んだり，こわばったりする」，「全身がだるい」，「尿の色が赤褐色になる」などの症状に気づいた場合には，主治医に連絡するよう指導を行うことになります．

参考文献

1) 日本動脈硬化学会編（2012）動脈硬化性疾患診療ガイドライン2012年版，日本動脈硬化学会
2) 日本病院薬剤師会編（1997）重大な副作用回避のための服薬指導情報集1，薬業時報社

10.4 高尿酸血症

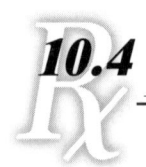

病態の概要

　高尿酸血症は，原因の特定できない**原発性高尿酸血症**と**続発性高尿酸血症**に分けられる．通常，血清尿酸値が男性 7.0 mg/dL，女性 6.0 mg/dL 以上を高尿酸血症といい，8.0 mg/dL 以上で薬物療法が必要となる．原発性高尿酸血症では，家系内に高率に痛風患者を有すること，中年以降の男性に多いことなどから遺伝的要因の関与が示唆されている．高尿酸血症を生じる機序には，**尿酸生成過剰型（10％）**，**尿酸排泄低下型（60％）**，**両型の混在（30％）**するものなどがある．続発性高尿酸血症の発症頻度は少なく，白血病や骨髄腫などの化学療法時において細胞崩壊により多量の尿酸を生じるもの（腫瘍壊死症候群：tumor lysis syndrome），種々の腎障害により尿酸の排泄が低下するもの，チアジド系降圧利尿薬，ピラジナミドやシクロスポリンなど薬物の副作用によるもの，Lesch-Nyhan 症候群や Kelley-Seegmiller 症候群などのヒポキサンチン-グアニン-ホスホリボシルトランスフェラーゼ欠損症といった遺伝的な酵素異常症によるものがある．

　尿酸は 7 mg/dL（37℃，pH 7.4 で正常のナトリウム濃度）以上の濃度で血漿中で飽和する．ところが，30℃における尿酸の溶解度は 4 mg/dL 程度であるため，比較的体温の低い遠位の末梢関節や耳などの組織の周りの軟骨，腱や靭帯において，高尿酸体液は過飽和に達し，尿酸ナトリウムの針状結晶として沈着する．これにより痛風（急性関節炎発作）が起こる．その際の徴候は，腫脹，熱感，発赤，および鋭い圧痛である．痛風発作の疼痛は夜間から早朝に突然起こり，数時間内に激痛となる．部位としては，母趾の中足趾節関節が最も多く（60～70％），その他，足の甲，くるぶし，膝，手根，肘やアキレス腱などに起こる．そのために，運動制限が手足の複数の関節に起こる．

　プリン体は，食事によるプリン体の摂取＋肝，骨髄や筋肉におけるプリン体の生合成＋核酸の分解による尿酸産生分として 1 日 0.5～0.9 g が体内に入り，これが代謝され最終的に尿酸として，腎排泄 0.3～0.7 g/日＋腎外排泄（胆汁，胃液，腸液）約 0.2 g/日が体外に排出される．また，正常人体内の尿酸の全プール量は，約 1.2 g/日である．痛風発作の機序と治療薬の作用点を図1に示す．

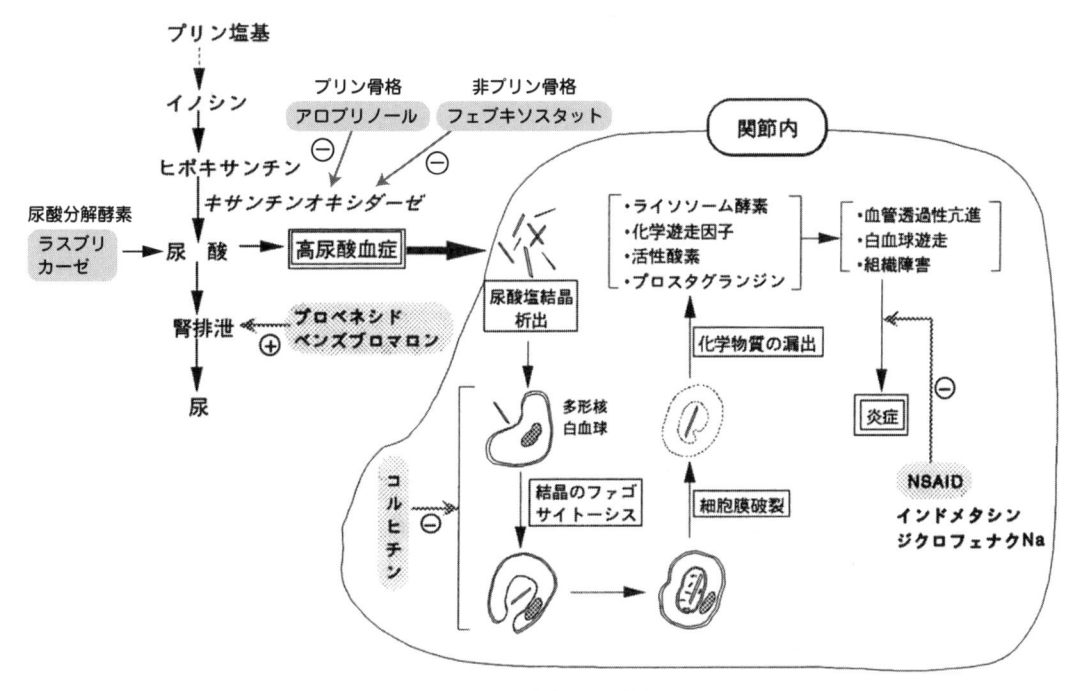

図1 痛風発作の機序と治療薬の作用点
(水柿道直, 松山賢治編集(2003) イラストから学ぶ必修薬物治療学, p.182, 廣川書店)

キーワード

高尿酸血症　痛風　尿酸　尿酸ナトリウム　針状血症　プリン体
キサンチンオキシダーゼ

治療方針

① 治療方針

　治療方針としては, (1) コルヒチンの服用により反復性の急性発作を予防する, (2) 非ステロイド系抗炎症薬 (NSAIDs) により急性発作時の疼痛を抑える, (3) 関節外体液の尿酸濃度を低下させることで, 新たな尿酸ナトリウムの結晶の沈着を阻止し, 最終的に痛風結節を消失させる, (4) 尿酸結合による腎の器質的な障害を遅延または阻止することである.

　すなわち, 急性発作の場合は, まず対症療法としての疼痛治療を, 比較的大量のNSAIDsで開始し, これを漸減しながら継続して1か月以上の安定状態を維持する. 発作鎮静後の高尿酸血症に対する原因療法としては, 尿酸の排泄能が正常な患者や, 尿酸の排泄能が低下している患者には, 尿酸排泄薬であるプロベネシドやベンズブロマロンを用い, 尿酸が過剰に産生されている患者には尿酸の生成を阻止するアロプリノールや, 非プリン骨格を有するキサンチンオキシダーゼ

阻害薬のフェブキソスタットを用いた治療を行う．腎障害がある場合は後者を選択する．尿酸排泄薬使用時には炭酸水素ナトリウムやクエン酸カリウム・クエン酸ナトリウムの合剤（ウラリットU®など）を投与して尿をアルカリ化し，尿酸結合を阻止することも勧められる（Q&A 参照）．血清尿酸値が持続的に 9 mg/dL を超える患者や腎機能に障害のある患者では，尿酸値を低下させる治療が重要である．とくに，重症の結節性痛風では両方のタイプの薬物を使って，血清尿酸値を 4.5 mg/dL 未満に維持する．痛風結節の消失には数か月〜数年も要する．痛風の難治例やNSAIDs を投与できない症例では，副腎皮質ステロイドも用いられる．

② 痛風の診断

痛風（急性関節炎発作）の典型的な症状は，中年男性の足の親指の付け根外側が数 cm 大にわたって発赤腫脹し，激痛をともなう．採取した組織中や滑液中に尿酸の針状結晶が浮遊したり食細胞に包まれたりしていれば確定的である．血清尿酸値の 7 mg/dL 以上は急性痛風性関節炎の診断を支持するものであるが，患者の約 30 ％ が急性発作時に尿酸値の正常値範囲にあり特異的ではない．発作時には白血球増加，赤沈亢進，CRP 高値などの一般的な炎症症状がみられる．また，リウマトイド因子は，痛風患者の約 10 ％ で陽性を示す．関節炎を伴う急性リウマチ熱や若年性関節リウマチの症状は痛風に似ているが，これらの疾患は主に若年者が罹患する．偽性（仮性）痛風とも区別する必要がある（Q&A 参照）．尿酸結石は X 線透過性のため単純 X 線撮影では写らず，排泄性腎盂造影で陰影欠損として認められる．CT スキャンでは明瞭に認められる．

③ 予 後

診断が早期に行われれば，現在の治療法により，ほとんどの患者が普通の生活を送れる．痛風は一般に 30 歳以前に最初の症状が現れた患者では重篤である．痛風患者の約 20 ％ が尿酸またはシュウ酸カルシウムによる尿路結石症を合併する．腎機能障害は，さらなる尿酸の排泄障害を引き起こし，関節の病状などを重症化する．

◆ 処方例 ◆ 1

Rp. 59 歳 男性 現病歴：痛風
1）アロプリノール（ザイロリック®錠など）　　　　　　　　　　100 mg　2 錠　2×朝・夕
2）コルヒチン（コルヒチン®錠）0.5 mg　＜痛風発作前兆時＞2 錠　1 日 1 回　10 回分
3）ジクロフェナクナトリウム坐剤（ボルタレン®坐剤）　　　25 mg　頓服＜無効時＞　10 個

◆ 処方解説

1）　アロプリノールは，ヒポキサンチン類似化合物で，キサンチンオキシダーゼに対して，ヒポキサンチンおよびキサンチンと拮抗することによって尿酸の生合成を抑制し，血中尿酸値および尿中尿酸値を低下させる．また，主代謝物であるオキシプリノールもキサンチンオキシダーゼ阻害作用を有する．急性痛風発作には無効であり消炎効果はない．急性痛風発作がおさまるまで本剤の投与を開始しない．適応としては，i）尿酸合成亢進型の高尿酸血症や痛風の治療，ii）尿酸排泄促進薬の無効例，iii）尿酸結石のある痛風患者，iv）腎機能低下の認められる例，

v）化学療法などで起こりうる悪性腫瘍細胞の死滅に伴う高尿酸血症などである．

　通常の投与量は 100 〜 300 mg/日（分 2 〜 3）である．アロプリノールの半減期は 1.6 時間と短く，活性代謝物であるオキシプリノールの半減期も約 17 時間であるため，1 日 2 回以上の分服が好ましい．腎障害のある患者では，アロプリノールやオキシプリノールの排泄が遅延し，高い血中濃度が持続するため，Ccr < 50 mL/min では 100 mg/日，Ccr < 30 mL/min では 50 mg/日程度の投与量とする．アロプリノールは，血中尿酸値をみながら 2 週ごとに漸増し，血中尿酸値 4 〜 6 mg/dL を目標とする．投与初期に尿酸の移動により，痛風発作の一時的な増強をみることがあり，アロプリノール投与中に痛風が増悪した場合は，コルヒチンや NSAIDs を併用する．アロプリノール投与中は 1 日の尿量を 2 L 以上とすることが望ましい．

　2011 年にはプリン骨格を持たない選択的キサンチンオキシダーゼ阻害薬であるフェブキソスタット（フェブリク®）が新たに上市された．

2）　コルヒチンはユリ科のイヌサフラン *Colchicum autumnale* 中に含まれるアルカロイドで，激痛を伴う急性痛風発作の寛解および予防の目的で用いられる．コルヒチンは発作後には無効であり，発作の前兆がある際の予防に用いられる．コルヒチンは痛風結節によって惹起される進行性関節障害の進行を遅らせることはできない．以前は他の関節炎との治療的鑑別に用いられていた．痛風発作治療には 1 回 0.5 mg，1 日 3 〜 4 mg を分 6 〜 8 で疼痛発作が寛解するまで 3 〜 4 時間ごとに投与する．発作 3 〜 4 時間前に発作の予兆を感知したらできるだけ早く 1 回 0.5 mg を服用する．発病予防には 1 日 0.5 〜 1 mg 投与するが，長期にわたる予防的投与は，血液障害，生殖器障害，肝・腎障害等の重篤な副作用の発生の可能性があり，血液検査および腎・肝機能検査を定期的に実施する．コルヒチン自体には鎮痛，消炎，尿酸排泄促進，尿酸産生阻害などの薬理作用は認められず，その作用機序の詳細については不明である．

3）　痛風発作の疼痛緩和治療はジクロフェナクナトリウム，インドメタシンなどの NSAIDs の大量投与を行う．

◆ 処方例 ◆ 2

Rp.　61 歳　男性
1）ベンズブロマロン（ユリノーム® など）　　　　　　　　　50 mg　1 錠　1 ×朝
2）クエン酸カリウム・クエン酸ナトリウムの合剤（ウラリット U®）　1 g　3 ×毎食後
3）塩酸テモカプリル（エースコール®）　　　　　　　　　　4 mg　1 錠　1 ×朝
4）フロセミド（ラシックス® など）　　　　　　　　　　　20 mg　1 錠　1 ×朝
5）アトルバスタチンカルシウム水和物（リピトール®）　　 5 mg　1 錠　1 ×夕

◆ 処方解説

1）　ベンズブロマロンは，尿細管における尿酸の再吸収を阻害し，尿酸の尿中への排泄を促進する．そのため，尿酸排泄低下型で慢性安定期の高尿酸血症や痛風の治療に用いられる．通常成人 1 日 1 回 25 〜 50 mg を，その後維持量として 1 日 1 〜 3 回 50 〜 150 mg を経口投与する．

同様の尿酸排泄促進薬として，プロベネシドとスルフィンピラゾンがあるが，ベンズブロマロンは他の薬剤との相互作用が少なく（アロプリノール併用時には，活性型代謝物であるオキシプリノールの排泄に影響しないベンズブロマロンがよい），半減期が 12〜13 時間と長いため繁用されている．しかしながら，腎結石を伴う患者，高度の腎機能低下や肝障害がある患者には禁忌である．

　警告として，i）劇症肝炎等の重篤な肝障害が主に投与開始 6 か月以内に発現し，劇症肝炎の死亡等の重篤な転帰に至る例も報告されているので，投与開始後少なくとも 6 か月間は必ず，定期的に肝機能検査を行うなど観察を十分に行い，肝機能検査値の異常，黄疸が認められた場合には投与を中止し，適切な処置を行うこと，ii）副作用として肝障害が発生する場合があることをあらかじめ患者に説明するとともに，食欲不振，悪心・嘔吐，全身倦怠感，腹痛，下痢，発熱，尿濃染，眼球結膜黄染等が現れた場合には，本剤の服用を中止し，直ちに受診するよう患者に注意を行うこと，がある．また，使用上の注意として，投与開始前に肝機能検査を実施し，肝障害がないことを確認する．急性痛風発作がおさまるまで投与を開始しない．血中尿酸低下作用は著しく，投与初期に痛風発作を誘発する場合がある．

2）　強力な尿酸排泄剤使用時には，患者に尿酸結石およびこれに由来する血尿，腎疝痛等の症状を起こしやすい．特に健康な人は尿が酸性であるから尿酸結石を起こしやすい．これを防止するため，水分摂取による尿量の増加（2 L 以上）および尿のアルカリ化を図る（**Q&A 参照**）．

3）〜 5）　痛風患者では腎障害がその予後を左右する因子の一つである．痛風では，腎における尿酸塩などの沈着や結石形成などによる直接的な障害と，痛風に高率に合併する高血圧，脂質や糖質代謝異常に基づく腎糸球体，尿細管などの細動脈硬化性変化とが組み合わされて腎障害が重症化する．そのためこの症例のように塩酸テモカプリル，フロセミドやアトルバスタチンカルシウム水和物による高血圧や脂質異常症の治療を行うことも重要である．

Q & A

Q 副作用として，高尿酸血症を起こしたり尿酸値を上昇させる薬剤には，どのようなものがありますか？

A さまざまな薬物が報告されています．添付文書に記載されているものを挙げました（表 1）．

表1　副作用として高尿酸血症などを惹起する薬剤[1]

分類	薬剤名	添付文書上の項目	記載事項	機序，その他
免疫抑制剤	シクロスポリン	重大な副作用	尿酸排泄低下による高尿酸血症	腎機能障害に伴う尿細管機能への影響
	ミコフェノール酸モフェチル	使用上の注意	Lesch–Nyhan 症候群や Kelley–Seegmiller 症候群などのヒポキサンチン–グアニン–ホスホリボシルトランスフェラーゼ欠損症の患者に投与すると高尿酸血症が増悪	プリン生合成経路の de novo 経路の律速酵素であるイノシンモノホスフェイト脱水素酵素阻害薬
	ムロモナブ–CD3	その他の副作用	尿酸値の上昇	
	タクロリムス水和物		高尿酸血症	
抗腫瘍剤	リツキシマブ	警告	高尿酸血症	腫瘍細胞の急激な崩壊による高尿酸血症をはじめとする腫瘍崩壊症候群が現れる可能性
	シスプラチン，リン酸フルダラビン，ラニムスチン，インターフェロンβ–1b	その他の副作用	高尿酸血症	
	テガフール	その他の副作用	尿酸値の上昇	
白血球減少症治療剤	アデニン，イノシン	禁忌	痛風患者に禁忌	放射線曝射ないし薬物による白血球減少症
抗ウイルス剤	インターフェロンα–2b	その他の副作用	高尿酸血症	
	ザルシタビン，メシル酸デラビルジン			HIV 逆転写酵素阻害薬
	硫酸インジナビルエタノール付加物，メシル酸ネルフィナビル			HIV プロテアーゼ阻害薬
抗結核剤	ピラジナミド	慎重投与	本人または両親，兄弟に痛風発作（関節痛）の既往歴および尿酸値の上昇している患者	尿酸値が上昇し痛風発作が現れるため
	塩酸エタンブトール	その他の副作用	高尿酸血症	
抗生物質	クラリスロマイシン			
利尿剤	アゾセミド	慎重投与	本人または両親，兄弟に痛風がある場合，痛風発作を起こす	
利尿性降圧剤	フロセミド，ヒドロクロロチアジド，トリクロルメチアジド	その他の副作用	高尿酸血症	
	インダパミド，トリパミド，クロルタリドン，メチクラン，トラセミド		尿酸値の上昇	
炭酸脱水酵素阻害剤	アセタゾラミド		高尿酸血症	
降圧剤	アテノロール，塩酸プロプラノロール，ピンドロール		高尿酸血症	β受容体遮断薬
	ロサルタンカリウム，バルサルタン		尿酸値の上昇	アンギオテンシンII受容体拮抗薬
高脂血症治療剤	ニセリトロール		高尿酸血症	
	プラバスタチンナトリウム		尿酸値の上昇	HMG–CoA 還元酵素阻害薬
その他	ラフチジン			H₂受容体拮抗薬
	シロスタゾール			血小板凝集抑制作用と末梢血管拡張作用
	テオフィリン			キサンチンオキシダーゼ阻害薬
	メシル酸ナファモスタット		高尿酸血症	タンパク分解酵素阻害薬
	ロルノキシカム			抗炎症薬

Q 痛風患者に起こる腎臓の障害について教えて下さい．

A 痛風では高尿酸血症と高尿酸尿症により，腎の実質内に尿酸や尿酸塩が沈着しやすくなっています．さらに，多量に糸球体から排泄された尿酸が析出し，尿路を閉塞して急性高尿酸血症性腎症を起こすことがあります．痛風患者に尿酸結石が起こる頻度は 10 〜 30％といわれています．尿酸の溶解度は尿の酸性度に大きく影響され，pH 5 以下の酸性尿ではきわめて溶けにくく，アルカリ性尿では溶解度が高いため，結石形成には尿中尿酸濃度よりも尿の pH が重要です．このため結石の予防や，すでにある結石の溶解のため，経口アルカリ化療法剤（炭酸水素ナトリウムやクエン酸カリウム・クエン酸ナトリウム配合製剤［ウラリット U® など］）を投与します．したがって，白血病などのがんに対する化学療法で腫瘍細胞が破壊され，一時的に多量の尿酸が放出される場合は，尿をアルカリ性に保ち（pH 6.0 〜 6.8），尿酸合成阻害薬などを投与しておくことが重要です．ただし，尿の pH が 7 を超えると結石表面に難溶性のシュウ酸カルシウムの結晶を生じ，逆に溶けにくくなります．

Q 痛風のときの食事療法はどのようなものですか？

A 痛風は体内に過剰な尿酸が蓄積することにより発症するものです．したがって，尿酸源となるプリン体を多く含む内臓，魚類の卵巣や精巣などの過量な摂取は避けなければなりません．また，アルコール類は尿酸排泄を低下させるため 1 日量として清酒 1 合，ビール 1 本程度に制限します．しかしながら，プリン体の合成経路や中途代謝産物からの回収経路が明らかとなり，最近では以前のような食事による外因性のプリン体の厳重な摂取制限はあまり行われていません．また，尿酸の排泄を促すために十分量の水分（3 L／日以上）を摂取します．

Q 偽性（仮性）痛風といわれる疾患があるそうですが，痛風とどのように違うのですか？

A 痛風は過剰な尿酸の沈着によるものですが，偽性（仮性）痛風は，軟骨へピロリン酸カルシウム結晶が蓄積する疾患です．このピロリン酸カルシウム結晶が膝の関節腔内などに遊離してくると痛風に似た炎症を起こします．治療としては，鎮痛消炎剤の投与や関節液を取り除いた後，副腎皮質ステロイドを局所注入します．

参考文献

1) 各薬剤の添付文書（表を作成するにあたり http://www.info.pmda.go.jp/psearch/html/menu_tenpu_base.html を使用）
2) メルクマニュアル 第 17 版［日本語版］, http://merckmanual.banyu.co.jp/

Chapter 11

感染症

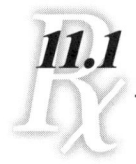

11.1 細菌感染症

 医療機関で問題となっている耐性菌の中で、① MRSA 感染症、② 代表的な感染形態の一つである日和見感染症について解説する。

(1) MRSA 感染症

病態の概要

 黄色ブドウ球菌（*Staphylococcus aureus*）はヒトの皮膚・粘膜・腸管内などの体表面に常在するグラム陽性球菌である。皮膚軟部組織感染症や食中毒を引き起こすことがあるが、定着しているのみで無害であることが多い。ラタモキセフナトリウム（シオマリン®）を始めとする第三代セフェム系抗生物質（グラム陰性桿菌には強力な作用を示すが、ブドウ球菌等のグラム陽性菌には弱い作用）の 1980 年代の乱用により、メチシリン耐性のブドウ球菌の分離率が急上昇した。これが多剤耐性菌・メチシリン耐性黄色ブドウ球菌（methicillin resistant *S. aureus*, MRSA）である。MRSA は主として免疫の低下した入院患者に定着し、院内感染の原因菌となる。MRSA は β ラクタム系抗生物質の標的であるペニシリン結合タンパク中に PBP2′（2′：ツープライムと呼ぶ）という新しい架橋構造をつくることで β ラクタム系抗生物質の結合が難しくなり、耐性化する。免疫低下患者に使用するため、有効な治療薬剤が少なく、MRSA 肺炎や MRSA 性心内膜炎など致死的な危険性も高い。特に、敗血症、心内膜炎、肺炎、腸炎、腹膜炎、骨髄炎等の深部感染では重症化するため、早期発見・対応が必須である。なお、MRSA の薬剤感受性は各施設で異なるため、

その施設における分離菌株に対する抗菌薬感受性試験の結果（アンチバイオグラム）を把握しておくと，治療の際に有用な情報となる．

1）症　状

発熱，黄色膿性痰・膿汁，局所炎症所見，外毒素による水様性下痢・ショック，熱傷様皮膚症候群，新生児皮膚湿疹

2）検査所見

白血球数増加，CRP（C-反応性タンパク）上昇，低アルブミン血症

3）病　型

・肺炎などの呼吸器感染症，肝・胆道系感染症，創傷感染症，尿路感染症，扁桃腺炎―喀痰・膿・尿・便より菌検出
・心内膜炎，骨髄炎，敗血症―血液・腹水・髄液より菌検出

4）発生状況と感染経路

宿主（ヒト）への長期間定着であっても免疫力が高い健常人では必ずしも発症に至らない．医療従事者が長期間鼻腔等にMRSAを保菌している場合，無症状で経過する（MRSAの定着，コロニゼーション）．MRSAの院内感染は，免疫低下などで体力が低下した患者に対して主に保菌した医療従事者や医療器具を介して接触感染により起こる．MRSA感染のリスクが高いと考えられる患者（表1）には，感染を起こさないように，積極的な感染予防策を講じることが重要である．

MRSA感染症は感染のハイリスク状態にある患者，易感染状態患者の抵抗力低下と同期して菌交代症や日和見感染症として発症する．一般にMRSAは接触感染で伝播すると考えられるため，その防止には，接触感染予防策を徹底することが重要である．特に，手指や鼻腔内の消毒を徹底することは，MRSAの院内拡大を防止する上でも重要である．

また，従来，MRSAは病院内感染の原因菌として知られていたが，最近になり，市中でのMRSA感染も認められるようになった．院内MRSA感染症では，カテーテル関連血流感染・同尿路感染・手術部位感染などが多いのに対し，市中MRSA感染例では，皮膚・軟部組織感染症が多いのが特徴である．

表1　MRSA感染のリスクが高い注意すべき例

・大手術直後の患者（心臓・消化器など）
・カテーテル挿入，ドレナージチューブ挿入例
・気管内挿管などによる長期呼吸管理中の患者
・抗がん薬投与中，免疫抑制薬投与中の患者
・糖尿病患者（糖尿病による易感染）
・抗菌薬を長期間投与中の患者
・寝たきりの高齢患者
・重度の火傷・外傷の患者
・新生児・未熟児

キーワード

抗MRSA薬　　院内感染　　グリコペプチド系抗菌薬　　PK/PD　　TDM

治療方針

　抗MRSA薬使用についてはMRSAによる感染なのか，保菌の状態なのか（単に定着しているだけで全身や局所の感染徴候がみられない）を区別し，原則として感染症に対しては抗MRSA薬（他の薬剤に感受性がある場合にはその薬剤を含めて考慮）を投与し，保菌者に対しては通常使用しない．通常，無菌の部位（血液や髄液，関節液，骨組織など）から菌が検出された場合には，診断は容易であるが，喀痰など常在細菌が存在する部位では臨床症状や検査所見を参考にする（抗MRSA薬使用の手引き，日本感染症学会，2008年）．

　治療に用いられる代表的な抗MRSA薬注射薬として，わが国ではバンコマイシン（VCM），アルベカシン（ABK），テイコプラニン（TEIC），リネゾリド（LZD），ダプトマイシン（DAP）が承認されている．それぞれの特徴を表2に示す．抗MRSA薬の有効性ならびに安全性を確保するためには，血中濃度の測定が可能なグリコペプチド系薬剤（バンコマイシン，テイコプラニン），アミノグリコシド系薬剤（アルベカシン）について，治療薬物モニタリング（therapeutic drug monitoring：TDM）を実施し，血中濃度データをもとに，至適用法・用量を設計することが重要である．これらの薬剤は，TDMを行うことで特定薬剤治療管理料加算の対象となる．

　また，耐性菌発生抑制の意味から，施設ごとに抗MRSA薬の使用状況を監視し，必要に応じて抗MRSA薬使用の許可制や届出制による処方の導入を検討し，使用理由や投与期間，投与量などを厳密に管理する体制が望ましい．

薬物療法

1) MRSA肺炎：胸部X線で肺炎像を呈する患者で発熱，白血球数異常，膿性痰などがみられれば，肺炎を疑う．グラム陽性ブドウ球菌が確認され，貪食像が認められた場合にはMRSAを原因菌の一つとして考える．この場合，バンコマイシン点滴を第一選択として考える．

2) MRSA腸炎：発熱を伴う激しい下痢が観察され，便の細菌検査で黄色ブドウ球菌が多数認められれば，MRSA腸炎が想定される．治療薬としては，バンコマイシンの経口投与もしくは経腸投与を行う．

3) MRSA敗血症：MRSA敗血症では，小児では新生児・幼児に多く，その多くは超未熟児・低体重出生児である．高齢者のMRSA敗血症の原因としては，血管カテーテル，尿道カテーテル，褥瘡からの感染が考えられる．術後患者では縫合不全に伴う腹腔内膿瘍や心臓手術後の縦隔洞炎などがある．治療においては，原因となる血管カテーテルや感染巣の処置が不可欠である．カテーテル留置例では，原則抜去を行い，その他人工物の体内埋め込み症例では，専門医と相談の上，除去もしくは交換などを考慮する．化膿性病巣のドレナージ，デブリドマンも推奨される．抗MRSA薬はバンコマイシン，ダプトマイシン，テイコプラニン，アルベカシン，リネゾリドなどが点滴静注で用いられる．

4) 感染性心内膜炎：弁膜や心内膜，大血管内膜に疣腫を形成し，菌血症，血管塞栓，心障害など多彩な臨床症状を呈する全身性敗血症性疾患である．持続性発熱，心雑音などの心内膜炎特有の症状を有する．原因菌としてMRSAが疑われる場合は，バンコマイシン等の抗菌薬で治療

表 2 抗 MRSA 薬の特徴

分類	グリコペプチド系		グリコペプチド系	アミノグリコシド系	オキサゾリジノン系	環状ポリペプチド系
一般名（略号）	塩酸バンコマイシン (VCM)		テイコプラニン (TEIC)	硫酸アルベカシン (ABK)	リネゾリド (LZD)	ダプトマイシン (DAP)
代表的商品名	塩酸バンコマイシン®・バンコマイシン®［MEEK］®等		タゴシッド®等	ハベカシン®等	ザイボックス®等	キュビシン®等
作用メカニズム	細胞壁合成阻害		細胞壁合成阻害	タンパク合成阻害	タンパク合成阻害	細胞膜電位の脱分極
抗菌作用形式	殺菌的作用		殺菌的作用	殺菌的作用	静菌的作用	殺菌的作用
PK/PD	AUC/MIC, Time above MIC 有効性を確保し、副作用の発現を避けるため、血中濃度をモニタリングすることが望ましい。(TDMの実施)。腎機能低下患者への投与は、用法・用量の調整が必要である。		AUC/MIC, Time above MIC 有効性を確保し、投与開始後3〜5日目（最小血中濃度）を測定することが望ましい。(TDMの実施)。腎機能低下時には用法・用量の調整が必要である。	Cmax/MIC, AUC/MIC 有効性を確保し、副作用の発現を避けるため、血中濃度を測定することが望ましい。(TDMの実施)。腎機能低下患者に対しては、投与量は変更せず、投与間隔をあけることで対応できるが、TDMを行うことで、さらに詳細な対応が可能である。	AUC/MIC, Time above MIC	Cmax/MIC, AUC/MIC
組織移行	胸水、腹水への移行は良好である。肺組織への血中濃度の1/3〜1/5程度、髄液、骨組織、関節液などにも移行する。		心臓、肺組織、骨組織への移行良好である。髄液への移行不良である。心臓組織：血清中濃度の約300%（約1h後）肺胞被覆液：血漿中濃度の約36%（24h後）骨組織：血漿中濃度の約120%（24h後）	胸水、腹水、心嚢液、滑膜液、髄液、痰質への移行良好であるが、髄液への移行不良である。	肺胞への移行が良好である。血漿中濃度の約400%炎症性水疱：血漿中濃度の約104%骨：血漿中濃度の約60%	皮膚や骨への組織移行は良好である。糖尿病患者においても健常人同様の組織移行が観察されている。肺ではサーファクタントと結合し不活化されるため、肺炎に対して有効性を期待できない。
抗菌力	グラム陽性菌	○	○	○	○	○
	グラム陰性菌	×	×	○	×	×
主な副作用	腎障害 第8脳神経障害 Red neck (red man) 症候群		肝障害、腎障害、第8脳神経障害、腎障害はVCMより少ないとの報告もある。Red neck (red man)	腎障害 第8脳神経障害	骨髄抑制	好酸球増多性肺炎 横紋筋融解症
承認された適応症	敗血症、感染性心内膜炎、外傷・熱傷および手術創の二次感染、骨髄炎・関節炎、肺炎・肺膿瘍・膿胸、腹膜炎、化膿性髄膜炎		敗血症、深在性皮膚感染症、慢性膿皮症、外傷・熱傷および手術創の二次感染、肺炎・肺膿瘍・膿胸、慢性呼吸器病変の二次感染	敗血症、肺炎・肺膿瘍・膿胸	敗血症、深在性皮膚感染症、慢性膿皮症、外傷・熱傷および手術創の二次感染、肺炎・肺膿瘍・膿胸	敗血症、感染性心内膜炎、深在性皮膚感染症、外傷・熱傷および手術創等の二次感染、びらん・潰瘍の二次感染
標準的用法・用量（成人）	2 g/日分2 65歳以上1000 mg/日分1		初日800 mg分2、以降400 mg分1	200 mg/日分1 ※必要に応じ分2も可能	注射、経口とも1200 mg/日分2	敗血症、感染性心内膜炎は1日1回6 mg/kg、その他の疾患では1日1回4 mg/kg

（日本化学療法学会：抗MRSA薬の特徴、2008年、一部改変）

する．

5) 予防的鼻腔内除菌薬：鼻腔内 MRSA の除菌にムピロシン軟膏（バクトロバン軟膏®）（左右鼻腔内に 1 日 3 回塗布，3 日以内）を鼻腔内に塗布適用．患者および個人の保菌する鼻腔内のメチシリン耐性黄色ブドウ球菌（MRSA）の除菌に用いる．適用対象は，(1) MRSA 感染症発症の危険性の高い免疫機能の低下状態にある患者（易感染患者），(2) 易感染患者から隔離することが困難な入院患者，(3) 易感染患者に接する医療従事者．

◆ 処方例 ◆ 1

MRSA 感染症に対して，以下の Rp.1 〜 4 のいずれかを患者背景・病態，検出菌の感受性試験結果等に応じて選択する．
Rp.1
塩酸バンコマイシン　1 回 1 g　1 日 2 回点滴静注（1 時間以上かける）

◆ 処方解説

・バンコマイシンは，腎排泄型の薬剤である．MRSA 感染症時の第一選択薬である．内服では通常吸収されないため，点滴静注が一般的な投与法である．
・正常腎機能であれば，投与開始 3 〜 4 日目には定常状態に達しているため，その時期に TDM を実施する．
・バンコマイシンは，可能な限り，初回投与時から薬剤師が最適な投与量の設計に関わり，その時点で TDM 実施時期などの提案を行い，適切な時期に TDM を行い，適切な投与量・投与間隔にて処方されることが望ましい．
・バンコマイシンの TDM を実施する際，濃度依存性ピーク濃度（点滴終了後 1 時間後の血中濃度）を 25 〜 40 μg/mL に保ち，トラフ濃度を 10 〜 20 μg/mL 以下へ保つことが重要である．重大な副作用として，① アナフィラキシーショック，② 第 8 脳神経障害（聴力低下，めまい，耳鳴），③ 重篤な急性腎不全，④ 皮膚粘膜眼症候群・中毒性表皮壊死症，⑤ 血液障害（無顆粒球症，汎血球減少，血小板減少），⑥ 偽膜性大腸炎，⑦ 肝機能障害，黄疸等がある．なお，予防的投与（吸入等を含む局所使用）は無効であるばかりでなく，バンコマイシン耐性腸球菌（vancomycin-resistant enterococcus：VRE，グラム陽性球菌）の増殖を招くことから適用は避けるか，十分な監視のもとに適用する．

Rp.2
リネゾリド（ザイボックス®注射液 600 mg/300 mL）　1 回 600 mg　1 日 2 回点滴静注

◆ 処方解説

・リネゾリドは組織移行性が良好であり，MRSA のみならず VRE にも著効である．血小板減少や，網膜障害などの副作用にも注意が必要である．耐性菌の発現を防ぐためにも，本剤を漫然と投与することは避け，疾病の治療上必要な最小限の投与期間にとどめることが望ましい．投与期間が 28 日を超えると，視神経障害の発現が報告されている．その他血小板減少症などの造血器系副作用，消化器系副作用などの発現に注意する．

・リネゾリドは錠剤も，注射剤と同様の効能効果で使用される．錠剤の生物学的利用率は約 100％といわれており，患者の状態を考慮し，内服後の消化管での吸収過程に異常がなければ錠剤も使用可能である．

・製剤中に 5％ブドウ糖を含有している．ブドウ糖の急速投与を行い急に中止した場合，低血糖症状を起こすことが知られている．このため，注射剤投与に際しては，10 mL/kg/hr（ブドウ糖として 0.5 g/kg/hr）以下の速度とする．

Rp.3

テイコプラニン（タゴシッド®）1回 400 mg　初日 1日 2回点滴静注，2日目以降 1日 1回点滴静注

◆ 処方解説

・テイコプラニンも，バンコマイシンと同じグリコペプチド系の様に抗 MRSA 薬である．適用や副作用はバンコマシンに準ずる．

・テイコプラニンは血中濃度半減期が著しく長く，定常状態に達するまでに時間を要する．このため，投与初期の負荷投与（ローディングドーズ）を行うことによって，早期に有効血中濃度へ到達させることが重要となる．

・血中濃度測定は投与直前（トラフ）値を測定し，10〜30 μg/mL の範囲に入れるように投与量・投与間隔を調整する．

Rp.4

硫酸アルベカシン（ハベカシン®）　1回 200 mg　1日 1回点滴静注　30分〜2時間かけて

◆ 処方解説

・アルベカシンはアミノグリコシド系の抗菌薬である．したがって，抗緑膿菌作用も認められる．

・アミノグリコシド系薬は，濃度依存的な殺菌作用を示す．このため，1回投与量を多くし，ピーク濃度を 9〜20 μg/mL に入るようにすることで効果が得られる．一方，腎機能障害防止の

ためトラフ値は 2 μg/mL 未満に保つ．なおピーク濃度は 30 分点滴であれば，終了後 30 分値がピークとなる．
・副作用として第 8 脳神経障害，腎機能障害に注意する．

Rp.5
ダプトマイシン（キュビシン®）1 回 4 ～ 6 mg/kg
生理食塩液にてダプトマイシンを溶解・希釈後，1 日 1 回点滴静注

◆ 処方解説

・敗血症，感染性心内膜炎に対しては 6 mg/kg を 1 日 1 回で，深在性皮膚感染症，外傷・熱傷および手術創等の二次感染，びらん・潰瘍の二次感染には，4 mg/kg を 1 日 1 回で使用する．
・ダプトマイシンは，海外での治験で，1 日 2 回以上投与した場合，血中クレアチンキナーゼ（CK）値が上昇したため，1 日 2 回以上投与しない．
・ダプトマイシンは，ブドウ糖を含む溶液で溶解または希釈すると，ダプトマイシン濃度が低下するため，生理食塩液を用いて溶解または希釈する．
・ダプトマイシンはグラム陽性菌に対してのみ抗菌活性を有する．
・2011 年にわが国でも使えるようになった新規抗 MRSA 薬である．
・肺炎においては無効である．
・副作用として CK 上昇，横紋筋融解症や好酸球増多症などがある．
・ダプトマイシンは主に腎臓で排泄されるため，血液透析または連続携行式腹膜透析（CAPD）を受けている患者を含む腎機能障害の患者では，投与間隔を調整することが必要である（表 3）．

表 3　ダプトマイシンの腎機能に基づいた投与量調節

クレアチニンクリアランス (CL_CR) (mL/min)	効能・効果	
	敗血症，感染性心内膜炎	深在性皮膚感染症，外傷・熱傷および手術創等の二次感染，びらん・潰瘍の二次感染
≥ 30	1 回 6 mg/kg を 24 時間ごと	1 回 4 mg/kg を 24 時間ごと
< 30（血液透析†又は CAPD を受けている患者を含む）	1 回 6 mg/kg を 48 時間ごと	1 回 4 mg/kg を 48 時間ごと

†可能な場合，血液透析には血液透析後に本剤を投与すること．週 3 回でも可．
ダプトマイシンは主に腎臓で排泄されるため，血液透析または連続携行式腹膜透析（CAPD）を受けている患者を含む腎機能障害の患者では，投与間隔を調節する必要がある．
（キュビシン® 添付文書より）

◆ 処方例 ◆ 2

MRSAによる感染性心内膜炎（人工弁の場合）に対する処方としては，Rp.6のような抗菌薬併用療法が行われる．

Rp.6
1) 塩酸バンコマイシン　1回1000 mg　1日2回点滴　点滴時間60分
2) 硫酸ゲンタマイシン　1 mg/kg　8時間ごとに投与　点滴時間30分
3) リファンピシン（リファジンカプセル®）　1日1回600 mg　経口投与
上記1) ～3) を併用する．

◆ 処方解説

MRSA感染（疑いも含む）による人工弁心内膜炎に対する処方例である．ゲンタマイシンによる副作用（腎機能障害，聴覚神経障害など）に注意すると同時に，リファンピシン使用については耐性化に十分注意する．

- リファンピシンは薬物代謝酵素を介した，種々の薬剤との相互作用に留意する．
- ゲンタマイシンはアミノグリコシド系薬であり，濃度依存的に殺菌作用を示す抗菌薬であるため1日1回投与がPK/PD理論上は推奨されるが，本疾患のような場合は1日2～3回の分割投与が基本となる．この場合，併用による相乗効果を期待して処方される．アミノグリコシド系抗菌薬の血中濃度の目標値は，感染性心内膜炎の場合とそれ以外の感染症の場合とで異なる（表4）．
- アミノグリコシド併用により，腎障害のリスクが高まるため，腎機能のモニタリングや，ゲンタマイシンのTDMも行いながら，適正な血中濃度を維持することが重要である．
- バンコマイシンの代わりにダプトマイシンを選択する方法もある．その場合，ダプトマイシンを6 mg/kgで1日1回投与する．

表4　アミノグリコシド系抗菌薬・TDMの目標値

	抗菌薬	C_{peak}	トラフ値 1日1回投与	トラフ値 1日分割投与
一般的感染症	AMK	56～64 µg/mL	<1 µg/mL	<10 µg/mL
一般的感染症	GM/TOB	20（15～25）µg/mL*	<1 µg/mL	<2 µg/mL
細菌性心内膜炎	GM	3～5 µg/mL	—	<1 µg/mL

*20 µg/mLを目標に5～7 mg/kgを投与した結果から，15～25 µg/mLの範囲を治療域の目安と考えることができる．
薬の血中濃度の目標値は，感染性心内膜炎の場合とそれ以外の感染症の場合とで異なる．
（抗菌薬TDMガイドライン2012年より）

Q & A

Q: MRSA感染症に対する抗菌薬投与の効果判定と無効例への対処は？

A: 治療の効果測定は3日間投与後に行います．評価基準は，解熱，末梢白血球数の減少，CRPの減少傾向を含め総合的に判断します．ポリペプチド系抗菌薬の無効例では，代替の処方薬へ変更します．

Q: バンコマイシンの点滴静注に十分な時間をかける理由は？

A: アナフィラキシー様過敏症を避けるため点滴静注は速度は通常 1 hr 以上かけて実施します．ワンショット静注ではヒスタミン遊離に伴う「red neck 症候群」（紅斑・発赤等）を起こし，ショック状態に陥る頻度が高くなることがあります．

Q: バンコマイシンやテイコプラニン，アルベカシンなどの副作用である腎機能低下や腎障害をチェックするための方策は？

A: 腎排泄型の薬剤であるため，腎機能のチェックが重要となります．血清クレアチニン値をもとに，GFRやクレアチニンクリアランスを算出し，腎機能を推定します（この際，血清クレアチニン値は筋肉量に比例するため，低栄養状態でやせた患者，寝たきりの高齢者などでは血中クレアチニン値が低くなるので，クレアチニンクリアランスは高く推算されるという欠点があるので注意が必要です）．アルベカシンは血中濃度トラフ値が 2 μg/mL 以上となると，腎機能障害の発現頻度が高くなるため，トラフ値を適正濃度内に維持するように，投与量・投与間隔を設定することが必要になってきます．バンコマイシンについてはトラフ値が 20 μg/mL 以上となると，副作用の発現頻度が高くなります．

Q: バンコマイシンやテイコプラニン，アルベカシンなどの使用に際して最大限の臨床効果を得るために注意すべき点は？

A: 治療薬物濃度モニタリング（therapeutic drug monitoring, TDM）で得た患者の薬物血中濃度を参考に，患者個別に最適な用法用量を設定することが可能となります．TDMの目的は薬物の効果を最大限に，副作用を最小限にすることです．それぞれの薬物ごとに推奨されるトラフ値，ピーク値が設定されています．また，細菌の抗MRSA薬に対する感受性試験の結果から，MIC値（最小発育阻止濃度）が得られていれば，その値も参考にします．血中濃度とMICを複合して考えることで，PK/PD理論に基づいた，より確実な治療効果が得られると考えられています．たとえばアルベカシンは濃度依存的

な殺菌作用を示す抗菌薬であるが，C_{max} と MIC の比が 8（C_{max}/MIC ≧ 8）以上で臨床効果が高まるといわれており（トラフ値は腎機能障害を防ぐために 2 μg/mL 未満とする），C_{max} はより確実な効果を得るために 9 〜 20 μg/mL となるように用法用量を設定します．一方，バンコマイシンやテイコプラニンも，濃度依存的な殺菌作用を示すため，ピーク値が低すぎると効果が得られません．一方で，上げ過ぎると副作用の発現につながります．テイコプラニンは，トラフ値を 10 〜 30 μg/mL，バンコマイシンは 10 〜 20 μg/mL に保つことが重要です．

Q バンコマイシン投与で発現する重篤な副作用である腎毒性や聴覚毒性と血中濃度との相関は？

A 薬剤の血中濃度に依存して腎毒性や聴覚毒性発現の可能性が高まります．点滴投与後 1 〜 2 時間後のピーク値が 60 〜 80 μg/mL 以上でトラフ値が 30 μg/mL 以上が続くと聴覚障害や腎障害が起こるおそれがあります．

Q バンコマイシン耐性腸球菌感染症とは，また治療法や対応時の注意点は？

A バンコマイシン耐性腸球菌（vancomycin-resistant enterococcus：VRE）とは，バンコマイシンに耐性を獲得した腸球菌のことです．約 20 種類ある腸球菌のうち，VRE 感染症の原因菌の 80 〜 90 ％は *Enterococcus faecalis* で，残りの大部分は *E. faecium* です．VRE はグラム陽性球菌で，病原性は弱いが，定着・伝搬力が強いため院内感染の原因菌の一つとなります．VRE の拡大を防ぐには，接触感染予防策の徹底が必要となります．長期入院，免疫不全，術後，透析，尿路カテーテル・TPN カテーテル留置中およびバンコマイシン・セフェム系や抗菌薬の長期間投与患者で VRE の感染と定着がみられます．VRE の多くはアンピシリン耐性で，アミノグリコシド系，テトラサイクリン系，ニューキノロン系薬剤に耐性を獲得した多剤耐性株も存在します．VRE 検出例の約 90 ％は無症状易感染状態の患者で，日和見感染症や術後感染として発病し，時に重症化します．治療は，アンピシリンに高度耐性でない場合は高用量アンピシリン（±ゲンタマイシン）を用います．ABPC に高度耐性である場合は，リネゾリド（オキサゾリジノン系抗菌薬），あるいはキヌプリスチン・ダルホプリスチン（ストレプトグラミン系抗菌薬）を使用します（リネゾリド，キヌプリスチン・ダルホプリスチンいずれも静菌的に作用します）．

Q 腸管内 MRSA 感染症の抗菌薬による治療は？

A バンコマイシンの内服です．バンコマイシンは胃腸管からほとんど吸収されないため，消化管殺菌の目的で，バンコマイシン散として内服適用されます．用法・用量は，塩酸バンコマイシン 1 回 125 〜 500 mg，1 日 4 回内服です．

> **Q** アルベカシン，あるいはアミノグリコシド系抗菌薬の使用上の注意とは？
>
> **A** 共通の重篤な副作用として腎毒性と聴覚毒性があります．この副作用を避けるために，TDMにおける本薬剤のトラフ値を 2 μg/mL 未満にすることが重要です．また，腎障害防止のために，十分な水分補給を行い，尿量を確保します．また，点滴静脈の時間は長過ぎないように設定します．脱水傾向には慎重に対応します．腎機能低下症例では原則禁忌ですが，適用する場合は減量や投与間隔を延長し高齢者や小児では特に腎機能の検査値に注意が必要です．難聴などの聴力低下者や妊婦には禁忌です．

（2）日和見感染症：セラチア感染症

病態の概要

　セラチア（*Serratia marcescens*）感染症はブドウ糖発酵グラム陰性桿菌であるセラチア属による感染症で，水・植物系など自然界に広く分布している．セラチア属菌の中で，*S. marcescens* が臨床上最も重要である．各種の抗菌薬に耐性を示し，特にβラクタマーゼを産生するためセフェム系薬剤に耐性化傾向が強い．院内における日和見感染症の原因菌となることが多く，尿路感染症，腹腔内感染，菌血等がみられる．

1）症　状
　発熱，エンドトキシンショック（敗血症等）

2）臨床的特徴
　セラチア感染症の発症のほとんどは院内感染であり，医療機関の抗菌薬使用状況と関連がある．尿路感染ではカテーテル留置例や複雑性尿路感染例に比較的多くみられる．なお，気道や尿路系に定着しても発症に至らないこともある．

3）潜伏期
　日和見感染症は重症感染症（難治性感染症）と同様に潜伏期が不定で，個人差が大きい疾患である．

キーワード

コンプロマイズド・ホスト　　宿主感染防御能　　セラチア属　　グラム陰性桿菌

治療方針

本感染症は第二，第三世代セフェム系薬剤の使用によって減少した．しかし，一方ではこれらのセフェム系薬剤に対する耐性が進行しているので，適切な抗菌薬の選択には分離菌の感受性検査が必須となる．

薬物療法

一般に本菌に対する抗菌力が優れたβラクタム系薬剤（セフォゾプラン，ピペラシリン）＋ゲンタマイシンやアミカシンが併用される．カルバペネム系薬剤やニューキノロン系薬剤も適用される．

◆ 処方例 ◆

Rp.1
βラクタム系薬剤・セフォゾプラン（ファーストシン®），あるいはピペラシリン（ペントシリン®），通常の用法・用量＋ゲンタマイシン（ゲンタシン®）1日 80〜120 mg，2〜3回分割（点滴静注）

Rp.2
βラクタム系薬剤・セフォゾプラン（ファーストシン®），あるいはピペラシリン（ペントシリン®），通常の用法・用量＋硫酸アミカシン 1日1回 100〜200 mg，1〜2回（点滴静注）

◆ 処方解説

アミノグリコシド系抗菌薬・ゲンタマイシンやアミカシンとセフェム系抗菌薬（セフォゾプラン，ピペラシリン）との併用は次の利点がある．① 抗菌スペクトルの拡大：特に，アミノグリコシド系抗菌薬とピペラシリンの組合せは米国感染症学会で推奨されている．② 相乗効果による抗菌活性の増強：コンプロマイズド・ホストの感染症の一つであるセラチア感染症では，緑膿菌に強い抗菌活性を示すペニシリン系薬剤であるピペラシリン，あるいはグラム陰性菌に強い抗菌活性を示す第四世代セフェム系抗菌薬であるセフォゾプランが併用される．③ 副作用軽減：ゲンタマイシンやアミカシンとピペラシリンとの併用は，副作用を軽減するとされている．ピペラシリンは尿細管上皮細胞に対する親和性が強く，ゲンタマイシンやアミカシンの尿細管上皮細胞への取り込みを抑制する．これにより尿細管における障害を軽減すると推察されている．

Q & A

Q 日和見感染症に罹りやすい病態とは？

A 日和見感染症（opportunistic infections）とは，宿主の抵抗力の低下（例えば，免疫力・感染防御能低下）により本来病原性の弱い微生物が起炎病原体となる感染症です．長期入院患者，糖尿病や抗癌薬投与による感染防御能低下患者で発症し，特に病原性の弱いグラム陰性桿菌の関与が多くなります．背景には，抗がん剤，免疫抑制薬投与により，骨髄抑制を惹起し，好中球が低下したり，抗菌薬による濃厚な治療があり，これらによる治療自体が患者をコンプロマイズド・ホスト（compromised host）として新たな感染症を引き起こします（表5）．日和見感染症として誘発される合併症には，カンジダ症（真菌感染症），カリニ肺炎（原虫感染症），敗血症（細菌感染症）があります．細菌感染症の起炎菌は，グラム陰性桿菌ではセラチア属，緑膿菌，肺炎桿菌，またグラム陰性菌ではMRSA等です．

表5　コンプロマイズド・ホスト（compromised host）とは

- 種々の原因……免疫不全症，担がん状態，栄養不良状態，重度の火傷，エイズウイルス感染症，治療薬剤投与に起因するもの等
- 病　　態………炎症反応や免疫応答に量的・質的低下が認められる
- 患者状態………感染症に罹りやすい状態にある宿主（ヒト）を指す
- 転　　帰………このような宿主に結果として新たな感染症（日和見感染症）を引き起こす
- 病態の程度……重症化，難治性も多い，耐性菌による発現も多い

Q セラチア感染症の治療に関する基本は？

A セラチア感染症では基礎疾患や病態（セラチア感染症は合併症）が背景にある場合が多く，① 基礎疾患等の治療が第一で，② 留置されたカテーテルは抜去し，③ 多くの抗菌薬に耐性が認められるため，薬剤感受性を確認して薬剤を選択します．

Q アミノグリコシド系抗菌薬による治療の特徴は？

A アミノグリコシド系抗菌薬は細菌のリボソームの30Sユニットを阻害し，そのタンパク合成をはじめ，大腸菌等，好気性グラム陰性桿菌を中心に広い抗菌スペクトルを有し，強力な抗菌作用を示します．一方，これらは腎毒性，第8脳神経障害などの問題があり，高齢者，小児，腎機能低下者への投与は特別な配慮が必要です．最近では，① 1日1回投与（once a day）の有用性，② 作用メカニズムが異なるセフェム系薬剤との併用による有効性の確保，③ 血中濃度の有効域が狭いために治療薬物モニタリング（TDM）を実施し，安全性に配慮する等の工夫がなされています．

両者を併用する際，アミノグリコシド系抗菌薬・ゲンタマイシンやアミカシンとβラクタム系薬剤（セフェム系抗菌薬・ピペラシリン）は同一ボトル内での混合により，酸・アルカリ反応による配合変化のため時間経過とともにアミノグリコシド系抗菌薬の力価が低下します．これを防止するために，① 点滴用ラインを別ルートにするか，② 投与間隔をあける等の注意を払っています．

Q アミノグリコシド系抗菌薬とβラクタム系薬剤（セフェム系抗菌薬）の投与順序は？

A 両者の投与順序は菌種により差があり，注意が必要です．① グラム陰性桿菌や緑膿菌に対してはアミノグリコシド系抗菌薬の先行投与のほうが逆の順序により効果が優れています．あらかじめアミノグリコシド系抗菌薬で生菌数を減少させておけば，βラクタム系薬剤（セフェム系抗菌薬）はMIC以下でも殺菌力が増強するとされています．② MRSA感染症に対してはβラクタム系薬剤の先行投与が有用です．

Q コンプロマイズド・ホストとはどのような人ですか？

A 基礎疾患として悪性腫瘍，脳血管障害，重度火傷，重症感染症などをもつ免疫低下状態にある患者（寝たきり状態の人々）をコンプロマイズド・ホスト（compromised host）と呼びます．これらの患者は感染に対する抵抗力が低下しているため感染症に罹りやすく，弱毒菌にも容易に侵されます（易感染状態）．

参考文献

1) 水島　裕編集（2003）今日の治療薬，南江堂
2) 百瀬弥寿徳編集（2003）ファーマシューティカルノート，医学評論社
3) 龍原　徹著（2003）ポケット医薬品集，白文社
4) 佐藤哲男監修（2002）わかりやすい疾患と処方薬の解説2003，アークメディア
5) 東京都監修（2000）感染症マニュアル，東京都
6) 井村裕夫編（2000）わかりやすい内科学，文光堂
7) 岡野善郎，神谷　晃，松山賢治編（1999）疾病・病態マニュアル，南山堂
8) 島田　馨編（1999）感染症と抗生物質の使い方，文光堂

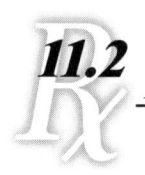

11.2 ウイルス感染症

病態の概要

　ウイルスは単独では増殖能がないが，宿主となる細胞を利用して増殖するという特徴を有する．ウイルスの構造は，核酸（RNA または DNA）とタンパク質の殻（キャプシド）から成り，さらにその外側が，エンベロープと呼ばれる脂質二重膜に包まれたものもある．ウイルス感染症の予

表1　代表的なウイルスとその感染症

分類		病態	予防・治療	種類	エンベロープ
インフルエンザウイルス		咳，発熱	ワクチン，抗ウイルス薬	RNA	有
エイズウイルス		免疫不全，HIV	抗ウイルス薬	RNA	有
ポリオウイルス		灰白髄炎，小児麻痺	ワクチン	RNA	有
麻疹ウイルス		麻疹（脳脊髄炎）	ワクチン	RNA	有
肝炎ウイルス	A型	急性肝炎	ワクチン，免疫グロブリン	RNA	無
	B型	急性と慢性肝炎	ワクチン，免疫グロブリン，抗ウイルス薬	DNA	有
	C型	急性と慢性肝炎	抗ウイルス薬	RNA	有
サイトメガロウイルス		肝炎，中枢神経疾患，肺炎	抗ウイルス薬	DNA	有
単純ヘルペスウイルス		皮膚炎，角膜結膜炎，脳炎	抗ウイルス薬	DNA	有
水痘・帯状疱疹ウイルス		水痘，帯状疱疹	ワクチン，免疫グロブリン，抗ウイルス薬	DNA	有
日本脳炎ウイルス		脳炎	ワクチン	RNA	有
SARSコロナウイルス		重症急性呼吸器症候群	対症療法	RNA	有
ノロウイルス		急性胃腸炎	対症療法	RNA	無

防と治療には，ワクチンまたは抗ウイルス薬が用いられる．代表的なウイルス感染症を表1に示す．一般に，ウイルスの消毒薬に対する抵抗性には，エンベロープの有無が大きく関与するといわれている．エンベロープは脂質で構成されているため，エタノールなどの有機溶媒で破壊される．このため，エンベロープを有するウイルスはおおむね消毒薬に感受性であり，エンベロープを有しないウイルスは逆に消毒薬抵抗性が強い（ただし，エンベロープを有しないウイルスの中でも，親油性のアデノウイルス，ロタウイルスなどは比較的消毒薬抵抗性が弱い）．

（1）インフルエンザ

キーワード

呼吸器感染症　　抗インフルエンザ薬（オセルタミビル，ザナミビル，ペラミビル，ラニナミビル，アマンタジン）　　ノイラミニダーゼ

病態の概要

インフルエンザ（インフルエンザウイルスにより引き起こされる急性感染症）は，急性の気道症状や38℃以上の発熱，頭痛，関節痛，筋肉痛など全身の症状が突然現れる．併せて普通の風邪と同じように，のどの痛み，鼻汁，咳などの症状も認められる．ときには急性脳症や肺炎を伴う等，重症になることがある．インフルエンザは流行性があり，いったん流行が始まると，短期間に多くの人へ感染が拡がる（日本では，例年12月～3月頃に流行）．
インフルエンザウイルスはRNAウイルスであり，その膜の表面にエンベロープを有し，エンベロープにはヘマグルチニン（haemagglutinin；HA）と，ノイラミニダーゼ（neuraminidase；NA）の2種の糖タンパクが表面抗原としてスパイク状に突出している．これら糖タンパクは変異が大きく，インフルエンザの種類が多い原因となっている．抗原性の違いからインフルエンザはA，B，Cの3つの型に分類される．とくにA型インフルエンザウイルスはこの表面抗原の種類が多様であり，抗原性が少しずつ変化しながら毎年世界中で流行する（季節性インフルエンザ）．時として，この抗原性が大きく異なったインフルエンザウイルスが現れると，多くの国民が免疫を獲得していないため急速にまん延し，場合によっては医療体制を含めた社会機能や経済活動にまで影響を及ぼすことにつながる（新型インフルエンザ）．直近では2009年4月，メキシコ・アメリカから新型インフルエンザ（パンデミックH1N1 2009）の発生が報告され，わが国でも2009年8月以降小児を中心に爆発的に感染が拡大し，推計患者数は2000万人と，この20年間のうち最大の流行規模となった．また，多数の入院症例を認め，高齢者を含む中高年層では，感染者は少なかったものの一度感染すると重症化する例が報告された．
世界に流行が拡がり，多くの国民が新型インフルエンザに対して免疫を獲得するにつれ，季節

的な流行を繰り返すようになってきたため，インフルエンザ（H1N1）2009 についても，平成 23（2011）年 4 月からは，季節性インフルエンザとして取り扱われることになり，対応も通常のインフルエンザ対策に移行した．

インフルエンザウイルスが鼻粘膜，咽頭粘膜の上皮細胞に飛沫感染することで，感染した粘膜細胞は防御能力が低下し炎症が惹起される．細菌による 2 次感染も生じやすくなっている．感染症の経過は，突然の悪寒，発熱，頭痛等の全身症状を発症し，発熱の持続と咽頭痛，鼻閉，咳嗽等の呼吸器症状が出現する．

治療方針

・抗インフルエンザ薬として，ノイラミニダーゼ阻害薬を用いる．
・一般に発症後 48 時間以内のノイラミニダーゼ阻害薬投与が推奨されているが，これは季節性インフルエンザ発症者が解熱するまでに要する時間に及ぼす効果に関する検討により得られた結果であり，とくに新型インフルエンザの場合は重症化阻止の観点からは 48 時間を超えての投与も検討する（以上，日本感染症学会「新規薬剤を含めた抗インフルエンザ薬の使用適応について」より）．
・成人において，最も重要なインフルエンザの合併症は呼吸器系合併症である．
・罹患率は小児に高く，成人および高齢者では低いが，致死率は高齢者で高い．潜伏期間は約 24 時間であり，発病 1 日あるいは 2 日目には増殖したウイルス量はピークに達する．したがって，インフルエンザウイルス迅速検査キットにより病因病原体の同定を行い，陽性の場合，抗インフルエンザ薬を発病 2 日目までに投与する必要がある．また，発熱に対しては解熱薬が処方される（インフルエンザの迅速検査キットは徐々に改良されてはいるが，発熱後 6 ～ 12 時間以内の検査では偽陰性となりやすいため，注意を要する）．
・インフルエンザの予防においては，そのシーズンにおける流行前のワクチン接種である．ワクチン接種による感染予防効果はおおむね 70 ％といわれている．これに加え，一般的な感染防止対策（うがい，手洗い，マスク着用）や，曝露時にはノイラミニダーゼ阻害薬の予防投与などが行われることがある（予防投与の適応は，ワクチン接種禁忌者，ハイリスク患者でインフルエンザを発症している患者と同居している者などが該当する）．
・抗インフルエンザ薬の一覧を表 2 に示す．ノイラミニダーゼ阻害薬はオセルタミビルやペラミビルが腎排泄型薬剤である．またアマンタジンも同様である．これらの薬剤は患者腎機能に応じて投与量を調節する．アマンタジンは，透析を必要とするような重篤な腎障害のある患者に対しては投与禁忌である（蓄積により，意識障害，精神症状，痙攣，ミオクロヌス等の副作用が発現することがあるため．また，血液透析によって少量しか除去されない．また，催奇形性が疑われる症例報告があり，また，動物実験による催奇形性の報告があるので，妊婦または妊娠している可能性のある婦人には投与しないこと）．

表2 各種抗インフルエンザ薬の有効性と特徴

薬剤系統	薬剤一般名（商品名）	投与経路	有効なインフルエンザ A型	有効なインフルエンザ B型	備考
ノイラミニダーゼ阻害薬	オセルタミビル（タミフル）	経口	○	○	☑腎機能障害時は投与量調整が必要 ☑37.5 kg以上の小児には治療時は成人と同量投与
ノイラミニダーゼ阻害薬	ザナミビル（リレンザ）	吸入	○	○	☑腎機能障害時の投与量については，本剤は腎排泄されるが，吸収率低く，減量不要 ☑専用吸入器を用いて吸入（治療時5日間の投与が必要）
ノイラミニダーゼ阻害薬	ペラミビル（ラピアクタ）	（単回）静注	○	○	☑腎機能障害時は投与量調整が必要 ☑小児への適応もあり
ノイラミニダーゼ阻害薬	ラニナミビル（イナビル）	（単回）吸入	○	○	☑基本的にザナミビルのプロドラッグ
M2イオンチャネル阻害薬	アマンタジン（シンメトレル）	経口	○	×	☑抗パーキンソン病薬でもある ☑腎機能障害時の投与量調整必要

○：有効　×：無効

◆ 処方例 ◆

Rp.
A. 原因療法：抗インフルエンザ薬の治療には，以下1）〜5）のいずれかを用いる．
1) リン酸オセルタミビル（タミフル® カプセル75 mg）　　1回1カプセル（1日2回）5日間
2) リン酸オセルタミビル（タミフル® ドライシロップ）　　1回2 mg/kg（1日2回）5日間
　　　　　　　　　　　　　　　　　　　　　　　　　　　　（1歳以上の小児）
3) ザナミビル水和物（リレンザ®）5 mgブリスター×4/枚　1回10 mg　1日2回吸入　5日間
4) ペラミビル（ラピアクタ®）注　1回300 mg　単回投与　15分以上かけて点滴静注
5) ラニナミビル（イナビル®）吸入粉末剤20 mg　　　　　1回40 mg（単回吸入）

B. 原因療法：インフルエンザ予防に対しては，以下の処方のいずれかを用いる．
6) リン酸オセルタミビル（タミフルカプセル75 mg）　　　1回1カプセル（1日1回）7日間
（成人の発症予防には通常，オセルタミビルとして1回75 mgを1日1回，7〜10日間経口投

与する）
7）ザナミビル水和物（リレンザ®）5 mg ブリスター× 4/枚 1 回 10 mg
　　　　　　　　　　　　　　　　　　　　　　　　　1 日 1 回吸入　10 日間
（通常，成人および小児の発症予防には，ザナミビルとして 1 回 10 mg（5 mg ブリスターを 2 ブリスター）を，1 日 1 回，10 日間，専用の吸入器を用いて吸入する）

C．対症療法：解熱薬
1）アセトアミノフェン（カロナール®細粒）120 mg/回　頓服　38.5℃以上の時（小児）

◆ 処方解説

　オセルタミビルは，小児に対する適応（ドライシロップ）がある唯一の薬剤である．ザナミビルはドライパウダーで，使用時は吸入器を用いる．両薬剤ともノイラミニダーゼ阻害薬であり，A 型および B 型インフルエンザウイルスに有効である．ノイラミニダーゼ阻害薬は，増殖した子ウイルスの HA に結合したシアル酸をノイラミニダーゼが切り離すことを阻害する結果，ウイルスの凝集が生じ他の細胞への感染を予防する．一方，アマンタジンは，A 型インフルエンザウイルスに存在する M2 タンパクの作用を阻害するため，A 型のみに有効である．また，パーキンソン症候群の治療薬として効能も有することから，不安，不眠などドーパミン関連の神経症状，食欲不振，嘔吐などの消化器症状が高率で出現する．
・小児に対するインフルエンザ時の解熱薬の処方：小児に対する解熱薬は，アセトアミノフェンのみが適応される．これは，インフルエンザウイルス感染症の小児に対するアスピリン（サリチル酸系薬剤），ジクロフェナクナトリウム，メフェナム酸の投与と脳炎・脳症（ライ症候群を含め）の発症との関連が疫学的検討から明らかにされているためである．日本小児科学会理事会の見解「インフルエンザ脳炎・脳症における解熱剤の影響について」によると，インフルエンザに伴う発熱に対して使用するのであればアセトアミノフェンがよいと考えられ，一方で非ステロイド系消炎剤については，インフルエンザ治療に際してはその使用は慎重にすべきであると述べられている．
　成人におけるインフルエンザ発症時の解熱薬の投与については，インフルエンザ脳症の発症頻度は低いとされているが，これらの薬剤の作用機序は成人においても同じであるため，脳症発症時には同様のリスクを考慮すべきである（成人のインフルエンザに対する解熱剤投与に関しての勧告は出されておらず，医師の判断に委ねられている）．

Q & A

Q 抗インフルエンザ薬の予防投与について詳しく教えてください．

A わが国では，抗インフルエンザ薬のうち，リン酸オセルタミビルとザナミビルが「予防投与」としての適応を取得しています．塩酸アマンタジンは，3日間の投与で耐性を獲得するため，予防投与は推奨されません．

Q 抗インフルエンザ薬のペラミビルは唯一の注射薬ですが，この薬剤の使用上の注意点は？

A ペラミビルの用法・用量は，【成人】通常，ペラミビルとして300 mgを15分以上かけて単回点滴静注します．合併症等により重症化するおそれのある患者には，1日1回600 mgを15分以上かけて単回点滴静注，症状に応じて連日反復投与できます．【小児】通常，ペラミビルとして1日1回10 mg/kgを15分以上かけて単回点滴静注し，症状に応じて連日反復投与できます（投与量の上限は，1回量として600 mgまで）．

　腎機能障害のある患者では，高い血漿中濃度が持続するおそれがあるので，腎機能の低下に応じて投与量を調節します．なお，本剤は血液透析により速やかに血漿中から除去されます（ペラミビルの分子量382.45，血漿タンパク結合率は0.3〜1.8％）．ラピアクタ点滴静注用バッグ（300 mg/60 mL）には540 mg，150 mg/15 mLのバイアル製剤には135 mgの塩化ナトリウムが添加されています．ナトリウム負荷および循環血液量増量により心臓に負担をかけ，症状が悪化するおそれがありますので注意が必要です．

（2）単純ヘルペス

キーワード

脳炎　　アシクロビル　　DNAポリメラーゼ

病態の概要

　単純ヘルペスウイルス（HSV）はヘルペスウイルスによる感染症で，皮膚・粘膜に微細な水疱が繰り返し発生する疾患である．原因ウイルスは二重鎖DNAウイルスであり，type 1（HSV-1）とtype 2（HSV-2）に分類される．HSV-1は頭頸部領域の神経根部に潜伏感染する．成人のほ

とんどは臨床症状を示さない不顕性感染であるが，発症した場合，急性脳炎を示し，痙攣も半数以上に認められる．HSV-1の新生児への感染は，ヘルペス性脳炎などの重篤な症状を示す．HSV-2は陰部疱疹の主な原因ウイルスであり，主として性行為で感染するので，成人での初感染がほとんどであるが，妊婦から新生児への産道感染は致命的なこともある．

表3 各種ヘルペスウイルスの特徴

ヘルペスウイルス	疾患	特徴
単純ヘルペスウイルス1型（HHV-1）	口唇ヘルペス 角膜ヘルペス	・初感染は主に口腔粘膜 ・三叉神経節に潜伏し，宿主の免疫力が低下したときに発症する
単純ヘルペスウイルス2型（HHV-2）	陰部（性器）ヘルペス	・仙骨神経に潜伏
水痘・帯状疱疹ウイルス（HHV-3）	水疱瘡（初感染） 帯状疱疹ヘルペス	・初感染は水疱瘡として発症し，後根神経節に潜伏する ・顔面神経・内耳神経の膝神経節に潜伏するとRamsay-Hunt症候群を呈する
EBウイルス（HHV-4）	伝染性単核球症 Burkittリンパ腫 上咽頭癌	・患者の多くは20歳代，30歳代で，約半数以上を占める ・唾液による感染が多い
サイトメガロウイルス（HHV-5）	巨細胞性封入体病 単核症	・経胎盤感染で巨細胞性封入体病を発症する ・経産道感染もあるが，発症することはほとんどなく，不顕性感染である
ヒトヘルペスウイルス8（HHV-8）	Kaposi肉腫	・Kaposi肉腫はAIDSの合併症として認められることが多い

治療方針

治療は抗ウイルス薬の投与による．脳炎の致命率は10〜30％，生存しても重篤な後遺症が残る．脳炎を疑うときは迅速に抗ウイルス療法を開始する．発熱のコントロール，痙攣，脳浮腫の抑制も予後を改善する鍵となる．脳浮腫にはグリセリン（グリセオール®注）を投与する．グリセリンは静注されると血清浸透圧を上昇させ，脳組織から血管内へ浮腫液を引き込むことで抗浮腫効果を発揮する．

◆ 処方例 ◆

A. 軽症の場合（外用）
1) アシクロビル（ゾビラックス®軟膏）またはビダラビン（アラセナA®軟膏）1日数回塗布

B. 中等症の場合（内服）
1) アシクロビル（ゾビラックス®錠200 mg）　5錠　分5　内服　5日間
2) バラシクロビル（バルトレックス®錠500 mg）　1回1錠　1日2回

C. 重症の場合（静注）
1) アシクロビル（ゾビラックス®注250 mg）　5 mg/kg　1日3回　点滴静注　5〜7日間
2) ビダラビン（アラセナA®注300 mg）　1日量15 mg/kg

◆ 処方解説

　アシクロビルは感染した宿主内で活性型のアシクロビル三リン酸となる．アシクロビルの作用機序を図1に示す．重症，ヘルペス脳炎の場合は，アシクロビルの点滴が適用される．脳炎の場合は十分量を十分期間投与しなければ，脳炎の遷延化，再発を認めることがある．ビダラビンは，重症化が予想されるときにのみ併用する．アシクロビルに比べて肝障害，骨髄抑制をきたしやすい．痙攣を認めるときには，フェニトインあるいはフェノバルビタールを静注する．フェニトイン，フェノバルビタールは血中半減期が非常に長いので，過剰投与による呼吸抑制に注意する．

　バラシクロビルはアシクロビルのプロドラッグであり，投与後速やかにアシクロビルに変換されて抗ウイルス作用を発揮する．バラシクロビルの経口投与による生物学的利用率はアシクロビルの2〜3倍である．

　水痘・帯状疱疹ウイルス感染細胞内に入ると，① ウイルス性チミジンキナーゼにより一リン酸化された後，② 細胞性キナーゼによりリン酸化され，アシクロビル三リン酸（ACV-TP）となる．③ ACV-TPは正常基質であるデオキシグアノシン三リン酸（dGTP）と競合してウイルスDNAポリメラーゼによりウイルスDNAの3′末端に取り込まれると，ウイルスDNA鎖の伸長を停止させ，ウイルスDNAの複製を阻害する．アシクロビルリン酸化の第一段階である一リン酸化は感染細胞内に存在するウイルス性チミジンキナーゼによるため，ウイルス非感染細胞に対する障害性は低い．

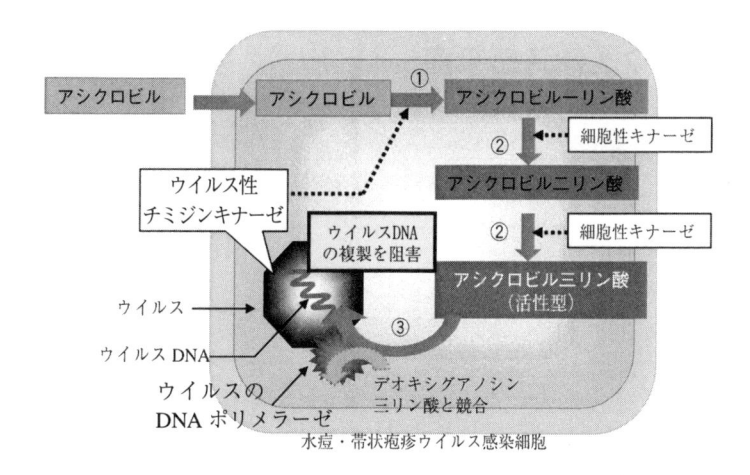

図1　アシクロビルの作用機序

　水痘・帯状疱疹ウイルス感染細胞内に入ると，①**ウイルス性チミジンキナーゼ**により一リン酸化された後，②細胞性キナーゼによりリン酸化され，アシクロビル三リン酸（ACV-TP）となる．③ACV-TPは正常基質であるデオキシグアノシン三リン酸（dGTP）と競合して**ウイルスDNAポリメラーゼ**によりウイルスDNAの3′末端に取り込まれると，ウイルスDNA鎖の伸長を停止させ，ウイルスDNAの複製を阻害する．

　アシクロビルリン酸化の第一段階である一リン酸化は感染細胞内に存在するウイルス性チミジンキナーゼによるため，ウイルス非感染細胞に対する障害性は低い．

Q & A

Q アシクロビルは，静注では1日3回なのに，経口では1日5回も飲まなくてはならないのですか？

A アシクロビルの消化管からの吸収率は悪く，半減期も短いため，ウイルスに有効な血中濃度を保つために頻回の服用が必要となります．単純疱疹では1日2回，帯状疱疹では1日3回の服用ですむアシクロビルのプロドラッグである塩酸バラシクロビルがその後発売されました．

(3) 水痘・帯状疱疹ウイルス感染症

キーワード

伝染性疾患　　水痘

病態の概要

　水痘は帯状疱疹とともに水痘・帯状疱疹ウイルス（varicella-zoster virus：VZV）によって感染する伝染性疾患である．VZVは水痘として初感染する．VZVは鼻咽頭粘膜，皮膚水疱内に存在し，直接接触，飛沫，空気感染によって伝染する．VZVは進入すると局所のリンパ腺で増殖し，感染後約2週間で皮膚に感染して水疱形成に至る．帯状疱疹は，VZVの初感染後，三叉神経または脊髄後根神経節に潜伏感染していたVZVが，個体の免疫能力の低下などにより神経節内で増殖し，知覚神経を下って皮膚に感染し，紅斑，水疱，膿疱，潰瘍，痂皮を形成させる疾患である．

治療方針

　【水痘】発症後3日以内にアシクロビル（ゾビラックス®）等の抗ウイルス薬を経口投与することにより症状の軽減，罹病期間の短縮が期待できる．予防には乾燥弱毒生水痘ワクチンを接種する．

　【帯状疱疹】抗ウイルス薬を早期に使用することが原則である．合併症の一つに帯状疱疹後神経痛（postherpetic neuralgia；PHN）がある．これは皮疹の治癒後に疼痛が3か月以上続くものであり，約3％の発症率である．PHN発症のリスクファクターとしては，①高齢者（60歳以上），②皮膚病変が重症，③急性期の疼痛が重症，④神経因性疼痛の症状の存在，⑤免疫不全状態の存在，などがあげられる．

　急性期疼痛，皮膚症状，PHNの発症リスクを軽減するためには可及的早期に抗ウイルス薬を投与することが必要であり，臨床的には皮疹発現後72時間以内に抗ウイルス薬投与を開始することが望ましい．

◆ 処方例 ◆

Rp.
【水痘】
1) 成人：バラシクロビル（バルトレックス®錠 500 mg）1回2錠　1日3回　朝昼夕食後　7日間：水痘の症状軽減目的，成人および体重 40 kg 以上の小児への処方例である
2) 小児：アシクロビル（ゾビラックス®顆粒 40％）　1回 20 mg/kg　1日4回経口投与（1回最高用量として 800 mg を超えないよう注意する）
3) 小児：バラシクロビル（バルトレックス®顆粒 50％）　1回 25 mg/kg　1日3回経口投与（1回最高用量として 1000 mg を超えないよう注意する）

重症例：免疫機能の低下した患者（悪性腫瘍・自己免疫疾患など）に発症した単純疱疹・水痘・帯状疱疹に対しては，以下の処方が適応となる．
4) アシクロビル（ゾビラックス®点滴静注用）　1回 5 mg/kg　1日3回8時間ごと点滴静注7日間：水痘患者で，かつ免疫能が低下した患者のみが適応となっている．発熱に対して，アスピリンおよび他の NSAIDs は，ライ症候群のリスクとなるため禁忌である．この場合，アセトアミノフェンを処方する．

Rp.
【帯状疱疹】
A. 軽症・中等症
1) アシクロビル（ゾビラックス®錠 400 mg）　1回2錠　1日5回　7日間投与
2) バラシクロビル（バルトレックス®錠 500 mg）　1回2錠　1日3回　分3　7日間投与
3) ファムシクロビル（ファムビル®錠 250 mg）　1回2錠　1日3回　7日間投与
B. 重症または免疫不全者
1) アシクロビル（ゾビラックス®点滴静注用 250 mg）　1回 5〜10 mg/kg　1日3回　点滴静注
2) ビダラビン（アラセナ A®注 300 mg）　1回 5〜10 mg/kg　1日1回　点滴静注　完全痂皮化するまで投与
C. PHN の治療
1) プレガバリン（リリカ®錠 75 mg）1回1錠　1日2回から開始し，1週間以上かけて1回2錠（300 mg）まで増量可能（1日最高用量 600 mg まで）
2) アミトリプチリン（トリプタノール®錠 10 mg）1回1錠　1日3回
　アミトリプチリンは三環系抗うつ薬であり，適応外使用である．
3) トラマドール（37.5 mg）塩酸塩/アセトアミノフェン（325 mg）配合錠（トラムセット®錠）1回1錠　1日4回

◆ 処方解説

　水痘・帯状疱疹ウイルス感染後，早期に抗ウイルス薬の投与を開始する．抗ウイルス薬はアシクロビルやバラシクロビル，ファムシクロビルなどが適応となる．バラシクロビルは，アシクロビルのプロドラッグで，生物学的利用率が高い．これら抗ウイルス薬は副作用の比較的少ない安全な薬物ではあるが，腎排泄型であるため，高齢者や腎機能障害をもつ患者では過量投与により精神神経症状（錯乱，幻覚，興奮，てんかん発作，昏睡等）が出現することがあるので投与量の調節が必要である．代表的な抗ウイルス薬の投与量と適応，腎機能による投与量調節について，表4に示した．

表4　各種抗ウイルス薬の腎機能に基づいた用法用量調節の目安

薬剤一般名 （商品名）	クレアチニンクリアランス（mL/min）	用法用量
アシクロビル* 内服 （ゾビラックス等）	＞ 25 10 ～ 25 ＜ 10	（単純疱疹）1回 200 mg 1日 5回　（帯状疱疹）1回 800 mg 1日 5回 （単純疱疹）1回 200 mg 1日 5回　（帯状疱疹）1回 800 mg 1日 3回 （単純疱疹）1回 200 mg 1日 2回　（帯状疱疹）1回 800 mg 1日 2回
バラシクロビル 内服 （バルトレックス）	＞ 50 30 ～ 49 10 ～ 29 ＜ 10	1回 1000 mg 1日 3回 1回 1000 mg 1日 2回 1回 1000 mg 1日 1回 1回 500 mg 1日 1回
ファムシクロビル* 内服 （ファムビル）	≧ 60 25 ～ 50 10 ～ 25 ＜ 20 血液透析	1回 500 mg 1日 3回 1回 500 mg 1日 2回 1回 500 mg 1日 1回 1回 250 mg 1日 1回 1回 250 mg を透析直後に投与（次回透析前に追加投与はしない）
アシクロビル* 注射 （ゾビラックス等）	＞ 50 25 ～ 50 10 ～ 25 ＜ 10	標準1回投与量，投与間隔 8時間 標準1回投与量，投与間隔 12時間 標準1回投与量，投与間隔 24時間 標準1回投与量の 50％量，投与間隔 24時間

*外国人における成績をもとに設定

　ビダラビンは，宿主よりもウイルスのDNAポリメラーゼを強力に阻害することにより作用が出現すると推察されている．単純ヘルペス脳炎と帯状疱疹に適応される．
　PHNに対しては，末梢性神経障害による疼痛を改善する目的で鎮痛作用を有する種々の薬剤を投与する．長期にわたる内服が必要となる症例も多い．

Q & A

Q フルオロウラシル系抗癌剤と帯状疱疹治療薬のソリブジンの併用で，過去に相互作用による死亡事故が発生しましたが，アシクロビルとの併用は問題ないのでしょうか？

A フルオロウラシル系抗癌剤とソリブジンはピリミジン系薬剤であり，ソリブジンの代謝物5-ブロモビニルウラシルがフルオロウラシルの代謝酵素ジヒドロチミジンデヒドロゲナーゼを阻害するため，フルオロウラシルの血中濃度を高め重篤な血液障害が現れたことに原因します．一方，アシクロビルはプリン系薬剤であるため，ジヒドロチミジンデヒドロゲナーゼを阻害しないので，フルオロウラシル系抗癌剤との相互作用は起こりません．

Q 水痘の予防，また曝露後の発症予防にはどのような対応をすればよろしいでしょうか．

A 予防には，VZVワクチン接種により，感染を高率に予防可能です．また，曝露後予防として，易感染性宿主・妊婦に対しては，曝露後72時間以内に水痘・帯状疱疹免疫グロブリンVZIG（この代わりに抗ウイルス薬を潜伏期中間の，曝露後7日目から投与して予防する方法もあります．

（4）サイトメガロウイルス感染症

キーワード

日和見感染症　　間質性肺炎　　ガンシクロビル　　DNAポリメラーゼ阻害

病態の概要

　サイトメガロウイルス（**CMV**）は，ヘルペスウイルス科に属するウイルスであり，成人になるまでに感染し不顕性感染として経過する．感染経路は，唾液，尿，母乳のほか，輸血による感染，性行為による感染もみられる．特に，臓器移植に伴う免疫不全患者，担癌患者およびエイズ患者など，易感染宿主の日和見感染症（間質性肺炎，網膜炎，腸炎，肝炎など）として発症すると難治性を示す．

治療方針

　易感染宿主に日和見感染症として発症した場合は，患者の予後を大きく左右する致死的感染症となるため，早期診断と早期治療が必須である．抗原血症が陰性になるまで治療を続行する．

◆ 処方例 ◆

Rp.
1) ガンシクロビル（デノシン®注 500 mg）　1回 5 mg/kg　1日 2回　点滴静注　14日間
呼吸不全を伴う間質性肺炎：上記 1) と 2) の併用
2) コハク酸メチルプレドニゾロンナトリウム（ソル・メドロール®注 500 mg）
　　　　　　　　　　　　　　　　　　　　1回 500〜1000 mg　静注　3日間
3) バルガンシクロビル（バリキサ®錠 450 mg）　1回 2錠　1日 2回　食後に内服
　　　　　　　　　　　　　　　　　　　　　　　　　　　（初期療法）
　　　　　　　　　　　　　　　　　　　　　1回 2錠　1日 1回　食後に内服
　　　　　　　　　　　　　　　　　　　　　　　　　　　（維持療法）
　（＊サイトメガロウイルス血症の陰性化を確認した場合には，初期療法を中止する）

後天性免疫不全症候群患者におけるサイトメガロウイルス網膜炎の初期療法
1) ホスカルネットナトリウム水和物（ホスカビル®注 6 g）
　　1回 60 mg/kg　8時間ごと　1時間かけて点滴静注
　　または，1回 90 mg/kg　12時間ごと　2時間かけて点滴静注

◆ 処方解説

　アシクロビルと同様にガンシクロビルは，サイトメガロウイルス感染細胞内において活性型のガンシクロビル三リン酸になる．ガンシクロビル三リン酸はウイルスDNAポリメラーゼの基質であるデオキシグアノシン三リン酸（dGTP）と競合的に拮抗することによってDNAポリメラーゼを阻害し，感染細胞内のウイルスの複製を阻害する．好中球減少，血小板減少等の重篤な副作用があるので注意が必要である．ホスカルネットナトリウム水和物は，DNAポリメラーゼのピロリン酸結合部位に直接作用して，DNAポリメラーゼ活性を抑制し，サイトメガロウイルスの増殖を抑制する．
　バルガンシクロビルはガンシクロビルのバリンエステル体であり，吸収されてただちにガンシクロビルに変換される．ガンシクロビルの経口時吸収性を改善したものである．初期治療が21日を超えると，高度な白血球減少が認められるので，注意を要する．また，これら抗ウイルス薬は腎排泄型であるため，腎機能障害患者ではその程度に応じて用法用量を調節する．

（5）HIV 感染症

キーワード

CD4 リンパ球　抗 HIV 薬（リトナビル，ジタノシン，ジドブジン）　逆転写酵素阻害　プロテアーゼ阻害

病態の概要

HIV 感染症とは，ヒト免疫不全ウイルス（human immunodeficiency virus, HIV）による慢性のウイルス感染症である．CD4 リンパ球の量的および質的機能低下をきたし免疫不全に陥り，カリニ肺炎，サイトメガロウイルス感染症，非結核性抗酸菌症などの日和見感染症を併発した状態がエイズである．

治療方針

抗 HIV 薬を用いることによりウイルス量を下げ，病気の進行速度を遅らせることが治療の目標である．基本方針は，3 剤以上の併用療法である．多剤併用療法ではあるが，できるだけ服用回数や服用薬剤数の少ない治療法が服薬率の向上につながる．治療の失敗や漫然とした治療は，耐

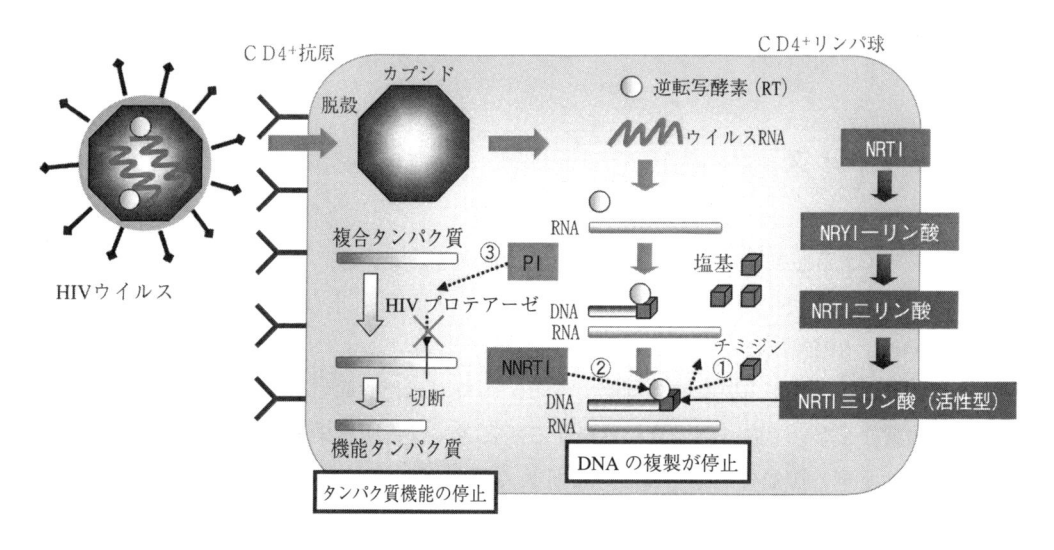

図 2　抗 HIV 薬の作用機序
この図の説明は，3 章 感染症，3.7　後天性免疫不全症候群，図 1 に記した．

性ウイルスを誘導や交差耐性を生じる.
　Q&Aは, 3章感染症, 3.7後天性免疫不全症候群に記した.

(6) SARS : Severe Acute Respiratory Syndrome（重症急性呼吸器症候群）

病態の概要

　SARSはコロナウイルスを病原体とする新しい感染症で, 飛沫感染, 接触感染によるヒトからヒトへの感染が中心である. 潜伏期間は2～7日, 最大10日間程度. 潜伏期あるいは無症状期における他への感染力はないか, 極めて弱い. SARSが疑われるのは,（1）10日以内にSARSの流行地域から帰国するか, または10日以内にSARS患者の痰や体液に触れるなどの濃厚な接触があり,（2）38℃以上の発熱,（3）咳または息切れなどの呼吸器症状がみられる場合である. 症状は, 発熱, 咳などのインフルエンザ様の前駆症状が現れ, その後, 呼吸不全胸部CT, X線写真に肺炎像が出現する. 肺炎になった80～90％は1週間程度で回復傾向になるが, 10～20％は人工呼吸器を必要とするほど重症となる. 致死率は10％前後で, 高齢者での致死率は高くなる.

治療方針

　抗ウイルス剤であるリバビリンの静脈内注射とステロイド剤の併用療法を行い, 効果が期待できると発表されたが, 明確な効果は科学的に証明されてはいない. 有効な治療方法はなく, 対症療法が中心となる. ワクチンはまだ開発されていない. SARSコロナウイルスは, エタノールや漂白剤等の消毒で死滅する.

(7) ノロウイルス

　ノロウイルスによる感染性胃腸炎は5類感染症に指定されている.
　感染性胃腸炎は秋～冬にかけて多く発生し, ノロウイルス（小型球状ウイルス small round structured vivus；SRSV）の起因が多くを占めている.
　糞口感染（経口感染）が主要な感染経路である. 汚染された貝類（カキなどの二枚貝）, 生あるいは十分加熱調理しないで食べた場合に感染する. ときには集団感染を起こすことがある.
　症状は嘔吐, 下痢, 腹痛で, 通常は1～2日続く. ノロウイルスに対する治療薬はないが症状の持続期間は1～2日と短いので, その間, 下痢に伴う脱水症状にならないように, 重症の場合は点滴, 軽症の場合でもできる限り水分補給を行う. ノロウイルスは85℃以上1分間の処理で感染性はなくなることが知られている. 感染性胃腸炎の集団発生, 拡大を防ぐために, 床に飛び散

った患者の嘔吐物の処理を適切にかつ速やかに行うことが重要である．嘔吐物が付着しないようにエプロン，手袋，マスクを着用した上で，汚物を飛び散らないように拭きとった後，次亜塩素酸ナトリウム（塩素濃度 200 ppm = 0.02％）で浸すように拭きとる．拭きとりに使用したペーパータオルなどはビニール袋に密閉して廃棄する．トイレのドアノブなど，高頻度接触表面は次亜塩素酸ナトリウムで清拭する．

参考文献

1) 水島 裕編集（2003）今日の治療薬，南江堂
2) 百瀬弥寿徳編集（2003）ファーマシューティカルノート，医学書院
3) 中村哲也，太田康男（2003）抗 HIV 治療ガイドライン，「HIV 感染症の治療に関する研究」班
4) 小口 学，笹嶋 勝（2003）レシピ，2 巻，4 号，p.314 ～ 339，南山堂
5) 多賀須幸男，尾形悦郎監修，山口 徹，北原光男編集（2002）今日の治療指針 2002，医学書院
6) 坂崎利一，那須 勝編集（2002）臨床医のための臨床微生物学，フジメディカル出版
7) 松山賢治，賀来満夫監修（2012）抗菌薬・消毒薬 Q ＆ A 第 2 版，じほう
8) 社団法人日本感染症学会「抗インフルエンザ薬の使用適応について（改訂版）」2011 年 2 月
 （URL http://www.kansensho.or.jp/influenza/110301soiv_teigen.html）
9) 日本病院薬剤師会編集：薬剤師のための感染制御マニュアル 第 3 版，薬事日報社
10) 病気と薬パーフェクト BOOK 2012，南山堂
11) 重大感染症 154 グローバルナビ，中山書店

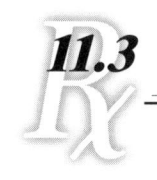

11.3 真菌感染症

病態の概要

　真菌はヒトの細胞と同様の真核細胞で，細菌とは異なり遺伝子は核膜で囲まれ，ミトコンドリア，小胞体などが分化した細胞器官を有している．形態的には多細胞系（菌糸体型），単細胞系（酵母型）を示す．真菌感染症の病態は皮膚に感染する浅在性真菌症（皮膚粘膜真菌症）と，全身性の感染である深在性真菌症に分類される．とくに，深在性真菌症は，近年の医療の進歩（臓器移植に伴う免疫抑制薬の使用，抗がん薬治療など）や人口高齢化による免疫能低下患者の増加な

どの多くの理由により増加し，深刻な問題となっている．深在性真菌症は，組織内に侵入して感染を惹起し，日和見感染症として重篤化する．代表的な真菌感染症を表1に示す．

肺真菌症の確定診断は病巣からの真菌の直接検出，分離培養が基本であるが，必ずしも容易ではなく菌球型アスペルギルス症（アスペルギローマ）やアレルギー性気管支肺アスペルギルス症などの特殊な病型を除いては，診断は一般に困難であり，患者の臨床的背景から肺真菌性を疑うことから始まる．実際の臨床では血清診断が補助診断として用いられ，画像診断の結果と合わせて判定される．

表1　代表的な真菌感染症

分類	形態	病名		発症部位
表在性真菌感染症	菌糸体型	皮膚糸状菌症	白癬	表皮角質層，毛包部，毛髪，爪
	酵母型	表皮粘膜カンジダ症		
深在性真菌感染症	菌糸体型（子嚢胞子形成）	アスペルギルス症		肺→腎，皮膚，脳
	酵母型	クリプトコッカス症		肺→脳，中枢神経，全身臓器
	酵母型	深在性カンジダ症		口腔→肺，腸管，脳，他の臓器

（1）皮膚真菌症（白癬）

キーワード

アゾール系抗真菌薬　　表在性真菌症　　深在性真菌症

病態の概要

白癬は，皮膚糸状菌（白癬菌）によって引き起こされる（主に *Trichophyton rubrum* や *T. mentagrophytes* などが主な原因菌である）．本疾患は，皮膚の角層，毛，爪などのケラチン組織に好んで寄生するカビによって生じる炎症性の皮膚疾患である．表皮の角層，毛，爪に寄生するので白癬の大部分は浅在性白癬である．浅在性白癬は罹患部位により頭部浅在性白癬（しらくも），体部白癬（たむし），股部白癬（いんきんたむし），手・足白癬（水虫），爪白癬に分類されている．

治療方針

皮膚真菌症の治療方針としては，表在性皮膚真菌症には外用薬，深在性皮膚真菌症には内用薬による治療が原則である．浅在性皮膚真菌症でも，菌が爪や毛に寄生している症例や角層が正常

よりも厚くなっている手・足白癬，また皮疹が広範囲に存在する症例は，内服療法が第一選択となる．

◆ 処方例 ◆

Rp.
A. 外用薬
1) ケトコナゾール（ニゾラール®）クリーム2％　　1日1回　患部に塗布
（脂漏性皮膚炎では1日2回塗布）
2) ラノコナゾール（アスタット®）軟膏1％　　1日1回　患部に塗布
3) ルリコナゾール（ルリコン®クリーム1％）　　1日1回　患部に塗布
4) ビホナゾール（マイコスポール®クリーム）　　1日1回　患部に塗布
5) 塩酸テルビナフィン（ラミシール®クリーム1％）　1日1回　患部に塗布
：アリルアミン系抗真菌薬である．皮膚糸状菌，カンジダ感染，癜瘋（でんぷう）に対して適応を有する．
6) リラナフタート（ゼフナート®クリーム2％）
：チオカルバメート系抗真菌薬である．白癬菌のみに適応を有する．
7) 塩酸ブテナフィン（メンタックス®クリーム）　　1日1回　患部に塗布
：ベンジルアミン系抗真菌薬である．白癬菌に対する抗菌活性が強く，角質親和性があり表皮に長期間貯留する．

B. 内服薬
1) 塩酸テルビナフィン（ラミシール®錠125 mg）　1回1錠　1日1回　朝食後
2) イトラコナゾール（イトリゾール®カプセル50 mg）1回2カプセル　1日1回　朝食直後
3) イトリゾールカプセル50 mg　1回4カプセル　1日2回　食直後
1週間連日内服し，3週間休薬　これを1カ月1クールとして3回繰り返す．

◆ 処方解説

A. 外用薬

処方1)～4)はイミダゾール系抗真菌薬である．この系統の薬剤は真菌細胞のエルゴステロール合成系阻害，シトクロム P-450 の阻害によりエルゴステロールの合成を抑制し，抗真菌作用を示す．イミダゾール系は抗菌スペクトルが広く，皮膚糸状菌の他，カンジダ感染や，癜風（でんぷう）の3者にも抗菌作用を示す．

チオカルバメート系のリラナフタート，アリルアミン系の塩酸テルビナフィンは皮膚糸状菌には抗菌活性が強い．足白癬では最低4週間以上，毎日抗真菌薬を塗り続ける．角層の厚い部位ではさらに長期の外用を要する．これらの薬物は，真菌細胞のスクワレン・エポキシ化反応を阻害し，細胞膜構成成分であるエルゴステロールの生合成阻害により効果を示す（図1）．イミダゾー

ル系のビホナゾールは，真菌細胞に対して二元的な作用機序を有する．低濃度域では細胞膜のエルゴステロール合成を阻害し，高濃度域ではそれに加えて細胞膜のリン脂質と特異的に結合することにより膜の物性を変化させる．

B. 内服薬

爪白癬の治療には長期の内服を要する．トリアゾール系のイトラコナゾールはP-450の脱メチル化酵素を阻害し，細胞膜のエルゴステロールの生合成が抑制される（図1）．

処方3）は，イトラコナゾールを用いた爪白癬のパルス療法である．

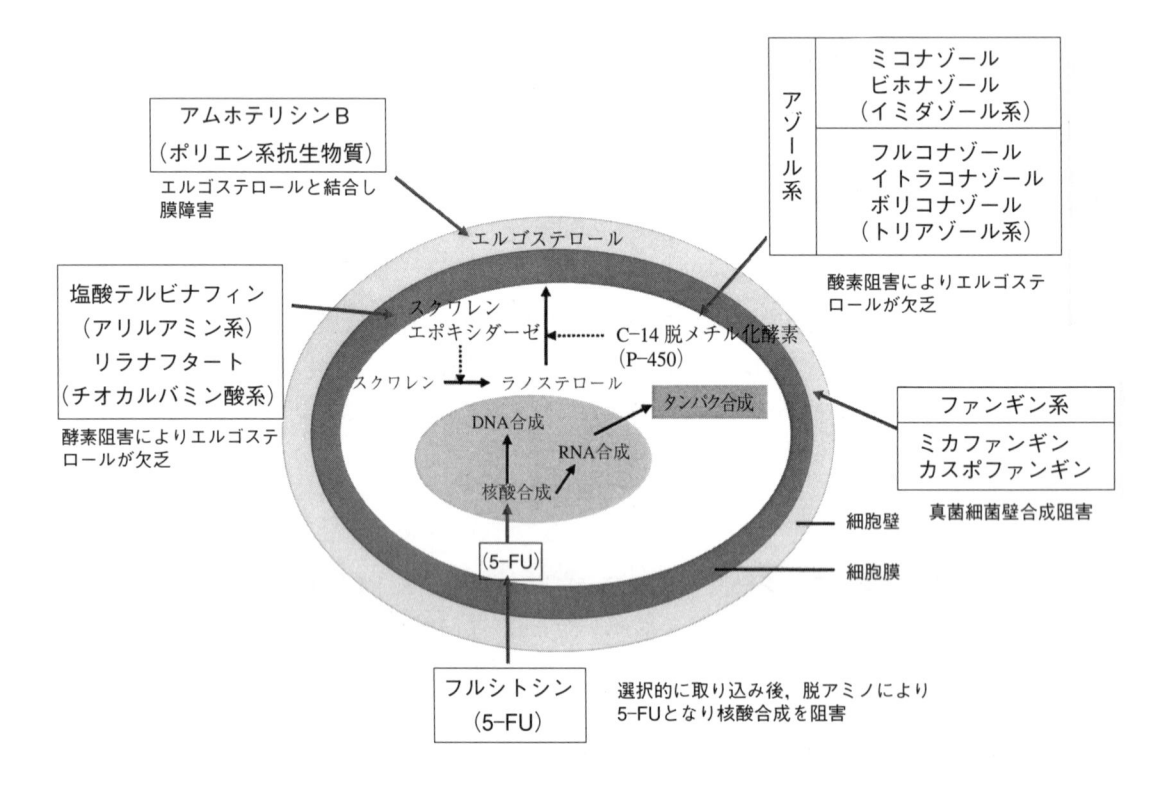

図1 抗真菌薬の作用機序

（2）カンジダ症

キーワード

ポリエン系抗生物質　　アゾール系抗真菌薬　　深在性真菌症

病態の概要

　皮膚カンジダ症は，患部の不衛生やステロイドの外用といった局所要因や宿主の免疫能の低下によって感染し，発症することが多い．基本的に間擦部位に生じ，紅斑を形成し周囲に膿疱の病巣が存在する．爪実質にもカンジダは寄生する．口腔粘膜では白苔が主な臨床像．
　カンジダ血症（播種性カンジダ症）は，悪性腫瘍（固形癌，血液悪性腫瘍），侵襲性の高い手術後，広範囲な熱傷などの患者で，中心静脈留置カテーテルなどの血管内カテーテルが留置されている患者に発症する．発熱を認め，眼内炎（失明に至る）を伴うことも多い．嚥下障害のある場合，口腔内にカンジダが増殖し，それを誤飲することにより肺カンジダ症を呈することがある．

治療方針

　皮膚カンジダ症：乾燥につとめ，抗カンジダ薬の外用約2週間で略治する．難治例ではアゾール系抗真菌薬の内服を行う．
　口腔内カンジダ症：抗真菌薬の口腔用ゲルの患部への塗布や含嗽を行う．難治の場合は，内服薬を用いる．
　カンジダ血症：原因となるカテーテルを抜去し，抗真菌薬を内服または静脈内投与する．
　肺カンジダ症：抗真菌薬の内服または静脈内投与にステロイドホルモンも併用される．

◆ 処方例 ◆

Rp.
A. 外用
1) ビホナゾール（マイコスポール®クリーム）または塩酸アモロルフィン（ペキロン®クリーム）　　　　　　　　　　　　　　　　　　1日1回　入浴ないし清拭後塗布
B. 内服
1) イトラコナゾール（イトリゾール®カプセル50 mg）　2カプセル　分1食直後
2) 塩酸テルビナフィン（ラミシール®錠125 mg）　1錠　分1　食後
3) ボリコナゾール（ブイフェンド®錠200 mg）　1回2錠　1日2回（初日のみ），
　　　　　　　　　　　　　　　　　　　　　　　以後1回1錠1日2回　食間投与
C. 口腔内・含嗽
1) ミコナゾール（フロリード®ゲル経口用）　毎食後，就寝前塗布
2) アムホテリシンB（ファンギゾン®シロップ）　毎食後，塗布または含ませた後
　　　　　　　　　　　　　　　　　　　　　　うがい，嚥下してもよい
D. 静注
1) フルコナゾール（ジフルカン®注，100 mg）1回400 mg 1日1回　点滴静注

2) ホスフルコナゾール（プロジフ®）静注液　1回200 mg（フルコナゾールとして）1日1回点滴静注（ローディングドーズ：初日，2日目），以後は，維持用量として1回100 mgを1日1回点滴静注
3) アムホテリシンB（ファンギゾン®注）1回0.7〜1.0 mg/kg
　　　　　　　　　　　　　　　　　　1日1回4〜6時間で点滴静注
4) アムホテリシンB　リポソーム製剤（アムビゾーム点滴静注用®）1回2.5 mg/kg（上限5 mg/kg）
　　　　　　　　　　　　　　　　　　1日1回　1〜2時間かけて点滴
5) ミカファンギンナトリウム（ファンガード®注）　1回50〜300 mg
　　　　　　　　　　　　　　　　　　1日1回　点滴静注
6) ボリコナゾール（ブイフェンド® 200 mg静注用）　1回3.0〜4.0 mg/kg
　　　　　　　　　　　　　　　　　　1日2回　点滴静注
　　　　　　　　　　　　（ローディングドーズは初日のみ6.0 mg/kg/回を1日2回）

◆ 処方解説

　アムホテリシンB（ファンギゾン®）は，カンジダ症のほか，アスペルギルス症，クリプトコッカス症，ムコール症（接合菌：アゾール系は効果を示さない），スポロトリクム症などほとんどの真菌に作用し，市販後40年以上経過してもなお「最強の抗真菌薬」といわれている．アムホテリシンBは，アゾール系薬剤が効果を示さない接合菌やアゾール系薬剤に抵抗性を示すアスペルギルス属などにも有効であるといった特徴を持つ．しかし一方で，腎機能障害や低カリウム血症，点滴注射中の発熱，悪寒，嘔気・嘔吐など強い副作用を有しているため，使いにくい薬剤とされていた．2006年に本邦で使用可能となったアムホテリシンBリポソーム製剤（L-AMB）は，従来のアムホテリシンBの強い抗真菌活性を保ちつつ，副作用の軽減を図る目的で開発されたドラッグデリバリーシステム（DDS）製剤である．L-AMBは，アムホテリシンBをリポソーム（脂質二分子膜）内に封入することで，血管透過性が亢進した感染病巣への移行は維持したまま，毛細血管からの漏出や組織細胞への移行を制限し，腎機能障害を軽減すると考えられ，さらに，リポソームに封入したDDS製剤であることから血中滞留性に優れている．

　副作用を減弱し，経口投与を可能にしたグループがアゾール系抗真菌薬である．イトラコナゾール（イトリゾール®）やフルコナゾール（ジフルカン®），ボリコナゾール（ブイフェンド®）が代表的薬剤として挙げられる．

　ボリコナゾールは初日はローディングドーズにて使用し，内服では1回400 mgを1日2回が上限量である．以後は初日の半分量にて維持する．食事による影響を受けることが報告されており（高脂肪食でC_{max}, AUCともに低下），食間投与する．

　ホスフルコナゾールはフルコナゾールのプロドラッグであり，フルコナゾールよりも高用量の投与が可能となった．ホスフルコナゾールもボリコナゾール同様，初回投与量を通常用量の倍量用いるというローディングドーズによる投与が行われる．これはできる限り早期に血中濃度を有効域に到達させ，臨床効果を高めるためである．

　真菌細胞壁合成阻害薬であるキャンディン系抗真菌薬は選択毒性に優れており，ミカファンギ

ンとカスポファンギンが使用される．ミカファンギンは，重症または難治性カンジダ症には症状に応じて1日300 mg（力価）まで増量できる．ミカファンギンの点滴静注に際しては，生理食塩液，ブドウ糖注射液または補液に溶解し，75 mg（力価）以下では30分以上，75 mg（力価）を超えて投与する場合は1時間以上かけて行う．

溶解にあたっては，等張とならないため，注射用水を使用しないこと．

ボリコナゾールを注射で用いる場合，点滴速度に注意する（添加SBECDの血漿中濃度の急激な上昇に伴い，アナフィラキシー様反応を起こすことがあるので，投与速度は1時間あたり3 mg/kgを超えない速度で投与すること）．

（3）アスペルギルス症

キーワード

肺アスペルギルス症　　深在性真菌症　　アムホテリシンB

病態の概要

アスペルギルス・フミガタス（*Aspergillus fumigatus*）は，穀物，土壌で増殖し，子嚢胞子を形成する．胞子の吸入により副鼻腔や気管支，肺に病変を形成する．深在性真菌症の30％を占める．肺アスペルギルス症は，発症要因によってA．アスペルギローマ，B．侵襲性肺アスペルギルス症，C．慢性壊死性肺アスペルギルス症，D．アレルギー性気管支肺アスペルギルス症の4型に分類される．侵襲性肺アスペルギルス症は，白血病，HIV患者，癌化学療法時など，さまざまな原因により全身性免疫不全を呈した患者に発症する肺炎であり，肺出血や梗塞を起こしやすく，しばしば致死的となる．

治療方針

A．肺アスペルギローマ：原則として肺に既存の病変が存在する患者に発症する．治療は外科的切除が原則的である．高齢や既存の肺病変のために，通常手術が困難であることが多い．手術困難例には内科的治療の適応となる．抗真菌薬の全身投与で菌球が縮小または消失することはまれであるが，発熱，血痰などの自覚症状の改善は期待できる．

B．侵襲性肺アスペルギルス症（invasive pulmonary aspergilosis；IPA）：治療はボリコナゾールが第一選択薬であり，アムホテリシンB（L-AMB含む）やイトラコナゾールは，発熱性好中球減少症患者を対象とした診断未確定群に対するエビデンスに基づいている．

C. 慢性壊死性肺アスペルギルス症：慢性壊死性肺アスペルギルス症は肺アスペルギローマの活動期病態を意味することが多くなっており，この時期には抗真菌薬投与が効果を発揮することが多い．高齢や既存の肺病変による低肺機能のために手術ができない症例では内科的治療を行う．内科的治療はイトラコナゾール（ITCZ）200 mg 1日1回，経口投与するが，発熱などの臨床症状が強く，炎症反応および血清中のアスペルギルスガラクトマンナン抗原が陽性，また胸部X線で空洞周囲に浸潤影を認めた症例はアムホテリシンB（AMPH）の点滴静注を行う．さらにAMPHの副作用などの理由で本薬を投与できない症例では，ミカファンギン（MCFG）を150〜300 mg，1日1回，点滴静注する．また，近年，健保採用になったボリコナゾールは，経口薬，点滴静注薬双方があるが，投与開始初日は300 mgを1日2回，2日目から150〜200 mgを1日2回というのが標準的な投与量である．いずれにしても投与期間はいまだ確立していないが，経口薬では臨床症状の軽快に数か月以上，早期病変で治癒をめざすには1年以上の投与期間が必要である．

D. アレルギー性気管支肺アスペルギルス症：近年，ステロイド依存症の本症にイトラコナゾールの追加投与によりその有効性が報告されている．

◆ 処方例 ◆

Rp.

A. 肺アスペルギローマ

第一選択：根治のためには肺切除

【第二選択：抗真菌薬療法】

1) ボリコナゾール（ブイフェンド®錠200 mg）　　　1回200 mg　1日2回　食間服用
　　　　　　　　　　　　（ローディングドーズは，初日のみ1回300〜400 mg）
2) イトラコナゾール（イトリゾール®カプセル50 mg）　1回4カプセル　1日1回
　　　　　　　　　　　　　　　　　　　　　　　　　　　　食直後投与

B. 侵襲性肺アルペルギルス症
【第一選択薬】

1) ボリコナゾール（ブイフェンド® 200 mg 静注用）　　1回4.0 mg/kg　1日2回点滴静注
　　　　　　　　　　　（ローディングドーズは初日のみ6.0 mg/kg/回を1日2回）

C. 慢性壊死性肺アスペルギルス症
【初期治療の第一選択薬】

1) ボリコナゾール（ブイフェンド® 200 mg 静注用）　　1回4.0 mg/kg　1日2回　点滴静注
　　　　　　　　　　　（ローディングドーズは初日のみ6.0 mg/kg/回を1日2回）
2) ミカファンギンナトリウム　　　　　　　　　　1回150〜300 mg　1日1回　点滴静注
3) アムホテリシンB　リポソーム製剤（アムビゾーム点滴静注用®）
　　　　　　　　　　　　　　　　　1回2.5 mg/kg（上限5 mg/kg）1日1回
　　　　　　　　　　　　　　　　　1〜2時間かけて点滴

【維持療法】

1) ボリコナゾール（ブイフェンド®錠200 mg）　　　1回200 mg　1日2回　食間服用
　　　　　　　　　　　　（ローディングドーズは，初日のみ1回300〜400 mg）

2) イトラコナゾール内用液またはカプセル 1 回 200 mg　1 日 1 回　空腹時投与（内用液），食直後投与（カプセル）

　これらの薬剤による治療期間は，2 週間以上を目安にして，検査所見や臨床症状が軽快すれば中止を考慮する．その際，経過観察により，胸部 X 線，臨床症状に増悪傾向が認められた場合には維持療法も考慮する．

◆ 処方解説

　アムホテリシン B は，生理食塩水や電解質液で溶解した場合，沈殿を生じるので 5％ブドウ糖を使用する．また，アルカリ性であるため pH の変化による配合変化を受けやすい．点滴静注に，悪寒，発熱，ショックなどのアレルギー反応を認めるため，初回投与量は 0.2 mg/kg/日で開始し数日かけて漸増する．副作用として，低カリウム血症を生じるため，ジギタリス製剤，抗不整脈薬，副腎ステロイドホルモン剤，ループ利尿薬との併用には十分に気をつける．肺の炎症部位への移行性はよいが，脳脊髄液中には移行しない．アムホテリシン B のリポ化製剤であるアムビゾーム®は，リポソームと呼ばれる脂質二重層中に封入することでアムホテリシン B の作用を維持しながら腎臓への分布量を低下した DDS（drug delivery system）製剤である．調製に際しては，バイアル中に注射用水を加え振とうし，その後は希釈するが，希釈にあたっては必ず 5％ブドウ糖を使用する．

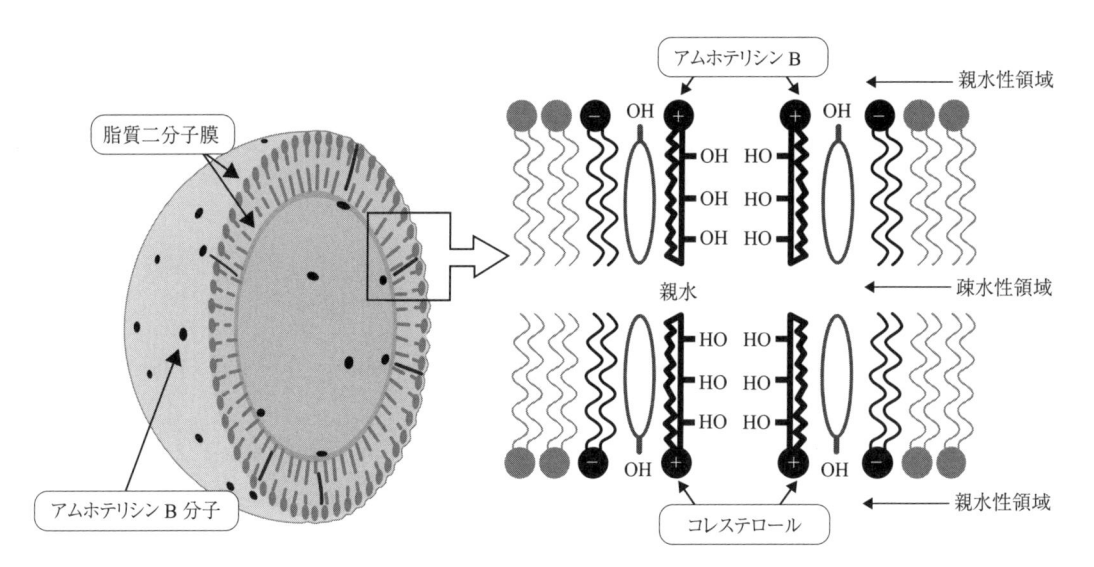

図 2　アムビゾーム®の構造
（大日本住友製薬　医療情報サイトより抜粋）

（4）肺クリプトコッカス症

キーワード

肺感染症　　日和見感染症　　フルコナゾール

病態の概要

クリプトコッカス・ネオフォルマンス（*Cryptococcus neoformans*）は，人獣共通感染症であるが，感染源として最も重要な動物はハトである．吸入により感染する日和見感染の病原体である．肺に初期感染を形成し（肺クリプトコッカス症），血液を介して各臓器，髄膜（クリプトコッカス髄膜炎）に転移巣をつくる．髄膜刺激症状による頭が割れそうなくらいの激しい頭痛，めまい，嘔吐などの症状を呈することがある．

治療方針

肺クリプトコッカス症は髄膜炎を呈することもあり，積極的に治療する．クリプトコッカス髄膜炎がHIV感染者に発症すれば，長期間の抗真菌薬投与が必要となる．

◆ 処方例 ◆

Rp.
【第一選択薬】
1) フルコナゾール（ジフルカン® 50，100 mg）　　　200〜400 mg　1日1回　内服または点滴静注
2) ホスフルコナゾール（プロジフ®）静注液　1回100 mg〜400 mg（フルコナゾールとして）1日1回点滴静注（ローディングドーズ：初日，2日目），以後は，維持用量として1回50〜200 mg　1日1回点滴静注（重症例，難治例では維持量，ローディングドーズともにそれぞれの倍量まで投与可能）

【重症例や第一選択薬無効例】
1) ホスフルコナゾール点滴静注あるいは経口投与，または，イトラコナゾール点滴静注と5-フルシトシン 100 mg/kg/日　経口投与
2) アムホテリシンB（ファンギゾン®注50 mg）　　　1回0.5〜1.0 mg/kg　1日1回点滴静注
3) ボリコナゾール（ブイフェンド®錠200 mg）　　　1回200 mg　1日2回　食間服用
　　　　　　　　　　　　　　　　　　　　（ローディングドーズは，初日のみ1回300〜400 mg）

【クリプトコッカス髄膜炎】
1) ホスフルコナゾール　1回200〜400 mg/日点滴静注
2) アムホテリシンB（ファンギゾン®注50 mg）　1回0.7 mg/kg/日点滴静注
3) 5-フルシトシン（アンコチル錠® 500 mg）100 mg/kg/日 4回に分けて投与
　上記1）あるいは2）と3）の併用で6〜10週間投与する．
　維持療法として，フルコナゾール200〜400 mg/日　経口投与を終生継続する．

◆ 処方解説

　クリプトコッカス髄膜炎には，アムホテリシンBとフルシトシンが併用されるが，髄液移行がよく副作用の少ないフルコナゾールが最近は使用される．

Q & A

Q キャンディン系抗真菌薬について教えてください．

A キャンディン系抗真菌薬は，真菌細胞壁の1→3β D-グルカンの合成を阻害して強い抗真菌活性を示します．しかしながら，抗真菌スペクトルは比較的狭く，カンジダ症，アスペルギルス症に限定され，クリプトコッカスやムーコルには無効です．作用機序が真菌細胞壁合成阻害なのでヒトに対する安全性は高く，高用量での肝機能異常を除いて現在まで目立った安全性上の問題は報告されていません．本邦ではミカファンギン（ファンガード®）が長らく使われてきて処方数もアゾール系に匹敵するまでに迫っています．2012年にはカスポファンギンが製造承認を取得しましたが，欧米には同系薬としてアニデュラファンギンがあります．

（5）ニューモシスチス肺炎（*Pneumocystis* pneumonia；PCP）

キーワード

日和見感染症　　ST合剤

病態の概要

ニューモシスチス肺炎は，酵母様真菌であるニューモシスチス・ジロヴェチ（*Pneumocystis*

jiroveci）が免疫不全宿主に感染することにより引き起こされる肺炎である．正常な免疫能を持つ場合発症することはまれであり，免疫抑制薬やステロイド，抗がん薬の投与，後天性免疫不全症候群（AIDS）などによる免疫低下時に発症する，日和見感染症の一つである．以前はニューモシスチス・カリニによる肺炎とされ，「カリニ肺炎」と呼ばれた．しかし，ニューモシスチス・カリニはイヌから見つかった病原体で，ヒトで肺炎を起こすニューモシスチスは異なる種類であることが確認され，ヒトに病原性をもつ *Pneumocystis jiroveri* に命名しなおされ，これによる肺炎はニューモシスチス肺炎に命名変更された．

労作時の呼吸困難，乾性咳嗽，発熱が三大症状である．

治療方針

P. jiroveci は他の真菌とは異なり，エルゴステロールを欠くため，エルゴステロール合成を阻害する抗真菌薬は効果がない．治療の第一選択は ST 合剤（バクタ錠®，バクトラミン®注）によるものである．本剤はサルファ剤で薬剤アレルギーの発生に注意が必要である．エイズの場合は，$CD4^+$ T リンパ球数が $200/mm^2$ 以下の場合に予防のため ST 合剤の投与を行う．

◆ 処方例 ◆

Rp.
1) スルファメトキサゾール/トリメトプリム（バクタ®）錠　1回4錠　1日3回
2) スルファメトキサゾール/トリメトプリム（バクトラミン®）注
　　　　　　　　　　　　　　　　　　　　1回4アンプル　1日3回　点滴静注
3) イセチオン酸ペンタミジン（ベナンバックス®注300 mg）　1回3～4 mg/kg
　　　　　　　　　　　　　　　　　　　　1日1回　点滴静注

以上，いずれかを3週間投与．

◆ 処方解説

抗原虫薬のスルファメトキサゾールは，微生物体内での葉酸生合成を阻害し，トリメトプリムは葉酸の活性化を阻害して作用を示す．両剤の併用により原虫の葉酸代謝の連続した2か所を同時に阻害するため，相乗的な作用の増大が認められる．ST 合剤の作用は強力であるが，副作用（皮疹・発熱・骨髄抑制など）が問題となる．エイズ患者では80％以上に副作用を合併し，そのうち50％程度に薬剤の変更が必要となる．

Q & A

Q ボリコナゾールはなぜ注射薬のみが重度腎機能障害患者に対して，原則投与禁忌となっているのでしょうか？

A ブイフェンド®注射の添付文書には，【禁忌】の項に，「重度の腎機能障害のある患者（クレアチニンクリアランス＜30 mL/min）」との記載がみられます．しかし，ブイフェンド®錠の添付文書には，その記載はありません．その理由の1つとして，重度の腎機能障害者への使用経験が少ないことの他に，腎排泄型の添加物スルホブチルエーテルβ-シクロデキストリンナトリウム（SBECD）が蓄積することにより，腎機能障害が悪化するおそれがある旨が記載されています．したがって，重度の腎機能障害患者においてボリコナゾールを使用する際は，注射剤ではなく，経口剤の投与が推奨されます．

Q ボリコナゾールは血中濃度モニタリングの必要がありますか？

A 日本人健康成人において，肝機能異常が発現した症例のトラフ血中濃度はすべて4.5 µg/mLを超えていたことが報告されています．臨床効果が乏しい場合や，毒性が認められた場合はTDM実施が推奨されます．また，ボリコナゾールはその代謝酵素であるCYP分子種の活性に大幅な変動があるため，相互作用を起こす可能性のある薬剤との併用時や，静脈内投与から経口投与への変更を行う際も，血中濃度の変動に注意する必要があります．また，重症真菌感染症治療では，早期の有効血中濃度域への到達が必要であり，その目的でTDMが行われます．血中濃度目標値は，有効性の面から目標トラフ値を1～2 µg/mL以上とし，一方で安全性の面からトラフ値が4～5 µg/mLを超えないように注意します（肝機能障害等に注意）．

Q 抗生物質に比べ抗真菌薬の数はなぜ少ないのですか？

A 真菌は細菌（原核細胞）と異なり，動物と同じ真核細胞です．真菌と動物細胞は，細胞構造，生体成分が類似しているため，真菌に毒性を示す薬剤は，当然，動物細胞にも毒性を示すことになります．このことは，抗真菌作用を有する物質は選択毒性が低いことから，ヒト細胞に対して強い副作用を示すことになり，抗真菌薬の開発が困難になっている要因です．現在，使用されている抗真菌薬は，動物細胞と真菌細胞の構造や機能のわずかな違いを利用したものです．フルシトシンは，ヒト細胞内では代謝酵素がないため活性型の5-FUに変換されません．アゾール系抗真菌剤は，真菌の細胞膜構成成分であるエルゴステロール合成酵素のチトクロームP450に作用し，抗真菌作用を発揮します．ヒトの細胞の膜成分にはエルゴテロールがないため選択毒性の観点から副作用発現頻度が低いと考えられます．ポリエン系抗真菌薬であるアムホテリシンBは，真菌

細胞膜のエルゴステロールと特異的に結合し，小孔を形成することによって真菌を死滅させます．

Q 抗真菌薬の副作用，相互作用について教えてください．

A 副作用として，血液障害や肝・腎障害があります．また，トリアゾール系抗真菌薬は皮膚粘膜眼症候群（Stevens-Johnson 症候群），中毒性表皮壊死症（Lyell 症候群）に対する注意が必要です．相互作用としては，アゾール系（イミダゾール系，トリアゾール系）抗真菌薬は，CYP3A4 の代謝酵素を阻害するため，この酵素で代謝される薬物（ピモジド，キニジン，ベプリジル，トリアゾラム，シンバスタチン，アゼルニジピン，ニソルジピン等）の血中濃度が高くなり，副作用が発現しますので併用禁忌となっています．ボリコナゾールでは，血中濃度（トラフ値）が高くなると肝機能障害の発現も高くなることが報告されています．またジゴキシンとの併用により，ジゴキシン濃度の上昇が観察されており，注意が必要です．この要因として，細胞外への薬物排出に関与する P-糖タンパクのアゾール系抗真菌薬による阻害作用の可能性が提唱されています．一方，腎毒性が少なく経口深在性真菌症に用いられる核酸アナログのフルシトシンと抗がん薬のテガフール・ギメラシル・オテラシルカリウム配合剤の併用は，代謝酵素の阻害により 5-FU の血中濃度が高くなるため禁忌です．

参考文献

1) 水島 裕編集（2003）今日の治療薬，南江堂
2) 百瀬弥寿徳編集（2003）ファーマシューティカルノート，医学書院
3) 多賀須幸男，尾形悦郎監修，山口 徹，北原光男編集（2002）今日の治療指針 2002，医学書院
4) 坂崎利一，那須 勝編集（2002）臨床医のための臨床微生物学，フジメディカル出版
5) 櫻井 純（1993）イラストレイテッド微生物学，南山堂
6) 治療薬マニュアル 2011，医学書院
7) 深在性真菌症のガイドライン作成委員会編（2007）深在性真菌症の診断・治療ガイドライン 2007，協和企画
8) 病気と薬パーフェクト BOOK 2012，南山堂

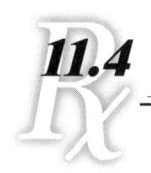

11.4 寄生虫・原虫感染症

病態の概要

寄生虫感染症は，アフリカ，アジアおよび中南米でよくみられる．多くの寄生虫感染の伝染に必要な環境的条件，媒介生物あるいは中間宿主が，先進国には存在しないことが多い．先進国の人が流行地域を旅行する場合には，食事や水浴びなどに関するルールを守ることで感染の危険を減らせる．表1に代表的な原虫・寄生虫感染症を示す．

（1）赤痢アメーバ

キーワード

腸管寄生性原虫　　メトロニダゾール

病態の概要

赤痢アメーバ（*Entamoeba histolytica*）は腸管寄生性原虫であり，ヒトには慢性に経過する粘血便や下痢を主症状とした大腸炎を発症させる．わが国での赤痢アメーバ感染者の多くは男性同性愛者，海外旅行者，あるいは知的障害者収容施設入所者である．治療にはイミダゾール系薬剤（メトロニダゾール）が有効である．

表1 代表的な寄生虫・原虫感染症

分類	病名	原因体・媒体	感染部位：症状	治療薬
寄生虫感染症	赤痢アメーバ	腸管寄生性原虫の赤痢アメーバ	腸管：大腸炎（下痢，粘血便）	メトロニダゾール
	トリコモナス症	トリコモナス虫体	泌尿，生殖器：そう痒・灼熱感	
	マラリア	三日熱，四日熱，熱帯熱，卵形マラリア原虫がハマダラカにより媒介	赤血球への感染，発熱	スルファドキシン/ピリメタミンの合剤，塩酸メフロキン，塩酸ニーネ
	トキソプラズマ症	*Toxoplasma gondii*（ネコが固有宿主）	血液，組織：不顕性感染	アセチルスピラマイシン
	クリプトスポリジウム症	Cryptosporidium 感染した脊椎動物の糞便により汚染された飲料水・食品	消化器：腹痛，水様性下痢，眼や妊婦への感染は視力障害，流産の危険性	
原虫感染症	蟯虫症	卵（糞便中）	消化管：肛門周囲の痒み	パモ酸ピランテル
	回虫症		消化管：腹痛，嘔吐，または無症状	
	鞭虫症		消化管：無症状	メベンダゾール
	アニサキス症	幼虫(サバ,ニシン等の海産魚類に寄生)	消化管：激しい腹痛	虫体摘出
	日本住血吸虫症	ミヤイリガイを中間宿主	腸管膜静脈，門脈	プラジカンテル
	エキノコックス症（包虫症）	単包条虫，多包条虫（イヌ，オオカミの糞便）	肝臓：倦怠感や疲労感，黄疸	アルベンダゾール
	カリニ肺炎	ニューモシスチス・カリニ原虫	肺：低酸素血症	スルファメトキサゾール/トリメトプリムの合剤，イセチオン酸ペンタミジン

◆ 処方例 ◆

Rp.
メトロニダゾール（フラジール® 錠 250 mg）　　　　1回2錠 1日3回　10日間　経口
　　　　　　　　　　　　　　　　　　　　　　　（保険適用外）

（2）マラリア

キーワード

ハマダラカ　　原虫感染症　　赤血球　　キニーネ

病態の概要

ヒトのマラリアは，ハマダラカの刺咬により赤血球に原虫が感染する発熱性疾患である．主症状は発熱である．悪寒を伴う高熱を呈することが多く，加えて頭痛，倦怠感，嘔吐，下痢なども認められる．マラリアには4種類の病型（熱帯熱マラリア，三日熱マラリア，四日熱マラリア，卵形マラリア）があり，うち熱帯熱マラリアは，中枢神経症状や腎不全を合併しやすく，早期に適切な治療を行わなければならない．

治療方針

迅速に適切な抗マラリア薬による治療を行うことが必須である．重症熱帯熱マラリアでは原則として経静脈的投与を選択する．抗マラリア薬の選択にあたっては，感染地域ごとでの薬剤耐性の状況も勘案する．国内で認可されている抗マラリア薬はメフロキン，経口キニーネである．

◆ 処方例 ◆

Rp.
1) 塩酸メフロキン（メファキン®錠 275 mg）
   体重 45 kg 以上：初回 550 mg（2錠），6～8時間後に 550 mg（2錠）を経口投与する．
2) 塩酸キニーネ　　　　　　　　　　　　　　　　　　　1回 0.5 g　1日3回　5日間内服
   また，3) クロロキン，4) リン酸プリマキンも使用される．

◆ 処方解説

メフロキンによるマラリア治療の場合，通常成人には，体重に応じメフロキン塩酸塩として，825 mg（3錠）～1,100 mg（4錠）を2回に分割して経口投与する．

感染地（メフロキン耐性のマラリア流行地域）および症状によって，成人には体重に応じメフロキン塩酸塩として，1,100 mg（4錠）～1,650 mg（6錠）を2～3回に分割して経口投与する．

予防投与としては，通常成人には，体重に応じメフロキン塩酸塩として，206.25 mg（3/4錠）～275 mg（1錠）を，マラリア流行地域到着1週間前より開始し，1週間間隔（同じ曜日）で経口投与する．流行地域を離れた後4週間は経口投与する．なお，流行地域での滞在が短い場合であっても，同様に流行地域を離れた後4週間は経口投与する．

抗寄生虫・原虫薬はさまざまな薬剤が含まれるので，作用機序も異なり，作用機序が明確でない薬剤もある．大きくは1) 虫体を直接死滅させるもの（メフロキン），2) 虫体を痙攣・麻痺させて排除するもの（塩酸プラジカンテル），3) 虫体の生殖機能を障害するもの（キニーネ），4) グルコースの摂取を阻害し死滅させるもの（メベンダゾール）に分類される．この分野の薬剤は，使用頻度が低く希少薬（オーファンドラッグ）に指定されており，特定の病院や医療機関でない

と手に入りにくいものが多い．なお，硫酸クロロキン，キニーネ注射薬，硫酸キニーネ，リン酸プリマキンについては，厚生労働科学研究費補助金創薬基盤推進研究事業「熱帯病治療薬研究班」が保管・供給体制を確立している．

参考文献

1) 水島　裕編集（2003）今日の治療薬，南江堂
2) 日本感染症学会（2008）抗 MRSA 薬使用の手引き
3) 日本病院薬剤師会（2011）薬剤師のための感染制御マニュアル　第 3 版，薬事日報社
4) 病気と薬パーフェクト BOOK 2012，南山堂
5) 抗菌薬 TDM ガイドライン，日本化学療法学会 / 日本 TDM 学会，2012 年発行
6) 成人院内肺炎診療ガイドライン，日本呼吸器学会　呼吸器感染症に関するガイドライン作成委員会，2008 年発行
7) 百瀬弥寿徳編集（2003）ファーマシューティカルノート，医学書院
8) 坂崎利一，那須　勝編集（2002）臨床医のための臨床微生物学，フジメディカル出版
9) 櫻井　純（1993）イラストレイテッド微生物学，南山堂

Chapter 12 精神・神経障害

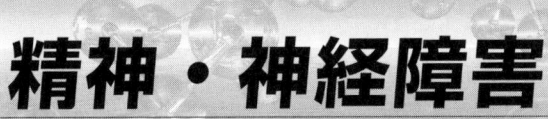

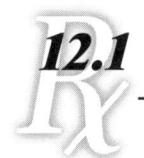

12.1 不安障害

病態の概要

　人は，社会生活を営む上で多大なストレスに曝される．これに適応しようとする過程で発生する葛藤は「心」の微妙な平衡を揺り動かし，不安状態を惹き起こす．健康な人が日常体験する不安は我慢できる程度の不安で一旦消失すると再発しないといった特徴があり，病的な不安とは異なる．不安を主な特徴として心理的もしくは行動的障害が認められ社会活動が困難となれば，「不安障害」という疾患として捉えられる．不安障害は全般性不安障害，パニック障害，社会恐怖，強迫性障害および外傷後ストレス障害などに分類される（DSM－IV, 表1）．全般性不安障害は，特殊な状況に限定されない，もしくは理由の定まらない不安が長期間続き，このような不安により精神的・身体的症状を呈する．パニック障害では，ある日突然，経験した「恐怖・不安」に起因する予期不安の緊張状態が続き，さらには発作からの逃避行動をとるようになる．社会恐怖は，毎日の生活の中で不安や恐怖を感じる状況に直面すると精神的・身体的症状を誘発するものである．強迫性障害では，不快な考えやイメージが意志に反して繰り返し頭に浮かび，止めようと思っても自ら制止できない強迫行為を繰り返す．強度のストレスが負荷された後，フラッシュバック，感情の麻痺もしくは過敏反応などを発現する外傷後ストレス障害は，近年，社会的に注目されている（表1）．

表 1　不安障害の分類と臨床症状

分類	症状
全般性不安障害	自分や家族に何か恐ろしいことが起きるのではないかと絶えず心配して落ち着かず，身震いをする．些細なことにも過敏に反応するため物事に集中することができない．
パニック障害	突然，息苦しさ，動悸，冷や汗が止まらないなど，理由のわからない発作におそわれる．通常 30 分以内で発作がおさまるが，発作がいつ起きるかわからずに不安な状態が続く．
社会恐怖	人前で強く緊張し手の震えや顔面の硬直が起こる．症状が悪化すると吐き気や腹部不快感を感じるようになり，これらの状況を避けようとするため引きこもりがちになる．
強迫性障害	自分の尿，便，汗を極度に不潔だと感じ，手洗いやシャワー浴を執拗に繰り返す．また，戸締まりの確認行為を自分ではおかしいと感じながらも何度も執拗に繰り返す．
外傷後ストレス障害（PTSD）	危うく死ぬ，または重傷を負うようなストレスの後，思い出したくなくても何度もそのことを思い出し，悪夢にうなされる．びくびくと不安・緊張の強い状態が続く．

キーワード

不安障害　　パニック障害　　社会恐怖　　強迫性障害　　外傷後ストレス障害　　PTSD
セロトニン症候群　　GABA　　ベンゾジアゼピン受容体　　ジアゼパム　　トリアゾラム
アルプラゾラム　　タンドスピロン　　フルボキサミン　　クロミプラミン　　パロキセチン

治療方針

　不安障害に対する治療法には精神療法と薬物療法があり，一般的に両者が併用される．薬物療法としては，主にベンゾジアゼピン系抗不安薬が繁用され，不安，焦燥，恐怖，強迫および抑うつなどの精神症状を緩和し治療を促進する．症状によっては，抗うつ薬，抗精神病薬および睡眠薬などが使用される．医師による不安症状の国際的な評価尺度として Hamilton の anxiety rating scale がある．

◆ 処方例 ◆ 1

Rp.（全般性不安障害に対する処方例）

アルプラゾラム（コンスタン®，ソラナックス®）	1回 0.4 mg	1日3回	朝昼夕食後
タンドスピロン（セディール®）	1回 5 mg	1日3回	朝昼夕食後
トリアゾラム（ハルシオン®）	1回 0.25 mg	1日1回	就寝前

◆ 処方解説

　全般性不安障害の第1選択薬は抗不安薬であり，不安，焦燥や緊張の程度によって効力の異なる薬剤を用いる．アルプラゾラムは高力価で作用時間中間型のベンゾジアゼピン系誘導体であり，不安や焦燥感が中等度の場合に選択される（表2）．ベンゾジアゼピン系抗不安薬は，中枢のγ-アミノ酪酸（gamma aminobutyric acid：GABA）A受容体サブユニットに結合しGABAに対する親和性を高め，GABA応答性のCl$^-$イオン流入を増大させる（図1）．その結果，抑制性のGABA神経伝達が活性化され抗不安作用が発現する．大脳辺縁系を構成する大脳皮質，海馬，扁桃体，乳頭体が，ベンゾジアゼピン系抗不安薬の作用部位と考えられる．一方，セロトニン（5-hydroxytryptamine：5-HT）受容体は，7ファミリーに分類され，少なくとも14種類のサブタイプが存在する．このうち，5-HT$_{1A}$受容体は，不安と最も関連性が高いとされる．タンドスピロンは，この5-HT$_{1A}$受容体に選択的に作用し，細胞内K$^+$イオンの流出により神経細胞の過分極を惹き起こし，神経伝達を抑制する結果，抗不安作用を発現する．脳内作用部位として海馬や縫線核が挙げられる．ベンゾジアゼピン系の睡眠薬であるトリアゾラムは同誘導体系の抗不安薬と類似した作用スペクトラムを示し，抗不安作用，睡眠増強作用や筋弛緩作用はジアゼパムよりも強い．最高血中濃度到達時間が1時間，消失半減期が2～3時間であり超短時間型睡眠薬として入眠障害によく用いられる．

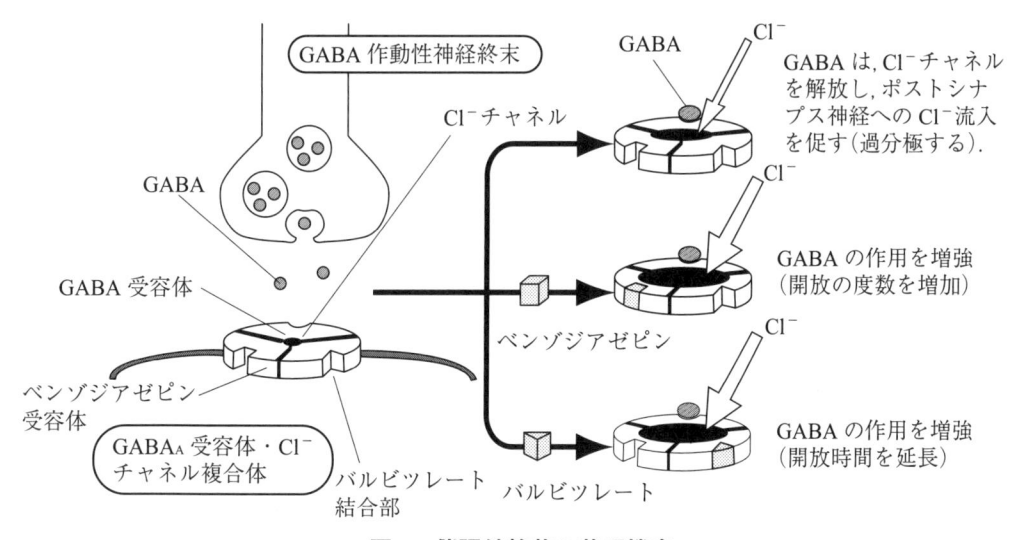

図1　催眠鎮静薬の薬理機序

（水柿道直，松山賢治編集（2003）イラストから学ぶ必修薬物治療学，p. 3，廣川書店）

Q & A

Q 患者さんから夜間覚醒時の記憶がないとの訴えがありました．原因となる薬剤はどれですか？

A トリアゾラムを服用する患者さんで，一過性の前方向性健忘（中途覚醒時の出来事が思い出せない）を起こすことがあります．この副作用は他のベンゾジアゼピン系睡眠薬でもみられますが，作用持続時間が短い薬剤ほどその副作用が現れやすいことが知られています．また，トリアゾラムやゾピクロンのように血中濃度半減期が短い薬剤は，服用中止後に反跳性不眠を起こしやすいので前方向性健忘とともに注意が必要です．

Q 患者さんから服用前の1時間頃から不安症状を強く感じることがあるとの訴えがありました．原因となる薬剤はどれですか？

A アルプラゾラムの作用時間はそれほど長くないため（中間型），服薬前の時間帯に血中濃度が低下し不安症状が増悪することがあります．薬剤によって抑えられていた不安症状が，一過性に強く現れる現象を反跳性不安といいます．服薬回数を増やすか，半減期の長い薬剤（ジアゼパム，メキサゾラムなど）に変更することが必要です．

◆ 処方例 ◆ 2

Rp.（強迫性不安障害に対する処方例）

フルボキサミン（デプロメール®，ルボックス®）	1回 75 mg	1日2回	朝夕食後
クロミプラミン（アナフラニール®）	1回 10 mg	1日1回	夕食後
ドンペリドン（ナウゼリン®）	1回 10 mg	1日3回	朝昼夕食前

◆ 処方解説

　強迫性障害は，5-HT神経系の機能異常を背景とするため，これを正常化する5-HT再取り込み阻害薬が有効と考えられる．フルボキサミンは，脳神経終末にて5-HTの再取り込みを選択的に阻害する selective serotonin reuptake inhibitor（SSRI）である．服用初期には悪心・嘔吐などの消化器症状がみられるが，7〜10日間程度で軽減することが多い．この副作用は，フルボキサミンによる上部消化管粘膜ならびに化学受容器引き金帯（chemoreceptor trigger zone：CTZ）の 5-HT$_3$ 受容体興奮作用に基づく．本処方例ではフルボキサミン服用初期の消化器症状を低減化するためにドンペリドンが処方されている．本薬剤は，主にCTZのドパミン D$_2$ 受容体を遮断しCTZから嘔吐中枢への経路を抑制することによりフルボキサミンの消化器系副作用を軽減する．SSRIによる消化器系副作用には，ドンペリドンと同様の作用を有するスルピリドも用いられる．三環系抗うつ薬であるクロミプラミンは，神経終末においてノルアドレナリン（noradrenaline：NA）

および 5-HT の再取り込みを阻害するか，NA よりも 5-HT の再取り込み阻害作用が強い．本処方では，フルボキサミンに少量のクロミプラミンを併用することにより 5-HT の再取り込み阻害作用の増強を期待している．

Q & A

Q 本処方を服用中に筋硬直および 40℃ の高熱がみられましたが，原因となる薬剤はどれですか？

A セロトニン神経伝達を促進する薬剤は，セロトニン症候群という副作用を起こすことがあります．セロトニン症候群は，発熱，精神状態の変調（錯乱，軽躁），神経筋症状（筋強剛，反射亢進）を 3 主徴とし，5-HT$_{1A}$ 受容体の興奮作用が関与すると考えられます．本処方例のフルボキサミンやクロミプラミンは，セロトニン神経伝達を促進しますので，これらの薬剤が原因でしょう．セロトニン症候群が現れた場合は，セロトニン神経を活性化する薬剤を直ちに中止し，セロトニン受容体を遮断する薬物，例えばシプロヘプタジン（ペリアクチン®）を投与するなど緊急の処置と慎重な管理が必要です．

Q 本処方を服用中に便秘がみられましたが，原因となる薬剤はどれですか？

A クロミプラミンはモノアミン再取り込み阻害作用の他に抗コリン作用を示します．便秘は大腸の蠕動運動と排便反射の抑制によって惹き起こされます．大腸の蠕動運動は副交感神経が優位に支配しており，クロミプラミンの抗コリン作用によって副交感神経が抑制されると便秘を起こすことがあります．クロミプラミンなどの三環系抗うつ薬による便秘には，緩下剤（センノシドや酸化マグネシウムなど）が用いられます．

◆ 処方例 ◆ 3

Rp.（パニック障害に対する処方例）		
アルプラゾラム（コンスタン®，ソラナックス®） 1 回 0.8 mg	1 日 3 回	朝昼夕食後
クロミプラミン（アナフラニール®） 1 回 10 mg	1 日 3 回	朝昼夕食後

◆ 処方解説

　パニック障害の薬物療法では，パニック発作の消失を目指し，抗不安薬と抗うつ薬が選択される．アルプラゾラムは，中間作用時間型のベンゾジアゼピン系抗不安薬であり（表 2），クロミプラミンは NA よりも 5-HT の再取り込み阻害作用が強い抗うつ薬である（うつ病・そう病の項を参照）．不安発作が抗不安薬のみでは鎮静化できない場合，抗うつ薬が併用される．

表2　BZP系抗不安薬の作用時間と作用強度

作用持続時間 （半減期）	抗不安作用の強度		
	高力価型	中力価型	低力価型
短期作用型 （6時間以内）	エチゾラム		クロチアゼパム フルタゾラム
中期作用型 （12〜24時間）	ロラゼパム アルプラゾラム	ブロマゼパム	
長期作用型 （24時間以上）	フルジアゼパム メキサゾラム	ジアゼパム クロキサゾラム	クロルジアゼポキシド クロラゼプ酸二カリウム メダゼパム オキサゾラム
超長期作用型 （90時間以上）	フルトプラゼパム ロフラゼプ酸エチル		プラゼパム

Q & A

Q 患者さんが本処方を服用中に眠気や脱力感を訴えていますが，原因となる薬剤はどれですか？

A ベンゾジアゼピン系薬物は，中枢の抑制性神経伝達物質であるGABAの神経伝達を増強することにより，抗不安，抗てんかん，催眠効果を現します．アルプラゾラムは，抗不安作用を発現する用量の範囲内でも軽度〜中等度の鎮静作用や筋弛緩作用を示すため，副作用として眠気や脱力感が現れることがあります．

◆処方例◆ 4

Rp.（パニック障害に対する処方例）		
パロキセチン（パキシル®）	1回20 mg	1日1回　夕食後

◆処方解説

　パロキセチンは，パニック障害に適用がある抗うつ薬（SSRI）である．脳内神経終末にて5-HTの再取り込みを選択的に阻害する．パニック障害はセロトニン神経系の機能不全が病因と考えられており，SSRIであるパロキセチンが有効とされる．主な副作用として，5-HT$_3$受容体が関係した嘔気や5-HT$_2$受容体刺激による性欲減退，勃起不全がある．

Q & A

Q 患者さんが本処方の服薬量が増加してから，汗が出て悪寒がすることを訴えていますが，考えられる副反応はなんでしょうか？

A パロキセチンの用量増加によるセロトニン症候群が考えられます．セロトニン症候群は，セロトニン作動薬（SSRIやクロミプラミンなど）の追加や服薬量の増加と一致して，錯乱・軽躁状態，興奮，ミオクローヌス，反射亢進，発汗，悪寒，振戦，下痢，協調運動障害および発熱の症状の少なくとも3つを認めるものです．そのほか，SSRIは投与初期（投与開始9日目までに頻発）に現れる不安，焦燥感などを特徴とするアクチベーション症候群に注意する必要があります．FDAの報告では，不安，焦燥，パニック発作，不眠，易刺激性，衝動性，敵意，アカシジア，軽躁，うつ状態の10症状を特徴とすることが報告されています．重症になれば，希死念慮，攻撃性，アカシジア（着座不能症），躁状態などが現れることがあります．

参考文献

1) 高橋三郎，大野　裕，染矢俊幸訳，米国精神医学会編（2002）DSM-IV-TR 精神疾患の分類と診断の手引，医学書院
2) 上島国利編（2003）精神科処方ノート第2版，中外医学社
3) 上島国利編（2003）精神科治療薬ハンドブック改訂第4版，中外医学社
4) 風祭元編（2002）向精神薬療法ハンドブック改訂第3版，南江堂

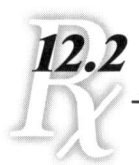

12.2 うつ病・躁病

病態の概要

　うつ病は，うつ病相だけを示す単極性うつ病と躁病相とうつ病相の両方がみられる双極性うつ病に大別される．うつ病の症状は，気分障害（感情障害），思考障害，意欲・行動障害ならびに身体症状（自律神経機能の障害など）を特徴とする情動性精神障害である．うつ病の気分障害では抑うつ気分がみられ，重症になるとうつ病性昏迷をきたす．思考障害は，思考遅滞（思考抑制）を特徴とし，些細なことの決断に時間を要し仕事の能率が低下する．また，思考内容も悲観的に

なり，罪業妄想，貧困妄想，心気妄想に発展することもある．うつ病の意欲・行動障害は，精神運動制止（psychomotor retardation）と呼ばれ，何をするにも億劫で動作が緩慢となり，行動量の低下と抑制がみられる．身体症状としては，睡眠障害，食欲低下・体重減少，性欲減退，自律神経機能の障害，頭痛・頭重，易疲労・倦怠感などの頻度が高い．抑うつ気分や精神運動制止は，日内変動（diurnal variation）があり，午前中に症状が強く，夕方から夜にかけて軽快する場合が多い．一方，躁病は，躁うつ病の躁病相を意味するが，うつ病相を伴わず躁病相のみを繰り返す場合もある．躁病の主症状は，躁性気分（感情）障害，思考障害，意欲・行動障害，身体症状に分けられる．躁病の気分障害では，病的な爽快気分がみられ，刺激性や易怒性が高まることもある．思考障害は観念奔逸を特徴とし，話題が次々と飛んでまとまらず一定の目標に向かって話すことができない．内容は誇大的で，それが妄想に発展することもある（誇大妄想）．意欲・行動面では全体に亢進し，多弁，多動，行為心迫（じっとしていられず，たえず動きまわり落ち着かない）を示す．また，浪費傾向や社会的逸脱行為が目立つこともある．身体症状は，早朝覚醒，食欲・性欲の亢進，体重減少などを特徴とする．人がうつ状態に陥る直接的な原因は，強いストレスを受けたときであるが，本人の性格や環境，日常生活のなかで発生する様々な葛藤（ライフイベント）などが背景としてある．喜怒哀楽などの情動行動は，脳内のモノアミン性神経伝達物質であるセロトニン（5-hydroxytryptamine：5-HT）やノルアドレナリン（noradrenaline：NA）により制御される．ストレスなどの内的・外的要因が，モノアミン神経系の機能を低下させ，情動行動を統御する情報伝達経路がうまく作動しなくなった状態がうつ病なのではないかと考えられている（モノアミン仮説）．

キーワード

双極性うつ病　　単極性うつ病　　三環系抗うつ薬　　SSRI　　SNRI　　ノルアドレナリン
セロトニン　　血中薬物濃度モニタリング（TDM）　　パロキセチン　　スルピリド
アモキサン　　ニトラゼパム　　炭酸リチウム　　カルバマゼピン　　イミプラミン
抗コリン性副作用　　口渇　　便秘

治療方針

うつ病は，双極性障害（bipolar disorder）のうつ病エピソードあるいは大うつ病性障害（major depressive disorder）に大別され，躁病は双極性障害の躁病エピソードに分類される．抗うつ薬は，一般的に第1世代から第4世代に分類され，うつ病の病像，重篤度，随伴する身体症状などに応じて選択される．軽症のうつ病には，抗コリン性副作用が少ない選択的セロトニン（5-HT）再取り込み阻害剤（selective serotonin reuptake inhibitor：SSRI）や選択的ノルアドレナリン（NA）再取り込み阻害剤（selective noradrenaline reuptake inhibitor：SNRI）が有効とされる．一方，重症の場合は，各世代の抗うつ薬と抗不安薬が併用される．躁病ならびに双極性うつ病の薬物療法

には，リチウムやカルバマゼピンなどの気分安定薬の併用が用いられる．リチウムは爽快気分や誇大性を主徴とする定型的な躁病に最も有効であり，カルバマゼピンは不快気分や精神病症状を伴う非定型的な躁病により効果があるとされる．

◆ 処方例 ◆ 1

Rp.（軽症うつ病に対する処方例）			
パロキセチン（パキシル®）	1回 20 mg	1日1回	夕食後
スルピリド（ドグマチール®）	1回 50 mg	1日3回	朝昼夕食後
または			
ミルタザピン（リフレックス®）	1回 15 mg	1日1回	就寝前

◆ 処方解説

SSRI であるパロキセチン（第 3 世代）は，脳内神経終末にて 5-HT の再取り込みを選択的に阻害し気分障害を改善する（図1）．本薬剤は，三環系抗うつ薬と異なり抗コリン作用がないので副作用は低減したが，服用初期に嘔気がでることがある．この副作用の発現機序については既に説明した（不安障害の項を参照）．スルピリドはドパミン D_2 受容体を遮断する抗精神病薬であるが，抗うつ作用も示す点が特徴でありよく使用される．また，化学受容器引き金帯（chemoreceptor trigger zone：CTZ）を介した嘔吐中枢に対する抑制作用によりパロキセチンの消化器系副作用を軽減する．

ミルタザピンはノルアドレナリン作動性・特異的セロトニン作動性抗うつ剤（Noradrenergic and Specific Serotonergic Antidepressant：NaSSA）という新しいカテゴリーに分類された最初の抗うつ剤である．薬理学的な特徴は，シナプス前 $α_2$ アドレナリン自己受容体およびヘテロ受容体

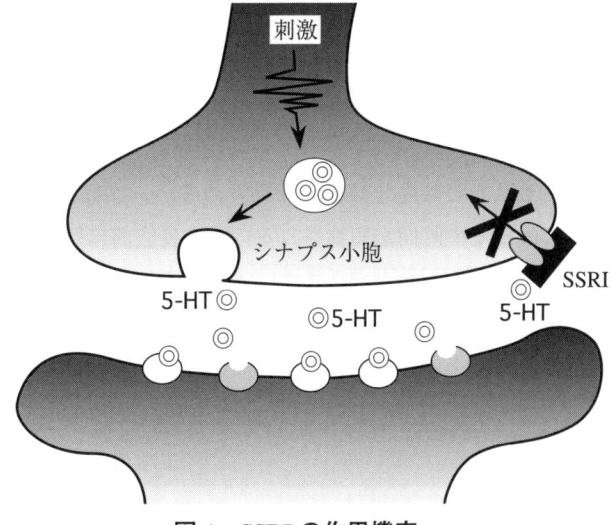

図1 SSRI の作用機序

にアンタゴニストとして作用し，脳内でのノルアドレナリンおよびセロトニンの遊離を増大させ，5-HT$_2$および5-HT$_3$受容体拮抗作用により選択的に5-HT$_{1A}$受容体への刺激を増強する点にある．ミルタザピンの臨床効果は，早期発現が認められており，投与1週目から有意な抗うつ効果を認める．

Q & A

Q 患者さんがメニエール症候群のためペルフェナジンを内服していました．本処方で注意すべき薬剤はありますか？

A パロキセチンは，肝薬物代謝酵素のうちCYP2D6を阻害するため，ペルフェナジンの作用を増強し過度の鎮静や錐体外路症状（パーキンソニズム，アカシジア，急性ジストニア，遅発性ジスキネジア）などを発現させる可能性があります．CYP2D6により代謝されるペルフェナジンの血中濃度を約6倍増加させるとの報告もあるので，ペルフェナジンの服用量を減量することが必要です．ペルフェナジンは，ピペラジン系フェノチアジン誘導体で統合失調症以外に悪心・嘔吐やメニエル症候群にも適応がある薬剤です．

Q パロキセチン服用初期の消化器症状（悪心，嘔吐）はどのくらい続くのでしょうか？

A パロキセチン服用初期の嘔気は，服用開始から7～10日を経過すると低減する傾向にあります．この消化器系副作用は，服用時期を就眠前にすることで回避できるようです．対処法としてスルピリドやドンペリドンが併用されます．また，パロキセチンは急激に服用を中止すると，退薬症状（不安，焦燥，衝動性，不快気分などの精神的な症状や，吐き気，頭痛など）が他の抗うつ薬よりも強く見られることがありますので，患者さんが急に服薬を中断しないように十分注意しましょう．

Q ミルタザピンの服用時期は1日1回の服用であれば朝食後でも良いのでしょうか？

A ミルタザピンは，5％以上の頻度で傾眠，浮動性めまい，頭痛がみられます．しかし，傾眠作用によって入眠までの時間が短縮されるので，就寝前に服用すると浮動性めまいや頭痛の副作用を軽減させることができます（添付文書は，就寝前の指示です）．また，体重増加や便秘が5％以上の頻度で発現するので，服薬指導時に患者さんから「お通じの様子」や「食欲の変化」を聞いて副作用の早期発見につなげましょう．

◆ 処方例 ◆ 2

Rp.（単極性うつ病に対する処方例）
アモキサピン（アモキサン®）	1回 25 mg	1日3回	朝昼夕食後
スルピリド（ドグマチール®）	1回 50 mg	1日3回	朝昼夕食後
ニトラゼパム（ネルボン，ベンザリン®）	1回 5 mg	1日1回	就寝前

◆ 処方解説

　三環系抗うつ薬であるアモキサピン（第2世代）は，神経終末においてNAおよびドパミン（DA）の再取り込みを阻害し感情障害を改善する．アモキサピンは，第1世代の三環系抗うつ薬よりも抗コリン性副作用（便秘，口渇など）も軽減し，作用発現も4〜5日ぐらいで第1世代よりも早いのが特徴．しかし，循環器系副作用を含め注意が必要な薬物である（表1）．また，代謝産物の8-ヒドロキシアモキサピンは抗ドパミン作用を有するため，錐体外路症状の発現も念頭に置き副作用管理を行う．不眠症状を強く訴える場合には睡眠薬が用いられる．ニトラゼパムは中間作用型のベンゾジアゼピン系睡眠薬であり，作用が翌朝以後に及ぶ「持ち越し効果」に注意を要する．スルピリドは，抗うつ作用を期待し処方されているが，体重減少など身体衰弱が著しい場合，食欲増進を目的として用いられることがある．

Q & A

Q 処方を内服中に患者さんがベッドから転落しましたが，原因として考えられる薬剤はありますか？

A アモキサピンは，ムスカリン受容体遮断作用（抗コリン作用）は非常に弱いが，比較的強いα₁受容体遮断作用を有するので，起立性低血圧や反射性頻脈の副作用を惹き起こすことがあります（表1）．起立性低血圧は，立ち上がったときに血圧が急に下がったり脈拍が増加したりする状態をいいます．起立時の循環調節の仕組みがうまく機能しないために下肢静脈血の循環不全が起き，めまいや立ちくらみ，動悸などの症状が現れます．このため転倒・転落をおこすことがあります．一般に，抗うつ薬服用中の起立性低血圧は数週間で軽快するようです．

表1 抗うつ薬で高頻度にみられる副作用

精　神	眠気，全身倦怠感，易疲労感，めまい
神経系	ふらつき，振戦，構音障害，せん妄，痙攣
循環器系	低血圧，起立性低血圧，頻脈，心電図異常，動悸
消化器系	口渇，悪心・嘔吐，便秘，下痢，味覚異常，食欲不振
泌尿器科系	排尿障害，性機能障害
眼科系	眼調節異常，眼圧上昇，かすみ眼
その他	光過敏症，発疹，体重増加

◆ 処方例 ◆ 3

Rp.（双極性うつ病に対する処方例）			
炭酸リチウム（リーマス®）	1回 200 mg	1日2回	朝夕食後
または			
カルバマゼピン（テグレトール®）	1回 200 mg	1日2回	朝夕食後

◆ 処方解説

　リチウムは両病相（うつ病相，躁病相）に有効であり，とくに躁病相に対する効果が高い．中枢神経の細胞内情報伝達系に対する作用と併せた多様な作用が複合化され抗躁作用を現すものと推測されている．服薬中は安全かつ，有効な血中濃度（0.6 ～ 1.2 mEq/L）を維持するためにTherapeutic drug monitoring（TDM）を定期的に行う．双極性うつ病患者の約30％はリチウムに対して反応しない（non-responder）．Non-responder に対してはカルバマゼピンが有効な場合がある．カルバマゼピンも同様にTDMによって血中濃度を治療域内（4 ～ 12 μg/mL）に維持するよう投与設計する．

Q & A

Q チアジド系利尿剤を内服している患者さんで本処方服薬中に嘔吐や下痢がみられましたが，原因となる薬剤はありますか？

A リチウムによる中毒症状（手指の振戦，口渇，嘔吐，下痢）が考えられます（図2）．リチウムは投与量の約60％が尿中に排泄され，糸球体で濾過されたリチウムの約80％は近位尿細管で再吸収されます．この再吸収はNaと競合するため，利尿剤がNa再吸収を抑制すると腎におけるリチウムの再吸収が代償的に促進されて血清リチウム濃度が上昇します．

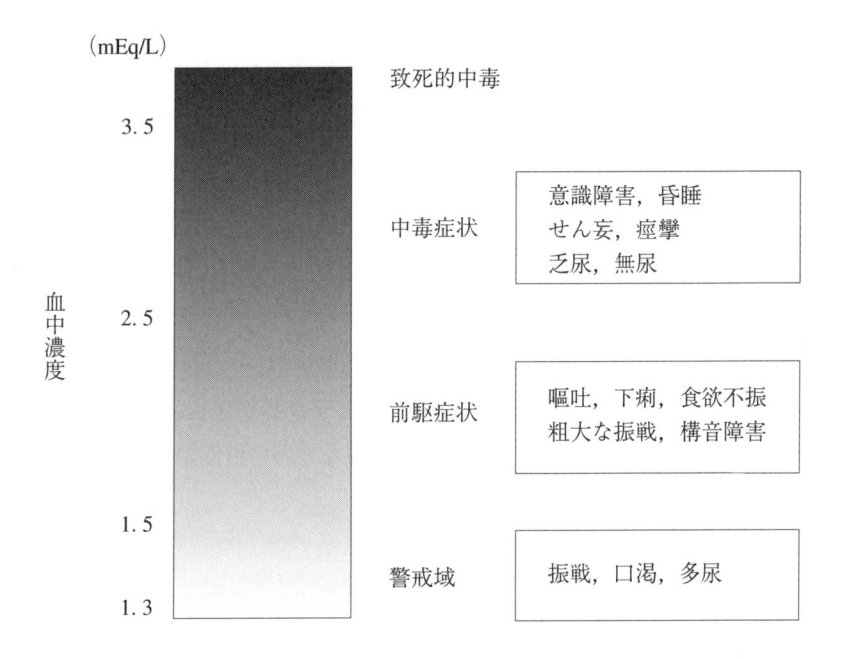

図2 リチウムの中毒症状と血中濃度の関係

Q リチウムの投与量が増量になったのですが，いつ TDM を行えばよいのですか？

A 測定のための採血はリチウム服用12時間後もしくは次回の服用前に行います．血中濃度測定の頻度については，投与量設定中（投与開始直後，増量直後）は週に1〜2回，維持療法中で，症状が安定している場合は月に1回の測定で十分です．有効血中濃度は，躁病治療では 0.6〜1.2 mEq/L，急性躁病相の治療では 0.8〜1.5 mEq/L，双極性うつ病の再燃防止では 0.4〜0.8 mEq/L が有効域として推奨されています．

◆ 処方例 ◆ 4

Rp.（難治性うつ病に対する処方例）			
イミプラミン（トフラニール®）	1回 50 mg	1日3回	朝昼夕食後
炭酸リチウム（リーマス®）	1回 200 mg	1日3回	朝昼夕食後

◆ 処方解説

　うつ病全体の 20〜30％に抗うつ薬に反応しない難治性（治療抵抗性）のうつ病がみられる．イミプラミンは神経終末において NA および 5-HT の再取り込みを阻害し感情障害を改善させるが，難治性うつ病の場合は十分量を 4〜6 週間以上にわたって投与する．このとき，抗コリン性副作用も強く現れるので注意を要する．リチウムは抗うつ作用を増強させるため，抗うつ薬と併用される．抗うつ薬に気分安定剤を併用する augmentation therapy は，難治性うつ病に対して 30

～50％の有効率が報告されている．リチウムのほか甲状腺ホルモンが併用されることもある．甲状腺ホルモンは脳内のアデニル酸シクラーゼを活性化させ，脳内アミン受容体の感受性を高める．

Q & A

Q 高齢の患者さんでせん妄が現れたのですが，原因となる薬剤はどれですか？

A イミプラミンは，中枢性の抗コリン作用により高齢者では意識水準の低下と幻視を伴うせん妄が起こるといわれています．その他，ノルアドレナリン α_1 受容体遮断もしくはヒスタミン H_1 受容体遮断作用による眠気や鎮静などの中枢性副作用が現れることがあります．

参考文献

1) 髙橋三郎，大野 裕，染矢俊幸訳，米国精神医学会編（2002）DSM-IV-TR 精神疾患の分類と診断の手引，医学書院
2) 上島国利編（2003）精神科処方ノート第2版，中外医学社
3) 上島国利編（2003）精神科治療薬ハンドブック改訂第4版，中外医学社
4) 風祭元編（2002）向精神薬療法ハンドブック改訂第3版，南江堂

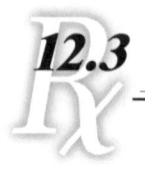

12.3 統合失調症

病態の概要

統合失調症は，思考や行動，感情を1つの目的に沿って「まとめていく」能力，すなわち統合する能力が長期間にわたって低下し，その経過中に幻覚，妄想，思考と行動の分裂などを呈する疾患である．発病時期は10代後半から20代にかけて，ストレスに対して脆弱性を有する人が発病しやすい．その後，30代，40代に統合失調症の様々な症状が発現してくる．通常，患者は病識（自分が病気であることを認識する）がない．統合失調症の症状は「陽性症状」，「陰性症状」および「認知症状」に大別される（表1）．また，表層に現れる主症状は ① 思考と行動の分裂もしくは感情の平坦化（破瓜型）② 緊張病性興奮もしくは緊張病性昏迷（緊張型）③ 妄想あるいは頻回の幻聴（妄想型）④ 統合失調症症状と感情障害の併発（分裂感情障害）⑤ 慢性期に至る過程で陽

表1　統合失調症の臨床症状

陽性症状	幻覚（実際には対象がないのに，あたかもあるように知覚されること） 　　誰もいないのに声が聞こえる（幻聴） 　　毒のような味や臭いがする（幻味，幻嗅） 妄想（根拠のない誤った判断に基づいて作られた主観的な信念） 　　悪口を言われていると信じ込んでいる（被害妄想） 　　自分は神の生まれかわりである（誇大妄想） 自我障害（自分の考えが他人に見透かされたり，誰かに操られていると感じる体験）
陰性症状	自閉（自分の主観的世界に閉じこもり，現実への関心を失う） 　　閉じこもって社会や他者との交流をなくす（引きこもり，無気力） 感情の平坦化（喜怒哀楽の感情に乏しい） 　　何に対しても反応がなく，笑顔がほとんど見られない（感情鈍麻） 連合弛緩（話の文脈がうまくまとまらない） 両価感情（相反する感情や意志が同時に起こる）
認知症状	集中力低下（読書や会話に集中できない） 情報処理能力低下（自分の感情をうまく説明できない）

性症状が目立たなくなり，陰性症状が残存（残遺型）などを特徴とする．陽性症状とは，他の人が経験したことがないような音や声が聞こえたり，ものが見えたりする「幻覚」や，真実ではないことを信じてしまう「妄想」などの異常な心理現象，奇異な行動や思考障害などをいう．陰性症状は，通常存在する気力や意欲などの心理機能が低下あるいは欠如し，思考の混乱や貧困化した病態をいう．統合失調症の経過は，通常，前駆期から急性増悪期を経て寛解期・慢性期・残遺期に移行していく．主として陽性症状優位の病像を活動期といい，急性期統合失調症の病像として特徴づけられる．一方，慢性期統合失調症では程度の差はあるが，陰性症状が優位を示す病像に移行する．本疾患の病理に関する仮説は多いが，中脳皮質神経路や中脳辺縁系神経路におけるドパミン（dopamine：DA）やセロトニン（5-hydroxytryptamine：5-HT）神経活性の異常が神経化学的病理として提唱されている（図1）．

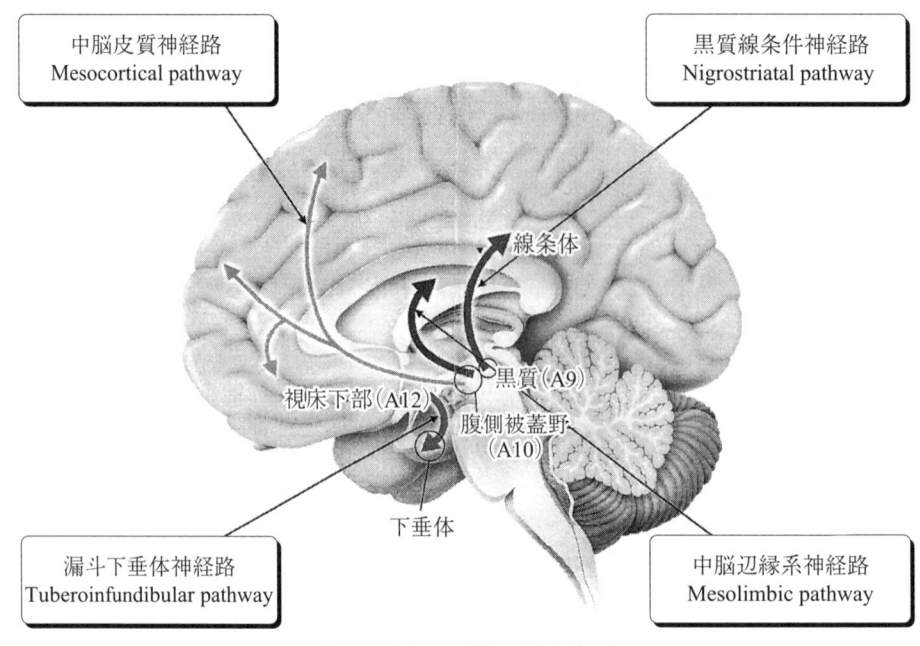

図1 脳内ドパミン神経経路

中脳皮質神経路 Mesocortical pathway
黒質線条件神経路 Nigrostriatal pathway
線条体
黒質(A9)
視床下部(A12)
腹側被蓋野(A10)
下垂体
漏斗下垂体神経路 Tuberoinfundibular pathway
中脳辺縁系神経路 Mesolimbic pathway

キーワード

統合失調症　　陽性症状　　陰性症状　　パーキンソン様症状　　悪性症候群
非定型抗精神病薬　　起立性低血圧　　ドパミンD_2受容体　　ノルアドレナリンα_1受容体
クロルプロマジン　　ハロペリドール　　リスペリドン　　スルピリド　　オランザピン

治療方針

　統合失調症の診断にはアメリカ精神医学会によって作られた精神科診断統計マニュアル（Diagnostic and Statistical Manual of Mental Disorders 第4版；DSM-IV）が用いられ，その有用性は高い．薬物療法，心理療法，社会復帰療法を併用し治療を行う．薬物療法では，抗精神病薬，非定型抗精神病薬（serotonin-dopamine antagonist：SDA, multiacting-receptor-targeted antipsychotic agent：MARTA）および抗不安薬を用いる．

◆ 処方例 ◆ 1

Rp.（陽性症状を主徴とする症状に対する処方例）

ハロペリドール（セレネース®）	1回 0.75 mg	1日2回	朝夕食後
ビペリデン塩酸塩（アキネトン®）	1回 1 mg	1日2回	朝夕食後
センノシド（プルゼニド®）	1回 24 mg	1日1回	就寝前
フルニトラゼパム（ロヒプノール®，サイレース®）	1回 2 mg	1日1回	就寝前

◆ 処方解説

　統合失調症に用いられる薬剤は，臨床効果に基づき分類される（表2）．幻覚，妄想などの陽性症状は，ドパミン D_2 受容体遮断作用を有する抗精神病薬に比較的よく反応する．本処方例では D_2 受容体を強力に遮断するハロペリドールが用いられている．ハロペリドールの用量が，1.5 mg/day と低用量であるので陽性症状の維持療法と推測される．また，ハロペリドールは，線条体（被殻，尾状核）の D_2 受容体を遮断し薬剤性錐体外路症状（extra-pyramidal syndrome : EPS）を惹き起こすため，ムスカリン受容体遮断作用を示す中枢性抗コリン薬のビペリデン塩酸塩が併用されている．ハロペリドールは他の抗精神病薬と比べ，抗コリン作用は弱いが，ノルアドレナリン $α_1$ 受容体遮断作用が強く，低血圧や頻脈が現れることがある．服薬中は「立ちくらみ」や「脈が速くなる」などの身体症状に注意する必要がある．センノシドは，センノシドAおよびBを主成分とする配糖体で，加水分解されレインアンスロンとなり，Auerbach神経叢の刺激を介して大腸のぜん動運動を亢進させ排便を促す．統合失調症では不安，焦燥もしくは不眠症状がみられることがあるので，これに対してベンゾジアゼピン系睡眠薬フルニトラゼパムが処方された．本剤は作用時間中間型で，不眠症状が改善される．興奮や焦燥が著しい場合には，ロラゼパムの併用が有効である．

表2　臨床効果からみた抗精神病薬の分類

定型抗精神薬	第1群	傾眠作用，自律神経遮断作用が強い薬剤，**鎮静作用が強い**	クロルプロマジン，レボメプロマジン，ゾテピンなど
	第2群	異常体験抑制作用，錐体外路症状惹起作用が強い薬剤，**抗精神作用が強い**	ハロペリドール，ブロムペリドール，チミペロン，モサプラミンなど
	第3群	傾眠作用が比較的弱く，少量の持続服用で再発防止効果がある薬剤	ペルフェナジン，フルフェナジン，ピモジド，カルピプラミン，クロカプラミンなど
非定型	第4群	精神運動興奮抑制作用は弱いが，異常体験や意欲減退への効果が強い薬剤	リスペリドン，オランザピンなど

Q & A

Q 本処方内服中の患者さんに振戦がみられましたが，原因となる薬剤はどれですか？

A D_2 受容体遮断作用があるハロペリドールは黒質−線条体の DA 神経伝達を遮断し，相対的にアセチルコリン神経系を優位にすることで錐体外路症状をひき起こします．錐体外路症状とは，パーキンソニズム，アカシジア，急性ジストニア，遅発性ジスキネジアなどの症状をいいます．パーキンソニズムは，寡動，筋硬直，振戦を 3 主徴とする症状で，仮面様顔貌，前屈位の姿勢，加速歩行やひきずり歩行を生じます．アカシジアは，静座不能症ともいわれ，下肢のむずむず感のため，静止できずたえず足踏みをしたり，徘徊したりする状態です．急性ジストニアは，斜頸，後弓反張，咽頭狭窄，眼球上転発作などの突然奇異な姿勢や運動を生じることです．遅発性ジスキネジアは，高齢者に多くみられ，抗精神病薬長期投与後あるいは慢性投与後の中断で発症します．口の周囲と顔面の異常運動で，口をもぐもぐさせたり，舌を突き出したり，まるめたりすることを繰り返す行動をいいます．D_2 受容体遮断作用をもつ抗精神病薬は，視床下部−下垂体系の DA 神経伝達を阻害するため，内分泌系の副作用として食欲・体重増加，乳汁分泌，多飲ならびに抗利尿ホルモン分泌異常症などが現れることがあります．

Q 本処方を服用中に無言，無動，筋硬直および 40℃の高熱がみられましたが，錐体外路症状でしょうか？

A まれではありますが，抗精神病薬投与中あるいは抗パーキンソン薬中断後に原因不明の高熱（38℃以上），血清中 CPK 値の上昇，筋硬直，意識障害，自律神経症状（血圧変動，頻脈，呼吸促進，発汗，失禁）などの身体症状を特徴とする悪性症候群が現れることがあります．この場合，ブロモクリプチンやダントロレンナトリウムの投与など緊急の処置と慎重な管理が必要です．また，悪性症候群以外に自律神経系の副作用として抗コリン作用による口渇，鼻閉，便秘，排尿障害や α_1 受容体遮断作用による起立性低血圧などがあります．

◆ 処方例 ◆ 2

Rp.（陰性症状を主徴とする症状に対する処方例）			
リスペリドン（リスパダール®）	1 回 2 mg	1 日 1 回	夕食後
スルピリド（ドグマチール®）	1 回 100 mg	1 日 3 回	朝昼夕食後

◆ 処方解説

SDA や MARTA といった非定型抗精神病薬は，主に陰性症状（引きこもりや意欲の低下）に用

いられる．SDA であるリスペリドンは，主として D₂ 受容体遮断作用および 5-HT₂ 受容体遮断作用を示し，中枢神経系の調節をすると考えられる（図 2）．5-HT₂ 受容体は，ドパミン神経よりドパミンの遊離抑制に関与している受容体である．リスペリドンやオランザピンなどの非定型抗精神薬は，図 2 に示すように，陽性症状が強い時期には（d）に示す如く D₂ 受容体を遮断するが，陰性症状が顕著な時は，5-HT₂ 受容体を遮断して抑制の抑制でドパミン遊離を促進することで陰性症状の改善をもたらすと共に，薬剤性錐体外路障害も少なくする．リスペリドンは陽性症状にも用いられるが，用量は 6 〜 12 mg と高用量となる．また，リスペリドンは，D₂ 受容体および 5-HT₂ 受容体以外に α₁ 受容体の遮断作用もあるので，治療初期に起立性低血圧が現れることがある．スルピリドは，比較的低用量で抗うつ作用を，高用量で抗精神病作用を発現する．D₂ 受容体遮断作用を有するが，5-HT₂ や α₁ 受容体に対する作用はほとんどない．本処方例では，用量が比較的少ないことから，抑うつ症状の改善を目的としてスルピリドが用いられている．

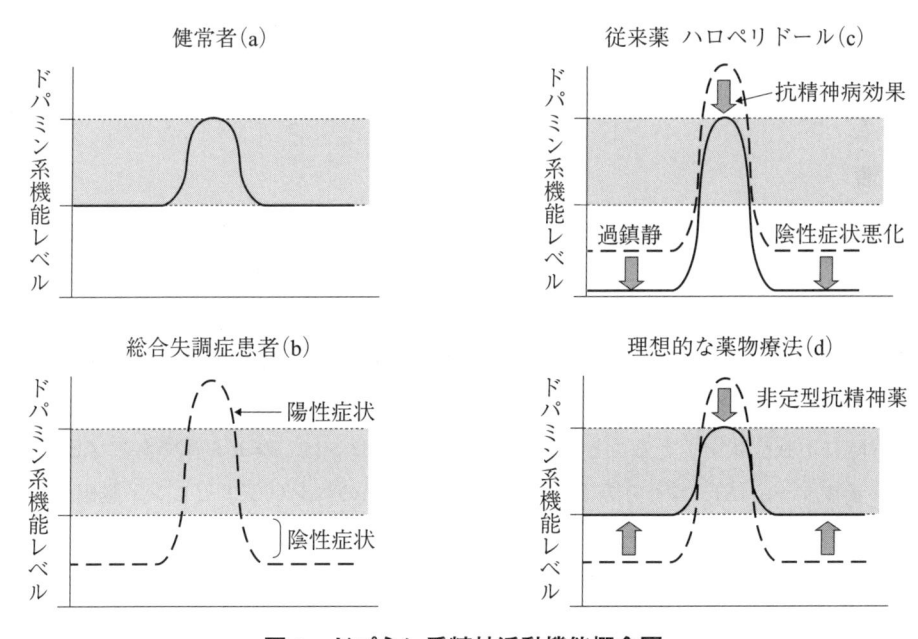

図 2　ドパミン系精神活動機能概念図
（大下隆司（2006）臨床精神薬理，9（11），2221-2227）

Q & A

Q リスペリドンとスルピリドの併用で錐体外路症状の心配はないのでしょうか？

A リスペリドンは低用量では錐体外路症状の発現の可能性は低いので，抗パーキンソン薬と併用されることが少ない薬物です．しかし，リスペリドンの高用量（6 〜 12 mg）では稀に錐体外路症状（振戦，アカシジア）が現れることがあります．本処方例では，D₂ 遮断作用をもつスルピリドが併用されているので相加作用による錐体外路症状の発

現が考えられます．その点の注意は必要でしょう．また，DA 遮断作用の増強のため，内分泌系の異常（高プロラクチン血症など）が現れることがあります．若い女性での無月経や乳汁分泌，男性での女性化乳房などの副作用も念頭にいれておきましょう．スルピリドは制吐作用を持つため，他の薬剤による中毒や腸閉塞，脳腫瘍などの注意信号である嘔吐症状を覆い隠してしまうことがあります．

◆ 処方例 ◆ 3

Rp.（陰性症状を主徴とする症状に対する処方例）			
オランザピン（ジプレキサ®）	1回 10 mg	1日1回	夕食後
エスゾピクロン（ルネスタ®）	1回 2 mg	1日1回	就寝前
または			
ゾルピデム（マイスリー®）	1回 5 mg	1日1回	就寝前

◆ 処方解説

本処方例のオランザピンは，DA 受容体（D_2, D_3, D_4），5-HT 受容体（2A，2B，2C，6），$α_1$ 受容体およびヒスタミン H_1 受容体に対してほぼ同じ濃度範囲で高い親和性を示し，これらの受容体を遮断する MARTA である．オランザピンは，多くの神経伝達物質受容体に対する作用を介して精神分裂病の陽性症状だけでなく，陰性症状，認知障害，不安症状および抑うつ症状などに対する効果がある．統合失調症の陰性症状患者はその臨床像から，生活のリズムが昼夜逆転していることがあり，入眠時に不眠症状を訴えることが多い．エスゾピクロンは，ラセミ体であるゾピクロンの一方のエナンチオマー（(S)-エナンチオマー）である．従来のベンゾジアゼピン系睡眠薬と異なり，作用時間が短く，翌日の眠気や筋弛緩などの持ち越し効果が少ない睡眠導入薬である．中枢神経系の $GABA_A$/ベンゾジアゼピン受容体は，そのサブユニットに結合するベンゾジアゼピン系の薬理作用に基づいて $ω_1$ と $ω_2$ の2タイプに分類される．$ω_1$ は催眠・鎮静作用と，$ω_2$ は抗不安・筋弛緩作用とそれぞれ密接に関連するとされる．ゾルピデムは，$ω_1$ 受容体に選択的に結合することにより催眠鎮静作用を示すとともに，$ω_2$ に作用しないため筋弛緩作用を示さない．そのため転倒事故が少ない眠剤として繁用されている．エスゾピクロンは $ω_2$ 受容体にも作用するため，統合失調症やうつ病の不眠症状に対しても処方される．ラセミ体のゾルピデムは，$ω_1$ 受容体に選択的に作用するため抗不安作用が弱く，統合失調症あるいは躁うつ病に伴う不眠症に対する有効性は期待できない．

Q & A

Q 患者さんが健康食品のハーブ製品を常用しているのですが，本処方で注意する薬剤はありますか？

A オランザピンは，主に肝薬物代謝酵素の CYP1A2 で代謝されます．ハーブ製品のセイヨウオトギリソウ（St. John's Wort, セント・ジョーンズ・ワート）を含む健康食品を常用すると，CYP1A2 を誘導するためオランザピンのクリアランスを増加させ血漿中濃度を低下させる可能性があります．また，喫煙によっても CYP1A2 が誘導されるので，オランザピンの代謝が促進され血中濃度が低下します．喫煙者におけるオランザピンのクリアランスは，非喫煙者よりも約 40％高かったとの報告もあります．最近，イチョウ葉エキス（*Ginkgo biloba*）を含むハーブ製品（ダイエット食品）で CYP1A2 活性が増加したとの報告があります．ハーブ製品を摂取する場合にも薬剤師と十分に相談をし，慎重に行うよう助言しましょう．

Q 本処方を服用中の患者さんが，ひどく口や喉が渇くと訴えています．原因となる薬剤はありますか？

A オランザピンは，抗コリン作用があるので口渇が現れることがあります．オランザピン服用患者で，著しい血糖値の上昇のため糖尿病性ケトアシドーシスを起こした症例が報告されていますので，この点からも口渇の訴えには注意深い管理が必要です．本薬剤の内服中は，血糖値の測定や口渇，多飲，多尿，頻尿などの観察を十分に行う必要があります．とくに，高血糖，肥満などの糖尿病の危険因子がある患者さんでは血糖値が上昇し，代謝状態を急激に悪化させる可能性があるので初期症状に注意しましょう．

Q 本処方を服用中の患者さんが，起床時に口の中が苦いと訴えています．原因となる薬剤はありますか？

A エスゾピクロンによる味覚異常（苦み）は，3％以上の頻度で観察されます．口腔内の苦みの発現は，エスゾピクロン原薬の味に起因し，生体内で未変化体が唾液腺に再分泌されることで生じます．この苦みは，服薬した翌日もしくは数日以内に発現することが多いようです．

参考文献

1) 高橋三郎，大野　裕，染矢俊幸訳，米国精神医学会編（2002）DSM-IV-TR 精神疾患の分類と診断の手引，医学書院
2) 上島国利編（2003）精神科処方ノート第 2 版，中外医学社
3) 上島国利編（2003）精神科治療薬ハンドブック改訂第 4 版，中外医学社
4) 風祭元編（2002）向精神薬療法ハンドブック改訂第 3 版，南江堂

12.4 てんかん

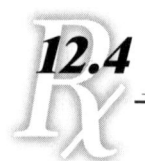

病態の概要

　現在，罹患者数約100万人（1000人に8～10人）と推計されるてんかんは，脳における種々の原因によって起こる痙攣性障害で，大脳の神経細胞の過剰興奮に起因する反復性の発作（てんかん発作）を呈する病態である．発症年齢は，10歳までが20％，20歳までが80％，そして30歳以降が15％とされている[1]．原因としては，先天的な脳の構造異常，あるいは傷害や感染など，種々の誘引によって起こる脳の損傷が原因となる器質性てんかんと，脳に損傷がなく，神経細胞の働きの異常による非器質性（機能性）てんかんに大別される．

　通常の脳と末梢臓器・器官との伝達は，シナプスを介した神経伝達によって制御されている．てんかんの病態では，正常より強い神経興奮が突発的・持続的に生じることによって，通常の抑制性神経伝達による制御が機能できなくなる．結果的に，波及した過剰な神経興奮により，意識や体の運動および感覚に影響を及ぼすと考えられる．そのため，診断にあたっては，患者家族等による発作時の患者の様子の報告，臨床検査による異常脳波の確認が必要不可欠であり，器質性病変においてはMRIやCTによる画像診断も重要となる．

　一般的に，てんかんを含め痙攣発作は，熱や外傷などの強いストレスが誘因となって，誰でも起こす可能性がある．しかしながら，そのストレスが人によって発作を引き起こす誘因になり得るかに差異がある．この原因は，発作に対する抵抗性，いわゆる「発作に対する閾値」が，各個人間で異なるためである．すなわち，ある人には影響を及ぼさない誘因であっても，閾値の低い人では，てんかん発作の誘因になる可能性があるといえるのである．

　てんかんの発作型には部分発作と全般発作に大別され[2,3]，表1に示されるようにそれぞれ細分類される．発作が30分以上，あるいは発作が連続して起こる状態をてんかん重積症（状態）といい，この原因の多くは薬物のノンコンプライアンスであり，このことから，てんかん薬物療法において適切な薬剤管理指導が大変重要であるといえる．

キーワード

大脳神経の過剰興奮　　全身発作　　精神運動発作　　強直間代性発作　　ミオクロニー発作
抗てんかん薬　　血中濃度測定　　TDM　　バルビツール系薬物　　ベンゾジアゼピン系薬物
フェニトイン　　バルプロ酸ナトリウム　　カルバマゼピン　　プリミドン

| フェノバルビタール | ジアゼパム | クロナゼパム | ゾニサミド | クロバザム |
| トピラマート | トリメタジオン | ラモトリギン | レベチラセタム | テトラコサクチド |

表1　てんかん発作の発作型と特徴

部分発作（発作の原因となる異常が脳の特定な部位に限られ，その部位によって制御されている意識，感覚，運動などの機能だけが障害される．焦点発作と同義語である）
単純部分発作 　　意識が保たれる発作 　　　1. 運動障害を呈するもの（回転，姿勢など）〔ジャクソン発作：発作の部位が限局した大脳運動皮質にあり，身体の一部で痙攣が起こり，次第にその痙攣部位が移動していく発作〕 　　　2. 感覚障害を呈するもの（視覚，聴覚，嗅覚，味覚など） 　　　3. 精神障害を呈するもの（恐怖感，巨視，既視感，déjà vu など） 　　　4. 自律神経障害を呈するもの（発汗，顔面蒼白，吐き気など） 　複雑部分発作（精神運動発作） 　　意識が消失し，あたかも合目的にみられるような行動，例えば舌打ちなどが現れるが，発作時のことを想起できない．通常痙攣を伴わない発作（異常脳波が脳の一部で発生するが，発作に巻き込まれている脳の範囲が広いために意識が障害される．側頭葉で起こる例が多い） 　　　1. 単純部分発作からの移行 　　　2. 初発から意識の消失を伴う
全般発作（神経細胞の電気的異常が，同時に全脳に及んで起こる発作で，意識を消失する）
欠神発作（小発作） 　　小発作ともいわれ，ごく短時間に凝視状態でボーっと意識を失うもので，1日に10〜100回出現する場合もある． 　ミオクロニー発作 　　単発あるいは反復する非律動的で不規則な突然の両側性筋攣縮（ミオクロニー）が起こるもので，短時間であれば意識を保ち，起床時に起こすことが多い．また全般性強直間代発作を伴うこともある． 　強直間代発作（大発作） 　　大発作ともいわれ，身体が短時間固くなり（強直），その後律動的な（間代）痙攣を起こすもので，時に急激な換気（呼吸）により起こる叫び声と共に転倒して意識を消失する．強直発作，間代発作がそれぞれ単独で起こる発作型もある． 　脱力発作（転倒発作） 　　意識の消失と共に筋緊張が消失する突然に起こる短時間の発作で，姿勢を保持する筋肉の緊張も消失するため転倒してしまうことから，転倒発作ともいわれる．急激に転倒するため，身体の各部に受傷することが少なくない． 　Lennox-Gastaut 症候群 　　強直発作，脱力発作を伴う難治性の発作で，初発は2〜3歳で，10歳以降の発症はまれである． 　乳幼児痙屈発作（West 症候群） 　　点頭（頭部の前屈）や拝礼（躯幹の前屈）を伴う痙攣で，生後数か月から乳幼児期にかけて発症する．Lennox-Gastaut 症候群に移行することもある．

治療方針

受診時に発作が現れるとは限らず，発作時の脳波を確認することは通常，困難である．治療に当たっては，抗てんかん薬を用いた薬物療法が主体であり，適切な薬物による薬物療法を開始する．薬物により発作の抑制が困難な場合には，適用例は多くないが，発作の焦点を外科的に取り除いたり，脳皮質切除術（発作放電の射出起源となる脳の灰白質を切除する）を行ったり，脳梁切除術（発作が両側大脳皮質に伝播するのを防ぐために，左脳と右脳を結ぶ線維束を切断する）を行うなどの手術を行う．

A. 薬物療法

薬物療法は，1種類の抗てんかん薬による単剤療法から開始するのが原則となる．単剤療法の利点は，2種以上の薬物による相互作用を考慮する必要もなく，薬用量と作用がパラレルに現れるため，薬用量の設定が容易であり，副作用のコントロールも最小限に抑えることが可能である．また，患者にとっても服用が容易なため，コンプライアンスの向上にも繋がる．単剤で良好な治療効果が得られれば，そのまま慎重な経過観察を行いながら増減し，効果と副作用のバランスのとれた最適投与量を設定する．

第一選択薬となる薬物と適応発作型の一般的な例，および無効であるばかりでなく，症状を増悪させる薬物と発作型の例を表2に示す．

しかしながら，単剤療法で十分な治療効果が得られない場合には，他の薬物を追加し，多剤併用療法が余儀なくされる．多剤併用療法は単剤療法と比較して，用量の設定が困難である点や，副作用の増加，相互作用の発現など不利な点が多く，必ずしも，相加作用や相乗作用が期待できるものではない．そのため，可能な限り単剤療法でコントロールすることが重要である．

B. 血中薬物濃度測定：TDM

抗てんかん薬による薬物療法は，原因療法ではなく，てんかん発作の抑制を目的（薬理作用）とする対症療法であるため，規則正しい長期的な服用が必要となり，発作の抑制効果は服薬状況を反映するものである．したがって，抗てんかん薬が有効に作用するかは，服薬状況の指標ともなる血液中の薬物濃度の推移で推定することが可能である．この血中薬物濃度が有効濃度範囲以下であれば，発作を抑制できず，てんかん重積症を起こす危険性があり，有効濃度範囲以上であれば，副作用や中毒症状を呈する危険性が生じてくる．そのため，特に小児の患者への薬剤管理指導は，その保護者をも含めて行うことが重要となる．

上記の点から，抗てんかん薬の血中薬物濃度測定は，初期投与量の決定データとしてのみならず，てんかん患者の抗てんかん薬の服薬に関するコンプライアンスの指標となり，また，副作用防止の観点からも定期的なチェックが大変重要となってくる．

表3に繁用される抗てんかん薬の有効血中濃度を示す．

表2 発作型と適応薬物

発作型	第一選択	第二選択	考慮しうる薬物	避けるべき薬物
全般強直間代発作	カルバマゼピン ラモトリギン トピラマート バルプロ酸	クロバザム レベチラセタム ゾニサミド	アセタゾラミド クロナゼパム フェノバルビタール フェニトイン プリミドン	
欠神発作	エトスクシミド ラモトリギン バルプロ酸	クロバザム クロナゼパム トピラマート		カルバマゼピン ガバペンチン
ミオクロニー発作	バルプロ酸	クロバザム クロナゼパム ラモトリギン レベチラセタム ピラセタム トピラマート	ゾニサミド	カルバマゼピン ガバペンチン
強直発作	ラモトリギン バルプロ酸	クロバザム クロナゼパム レベチラセタム （ゾニサミド）	アセタゾラミド フェノバルビタール フェニトイン プリミドン	カルバマゼピン
脱力発作	ラモトリギン バルプロ酸	クロバザム クロナゼパム トピラマート レベチラセタム	アセタゾラミド フェノバルビタール プリミドン	カルバマゼピン フェニトイン
部分発作 ±二次全般発作	カルバマゼピン ラモトリギン トピラマート バルプロ酸 （ゾニサミド）	クロバザム ガバペンチン レベチラセタム フェニトイン	アセタゾラミド クロナゼパム フェノバルビタール プリミドン	

英国NICEガイドラインによる発作型に対する薬剤選択（アルファベット順）

表3 抗てんかん薬と有効血中濃度

一般名（商品名）	効能または効果	用法および用量	治療域血中濃度（μg/mL）
アセタゾラミド（ダイアモックス®）	てんかん（他の抗てんかん薬で効果不十分な場合に付加）	1日250〜750 mg 分服	10〜14
アセチルフェネトライド（クランポール®）	強直間代発作（全般痙攣発作，大発作）焦点発作（ジャクソン型発作を含む）	1日0.3〜0.4 g，小児0.1〜0.2 g を1日3回食後 維持量は成人0.6〜1.2 g，学童0.4〜0.6 g，幼児0.3〜0.4 g，乳児0.2 g	
エトスクシミド（ザロンチン®）	定型欠神発作（小発作），小型（運動）発作〔ミオクロニー発作，失立（無動）発作，点頭てんかん（幼児痙縮発作，BNS痙攣等）〕	1日0.45〜1 g，2〜3回に分服，小児1日0.15〜0.6 g，1〜3回に分服	50〜100
エトトイン（アクセノン®）	強直間代発作（全般痙攣発作，大発作）	1日1〜3 g，毎食後および就寝前の4回に分服	
ガバペンチン（ガバペン®）	他の抗てんかん薬で十分な効果が認められないてんかん患者の部分発作（二次性全般化発作を含む）に対する抗てんかん薬との併用療法	初日1日600 mg，2日目1日1,200 mg をそれぞれ3回に分服．3日目以降は，維持量として1日1,200〜1,800 mg を3回に分服．1日最高投与量は2,400 mg まで	
カルバマゼピン（テグレトール®）	精神運動発作，てんかん性格およびてんかんに伴う精神障害，強直間代発作（全般痙攣発作，大発作）	最初1日量200〜400 mg，1〜2回に分服．至適効果が得られるまで（通常1日600 mg）徐々に増量．症状により1日1,200 mg まで	5〜10
クロナゼパム（リボトリール®）	(1) 小型（運動）発作：ミオクロニー発作，失立（無動）発作，点頭てんかん（幼児痙縮発作，BNS痙攣等） (2) 精神運動発作 (3) 自律神経発作	初回量1日成人・小児0.5〜1 mg，乳・幼児0.025 mg/kg，1〜3回に分服．維持量1日成人・小児2〜6 mg，乳・幼児0.1 mg/kg，1〜3回に分服	0.02〜0.07
クロバザム（マイスタン®）	(1) 部分発作：単純部分発作，複雑部分発作，二次性全般化強直間代発作 (2) 全般発作：強直間代発作，強直発作，非定型欠神発作，ミオクロニー発作，脱力発作	1日10 mg から開始 維持量は1日10〜30 mg を1〜3回に分服	未確定
ジアゼパム（セルシン®注）	てんかん様重積状態	初回10 mg をできるだけ緩徐に静注または筋注．以後必要に応じて3〜4時間ごとに注射	0.2〜0.5

表3 つづき

一般名（商品名）	効能または効果	用法および用量	治療域血中濃度（μg/mL）
ゾニサミド（エクセグラン®）	(1) 部分発作：単純部分発作〔焦点発作（ジャクソン型を含む），自律神経発作，精神運動発作〕，複雑部分発作（精神運動発作，焦点発作），二次性全般化強直間代痙攣〔強直間代発作（大発作）〕 (2) 全般発作：強直間代発作〔強直間代発作（全般痙攣発作，大発作）〕，強直発作（全般痙攣発作），非定型欠神発作（異型小発作） (3) 混合発作（混合発作）	最初1日100〜200 mg，1〜3回に分服．以後1〜2週ごとに増量し1日200〜400 mgまで漸増，1〜3回に分服．最高1日600 mgまで	10〜30
テトラコサクチド酢酸塩（コートロシン®注射用（亜鉛注））	点頭てんかん	1日テトラコサクチドとして0.5〜1 mg，1〜2回に分けて筋注	
トピラマート（トピナ®）	他の抗てんかん薬で十分な効果が認められないてんかん患者の部分発作（二次性全般化発作を含む）に対する抗てんかん薬との併用療法	1回50 mgを1日1回または1日2回の経口投与で開始し，以後1週間以上の間隔をあけて漸増し，維持量として1日量200〜400 mgを2回に分服	
トリメタジオン（ミノアレ®散）	(1) 定型欠神発作（小発作） (2) 小型（運動）発作〔ミオクロニー発作，失立（無動）発作，点頭てんかん（幼児痙縮発作，BNS痙攣等）〕	1日1g食後3回に分服．最高1日2gを限度	
ニトラゼパム（ネルボン®）	異型小発作群（点頭てんかん，ミオクロヌス発作，失立発作等），焦点性発作（焦点性痙攣発作，精神運動発作，自律神経発作等）	1日5〜15 mgを適宜分服	0.02〜0.1
バルプロ酸ナトリウム（デパケン®）	各種てんかん（小発作・焦点発作・精神運動発作ならびに混合発作） てんかんに伴う性格行動障害（不機嫌・易怒性等）の治療	1日400〜1,200 mg経口投与．普通剤では2〜3回，徐放顆粒は1日1回，徐放錠は1〜2回〔セレニカR錠は1日1回〕に分服	50〜100
ピラセタム（ミオカーム®）	皮質性ミオクローヌスに対する抗てんかん剤などとの併用療法	1回4g（液として12 mL）を1日3回，最高量は1回7g（21 mL），1日3回まで	

表3 つづき

一般名(商品名)	効能または効果	用法および用量	治療域血中濃度（μg/mL）
フェニトイン（アレビアチン®）	(1) てんかんの痙攣発作：強直間代発作（全般痙攣発作，大発作），焦点発作（ジャクソン型発作を含む） (2) 自律神経発作 (3) 精神運動発作	1日200〜300 mg，学童100〜300 mg，幼児50〜200 mg，乳児20〜100 mg，食後3回に分服	7〜20
フェノバルビタール（フェノバール®）	てんかんの痙攣発作：強直間代発作（全般痙攣発作，大発作），焦点発作（ジャクソン型発作を含む）自律神経発作，精神運動発作	1日30〜200 mg，1〜4回に分服	15〜25
プリミドン（プリミドン®）	(1) てんかんの痙攣発作：強直間代発作（全般痙攣発作，大発作），焦点発作（ジャクソン型発作を含む） (2) 精神運動発作 (3) 小型（運動）発作〔ミオクロニー発作，失立（無動）発作，点頭てんかん（幼児痙縮発作，BNS痙攣等）〕	治療初期3日間は1日250 mgを就寝前経口投与．以後3日ごとに250 mgずつ増量 1日量1,500 mgまで漸増し，2〜3回に分服	
ラモトリギン（ラミクタール®）	他の抗てんかん薬で十分な効果が認められないてんかん患者の次の発作に対する抗てんかん薬との併用療法 (a) 部分発作（二次性全般化発作を含む） (b) 強直間代発作 (c) Lennox−Gastaut症候群における全般発作	てんかん患者における抗てんかん薬との併用療法に用いる場合： (a) バルプロ酸ナトリウムを併用する場合：最初の2週間は1回25 mgを隔日に経口投与し，次の2週間は1日25 mgを1回経口投与．その後は，1〜2週間ごとに25〜50 mgずつ漸増．維持用量は1日100〜200 mgとし，2回に分服 (b) バルプロ酸ナトリウムを併用しない場合 (ア) 本剤のグルクロン酸抱合を誘導する薬剤を併用する場合：最初の2週間は1日50 mgを1回経口投与し，次の2週間は1日100 mgを2回に分服．その後は，1〜2週間ごとに最大100 mgずつ漸増．維持用量は1日200〜400 mgとし，2回に分服 (イ) (ア) 以外の抗てんかん薬を併用する場合：バルプロ酸ナトリウムを併用する場合に従う	
レベチラセタム（イーケプラ®）	他の抗てんかん薬で十分な効果が認められないてんかん患者の部分発作（二次性全般化発作を含む）に対する抗てんかん薬との併用療法	1日1,000 mgを1日2回に分服．1日3,000 mgを超えない範囲で適宜増減するが，増量は2週間以上の間隔をあけて1日用量として1,000 mg以下ずつ行う	

◆ 処方例 ◆ 1

Rp.
① (28歳)
　バルプロ酸ナトリウム徐放錠（デパケンR®）200　　1回2錠（1日4錠）
　　　1日2回　朝夕食後
② (10歳)
　カルバマゼピン（テグレトール®）細粒50％　　1回175 mg（成分量として）（1日350 mg）
　　　1日2回　朝夕食後
③ (4歳)
　ゾニサミド（エクセグラン®）散20％　　1回45 mg（成分量として）（1日90 mg）
　　　1日2回　朝夕食後

◆ 処方解説

「治療方針」の項において説明したように，てんかんの薬物療法は，用量の決定とコントロール，副作用およびコンプライアンスの観点から可能な限り単剤で行うのが原則である．上記3種は，単剤療法でてんかん発作の良好なコントロールが得られた処方例である．

抗てんかん薬の作用機序については，不明な点も多く，複数の作用を有し，複合的に奏効している場合もあるが，てんかん発作の焦点部位の神経細胞の過剰興奮の抑制と，その興奮の他部位への伝播抑制が主な作用機序と考えられる．この神経細胞の活動電位に関わるメカニズムには，Na^+チャネルと，GABA受容体Cl^-チャネル複合体がその主役を演じている．細胞は，興奮性神

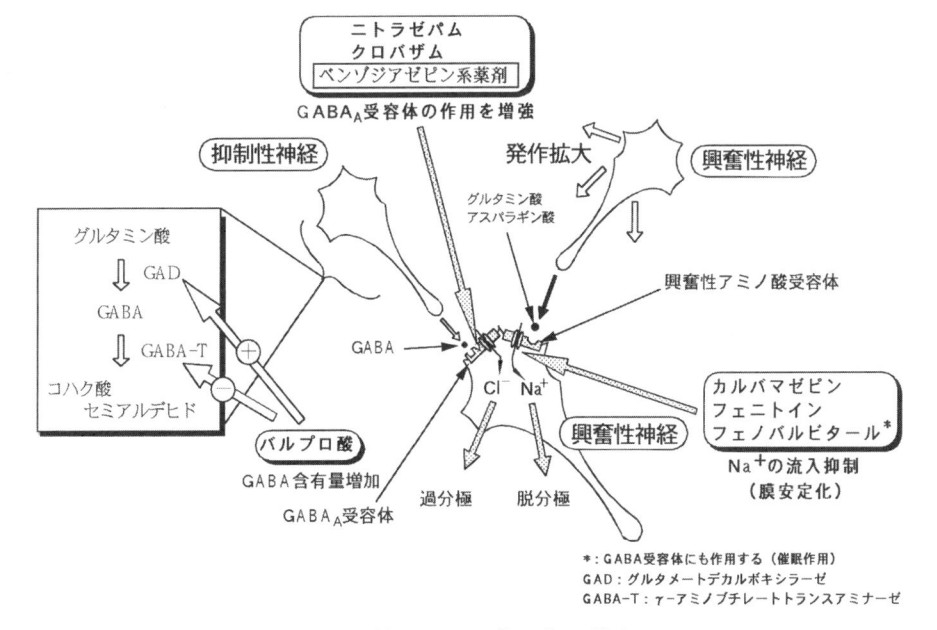

図1　抗てんかん薬の作用機序
（水柿道直，松山賢治編集（2003）イラストから学ぶ必修薬物治療学，p. 20，廣川書店）

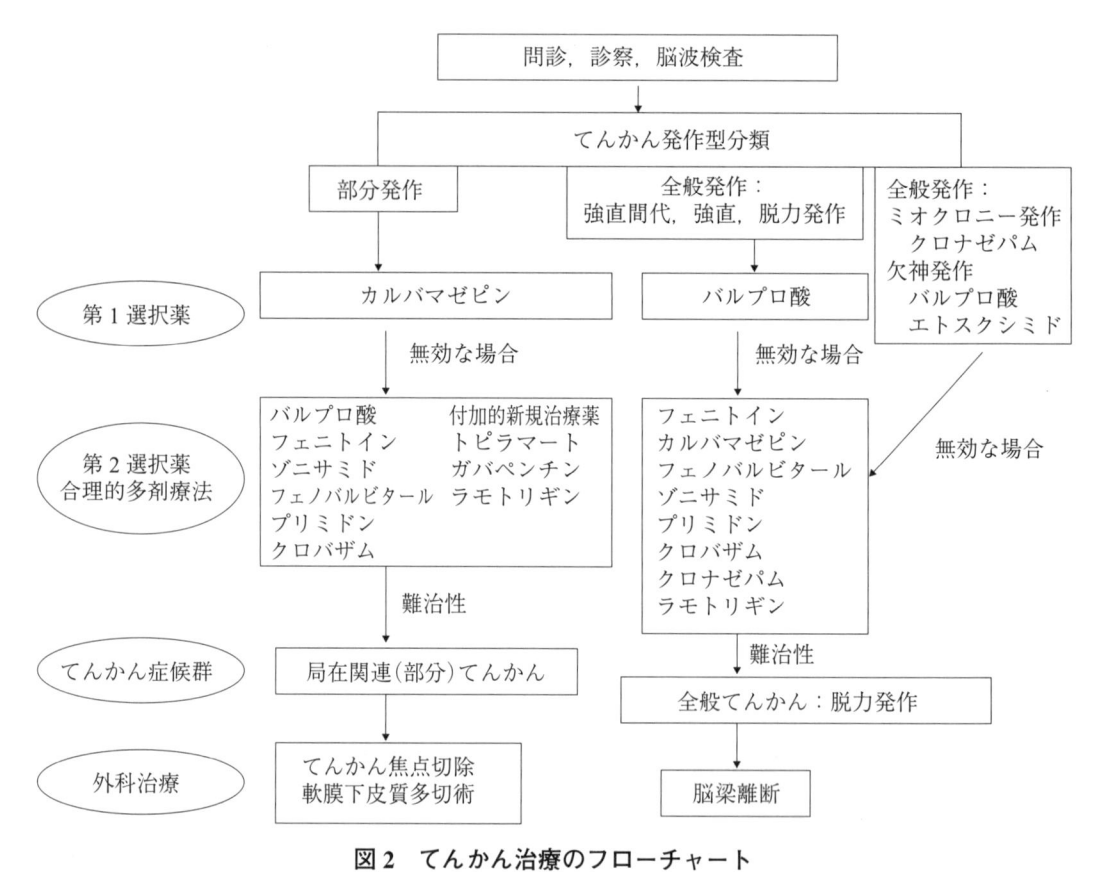

```
                          ┌─────────────────────┐
                          │ 問診，診察，脳波検査 │
                          └──────────┬──────────┘
                                     │
                          ┌──────────┴──────────┐
                          │  てんかん発作型分類  │
                          └──┬────────┬───────┬─┘
           ┌─────────────────┘        │       └────────────────┐
           │                          │                        │
      ┌────┴────┐          ┌──────────┴──────────┐   ┌─────────┴──────────┐
      │ 部分発作 │          │     全般発作：      │   │    全般発作：      │
      └────┬────┘          │ 強直間代，強直，脱力発作│   │ ミオクロニー発作   │
           │               └──────────┬──────────┘   │   クロナゼパム     │
           │                          │              │    欠神発作        │
           │                          │              │   バルプロ酸       │
           │                          │              │  エトスクシミド    │
           │                          │              └─────────┬──────────┘
```

図2 てんかん治療のフローチャート

第1選択薬：部分発作→カルバマゼピン，全般発作（強直間代，強直，脱力発作）→バルプロ酸

無効な場合 第2選択薬 合理的多剤療法：
- 部分発作：バルプロ酸，フェニトイン，ゾニサミド，フェノバルビタール，プリミドン，クロバザム／付加的新規治療薬：トピラマート，ガバペンチン，ラモトリギン
- 全般発作：フェニトイン，カルバマゼピン，フェノバルビタール，ゾニサミド，プリミドン，クロバザム，クロナゼパム，ラモトリギン

難治性 てんかん症候群：局在関連（部分）てんかん／全般てんかん：脱力発作

外科治療：てんかん焦点切除 軟膜下皮質多切術／脳梁離断

(辻 貞俊 (2009) 新しいてんかん分類と抗てんかん薬の使い方，臨床神経，49：769-773)

　経終末からグルタミン酸やアスパラギン酸によって刺激されるとNa^+チャネルが開口し始める．そのNa^+チャネルの開口によってNa^+流入がある閾値を超えると，急激にNa^+が細胞内に流入し脱分極を起こす．てんかんにおいては，この脱分極が長時間過剰に生じることによって発作が引き起こされる．したがって，神経細胞へのNa^+流入を抑制することによって，てんかん発作は抑制できるのである[4,5]．抗てんかん薬には，このNa^+チャネルに結合してNa^+チャネルを不活性化させ，Na^+の細胞内への流入を抑制することによってシグナルの伝播を抑える薬物として，上記処方②のカルバマゼピンのほかに，フェニトインがある．

　カルバマゼピンは，抗コリン作用を有するので，特に高齢者には，初回投与以前に必ず排尿困難および眼内圧亢進（緑内障）などの既往症の有無の確認が薬剤管理指導において重要である．また，カルバマゼピンは血中濃度の管理が容易であることから精神運動発作に第一選択薬として使用されるが，再生不良性貧血や汎血球減少および血小板減少などの重篤で発生頻度の高い副作用が報告されているため，フェニトインとの選択決定が重要となる．しかしながら，上記処方②では，患者年齢が脳発達段階の10歳であるため，小脳毒性のあるフェニトインではなく，カルバマゼピンが選択されたものと考えられる．この場合，上記副作用の未然の回避，あるいは発見が薬剤管理指導のポイントとなる．さらに，カルバマゼピンは，光線過敏症の副作用が報告されていることから，服用患者には強い日差しや太陽灯を避け，サンスクリーンローションやサングラスの使用を指導する必要がある．また，口渇も現れやすいことから，無糖キャンディーおよびガ

ム，氷を口に含むことによって軽減するか，医薬品の人工唾液の使用検討も必要となる．

一方，GABAトランスアミナーゼを阻害することによって，GABA受容体Cl⁻チャネル複合体を介した細胞内へのCl⁻流入を間接的に促進し，神経細胞の過剰興奮を抑制する作用機序の薬物が上記処方①のバルプロ酸ナトリウムである．バルプロ酸ナトリウムは発作抑制スペクトルが広範囲であることや，副作用の重篤度や発生頻度が比較的低いことから，全般発作の第一選択薬と位置づけられ，患者の年齢を問わず単純および複雑部分発作にも繁用されている．また，カルバペネム系抗生物質との併用によってバルプロ酸ナトリウムの血中濃度が著しく低下するため，併用禁忌である．

上記処方③のゾニサミドは，フェニトインやカルバマゼピンと同様，電位依存性Na⁺チャネルを遮断することを機序とするが，フェニトインやカルバマゼピンに比して副作用の重篤度や発生頻度が著しく低く，発作抑制スペクトルが広範囲であり，第一，第二選択薬が無効な症例に対しても有効であることから，小児においても繁用される薬物である．

◆ 処方例 ◆ 2

Rp.
① （33歳）
　カルバマゼピン（テグレトール®）錠100 mg　　1回1錠（1日4錠）　　1日4回　6時間毎
　ジアゼパム（セルシン®）錠2 mg　　　　　　　　1回1錠（1日1錠）　　1日1回　就寝前
② （6歳）
　カルバマゼピン（テグレトール®）細粒50%　　　1回50 mg（成分量として）（1日100 mg）
　　　　　　　　　　　　　　　　　　　　　　　　　　　　　　　　　　　1日2回　朝夕
　ジアゼパム（ダイアップ®）坐剤10　　　　　　　1回1個　頓用　痙攣が5分以上続く時
③ （2歳）
　バルプロ酸ナトリウム（デパケン®）シロップ5%　1回2 mL（1日4 mL）
　クロバザム（マイスタン®）細粒1%　　　　　　　1回3.25 mg（成分量として）（1日6.5 mg）
　ゾニサミド（エクセグラン®）散20%　　　　　　1回20 mg（成分量として）（1日40 mg）
　　　　　　　　　　　　　　　　　　　　　　　　　　　　　　　　　　　1日2回　朝夕

◆ 処方解説

「処方例1」で示したように，てんかん治療における薬物療法は単剤療法からスタートするが，単剤治療で十分な治療効果が得られない場合には，他の薬物を追加し，多剤併用療法を行う．上記処方①および②は，カルバマゼピンでのコントロールをベースとし，処方①では，就寝前に定期的にベンゾジアゼピン系薬物であるジアゼパムを投与し，夜間発作を補助的に抑制するものであり，処方②は，ベース薬物では抑制されず出現した持続的痙攣を抑制するレスキューとして，坐薬が頓用で使用される併用例である．ベンゾジアゼピン系薬物は，GABA受容体Cl⁻チャネル複合体のベンゾジアゼピン系薬物結合部位に結合し，GABAの受容体への結合を増加させる．結

果的にCl⁻チャネルの開口頻度が上昇し，Cl⁻流入が促進することによって過分極を惹起し，神経細胞の過剰興奮を抑制する薬物である．

一方，処方③は，「処方例1」で述べた第一選択薬として繁用されているバルプロ酸ナトリウムの単剤療法からスタートし，増量後も十分な効果が得られないことから，クロバザムおよびゾニサミドが順次併用になり，良好なコントロールが得られるに至った症例である．クロバザムは，近年（2000年）承認された抗てんかん薬であり，すべての部分発作とほとんどの全般発作に有効であるとともに，従来の抗てんかん薬で発作の軽減が認められない症例への併用投与で高い改善率が確認されている薬物である．しかし，同薬は眼内圧を上昇させる作用を有することから緑内障や重症筋無力症にはそれぞれ禁忌となっているので，薬剤管理指導において投与前の確認が重要である．

◆ 処方例 ◆ 3

```
Rp.
(35歳)
    カルバマゼピン（テグレトール®）錠200        1回1錠（1日3錠）
    クロナゼパム（ランドセン®）錠2 mg           1回1錠（1日3錠）    1日3回　朝昼夕食後
    バルプロ酸ナトリウム徐放錠（デパケン®）200   1回2錠（1日4錠）
                                                                    1日2回　朝夕食後
    バルプロ酸ナトリウム徐放錠（デパケン®）200   1回1錠（1日2錠）
                                                                    1日2回　昼食後・就寝前
    フェノバルビタール（フェノバール®）錠30 mg   1回1錠（1日2錠）
    エトスクシミド（ザロンチン®）シロップ5％     1回3 mL（1日6 mL）
    アセタゾラミド（ダイアモックス®）錠250 mg    1回1錠（1日2錠）
                                                                    1日2回　朝夕食後
    ジアゼパム（セルシン®）錠5 mg               1回1錠　頓用　症状が出た時
```

◆ 処方解説

上記処方例3は，8種類の抗てんかん薬の併用によって発作がコントロールされている症例である．服用種類が複数になると，それぞれの単独での作用や，個々の血中薬物濃度から効果と副作用を推測することは大変困難であり，薬剤管理指導も多岐にわたった観点から進めていかなくてはならない．しかしながら，このような多剤併用例は，臨床において決して少なくないのが現状である．この処方例におけるフェノバルビタールは，Na⁺チャネルの抑制作用の他に，GABA受容体Cl⁻チャネル複合体のバルビツール酸系薬物結合部位に結合し，Cl⁻チャネルの開口時間延長によるCl⁻流入促進を介して神経細胞の過剰興奮を抑制する薬物である．

フェノバルビタールは，連用により代謝性耐性，受容体の感受性低下性耐性や，精神的あるいは身体的依存を来すことがある．また，離脱症状によって大発作を起こすことがあるので，投与

中止には漸減などの十分な注意が必要である．一方，フェニトインは，抗痙攣作用が強力で，安価であることから主要な第一選択薬として繁用されているが，種々の副作用を示し，最近，催奇形性の報告があり問題となっている．また，フェニトインは代謝動態が非線形性を示し，投与量と血中薬物濃度が非比例であることから，モニタリングに注意を要する．小児においては，鎮静作用，知的機能・学習能力低下などの小脳毒性が強いことから，強直間代性痙攣以外には用いられない．さらに，欠神発作に対しては，症状を増悪させるため使用してはならない．連用（服用2～3か月）により歯肉の肥厚が現れるが，この問題については，注意深いデンタルケアが必要となる．

　エトスクシミドは，主として欠神発作（小発作）およびミオクローヌス発作に有効な抗てんかん薬である．

　アセタゾラミドは，他の抗てんかん薬と作用機序を大きく異にし，代謝関連抗てんかん薬に分類される．アセタゾラミドは，炭酸脱水酵素の阻害作用を示し，CO_2代謝（$CO_2 + H_2O \rightarrow H_2CO_3 \rightarrow H^+ + HCO_3^-$）を阻害して中枢神経系の$CO_2$を増加し，過剰興奮を抑制すると考えられている．副作用として，アセタゾラミドはCaとPの腎排泄を促進するため，抗てんかん薬の副作用である骨軟化症を増悪することがあるので，この点からの患者観察および指導が重要となる．代謝関連抗てんかん薬には他に，ACTH（コートロシン®）がある．ACTHは脳下垂体前葉ホルモンであり，副腎皮質を刺激することによりステロイドの分泌を促す．ステロイドは，脳成熟の促進，脳内グルコース濃度の上昇，神経伝達機構の調節などの作用を介して，抗痙攣作用を示すと考えられている．ACTH療法の効果は，発症から治療までの期間の短さに依存し，発作型によっては投与後数日で発作の劇的消失が認められるが，免疫力低下，高血圧，高血糖などの副作用が現れるので，薬剤管理指導にあたっては，これらの副作用をモニターすることが重要である．

◆ 処方例 ◆ 4

Rp.（神経内科　部分てんかん）	
（75歳）	
カルバマゼピン（テグレトール®）錠200	1回1錠（1日2錠）
レベチラセタム（イーケプラ®）錠500 mg	1回2錠（1日4錠）
	1日2回　朝夕食後

　レベチラセタムは他の抗てんかん薬と併用して使用することとされ，この症例ではカルバマゼピンとの併用例である．レベチラセタムは神経終末シナプス小胞2A（SV2A）タンパク阻害を示すことで痙攣抑制作用が示される．レベチラセタムの投与量は，1日1,000 mgを1日2回に分服し，症状により1日3,000 mgを超えない範囲で適宜増減する．増量は2週間以上の間隔をあけて1日用量として1,000 mg以下ずつ行う．

◆ 処方例 ◆ 5

Rp.（小児科　ミオクロニー）
（9歳）
　バルプロ酸ナトリウム徐放細粒（セレニカR®）　　　1回 150 mg（1日 300 mg）
　クロバザム（マイスタン®）細粒1％　　　　　　　　1回 0.5 g（1日 1 g）
　ラモトリギン（ラミクタール錠小児用®）5 mg　　　1回 2錠（1日 4錠）
　ラモトリギン（ラミクタール錠小児用®）2 mg　　　1回 3錠（1日 6錠）
　　　　　　　　　　　　　　　　　　　　　　　　　　　　1日 2回　朝夕食後

　小児における投与例である．ベンゾジアゼピン系のクロバザムは1日 0.2 mg/kgから開始し，症状に応じて徐々に増量する．維持量は1日 0.2～0.8 mg/kgを1～3回に分服する．ラモトリギンは，バルプロ酸ナトリウムとの併用により，ラモトリギンの消失半減期が約2倍延長するとの報告がある（肝におけるグルクロン酸抱合が競合するため）．この症例では，バルプロ酸ナトリウムを併用しているため，ラモトリギンの投与量設定は，最初の2週間は1日 0.15 mg/kgを1回経口投与し，次の2週間は1日 0.3 mg/kgを1回経口投与する．その後は，1～2週間ごとに最大 0.3 mg/kgずつ漸増していく．維持用量は，1日 1～5 mg/kgとなっている．

Q & A

Q 抗てんかん薬を服用している間に，他の疾患で薬を服用しなければならなくなった場合どのようなことに気を付ければよいですか？

A 薬物は併用することによって，お互いの薬物の効果を強めたり弱めたりすることがあります．これは相互作用といって，薬物が肝臓で代謝される時に，代謝で働く同じ酵素を奪い合ったり，相手の酵素を強めたりすることによって起こるのです．抗てんかん薬は，この酵素に影響して他の薬物と相互作用を起こしやすい薬物です．したがって，抗てんかん薬を服用中に他の薬物を服用する時には，必ず医師，薬剤師に抗てんかん薬を服用していることを伝えてください．

　　参考：抗てんかん薬の代謝に関わるヒトP450アイソザイムは主に3A4，2C9，および2C19であるので，これらのアイソザイムによって代謝される他の薬物との併用時には注意が必要である．

Q 結婚して子供を儲けたいのですが，抗てんかん薬を服用していると生まれてくる子供に奇形が生じませんか？

A 抗てんかん薬に限らず薬物は，その頻度の違いはありますが，奇形の子供が生まれる可能性を100％否定できるものではありません．抗てんかん薬の服用者からの奇形出生率

は，1剤服用で6％，2剤服用で9％，3剤服用であれば12％と併用薬物が増えるほど奇形をもった子供の出生率は上がっていきます．しかし，薬物を服用してない健常な人の出産においても，奇形をもって生まれる子供の出生率は3％ですので，1剤服用の時に健常者より3％増えるという統計になります．このことをどのように受け止めて，子供の出生選択を決定するかは御夫婦の価値観にゆだねられますが，この統計的事実をよく理解した上で，覚悟をもって出産に臨まれるのであれば，子供を儲けることは十分可能です．

引用・参考文献

1) 和田 攻他編（1999）Medical Practice 内科治療ガイド，文光堂，東京
2) Commission on Classification and Terminology of the International League Against Epilepsy: Proposal for revised clinical and electroencephalographic classification of epileptic seizures, *Epilepsia*. 22, 489-501 (1981)
3) 松下正明編（2000）臨床精神医学講座「てんかん発作の国際分類」，中山書店
4) Gilman,A.G., Goodman,L.S., Rall,T.W. & Murad, F.（eds）（1999）Goodman & Gilman's The Pharmacological Basis of Therapeutics, 8th ed., Macmillan Pub. Co., NY
5) Alberts,B., Bray,D., Lewis,J., Ratt,M., Roberts,K. & Watson,J.D.（1999）Molecular Biology of THE CELL, 3rd ed., KYOIKUSHA
6) 日本神経学会「てんかん治療ガイドライン」作成委員会，てんかん治療ガイドライン 2010
7) 辻 貞俊，赤松 直樹（2008）てんかんの治療，臨床神経，48：550-555

12.5 パーキンソン病／パーキンソン症候群

病態の概要

パーキンソン病は主として中年以降に発症する進行性の神経変性疾患で，わが国での有病率はおよそ2000人に1人（65歳以上では500人に1人）である．臨床症状としては**振戦**（手などが振るえる），**筋固縮**（筋肉が固くなる），**無動**（動作が遅くなる）および**姿勢反射障害**（姿勢を保つことが困難になる）が特徴的で，これらはパーキンソン病の四大徴候と呼ばれている．その他に自律神経症状（便秘，排尿障害，起立性低血圧など）や精神症状（抑うつ症，認知症など）が現れることがある．

病理学的には，黒質から線条体に至るドパミン性神経細胞の変性と残存神経細胞内にレヴィー小体と呼ばれる好酸性球状物質の出現が特徴である．正常では大脳基底核でドパミンとアセチルコリンが神経伝達物質として高濃度に存在し，ドパミン系とアセチルコリン系のバランスが保たれているが，パーキンソン病ではドパミン神経の変性・脱落によりドパミン作動性機能の低下をきたし，相対的にアセチルコリン系が優位となり，両者のバランスが壊れて発病すると考えられている（図1）．その原因は不明であるが，現在のところドパミンの自動酸化で産生した活性酸素による神経毒性仮説が有力である[1]．他に合成麻薬 meperidine 類似物質製造の際の副産物である MPTP（1-methyl-4-phenyl-1,2,3,6-tetrahydropyridine）が実験的に，また人の中毒例でパーキンソン病症状を生じることから，外来性の MPTP 様物質を原因とする説もある[2]．

　パーキンソン症候群（パーキンソニズム）は，抗精神病薬や消化器用薬などの薬剤による副作用，脳炎，脳腫瘍，脳血管性疾患，一酸化炭素中毒，マンガン中毒など既知の疾患あるいは原因があって，それに基づいてパーキンソン病と類似した臨床症状を示す症候群である．

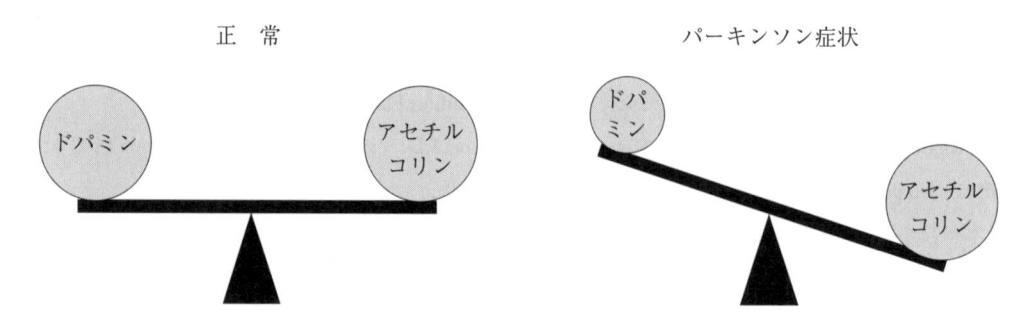

図1　パーキンソン病におけるドパミン・アセチルコリンバランス

キーワード

ドパミン補充療法　　抗コリン薬　　四大徴候　　MPTP　　ジスキネジア
日内変動（wearing-off, on-off 現象）　　ドパミン受容体刺激薬　　麦角アルカロイド
非麦角アルカロイド　　MAO-B 阻害薬　　ドパミン遊離促進薬　　ノルアドレナリン補充薬

治療方針

　パーキンソン病の治療の中心は薬物療法であり，欠乏しているドパミン補充のためのレボドパ製剤をはじめ，ドパミン受容体刺激薬，抗コリン薬，ドパミン遊離促進薬，モノアミン酸化酵素（MAO-B）阻害薬，ノルアドレナリン補充薬などの治療薬（図2，表1）があるが，治療が長期間にわたるため，単一薬剤で増量するより作用機序の異なる薬剤を少量ずつ組み合わせる低用量・多剤併用が望ましい．

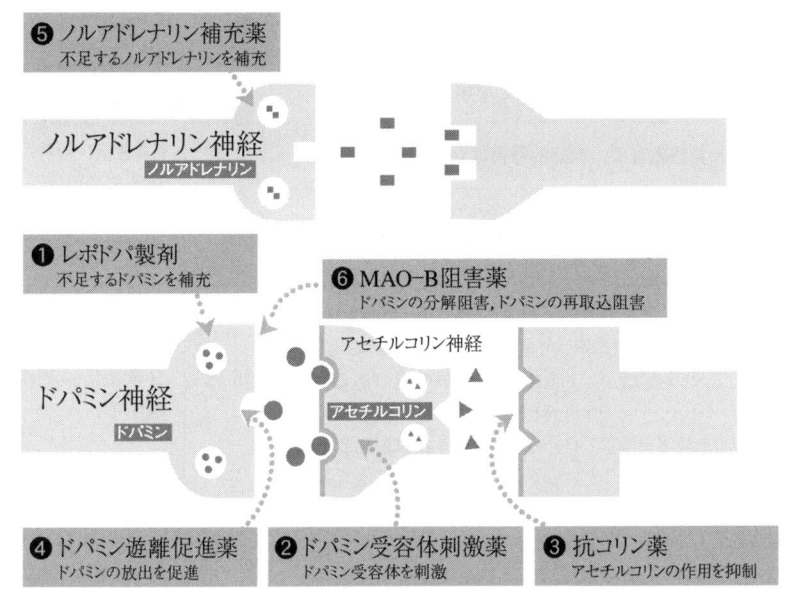

図2 パーキンソン病治療薬の作用部位

❺ ノルアドレナリン補充薬　不足するノルアドレナリンを補充
❶ レボドパ製剤　不足するドパミンを補充
❻ MAO-B阻害薬　ドパミンの分解阻害，ドパミンの再取込阻害
❹ ドパミン遊離促進薬　ドパミンの放出を促進
❷ ドパミン受容体刺激薬　ドパミン受容体を刺激
❸ 抗コリン薬　アセチルコリンの作用を抑制

表1 パーキンソン病の治療薬

カテゴリー	一般名	商品名
レボドパ製剤	レボドパ レボドパ：カルビドパ （10：1配合剤） レボドパ：カルビドパ （4：1配合剤）	ドパストン，ドパゾール，ドパール メネシット，ネオドパストン マドパー，イーシー・ドパール， ネオドパゾール
ドパミン受容体刺激作用	ブロモクリプチンメシル酸塩 ペルゴリドメシル酸塩 タリペキソール塩酸塩 カベルゴリン プラミペキソール塩酸塩	パーロデル ペルマックス ドミン カバサール ビ・シフロール
抗コリン作用	トリヘキシフェニジル塩酸塩 ビペリデン塩酸塩 ピロヘプチン塩酸塩 メチキセン塩酸塩 マザチコール塩酸塩 プロフェナミン塩酸塩	アーテン アキネトン トリモール コリンホール ペントナ パーキン
ドパミン遊離促進作用	アマンタジン塩酸塩	シンメトレル
ノルアドレナリン補充薬	ドロキシドパ	ドプス
MAO阻害作用	セレギリン塩酸塩	エフピー
	ゾニサミド	トレリーフ

表2 パーキンソン病の重症度分類

Hoehn & Yahr の重症度分類		生活機能障害度 (厚生労働省異常運動疾患調査研究班)	
Stage I	症状は一側性障害で，機能的障害はないかあっても軽度	I度	日常生活，通院にはほとんど介助を必要としない．
Stage II	両側性の障害があるが，姿勢反射障害はない．日常生活，就業は多少の障害はあるが行いうる．		
Stage III	姿勢反射障害がみられる．活動はある程度制限されるが職種によっては仕事が可能である．機能的障害は軽度ないし中等度だが，1人での生活が可能である．	II度	日常生活，通院に介助を要する．
Stage IV	重篤な機能障害を呈し，自分のみによる生活は困難となるが，まだ支えなしに立つこと，歩くことはどうにか可能である．		
Stage V	立つことも不可能で，介助なしにはベッドまたは車椅子につきっきりの生活を強いられる．	III度	日常生活に全面的な介助を要し，歩行，起立不能となる．

〔注〕厚生労働省特定疾患対策の治療対策疾患として認定されるのは，Hoehn & Yahr の III 度，生活機能障害度 II 度以上である．

　本症の症状や進行度を客観的に評価する方法として Hoehn & Yahr の重症度分類（表2）を使用する．治療方針には必ずしも一定のコンセンサスが得られていないが，上述の分類で stage II までの改善が得られることを目標とする．レボドパ製剤は一般に効果発現が早く治療効果の高い薬剤であるが，長期投与に伴いジスキネジア，日内変動（wearing-off, on-off 現象），幻覚・妄想などの精神症状を起こす問題があるため，パーキンソン病の重症度，年齢，痴呆の有無などに応じた使い分けが必要である．

　パーキンソン病が進行し薬物療法での治療が困難になった患者に対し，最近では淡蒼球や視床下部の定位手術や刺激術などの外科的治療が普及している．

◆ 処方例 ◆ 1

Rp.（基本処方）（軽症（重症度 I〜II），70歳未満の患者）
1) ブロモクリプチンメシル酸塩（パーロデル®）2.5 mg　　1回1〜3錠（1日1〜3錠）
　　　　　　　　　　　　　　　　　　　　　　　　　　　1日1〜3回　食直後
　　ドンペリドン（ナウゼリン®）OD錠 10　　　　　　　　1回1〜3錠（1日1〜3錠）
　　　　　　　　　　　　　　　　　　　　　　　　　　　1日1〜3回　食前
2) トリヘキシフェニジル塩酸塩（アーテン®）錠（2 mg）　　1回1錠（1日1〜3錠）
　　　　　　　　　　　　　　　　　　　　　　　　　　　1日1〜3回
3) アマンタジン塩酸塩（シンメトレル®）錠 50 mg　　　　1回1〜2錠（1日2〜4錠）
　　　　　　　　　　　　　　　　　　　　　　　　　　　1日1〜2回

上記1) ドパミン受容体刺激薬（ブロモクリプチン）または2) 抗コリン薬（トリヘキシフェニジ

ル）の単独投与で開始する．効果が不十分な場合，両薬剤を併用するか，3）ドパミン遊離促進薬（アマンタジン）を追加する．

◆ 処方解説

　ブロモクリプチンは麦角アルカロイド誘導体の一つで，ドパミン受容体を直接的に刺激するドパミンアゴニストである．レボドパと比較して効果は弱いが効果持続時間が長いことから，レボドパとの併用によりパーキンソン病症状の改善効果を維持したままジスキネジアを減らすことが報告されている[3]．服薬は少量（1/2 Tab 〜 1 Tab/日，朝食直後）から始め，1〜2週ごとに1Tabずつ増量して維持量にする漸増法により，症状改善度が有意に上昇する．漸増法はブロモクリプチンの投与初期にみられる消化器症状（嘔気，食欲不振）などの副作用に対しても有効であるが，悪心・嘔吐症状が強い場合はドンペリドンを併用する．

　抗コリン薬は，ドパミンの減少によって優位に立ったアセチルコリンの働きを抑制する．古くから振戦に対する有効性が知られており，現在も早期パーキンソン病の振戦を含めた全般症状に有効であるが，知的機能障害を起こすことが示唆されている[4,5]ため，特に高齢者に対しての使用は避けるべきである．

　アマンタジンは，ドパミンを放出している神経を刺激してドパミンの放出を促進する．レボドパと比較して効果が弱い反面，副作用も少ないことから，比較的軽症のパーキンソン病に対して使用される．ジスキネジアを抑制する作用が報告されており[6〜9]，その効果を期待して使用することがある．

```
Rp.（基本処方）（中等症（重症度Ⅲ以上），70歳以上の患者）
1) レボドパ・カルビドパ配合剤（メネシット®）100
        レボドパ 100 mg，カルビドパ 10 mg      1回1錠（1日2錠）   1日2回
2) トリヘキシフェニジル塩酸塩（アーテン®）錠（2 mg）   1回1錠（1日2〜3錠）
                                                                1日2〜3回
3) アマンタジン塩酸塩（シンメトレル®）錠 50 mg      1回2錠（1日4〜6錠）
                                                                1日2〜3回
4) ブロモクリプチンメシル酸塩（パーロデル®）錠 2.5 mg  1回1〜3錠（1日3〜9錠）
                                                                1日3回  食直後
   ドンペリドン（ナウゼリン®）OD錠10     1回1錠（1日3錠）   1日3回  朝昼夕 食前
5) セレギリン塩酸塩（エフピー®）錠 2.5 mg   1回1錠（1日2錠）   1日2回  朝昼食後
   または
   セレギリン塩酸塩（エフピー®）錠 2.5 mg   1回2錠（1日2錠）   1日1回  朝食後
   セレギリン塩酸塩（エフピー®）錠 2.5 mg   1回1錠（1日1錠）   1日1回  昼食後
```

上記 1) を基本薬とし，効果が不十分か副作用等で増量できない場合，あるいはレボドパを減量したいとき，2)〜5) の1種または数種を併用する．

◆ 処方解説

　レボドパはパーキンソン病患者の約80％に有効であり，治療の中心となる薬剤である．ドパミンは血液脳関門を通過できないためその前駆物質であるレボドパを治療に使用するが，レボドパは経口投与された場合，肝臓の末梢性ドパ脱炭酸酵素により分解されるため，末梢（肝臓）のドパ脱炭酸酵素阻害薬であるカルビドパとレボドパの配合剤を使用することが多い．カルビドパ配合剤の使用によりレボドパの投与量を1/4〜1/5に減量することができ，また消化器系の副作用が減少して治療の導入が容易になった反面，長期投与による様々な問題症状を起こす．こうした問題症状はいったん発現するとコントロールが難しく，結果的に患者の日常生活動作（ADL）の低下につながることから，本剤の使用方法や開始時期が重要になる．

　一般に，中等症以上の患者ではレボドパによる治療が主体である．症状の進行に伴い投与量を漸増するが，長期間にわたる治療が必要になることが多いため2）〜5）の薬剤を併用し，可能な限りレボドパの少量維持を目標とする．MAO-Bは線条体に多く分布している酵素であり，5）のMAO-B阻害薬（セレギリン）は脳内線条体のドパミン代謝の抑制とドパミン再取り込み阻害作用を有し，レボドパ作用の増強を期待して使用するが，わが国では単独使用が保険で承認されていないのでレボドパ製剤と併用する．ほかに，高齢者では比較的ジスキネジアを起こしにくいとの理由で，また，認知症を合併している患者ではドパミン受容体刺激薬により幻覚・妄想を起こしやすいことを勘案して最初からレボドパを中心とした治療が勧められている10)．

　レボドパの長期投与により問題症状が出現した場合，レボドパ製剤の減量や他の薬剤の追加または増量，ノルアドレナリン補充薬の併用など，各現象への対応が必要となる．

◆ 処方例 ◆ 2

Rp.（すくみ足や無動の改善が不十分な場合）
ドロキシドパ（ドプス®）OD錠100mg　　1回1〜2錠（1日1〜6錠）　　1錠ずつ増量

◆ 処方解説

　進行したパーキンソン病ではドパミン神経細胞のみならずノルアドレナリン作動性神経細胞が障害され，脳内ノルアドレナリンの低下によりすくみ足，立ちくらみを生じることがある．ノルアドレナリンの前駆物質であるドロキシドパは，他の薬剤を使用しても効果が上がらない場合や，すくみ足，姿勢反射障害，起立性低血圧の改善にも奏効する．レボドパに上乗せして1日1錠から開始し，以後隔日に1錠ずつ増量して維持量を決める．

◆ 処方例 ◆ 3

Rp.（特に振戦が強い場合）
1) アロチノロール（アストニール®）錠 10　　　1回1錠（1日2錠）　　　1日2回
2) クロナゼパム（リボトリール®）錠 0.5 mg　　1回1錠（1日1〜3錠）　　1日1〜3回

◆ 処方解説

　レボドパや抗コリン製剤の投与にもかかわらず振戦が著明に現れる症状では，本態性振戦の治療薬である β 遮断薬（アロチノロール）や抗てんかん薬（クロナゼパム）の単独または併用投与により有効なことがある．

Q & A

Q パーキンソン病の薬を飲むときにどのような注意が必要でしょうか？

A 医師が決めた薬の量と服薬回数を守り，規則正しく服薬することが大切です．レボドパはよく効く薬ですが，長期間服薬していると同じ量を服用しているのに，服用し始めた頃に比べて効果が減弱したり，副作用が強くなったりしてきます．この場合，自己の判断で勝手に多くの薬を服用したり，減らしたりすることは病状に対する医師の判断を誤らせるだけでなく，時には危険な状態に陥ることも少なくありません．また，長期間レボドパを服薬している患者が急に服用を止めると，発熱，意識障害，錐体外路障害，発汗，頻脈などの**悪性症候群**を誘発することがありますので，急に服薬を中断しないように指導する必要があります．

Q パーキンソン病の治療薬にはどのような副作用がありますか？

A 長期間にわたりレボドパをはじめとするパーキンソン病治療薬を服薬していると，吐き気，食欲不振などの消化器症状をきたすことがあります．こうした副作用は，次第に慣れてしまうことも多いですが，薬を食事中や食直後に服薬することである程度軽減することができます．必要に応じて錐体外路系には分布しない抗ドパミン薬であるドンペリドン（ナウゼリン®）などの吐き気止めを併用するのも防止策の一つです．また，頭痛やめまい，胸が痛くなる，心臓がどきどきする，脈が乱れるなどの症状や不随意運動が現れたとき，幻覚・妄想などの精神症状が出たときは注意が必要です．これらの症状をなくすためには薬の量を減らしたり薬を変える必要がありますので，主治医に相談して下さい．

Q パーキンソン病のような症状を起こす薬剤性パーキンソニズムとはどのようなものですか？

A パーキンソン病のような症状が薬の副作用として起こる場合を**薬剤性パーキンソニズム**といいます．服用開始からパーキンソニズム発症までの期間は一般的に3～4か月ですが，数週間～数年とかなりのばらつきがあります．症状はパーキンソン病に非常によく似ていますが，筋固縮と無動が主体で，振戦は比較的軽度かみられないことが多いといわれています．

薬剤性パーキンソニズムの原因となる代表的薬剤には，ブチロフェノン系・フェノチアジン系向精神薬，抗うつ薬，消化器用薬，降圧薬，脳循環代謝改善薬などがあります．治療はこれらの薬剤を減量，中止することが第一ですが，回復までに数週間～数か月かかります．重症例や回復が遅い場合には抗パーキンソン病薬が使われますが，一般にレボドパよりも抗コリン剤やドパミン受容体刺激薬のほうが有効です．

Q レボドパの長期投与によりジスキネジアを発現することがあると聞きますが，これはどのような症状ですか？　また，その対策について教えて下さい．

A ジスキネジアはレボドパを高用量で長期間服用することにより生じる不随意運動の総称で，自分の意志に関係なく身体が動いてしまう症状です．不随意運動は口周囲，顔面，四肢，体幹などに認められ，またその動き方も様々です．ジスキネジアには，① レボドパの血中濃度の上昇期と下降期にみられる2相性ジスキネジア，② 高すぎる場合にみられるピーク時ジスキネジア，③ 消退期にみられるオフ期ジスキネシアがあります．対策としてはレボドパの減量を行うのが原則ですが，減量により症状の悪化がみられる場合には減量を行わずにドパミン遊離促進薬であるアマンタジンの追加を試みます．それでも改善しないような著明なジスキネジアにはドパミン受容体遮断薬を併用します．ただし，本剤は過量投与するとパーキンソン病症状を増悪させる恐れがありますので十分な注意が必要です．

Q レボドパの長期投与に伴う日内変動（wearing-off, on-off 現象）とその対策について詳しく教えて下さい．

A wearing-off 現象は，レボドパの薬効時間が短縮してレボドパ服薬後数時間で症状が悪化する現象です．原因はドパミン性神経細胞の変性により脳内のレボドパの保持能力が低下し，短時間に他の細胞のドパ脱炭酸酵素でドパミンに代謝されるためと考えられています．この時，wearing-off 現象があってジスキネジアがない場合は MAO-B 阻害薬を試みますが，これによりジスキネジアが出現する場合はレボドパの減量を行います．また，減量によりパーキンソン症状が悪化する場合はもとに戻すか，ドパミン受容体刺激薬を追加または増量します．単にレボドパを増量すると wearing-off 現象が増悪する

ことが多いため，上記のように他の薬剤を使用するか，レボドパの1日投与量を変えずに投与回数を増やしてレボドパの血中濃度を調節します．

　on-off 現象は，レボドパの服用時間や服用量に関係なく突然症状がよくなったり（on），悪くなったりする（off）現象で，原因は不明です．これに対してあまり有効な方法はありませんが，いったんレボドパを減量して on-off 現象が消失してから wearing-off と同様の処置を行います．

引用・参考文献

1) 橋本隆男，佐藤隆司，豊島　聰編（2001）疾患と病態生理，p. 216-221，南江堂
2) 仮家公夫，小井田雅夫，秦多恵子，堀坂和敬ら共著（2002）疾患別薬理学　第4版，p. 441-449，廣川書店
3) Rascol, O., Brooks, D.J., Korczyn, A.D., et al.（2000）*N. Engl. J. Med.* 342, 1484-1491
4) Koller, W.C.（1986）*Arch. Neurol.* 43, 126-127
5) Bedard, M.A., Pillon, B., Dubois, B., et al.（1999）*Brain and Cognition* 40, 289-313
6) Metman, L.V., Dotto, P.D., Munckhof, V.D., et al.（1998）*Neurology* 50, 1323-1326
7) Metman, L.V., Dotto, P.D., Lepoole, K., et al.（1999）*Arch. Neurol.* 56, 1383-1386
8) Luginger, E., Wenning, G.K., Bosch, S., et al.（2000）*Mov. Disord.* 15, 873-878
9) Snow, B.J., Macdonald, L., Mcauley, D., et al.（2000）*Clin. Neuropharmacol.* 23, 82-85
10) 日本神経学会監修，日本神経学会「パーキンソン病治療ガイドライン」作成小委員会編（2003）パーキンソン病治療ガイドライン，医学書院

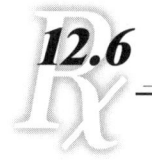

12.6 認知症

病態の概要

（1）認知機能障害（中核症状）

　アルツハイマー型認知症の認知機能障害のうち最も中核的な症候は近時記憶障害である．具体的には，最近のエピソード記憶障害が特徴的で，直近の記銘した事柄でも再び想起することができない状態となる．一方，近時記憶の障害とは対照的に，遠隔記憶は比較的保たれるとされる．

アルツハイマー型認知症では海馬，海馬傍回等の側頭葉内側領域での変性が，頭頂葉，側頭葉に広がり，記憶障害に引き続き，変性した脳領域が担当する機能が消失していく．視空間障害，書字障害，計算障害，言語障害等の認知機能障害に発展する．さらに進行すると，周囲に対する認知が不可能となり，会話も成立しなくなり，最終的には無言寝たきり合併症へと進展していく．治療はこれらの病状進展の速度を抑えることにある．

一方，脳血管性認知症は基礎疾患に，高血圧，糖尿病，脂質異常症，心疾患を有し多発性の脳虚血巣が認められる．脳の萎縮度は限局的萎縮を特徴とし，経過は階段状に進行する．記憶はむらが出るまだら認知症を呈する．人格も比較的保たれている．レビー小体型認知症は，アルツハイマー型認知症との判別が困難な場合が多いが，パーキンソン病のような運動障害も併発するのが特徴である．

表1 認知症の原因疾患

原因疾患	特 徴
アルツハイマー病	本症は，初老期移行に起こる進行性認知症を主徴とし神経細胞の広範な脱落，特に海馬を中心に萎縮が起こり，脳室が拡大する原因不明の進行性神経変性疾患である．疫学的には男：女＝1：3で女性に多い．アルツハイマー型認知症はⅠ〜Ⅲ期に分けられ，認知機能障害に続いて運動機能障害等神経症状が出現する． 生理学的特徴として，神経細胞外にアミロイド前駆タンパク質（APP）からβ-セクレターゼ，γ-セクレターゼにより生成されたβ-アミロイドタンパクが蓄積した老人斑とともに神経細胞内には，リン酸化されたタウタンパクが蓄積する神経原線維変化を呈する．
脳血管性認知症	脳卒中発作後に発症し，階段状に進行する．脳梗塞や脳出血の危険因子（高血圧症，糖尿病，脂質異常症など）を有することが多い．症状は多彩であるが，視床梗塞など一部の症例を除いて記憶障害は比較的軽度のことが多い．幻覚や妄想が前景に立つことはまれで，発動性の低下・無関心が認められる．活動の低下によって生じる廃用症候群は単独でも出現するが，しばしば認知症，とくに脳血管性認知症によっても生じ，認知機能障害をさらに増悪させる．局所神経症状を認めることが多い．
レビー小体型認知症	発症と進行は緩徐だが，認知機能が激しく変動する．また，鮮明で生々しい幻視（人，動物，虫など）と誤認妄想（夫を父と間違うなど）が特徴的である．すでに亡くなっている家族が家の中にいると主張するなど，誤認妄想と幻視が一体となったような精神症状が特徴的である．また，パーキンソン病のような運動障害の両方が症状として出現する．
前頭側頭葉変性症 FTD	初期から人格変化や行動障害が前景に立つ．側頭葉に病変の主座がある意味性認知症（SD）やシルビウス裂周囲に病変の主座がある進行性非流暢性失語では，初期から失語症状が前景に立つ．FTDとSDは，常同行動（時刻表的生活・滞続言語・反復行為）や食行動異常（過食・嗜好の変化・常同的食行動）など共通の行動障害を呈する．一方，初期には記憶障害や視空間認知障害は目立たない．幻覚や妄想を呈することもほとんどない．

（池田 学，認知症，高次脳機能研究，第29巻（2），p.222-228から抜粋して作成）

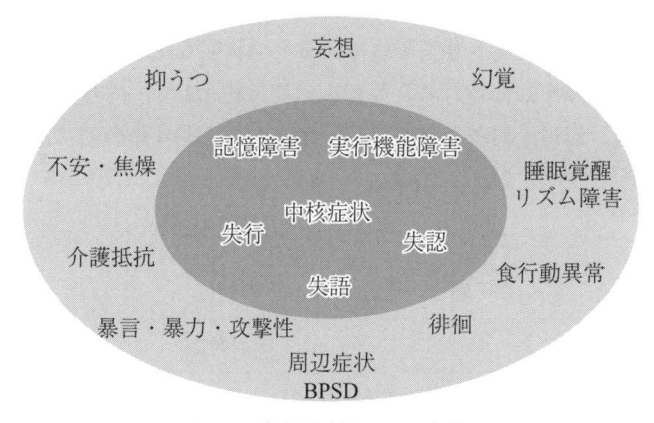

図1　中核症状と周辺症状

（鈴木達也，野呂瀬準，須田（二見）章子，鈴木一成，関水憲一，大内基司，猪狩吉雅，渡邊健太郎，中野博司，大庭建三（2010）認知症の周辺症状（BPSD）への対応，日医大医会誌 2010；6（3），p.135-139）

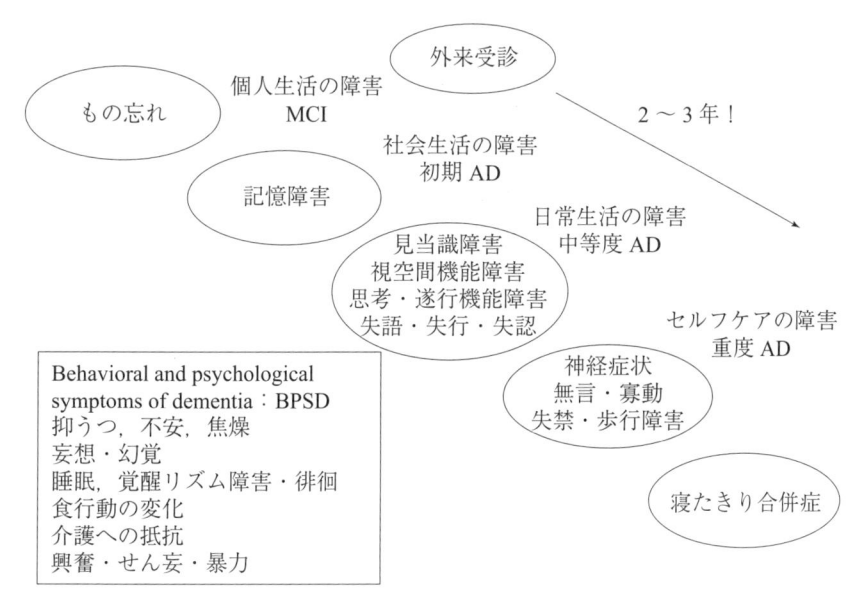

図2　Alzheimer病の経過

（東海林幹夫，認知症の臨床と病態，臨床神経学，48巻7号，p.467〜475）

（2）精神症状（周辺症状　BPSD）

　アルツハイマー型認知症では認知機能障害への進行に伴い，感情や意欲の障害，妄想，幻覚，徘徊，興奮等の精神症状・行動障害を伴うようになる．初期には人格や社会的行動は比較的保たれており，周囲から認知症の存在に気付かれない場合が多い．アルツハイマー型認知症患者では初期から自発性低下，無関心等のアパシーが認められ，複雑な仕事の遂行や家事等の日常生活動作に支障をきたす．アパシーは多くのアルツハイマー型認知症患者で出現するとされ，最も頻度

の高い精神症状と考えられている．感情障害であるうつ状態も比較的病初期から認められ，半数近くの AD 患者でうつ状態を認められる．妄想の頻度は約 1/3 で，内容としては物盗られ妄想が最も多い．他に，幻覚，幻視，幻聴などを示し，発症から 3〜4 年の間に出現のピークに達するとされる．行動異常とその対応を表 2 に示す．

表 2　行動異常とその対応

代表的行動異常	その対応
暴言・暴力	最も耐え難い行動異常として暴言・暴力があげられる．対応としては，「だめ」とストレートに言わずに，婉曲的に話す巧妙さが必要で，妄想がある場合には，専門医に相談し適切な薬物治療も必要な場合がある．
もの盗られ妄想	女性に多く，認知症の初期から中期にみられ，家族や介護者が疑われることが多い．第 3 者に依頼し，患者さんの味方として一緒に探すことで解決する場合や，隠し場所が思いがけない所で見つかることもある．
徘徊	視覚的な記憶障害や目的地を忘れたり，方向感覚の障害も背景に考えられる．ハイテク徘徊探知システムとして携帯電話のサービスなどを利用する方法もある．
替え玉妄想	突然家族に対して「どなたですか？勝手に人の家に上がりこんで．人を呼びますよ」などと攻撃的になる状況．まずは一旦出て，外から電話で「帰るよ」と電話した上で「ただいま」と帰ることでとスムーズに迎え入れてもらえることも少なくない．
帰宅欲求	自宅に居ながら夕方荷物をまとめて，出て行こうとする現象．例えば，一緒に家を出て，帰宅するとかなり成功率は高い．

(鈴木達也, 野呂瀬準, 須田（二見）章子, 鈴木一成, 関水憲一, 大内基司, 猪狩吉雅, 渡邊健太郎, 中野博司, 大庭建三（2010）認知症の周辺症状（BPSD）への対応, 日医大医会誌 2010；6（3），p.135-139）

キーワード

アルツハイマー病　　脳血管性認知症　　レビー小体型認知症　　前頭側頭葉変性症
コリンエステラーゼ阻害薬　　NMDA 受容体拮抗薬　　β-アミロイドタンパク　　老人斑
タウタンパク　　神経原線維変化

治療方針

認知症診療においては，まず，非薬物的な治療・対応が検討され，非薬物治療だけでは対処できない場合に薬物治療が考慮される．認知症の薬物治療においては，少量から注意深く観察しな

表3 アルツハイマー型認知症の治療薬

一般名（商品名）	効能または効果	用法および用量
コリンエステラーゼ阻害薬		
ドネペジル塩酸塩 （アリセプト®） 　錠，D錠 3, 5, 10 mg 内服ゼリー	アルツハイマー型認知症における認知症症状の進行抑制	1日1回 3 mg から開始し，1〜2週間後に 5 mg に増量し，経口投与する．高度のアルツハイマー型認知症患者には，5 mg で4週間以上経過後，10 mg に増量する．
ガランタミン臭化水素酸塩 （レミニール®） 　錠，OD錠 4, 8, 12 mg 内用液 4 mg/mL	軽度および中等度のアルツハイマー型認知症における認知症症状の進行抑制	ガランタミンとして1日 8 mg（1回 4 mg を1日2回）から開始し，4週間後に1日 16 mg（1回 8 mg を1日2回）に増量し，経口投与する．なお，症状に応じて1日 24 mg（1回 12 mg を1日2回）まで増量できるが，増量する場合は変更前の用量で4週間以上投与した後に増量する．
リバスチグミン （イクセロン®／リバス®タッチ　パッチ） 　4.5, 9, 13.5, 18 mg	軽度および中等度のアルツハイマー型認知症における認知症症状の進行抑制	リバスチグミンとして1日1回 4.5 mg から開始し，原則として4週毎に 4.5 mg ずつ増量し，維持量として1日1回 18 mg を貼付する． 本剤は背部，上腕部，胸部のいずれかの正常で健康な皮膚に貼付し，24時間ごとに貼り替える．
NMDA受容体拮抗薬		
メマンチン塩酸塩 （メマリー®） 　錠 5, 10, 20 mg	中等度および高度アルツハイマー型認知症における認知症症状の進行抑制	1日1回 5 mg から開始し，1週間に 5 mg ずつ増量し，維持量として1日1回 20 mg を経口投与する．

（各薬剤の添付文書から作成）

がら投与を開始し，リスク・ベネフィットを十分に評価して必要に応じて見直す．一方，認知症の行動・心理症状（behavioral and psychological symptoms of dementia : BPSD）に対して，非定型抗精神病薬も使用される．認知機能障害治療薬として，ドネペジル，ガランタミン，リバスチグミン，メマンチンなどが挙げられる．

軽度〜中等度患者にはドネペジル 3 mg を朝食後1錠，2週間使用する．副作用がなければ 5 mg を朝1錠に増量して維持する．中等度〜高度患者にはドネペジル 5 mg で投与4週以上経過後，10 mg 錠1錠へ増量し，副作用がなければこの量を維持量とする．10 mg への増量後は，1〜2週間で消化器系の副作用が現れることが多いため，増量後1〜2週間の観察が必須である．消化器系の副作用である上腹部痛や食欲低下，悪心や突然の嘔吐，下痢などが出現する場合は中止，または 5 mg への減量が奨められる．特に，寝たきり状態，摂食困難の患者では，副作用による嘔吐などから誤嚥性肺炎を引き起こす場合もあるので注意が必要である．高度患者では副作用の自覚症状を訴えることができない場合が想定されるため，患者の観察だけでなく，介護者からの十分な

状態の聞き取りが必要である．薬剤の剤形には他にも口腔内崩壊錠や内服ゼリーがあり，介護者の負担軽減のためにも患者の状態にあわせた剤形を検討すべきだろう．

また，軽度〜中度患者にはドネペジル以外にも，リバスチグミン貼付剤やガランタミン錠を，中度〜高度患者にはメマンチン錠を選択することもでき，メマンチン錠はドネペジルと併用することもできる．リバスチグミン貼付剤は経皮吸収という新しい投与経路により，経口剤に比べ有効血中濃度の安定的維持が期待できる．また，介護者の視点からも薬剤の投与が容易になる．

メマンチン錠は単剤でも認知機能の改善を期待できるが，ドネペジルと併用することにより，認知機能に対する相加的，ないしは相乗的な効果に加えて，イライラ，焦燥感などの周辺症状（BPSD）を予防，ないしは改善する効果も期待できる．

認知症の周辺症状（BPSD）には幻覚，妄想，不安，興奮，攻撃性等が含まれるが，患者の生活を困難とし，介護者に影響を与える攻撃性，興奮，徘徊　収集癖，性的脱抑制，無気力，叫び等が治療の対象となる．抗精神病薬は軽度から中等度の BPSD には有害事象の危険があるため使用を控える．高度の BPSD には抗精神病薬を考慮する．

表4　BPSD に用いられる治療薬

薬効分類	薬剤名
抗精神病薬（非定型的神経遮断薬）	リスペリドン，オランザピン，クエチアピン，ペロスピロン，アリピプラゾール
抗精神病薬（定型的神経遮断薬）	ハロペリドール，スルピリド
ジスキネジア治療薬	チアプリド
抗不安薬（睡眠薬）	タンドスピロン，ベンゾジアゼピン系抗不安薬，ブロチゾラム
抗うつ薬	セルトラリン，トラゾドン，フルボキサミン，パロキセチン
気分安定薬	カルバマゼピン
コリンエステラーゼ阻害薬	ドネペジル
漢方薬	抑肝散，抑肝散加陳皮半夏

（鈴木達也，野呂瀬準，須田（二見）章子，鈴木一成，関水憲一，大内基司，猪狩吉雅，渡邊健太郎，中野博司，大庭建三（2010）認知症の周辺症状（BPSD）への対応．日医大医会誌 2010；6（3），p.135-139）

◆ 処方例 ◆　1

Rp.
（80歳代　男性）
ガランタミン OD 錠（レミニール® OD 錠）　　4 mg　2 錠

1日2回　朝・夕食後　14日分

◆ 処方解説

軽度のアルツハイマー型認知症における認知症症状の進行抑制を目的としている．上記処方は開始量からの投与であり，初期〜中度の患者である．コリンエステラーゼ阻害薬であるレミニールOD錠は4週間以上の間隔を空けながら，順次，増量していく．

Q & A

Q 認知症治療薬の使い分けについて教えてください．

A 各薬剤の添付文書に記載された適応症から判断すると，認知症の症状の程度から判断すべきと思われます．軽度から中等度までをカバーする薬剤（ガランタミン臭化水素酸塩，リバスチグミン），中等度から高度までをカバーする薬剤（メマンチン塩酸塩），軽度から高度までをカバーする薬剤（ドネペジル塩酸塩）に分類できます．いずれの薬剤も，投与初期から維持量を投与できないので，副作用に注意しながら増量していくのが一般的です．

また，薬剤の特徴で言うと，認知度の程度によって選択される薬剤は異なりますが，アセチルコリン系は記憶，学習を支えているので，コリンエステラーゼ阻害薬が，第一選択薬になりえます．

投与経路に関しては，患者の介護者がどのように関わることができるかにより薬剤を選択される場合もあります．リバスチグミン貼付剤は介護者が容易に投与することができますが，貼付面の痒み，発赤が起こることが多く，その対応が必要なケースも出てきます．ドネペジルは1日1回の経口投与でよいですが，ガランタミンは1日2回の経口投与が必要になります．

中度〜高度認知症に伴う，不穏，興奮などの周辺症状（BPSD）が強い患者には，NMDA阻害薬のメマンチン錠が初期から選択されます．

◆ 処方例 ◆ 2

Rp.
(80歳代　男性)

1) メマンチン塩酸塩（メマリー®）錠	5 mg　1錠
	1日1回　朝食後　7日分　（7/1〜7/7）
2) メマンチン塩酸塩（メマリー®）錠	10 mg　1錠
	1日1回　朝食後　7日分　（7/8〜7/14）
3) メマンチン塩酸塩（メマリー®）錠	5 mg　1錠
メマンチン塩酸塩（メマリー®）錠	10 mg　1錠
	1日1回　朝食後　7日分　（7/15〜7/21）
4) メマンチン塩酸塩（メマリー®）錠	20 mg　1錠
	1日1回　朝食後　14日分　（7/22〜　）
5) アスピリン配合錠（バファリン®配合錠A 81）	81 mg　1錠
	1日1回　朝食後　35日分

◆ 処方解説

　中等度から高度アルツハイマー型認知症における認知症症状の進行抑制を目的とした処方である．メマリー®錠の副作用を患者家族に説明して，問題がなければメマリー®を1週間ごとに注意深く漸増していく．頻度の高い副作用は浮動性めまい（ふらつき）と傾眠である．この症例では，バファリン®配合錠Aの投与により脳血管性認知症を併発していることが考えられる．バファリン®配合錠は抗血小板薬として使用し微小脳血管での血流確保を目的としている．

◆ 処方例 ◆ 3

Rp.
(70歳代　女性)

ドネペジル（アリセプトD®）錠	10 mg　1錠
メマンチン塩酸塩（メマリー®）錠	20 mg　1錠
	1日1回　朝食後　42日分

◆ 処方解説

　高度のアルツハイマー型認知症における認知症症状の進行抑制を目的としている．コリンエステラーゼ阻害薬であるアリセプトD®錠単独ではコントロール不十分，ないしは，周辺症状（BPSD）の併発により，NMDA受容体拮抗薬であるメマリー®錠を追加併用している．上記処方では，両薬剤とも最高用量を用いている．

Q & A

Q 認知症治療薬には多くの剤形が存在しますが，使い分けについて教えて下さい．

A 薬剤により各種の剤形が存在します．錠剤，OD錠，ゼリー，パッチ剤などがあり，患者の服薬能力による薬剤選択が望ましいでしょう．特に，患者の嚥下能力に注意する必要があります．嚥下能力の低下と共に錠剤，OD錠，ゼリー内用液と変更していくことを考慮して下さい．また，経管投与の患者には溶かして投与することのできるOD錠ないしは細粒剤を考慮しましょう．

一方，パッチ剤については，患者単独で管理できる場合や患者家族などの介護者の薬剤管理が期待できる場合に，その使用を考えることが望ましいと思います．すなわち，良好なコンプライアンスの維持という点で，患者とともに患者以外に服薬管理ができる家族の存在が重要です．また，貼付剤では痒みや発赤が発現することがあるので，その対処法をきちんと理解・実践できるかどうかも考慮する必要があります．

◆ 処方例 ◆ 4

Rp.
(70歳代　男性)
1) ドネペジル塩酸塩（アリセプトD®）錠　　10 mg　1錠
　　1日1回　朝食後　56日分
2) 酸化マグネシウム（マグミット®）錠　　330 mg　3錠
　　1日3回　毎食後　56日分
3) 抑肝散（ツムラ抑肝散エキス®）顆粒（医療用）　7.5 g
　　1日3回　毎食間　56日分
4) バルプロ酸ナトリウム（セレニカR®）錠　　200 mg　3錠
　　1日1回　朝食後　56日分
5) リスペリドン（リスパダール®）錠　　1 mg　0.5錠
　　1日1回　夕食後　56日分

◆ 処方解説

高度のアルツハイマー型認知症における認知症治療および認知症の周辺症状（BPSD）への治療である．

ドネペジルは最高用量を使用し認知症の改善を目的としている．周辺症状（BPSD）への治療として抑肝散エキスは神経症や不眠症の改善，バルプロ酸は性格行動障害（不機嫌・易怒性等）の改善，リスペリドンはせん妄不穏症状，攻撃性，易興奮性の改善を目的としている．酸化マグネシウム（緩下剤）は，消化器症状（便秘）の改善を期待している．

Q & A

Q 認知症治療薬の服薬指導について，特に注意することには何でしょうか？

A まず治療の意義を患者ないしは家族にきちんと理解できるまで指導を行う必要があります．患者単独で薬剤管理できる状態であれば，良好なコンプライアンスを期待できます．しかし，症状の進行に伴い，薬剤管理ができなくなることも予想されます．例えばドネペジル錠1剤だけの処方であっても，一包化（ODP：One Dose Package）し，その分包に服用日付を記入することで，有効な支援となることもあります．

また，簡単に患者家族や介護者でできる支援には，お薬服薬カレンダーを導入する方法があります．お薬服薬カレンダー（お薬服薬カレンダー：曜日とあさ・ひる・よるなどの服薬時点が記載されており，それぞれに薬を入れるポケットがついているもの）を用いれば，視覚的に飲んでいるかどうかを確認することができます．

このようなツールを患者や患者家族，介護者に紹介することも大事な服薬指導になります．患者家族や介護者に服薬意義と投与管理を説明し，良好なアドヒアランスを維持することが重要です．パッチ剤では被包に投与期日を記入する欄があり，薬剤交付の際には予め記入しておいた方がよいかもしれません．

参考文献

1) 池田　学，認知症，高次脳機能研究，第29巻（2），p.222-228
2) 鈴木達也，野呂瀬準，須田（二見）章子，鈴木一成，関水憲一，大内基司，猪狩吉雅，渡邊健太郎，中野博司，大庭建三（2010）認知症の周辺症状（BPSD）への対応，日医大医会誌2010；6（3），p.135-139
3) 東海林幹夫，認知症の臨床と病態，臨床神経学，48巻7号，p.467～475
4) 日本神経学会「認知症治療ガイドライン」作成委員会（2010）認知症治療ガイドライン2010

日本語索引

ア

アイソボリン® 36
アイトロール® 171
アカシジア 476
暁現象 389
アーガメイト® 203, 209
アキシチニブ 60
アキネトン® 475
悪性胸膜中皮腫 29, 31
悪性腫瘍 1
悪性症候群 476
悪性貧血 331
悪性リンパ腫 137
アクセノン® 484
アクチバシン® 179, 352, 360
アクテムラ® 104
アクトス® 386
アクトネル® 90
アクロレイン 27, 71
亜血友病 337
アサコール® 308
アザチオプリン 134, 135, 329
アザルフィジンEN® 102, 103
アシクロビル 432, 434, 435, 436
　作用機序 433
アジスロマイシン 143, 232
アシノン® 279
アスタット® 443
アストニール® 499
アスパラ-CA® 93
L-アスパラギナーゼ 13
L-アスパラギン酸カルシウム水和物 93
アスパルテートアミノトランスフェラーゼ 280
アスピリン 151, 163, 164, 171, 181, 350, 351, 352, 353, 355, 508
アスピリンジレンマ 181
アスピリン・ダイアルミネート 181
アスベスト 29
アスペノン® 164
アスペルギルス症 446, 447
アスペルギルス・フミガタス 447
アセタゾラミド 484, 490
アセチルフェネトライド 484
アセトアミノフェン 230, 429
アダラート® 172, 189
アダラートCR® 188
アダラートL® 187
アダリムマブ 104

アーチスト® 151
アテノロール 171, 187
アテローム血栓性梗塞 399
アーテン® 496, 497
アドコルチン® 112
アトピー性角結膜炎 119
アトピー性皮膚炎 109
　薬物療法 111
アトピー素因 112
アドリアシン® 21, 25, 49, 62, 66
アトルバスタチン 401, 402
アトルバスタチンカルシウム水和物 171, 216, 407
アトロピン硫酸塩水和物 296
アナストロゾール 48
アナフィラキシー
　原因物質 125
アナフィラキシーショック 122, 123
アナフィラトキシン 126
アナフラニール® 462, 463
アニサキス症 456
アニデュラファンジン 451
アバカビル 142
アバスチン® 31, 36
アバタセプト 104
アバプロ® 206
アービタックス® 36
アフィニトール® 60
アフェレーシス 134, 216
アブラキサン® 49, 52, 67
アプリンジン塩酸塩 164
アプレピタント 27, 75
アベロックス® 236
アボルブ® 222
アマリール® 384, 386
アマンタジン 428, 430
アマンタジン塩酸塩 496, 497
アミオダロン 160, 164
アミトリプチリン 435
アミノグリコシド系抗菌薬 421, 423
　TDMの目標値 418
アミノフィリン 246
アミノレバン® 292, 293
アミラーゼ 298
アムシノニド 112
アムビゾーム® 446, 448, 449
アムホテリシンB 129, 445, 446, 447, 450
アムホテリシンBリポソーム製剤 446, 448
アムリノン 149
アムロジピン 17, 192

膜電位依存性L型カルシウムチャネルの阻害 174
アムロジピンベシル酸塩 205
アムロジン® 171, 172, 205
アメジニウム 192
アモキサピン 469
アモキサン® 469
アモキシシリン 235, 268, 274
アモキシシリン水和物/クラブラン酸カリウム 235
アラセナA® 432, 435
アラニンアミノトランスフェラーゼ 280
アリセプト® 505
アリセプトD® 508, 509
アリミデックス® 48
アリムタ® 31, 70
アルガトロバン 352, 353, 360
アルギン酸ナトリウム 266, 280
アルクロメタゾンプロピオン酸エステル 112
アルコール摂取 297
アルサルミン® 197, 267, 280
アルダクトンA® 151, 292
アルツ® 107
アルツハイマー型認知症 501
　精神症状 503
　治療薬 505
　BPSD 503
アルツハイマー病 502
　経過 503
アルテプラーゼ 179, 352, 360
アルドステロン 150
アルドステロン症 289
アルファカルシドール 91, 92, 207, 214
アルファロール® 91, 207, 214
アルブミン懸濁型パクリタキセル 52
アルブミン懸濁型パクリタキセル注射剤 49, 67
アルプラゾラム 268, 461, 462, 463, 464
アルベカシン 237, 413, 421
アルメタ® 110, 112
アルロイドG® 266, 280
アレグラ® 260
アレジオン® 120, 209, 210
アレビアチン® 485
アレルギー性結膜炎 119, 121
アレルギー性鼻炎 114, 118
アレルギー体質 114
アレンドロン酸 91
アレンドロン酸ナトリウム 214
アレンドロン酸ナトリウム水和物

90
アロチノロール　499
アロディニア　79
アロプリノール　210, 259, 405, 406
アロマシン®　48
アロマターゼ阻害薬　49
アンカロン®　164
アンギオテンシン受容体拮抗薬　149
アンギオテンシンⅡ受容体拮抗薬　195, 381
アンギオテンシン変換酵素阻害薬　149, 186, 195, 381
アンコチル®　451
アンスロビンP®　345, 360
安静時狭心症　168
アンチトロンビンⅢ　360
アンチトロンビン製剤　345
安定狭心症　168
アンテベート®　112
アンヒバ®　230
アンプラーグ®　355
アンブロキソール塩酸塩　231
α_1−アンチトリプシン　252
α型ヒト心房性ナトリウム利尿ポリペプチド　149
5α還元酵素阻害薬　222
α−グルコシダーゼ　387
α−グルコシダーゼ阻害薬　387
α_1遮断薬　220
α_1受容体　220, 478
α_2−プラスミンインヒビター　346
α_2−プラスミンインヒビター・プラスミン複合体　348
α_1−AT欠損症　252
IgA腎症　193
IgE抗体　112
IgG抗体　328
IL-6阻害薬　104
IP療法　29
RAA系　147
R-CHOPレジメン　21
RTOGレジメン　68

イ

胃潰瘍　268
胃癌　2, 44
イグザレルト®　352, 353
イクセロン®　505
異型狭心症　175
イーケプラ®　486, 491
移行上皮癌　1
胃酸
　分泌メカニズム　273
萎縮性慢性胃炎　267
胃食道逆流症　277

移植片対宿主病　131
イスコチン®　259, 260
イセチオン酸ペンタミジン　452
イソソルビド　372
イソニアジド　259, 260
　薬物相互作用　262
イソバイド　372
イソフェンインスリン　300
イソプレナリン　368, 372
イソメール　372
イダマイシン®　9
痛み
　種類　79
　メカニズム　79
Ⅰ型アレルギー　123
Ⅰ型アレルギー疾患　114
Ⅰ型アレルギー反応　109, 119
　治療薬　115
1型糖尿病　375, 379
一次求心性神経線維　79
一次血栓　353
一硝酸イソソルビド　171
Ⅰ度高血圧　183
1秒率　240, 247
1秒量　248
イチョウ葉エキス　479
一過性脳虚血発作　399
一過性便秘　302
イットリウム90　23
イットリウム（^{90}Y）イブリツモマブチウキセタン　21
一包化　510
遺伝子組換えトロンボモジュリン製剤　346
遺伝子組換えtPA　179
イトプリド塩酸塩　280
イトラコナゾール　443, 444, 445, 447, 448
イトリゾール®　443, 445, 448
イナビル®　428
イヌサフラン　407
胃粘膜下腫瘍　44
イノバン®　124
イブリツモマブチウキセタン　23
イホスファミド　70
イホマイド®　70
イマチニブ　13, 16, 17, 45
イミダフェナシン　221
イミプラミン　471, 472
イミペネム・シラスタチンナトリウム　296
イムネース®　59
イムラン®　135, 329
イリノテカン　29, 36, 55
イリノテカン塩酸塩　37
イルベサルタン　206
イルベタン®　206

イレッサ®　31
いんきんたむし　442
インクレチン　163
インスリン
　分泌機構　163
　分泌機能　377
インスリンアスパルト　390
インスリン依存型糖尿病　375
インスリン依存性改善薬　386
インスリン抵抗性糖尿病　378
インスリン非依存型糖尿病　375
インスリンリスプロ　390
インダパミド　188
インターフェロン　282, 283, 287
　副作用　288
　副作用調査アンケート表　288
インターフェロン・アルファ　59
インターフェロン/シタラビン療法　18
インターフェロン-α　284
インターベンション治療　168
インタール®　116, 248
インターロイキン6　344
インデラル®　294, 394
陰転化　284
インドメタシン　405, 407
イントロンA®　59
院内肺炎　233, 237
　重症度分類　237
インヒビター　340
インフリキシマブ　103, 105, 314
インフルエンザ　426
インフルエンザ（H1N1）　427
インフルエンザウイルス　426
インフルエンザ菌　233
インライタ®　60
胃MALTリンパ腫　20
EBウイルス　431
EC細胞　75
ECOG
　パフォーマンスステータス　29
EGFR遺伝子　31
EML4-ALK融合遺伝子　30, 32
EPR効果　67

ウ

ウイルス　425
ウイルス感染症　425
ウイルスDNAポリメラーゼ　433
ウインタミン®　373
右心不全　147
うつ病　465
うつ病性昏迷　465
ウラピジル　220
ウラリットU®　406, 407
ウリトス®　221
ウルソ®　286, 289, 291

ウルソデオキシコール酸　286,
　　289, 291
ウロキナーゼ　352, 360
ウロキナーゼ®　352, 360
ウロナーゼ®　352, 360
ウロミテキサン®　27
Vaughan Williams 分類　160, 165
wearing-off 現象　500
West 症候群　481
Willebrand 因子複合体　340

エ

エイコサペンタエン酸　355
エキセメスタン　48
エキノコックス症　456
エクザール®　21, 62
エクセグラン　485, 487, 489
エクラー®　112
エコノミークラス症候群　350
エースコール®　205, 407
エスゾピクロン　478, 479
エストラジオール　93
エストラーナ®　93
エストリオール　93
エストリール®　93
エストロゲン　87
エストロゲン受容体　48
エスベリベン®　316
エスポー®　206
エゼチミブ　216, 402, 403
エソメプラゾール　279, 280
エソメプラゾールマグネシウム水
　和物　274
エタネルセプト　103, 105
エタンブトール　259
エチゾラム　192
エチドロン酸　91
エチニルエストラジオール　64
エチレフリン　192
エディロール®　91
エトキシスクレロール®　294
エトスクシミド　484, 490
エトトイン　484
エトドラク　100
エトポシド　29
エトレチナート　9
エナラプリル　150, 151
エナラプリルマレイン酸塩　197,
　217
エパデール®　355
エパルレスタット　381, 386
エビスタ®　92
エビデンスに基づいた医療　32
エピナスチン　209, 210, 246
エピネフリン　326
エピプロスタット®　222
エピペン®　124

エピルビシン　49
エファビレンツ　142
エフオーワイ®　345, 346, 347
エブトール®　259
エフピー®　497
エブランチル®　220
エプレレノン　151
エベロリムス　60
エポエチンアルファ　206
エポエチンベータ　206
エポジン®　206
エホチール®　192
エメプラゾール　182
エラスターゼ　298
エリスロポエチン　73
エリスロマイシン　256
エリブリン　49
エルカトニン　94
エルシトニン　94
エルデカルシトール　91, 92
エルトロンボパグ　73
エルプラット®　36
エルロチニブ　31, 55
エンカイニド　165
塩化カリウム　202
塩化ナトリウム　202
塩酸アンブロキソール　255
塩酸イミダプリル　188
塩酸エピナスチン　120
塩酸キニーネ　457
塩酸クレンブテロール　246
塩酸サルポグレラート　355
塩酸テモカプリル　407
塩酸テルビナフィン　443, 445
塩酸ドスレピン　311
塩酸トラマゾリン　117
塩酸バンコマイシン　237, 414,
　415, 418
塩酸ブテナフィン　443
塩酸プラジカンテル　457
塩酸プロカテロール　242, 244
塩酸ミノサイクリン　236
塩酸メキシレチン　381
塩酸メフロキン　457
炎症性サイトカイン　97
炎症性メディエーター　240
エンテカビル水和物　284
エンドキサン®　13, 21, 49, 70,
　135, 214, 329
エンドトキシン　344
エンドトキシンショック　123
エンピリック治療　74, 239
エンブレル®　103
A 型インフルエンザウイルス　426
A 群 β 溶血性連鎖球菌　193
ABVD レジメン　21
AC レジメン　49
ACE 阻害薬　186, 195, 217

腎保護作用　199
AHA/ACC Stage 分類　150
AIDS
　病期分類　138
ALK 融合遺伝子　31
AML 再発時　9
APL 寛解導入療法　9
FAB 分類　8
FEC レジメン　49
FK 結合タンパク　128
FP 療法　68
5-FU/LV 療法　35
HB グロブリン®　282
HER2 陽性乳癌　51
HIV
　ライフサイクル　138
HIV 感染症　439
HIV 感染症治療薬
　作用部位　138
HMG-CoA 還元酵素阻害薬　172,
　181, 401, 403
5-HT 再取り込み阻害薬　462
5-HT 受容体　478
5-HT$_{1A}$ 受容体　461
5-HT$_3$ 受容体　462
5-HT$_3$ セロトニン受容体拮抗薬
　75
L 型カルシウムチャネル　174
LDL 吸着療法　216
LH-RH アゴニスト製剤　64
M2 イオンチャネル阻害薬　428
M タンパク質　24
mFOLFOX6 レジメン　36
MRSA 腸炎　413
MRSA 肺炎　413
MRSA 敗血症　413
mTOR 阻害薬　60
MTX-LV 救援療法　71
MVAC レジメン　62
Na$^+$ チャネル　157, 487
NAT 検査　342
NG チューブ　152
NK1 受容体　75
NMDA 受容体拮抗薬　505
NNRTI ＋ NRTI 併用療法　142
NYHA 心機能分類　154
SLE 改訂分類基準　133
ST 合剤　452

オ

オイラゾン®　112
黄色ブドウ球菌　411
黄体形成ホルモン　49
黄体形成ホルモン放出ホルモン
　49
横紋筋融解症　402, 403
オーエスワン®　304

オオウメガサソウエキス・ハコヤナギエキス・セイヨウオキナグサエキス・スギナエキス・精製小麦胚芽油配合剤　222
オキサリプラチン　36, 43, 55
オキサロール®　207
オキシコドン　82
オキシブチニン塩酸塩　221
お薬服薬カレンダー　510
オーグメンチン®　235
オザグレルナトリウム　352, 355
オセルタミビル　428
オダイン®　64
オノン®　248
オーバーシュート相　157
オピオイド受容体　81
　部分的作用薬と拮抗薬　85
オピオイド鎮痛薬　81
オピオイドローテーション　83, 84
オーファンドラッグ　457
オメプラゾール　268, 271, 274, 279
オメプラゾン®　271, 274, 279
オーラノフィン　101
オランザピン　478, 479
オルガラン®　345
オルダミン®　294
オルメサルタンメドキソミル　205
オルメテック®　205
オレンシア®　104
オロパタジン塩酸塩　120
オンコビン®　13, 21, 25
温式抗体　327, 328
温式 AIHA　328
on－off 現象　501

カ

外傷後ストレス障害　460
回虫症　456
回転性めまい　372
ガイドライン　32
外反母趾　98
開放隅角緑内障　365
潰瘍性大腸炎　305
　内科治療指針　307
　臨床的重症度分類　306
化学受容器引き金帯　462, 467
化学放射線療法　68
過活動膀胱治療剤　221
下気道感染症　229
核酸合成阻害剤　130
核酸増幅検査　342
ガスター®　70, 214, 259, 265, 271, 279
ガスター D®　129
ガストリン　297

カスポファンギン　447
仮性痛風　410
カソデックス　70　64
カタクロット®　352, 355
ガーダシル®　65
活性型ビタミン D_3　87
活性型ビタミン D_3 製剤　89, 92, 96
活性化部分トロンボプラスチン時間　346, 361
活動電位持続時間　157, 158
滑膜炎　106
家庭注射療法　340
カテーテルインターベンション　360
カテーテル血栓溶解療法　360
カナマイシン®　293
カナマイシン硫酸塩　293
ガバペン®　484
ガバペンチン　484
過敏性腸症候群　309
　治療ガイドライン　310
下部食道括約部　277
カプトプリル　150
花粉症　114, 119
　治療法　116
カペシタビン　36, 37, 49, 53
カペシタビン療法　35
カポジ肉腫　137
加味帰脾湯　335
カモスタットメシル酸塩　299
可溶性フィブリン　348
ガランタミン　506
ガランタミン臭化水素酸塩　505
カリウム保持性利尿薬　150
カリニ肺炎　137, 423, 452, 456
　1 次予防　143
顆粒球コロニー刺激因子　73
カルシウム拮抗薬　171, 173, 174
　種類と特徴　175
カルシウム製剤　96
カルシウム不足　95
カルシトニン　88
カルシトラン®　94
カルシトリオール　87, 91, 92
カルシニューリンインヒビター　130
カルタン®　207
カルテオロール塩酸塩　366, 368
カルバペネム系抗生物質　233
カルバマゼピン　470, 484, 487, 488, 489, 490, 491
カルベジロール　149, 151
カルベニン®　236
カルペリチド　149, 155
カルボシステイン　231, 255
カルボプラチン　5, 31, 32, 67, 73

カルメロースナトリウム　303
ガレノキサシン　236, 239
カロナール®　429
がん遺伝子　19
肝炎　280
肝炎ウイルス　56, 281
寛解　8
寛解後療法　9, 10, 12
寛解導入療法　9, 12
肝癌　56
肝硬変　290
幹細胞　7, 10
幹細胞因子受容体　17
肝細胞癌　56
ガンシクロビル　438
カンジダ血症　445
カンジダ症　137, 423, 444
癌腫　1, 34
肝性脳症　292, 293
関節可動域制限　106
関節水腫　106
関節リウマチ　97
完全寛解　8
完全静脈栄養　203
感染性心内膜炎　413, 418
カンデサルタン　187
含糖酸化鉄　318
肝動脈化学塞栓療法　58
肝動脈塞栓療法　58
冠動脈内血栓溶解療法　168, 178
冠動脈内ステント法　168
肝庇護療法　286
カンプト®　36
冠攣縮性狭心症　168
緩和医療　78
Calvert の式　33
CapeOX レジメン　36, 39
γ－アミノ酪酸　461
κ 受容体　81, 85

キ

偽アルドステロン症　289
気管支喘息　240
　病態生理　241
　薬物治療　243
キサンチンオキシダーゼ　406
キサンボン®　352, 355
器質性狭心症　168
器質性てんかん　480
器質性便秘　302
希少薬　457
寄生虫感染症　455
偽性痛風　410
季節性アレルギー性結膜炎　119
季節性アレルギー性鼻炎　114
季節性インフルエンザ　426
吉草酸酢酸プレドニゾロン　110,

112
吉草酸ジフルコルトロン　112
キドミン®　202
キニーネ　457
キネダック®　381, 386
機能性てんかん　480
機能性便秘　302
キメラ抗体　21
逆転写酵素　137
逆流性食道炎　277
キャンディン系抗真菌薬　451, 446
急性胃炎　263, 265
　原因　264
急性胃粘膜病変　263
急性肝炎　280
急性冠症候群　167
急性気管支炎　229
急性拒絶反応　127
急性骨髄性白血病　7, 8
急性糸球体腎炎　193, 195
急性ジストニア　476
急性心筋梗塞
　治療　179
急性進行性糸球体腎炎　193
急性腎障害　200
急性心不全　149
急性腎不全　200, 201, 202
急性膵炎　295
　診断法　298
急性前骨髄球性白血病　8
急性単純性腎盂腎炎　226
急性単純性膀胱炎　225
急性転化　16
急性疼痛　79
急性肺血栓塞栓症　359
急性便秘　302
急性リンパ性白血病　12
吸入ステロイド　244
キュビシン®　417
強化インスリン療法　387, 391
凝固因子製剤　341
凝固機序　362
狭心症　167
　薬物療法　169
狭心症用薬
　作用点　169
蟯虫症　456
強直間代発作　481
強直発作　483
強迫性障害　460, 462
頬部紅斑　132
強力ネオミノファーゲンシー®　286, 289, 291
強力ポステリザリン®　316
巨赤芽球　333
拒絶反応　127
虚脱　122

去痰薬　231
キラーT細胞　114
キレート　266
キロサイド®　9
菌検査　258
筋固縮　493
キンダベート®　112
金チオリンゴ酸ナトリウム注　101
筋注用ロイコボリン®　70
GABA受容体Cl⁻チャネル複合体　487, 489
GABAトランスアミナーゼ　489
GABA_A/ベンゾジアゼピン受容体　478
KIT遺伝子　44
KIT陽性消化管間質腫瘍　45
QOLスコア　219
QT延長症候群　158

ク

空気感染　257
空腹時血糖値　379
クエン酸カリウム・クエン酸ナトリウム合剤　406, 407
クエン酸製剤　96
クエン酸第一鉄ナトリウム　318, 320
クッシング症候群　376
グラクティブ®　385
グラケー®　93
クラビット®　225, 226, 227, 227, 232, 235, 260
クラミジア　236
クラミジア肺炎　233
クラリス®　143, 232, 236, 274
クラリスロマイシン　143, 232, 236, 256, 268, 274
グラン®　70, 324
クランポール®　484
クリアクター®　179, 352, 360
グリクラジド　385
クリスマス因子　337
グリセオール®　431
グリセリン　431
クリゾチニブ　30, 31
グリチルリチン製剤　286, 289, 291
グリチロン®　286
クリニカルシナリオ　149, 150
クリプトコッカス症　446
クリプトコッカス髄膜炎　451
クリプトコッカス・ネオフォルマンス　450
クリプトスポリジウム症　456
グリベック®　13, 16, 45
グリミクロン®　385
グリメサゾン®　112

グリメピリド　384, 386
クリンダマイシンリン酸エステル　237
グルカゴン様ペプチド-1　388
グルコース依存性インスリン分泌刺激ポリペプチド　163, 377
グルコーストランスポーターⅡ　162
グルコン酸カルシウム　204
グルトパ®　352, 360
くる病　95
クレストール®　401
クレチン症　395
グレープフルーツジュース　192
クレメジン®　205
クレモフォールEL®　67, 72
クロスエイトM®　338
クロチアゼパム　300
クロナゼパム　484, 490, 499
クロバザム　484, 489, 492
クロピドグレル　171, 181, 355
クロベタゾールプロピオン酸エステル　112
クロベタゾン酪酸エステル　112
クロミプラミン　462, 463
クロム親和性細胞　75
クロモグリク酸ナトリウム　116, 248
クロルプロマジン塩酸塩　373
クロルマジノン酢酸エステル　64
クローン病　312
　内科治療指針　313
Christmas病　337
Coombs試験　328, 330
Graves病　392

ケ

経験的治療　74
経口強心薬
　作用メカニズム　155
　薬理作用　154
経口ステロイド療法　195
経口セフェム系薬　225
経口糖負荷試験　379
経口ニューキノロン系薬　225
経口ペニシリン系薬　225
経口補水液　304
軽症うつ病　467
経尿道的膀胱腫瘍切除術　62
経皮吸収型硝酸薬　172
経皮的エタノール注入療法　57
経皮的冠動脈インターベンション　178
経皮的冠動脈形成術　168
劇症肝炎　282
血圧
　分類　183

血液凝固カスケード　357
血液凝固機構　342
血液凝固反応　355
血液循環　148
血液毒性　72
血液分布異常性ショック　122
血管内皮細胞増殖因子　30
血管内皮増殖因子　38
血管内皮増殖因子受容体　60
血漿交換療法　134
血小板　334
血小板減少症　73
血小板数　335
欠神発作　481, 483
血清アルブミン　211
血清骨型アルカリホスファターゼ　90
血清総鉄結合能　319
血清鉄　319
血清不飽和鉄結合能　319
血栓
　分類と特徴　357
血栓・塞栓症　349
血栓溶解薬　180
血栓溶解療法　179
血中インスリン
　日内変動　384
血中カルシウム濃度　88
血友病　337
血友病治療用凝固因子製剤　339
血友病A　337, 338
血友病B　337, 338
ケトコナゾール　443
ケナコルトA®　112
解熱・鎮痛薬　341
ゲフィチニブ　29, 31, 77
ケミカルメディエーター　115
ケミカルメディエーター遊離抑制薬　117
ゲムシタビン　54, 55, 62
ゲムツズマブオゾガマイシン　9, 10
下痢　303
ケルナック®　266, 267
眩暈　371
幻覚　473
原がん遺伝子　19
減感作療法　119
献血ノンスロン®　345
献血ベニロン-I®　335
ゲンタシン®　422
ゲンタマイシン　422
原虫感染症　455
原発性高尿酸血症　404
原発性骨粗鬆症　87
　薬物治療開始基準　89
原発性糸球体腎炎　193
原発性ネフローゼ症候群

分類　212
原発性肺癌　28
Chemo Radiation 療法　68
K⁺チャネル　158
Kelley-Seegmiller 症候群　404
　KRAS 遺伝子　39

コ

降圧薬
　適応と禁忌　186
　組合せ　187
抗アレルギー薬　110
抗アンドロゲン製剤　64
抗インフルエンザ薬　427, 428
　予防投与　430
抗うつ薬
　副作用　470
高カリウム血症　203
高カルシウム血症　207
高カロリー輸液　203
抗環状シトルリン化ペプチド抗体　97
抗がん薬
　催吐性リスク分類　76
　細胞周期　4
　作用部位　4
　投与量設定　4
　副作用　27
抗凝固薬　215
抗凝固療法　345
抗胸腺細胞グロブリン　325
抗菌薬
　作用点　235
高血圧　18, 205
　管理計画　185
　心不全　153
　リスクの層別化　184
抗結核薬
　投与方法と副作用　261
抗血小板薬　171, 215, 354
抗血栓療法　351
高血糖高浸透圧性非ケトン性昏睡　382, 383
口腔内カンジダ症　445
抗コリン薬　221
高コレステロール血症　398
高脂血症　397
高脂血症薬　216
甲状腺機能亢進症　392
甲状腺機能低下症　394
甲状腺ホルモン　393
甲状腺ホルモン不応症　395
抗真菌薬
　作用機序　444
　副作用，相互作用　454
抗精神病薬
　分類　475

抗赤血球自己抗体　327
光線過敏症　488
抗線溶療法　346
抗体依存性細胞介在性細胞傷害　22
抗体医薬　10, 21, 72
高窒素血症　205
抗てんかん薬　482
　作用機序　487
　有効血中濃度　484
後天性免疫不全症候群　137
行動異常　504
高尿酸血症　404
高尿酸血症惹起する薬剤　409
抗ヒスタミン薬　110
抗ヒト胸腺細胞ウサギ免疫グロブリン　323
抗ヒトIL-6受容体モノクローナル抗体製剤　104
抗ヒトTNFαモノクローナル抗体製剤　104
後負荷　149
抗不整脈薬
　分類と作用　161
高プロラクチン血症　478
肛門周囲膿瘍　315
高リン血症　207
高齢者高血圧
　治療計画　185
抗CCP抗体　97
抗HBs人免疫グロブリン　282
抗HIV薬　140
　作用機序　439
抗HIV療法　140
　開始基準　139
高LDL-C血症　211, 401
抗MRSA薬　414
小型球状ウイルス　440
呼吸曲線　248
呼吸不全　122
国際前立腺症状スコア　218, 219
国際対癌連合　35
コクシエラ・バーネッティ　236
コージネイトFS®　338
牛車腎気丸エキス　223
コスパノン®　299
ゴセレリン　48, 64
誇大妄想　466
骨塩　87
骨基質　87
骨吸収　88
骨吸収マーカー　90
骨形成　88
骨形成マーカー　90
骨髄移植療法　323
骨髄芽球　8
骨髄性白血病　7
骨粗鬆症　87

日本語索引

骨代謝高回転型　87
骨代謝低回転型　87
骨代謝マーカー　90
骨軟化症　95
骨肉腫　1
骨密度　87
骨・ミネラル代謝異常　207
骨・ミネラル代謝マーカー　208
コデインリン酸塩　230
古典的血友病　337
コートロシン®　485, 491
コニール®　172, 196
コハク酸ソリフェナシン　221
コハク酸プレドニゾロンナトリウム　308
コハク酸メチルプレドニゾロンナトリウム　197, 246, 438
コバシル®　188
コペガス®　286
コラーゲン　87
ゴリムマブ　104
コリンエステラーゼ阻害薬　505, 507
コルヒチン　405, 406, 407
コルヒチン®　406
コレシストキニン　298
コレステロールプール　403
コロネル®　311
混合型高脂血症　402
コンスタン®　268, 461, 463
コントミン®　373
コンプロマイズド・ホスト　422, 423, 424
Cockcroft-Gault 法　33

サ

細菌感染症　411
細菌性下痢　305
細菌性肺炎　233, 234
サイザル®　110, 116
最小発育阻止濃度　419
最小有効血中濃度　238
再生不良性貧血　321
　重症度分類　322
最大呼吸流量　247
最大耐用量　5
細動　158
サイトカイン　106, 240
サイトカイン療法　59
サイトテック®　182, 266
サイトメガロウイルス　137, 431, 437
サイトメガロウイルス感染症　437
催不整脈作用　165
再分極相　158
細胞周期
　抗がん薬　4

細胞周期と細胞回転チェックポイント　3
ザイボックス®　415
催眠鎮静薬
　薬理機序　461
サイモグロブリン®　323
サイレース®　475
サイレント侵害受容器　79
ザイロリック®　259, 406
サーカネッテン®　316
酢酸デスモプレシン　338
酢酸ヒドロキソコバラミン　332
酢酸フルドロコルチゾン　192
酢酸ベクロメタゾン　256
サケカルシトニン　94
ザーコリ®　31
左心不全　147
殺細胞性抗がん薬　12
　用量設定　5
　レジメン　30
ザナミビル　428
ザナミビル水和物　429
サーバリックス®　65
サラゾスルファピリジン　103, 308, 314
サラゾスルファピリジン腸溶錠　102
サラゾピリン®　103, 308, 314
サリドマイド　25
サルタノール　242, 255
ザルックス®　112
サルメテロールキシナホ酸塩　244
サレド®　25
サロゲートマーカー　39
ザロンチン®　235, 274, 484, 490
Ⅲ型アレルギー　132
酸化マグネシウム　83, 230, 303, 311, 509
三酸化ヒ素　9
ザンタック®　265, 296
ザンタップ®　70
サンディミュン®　128, 135
Ⅲ度高血圧　183
残尿感　218
サンピロ®　368
SARS コロナウイルス　440

シ

次亜塩素酸ナトリウム　441
ジアゼパム　484, 489, 490
ジェニナック®　236
ジェムザール®　54, 55, 62
シオゾール®　101
シオマリン®　411
痔核　315
地固め療法　12

ジギタリス　149
子宮頸癌　65
　化学療法　65
子宮体癌　65
　化学療法　66
糸球体腎炎　193
　分類　194
子宮内膜癌　65
シクロオキシゲナーゼ　181
シクロスポリン　128, 134, 135, 213, 326
シクロスポリンA　323, 324, 325
ジクロフェナクナトリウム　100, 405, 406, 407
シクロホスファミド　13, 21, 27, 49, 70, 329
　活性化　27
シクロホスファミド水和物　134, 135, 214
刺激伝導系　156
ジゴキシン　163
ジゴキシン®　152, 163
自己抗体　392
ジゴシン®　152
自己注射用アドレナリン　124
自己注射療法　340
自己免疫性溶血性貧血　327, 330
脂質異常症　211, 397
　診断基準　397
　分類　398
痔疾患　315
シシリアンガンビット　160, 166
支持療法　69
　副作用発生後　72
ジスキネジア　500
シスプラチン　27, 29, 30, 31, 43, 45, 62, 65, 66, 68
ジスロマック®　143, 232
持続性硝酸薬　171
ジソピラミド　161, 163
シタグリプチン　385, 386
シタフロキサシン　239
シタラビン　8, 9
市中肺炎　233
　重症度判定　234
疾患修飾性抗リウマチ薬　98
至適血圧　183
至適支持療法　78
シナカルセト　207, 209, 210
ジヒデルゴット®　192
ジヒドロエルゴタミン　192
ジヒドロピリジン系カルシウム拮抗薬　173
ジヒドロピリミジン脱水素酵素　45
ジピベフリン塩酸塩　366
ジピリダモール　196, 215
ジフェニドール塩酸塩　372, 373

ジフェンヒドラミン塩酸塩　70
ジフェンヒドラミン・ジプロフィリン配合剤　372
ジフラール®　112
ジフルカン®　445, 450
ジフルプレドナート　112
ジプレキサ®　478
シプロキサン®　226, 227, 236, 237
シプロフロキサシン　226, 227, 236, 237
シプロヘプタジン　463
ジフロラゾン酢酸エステル　112
シベンゾリン　161
脂肪肉腫　1
シムレクト®　128
シメチジン　124, 265, 267, 271, 300
　相互作用　265
ジメンヒドリナート　372
社会恐怖　460
社会的苦痛　78
尺側偏位　98
ジャヌビア®　385, 386
臭化イプラトロピウム　118
臭化水素酸フェノテロール　246
臭化ブチルスコポラミン　266, 267
臭化フルトロピウム　118
収縮期高血圧　183
十二指腸潰瘍　268, 271
粥腫　177
酒石酸トルテロジン　221
酒石酸メトプロロール　181
出血性膀胱炎　71
術後補助化学療法　2
術前化学療法　2
腫瘍　1
腫瘍壊死因子-α　345
腫瘍壊死症候群　26, 77, 404
循環血液量減少性ショック　122
春季カタル　119
消化管間質腫瘍　2, 17, 44
消化酵素配合薬　299, 300
消化性潰瘍　268
　成因　269
　治療フローチャート　270
消化性潰瘍治療薬　272
　作用点　272
小球性低色素性貧血　319
小柴胡湯　286, 289
小細胞肺癌　28
硝酸イソソルビド　149, 168, 171
硝酸薬　149
情動性精神障害　465
小児白血病　12
小児用バファリン®　341
上皮細胞増殖因子受容体　39

上皮成長因子受容体　29, 31
静脈血栓　349
静脈血栓塞栓症　359
食道癌　68
食道静脈瘤　294
女性ホルモン製剤　64
除痛ラダー　82
ショック　121, 326
　分類と原因　122
徐脈性不整脈　156
しらくも　442
ジルチアゼム　172, 381
シルデナフィル　170
痔瘻　315
シロスタゾール　352, 355
シロドシン　220
腎移植　127
腎盂腎炎　223
新型インフルエンザ　426
腎癌　59
心筋逸脱酵素　178
真菌感染症　441
心筋梗塞　177
　再発予防　180
　心電図　177
シングレア®　244
心原性ショック　122, 123
心原性脳梗塞症　351
　二次予防　351
心原性脳塞栓症　350
深在性真菌症　441
腎細胞癌　59
心室細動　159, 160
心室細胞膜
　活動電位　159
心室頻拍　159, 160
侵襲性肺アスペルギルス症　447, 448
浸潤癌　47
心腎貧血症候群　206
腎性高血圧症　197
腎性貧血　206
振戦　493
心臓
　活動電位　157
　刺激伝達　157
身体的苦痛　78
浸透圧性下痢　304
心拍数　160
シンバスタチン　401
深部静脈血栓症　359
心不全　147
　重篤度　153
　病態　148
　薬物治療指針　150
腎不全　200
腎不全専用アミノ酸輸液　208
心房細動　160

心房粗動　158, 160
心房頻拍　158, 160
シンポニー®　104
シンメトレル®　428, 496, 497
C型肝炎　280
　肝発がん様式　284
C型肝炎ウイルス　281
C型慢性肝炎　286
　初回治療ガイドライン　287
Ca拮抗薬　171, 186
Ca^{2+}チャネル　157
CCR4陽性成人T細胞性リンパ腫　21
CD抗原　23
CD20抗原　23
CD20陽性B細胞性非ホジキンリンパ腫　21
CD4陽性ヘルパーT細胞　137
CD4リンパ球　439
CD4＋T細胞　137
CHOP療法　26
CKD
　重症度分類　201
COPD
　管理　253
　治療法　253
$c-Src$遺伝子　19
GCレジメン　62
ShayとSunのバランス説　269
Zinsser-Cole-Engman症候群　321

ス

膵液分泌　297
膵炎　295
水酸化アルミニウムゲル　266
水酸化マグネシウム　266
錐体外路症状　477
水痘　437
水痘・帯状疱疹ウイルス　431, 434
水痘・帯状疱疹ウイルス感染症　434
水痘・帯状疱疹免疫グロブリン　437
膵内分泌腫瘍　54
水溶性プレドニン®　308
すくみ足　498
スクラルファート　197, 267, 280
巣状分節性糸球体硬化症　211
スタチン　401
ステップダウン・ブリッジ方式　98
ステロイド外用薬　110
　ランク　112
ステロイド点眼薬　120
ステロイド糖尿病　376
ステロイドパルス療法　134, 195,

日本語索引

198, 336
ステロイド薬　134, 325
ステロイド離脱療法　285
ステロネマ®　308
ステント　168
スーテント®　45, 59
ステント植え込み術　178
スニチニブ　45, 59, 77
スパスム　167
スピリチュアルペイン　78
スピリーバ®　254
スピロノラクトン　150, 151, 292
スピロペント®　246
スプリセル®　13, 16, 17
スベニール®　107
スポロトリクム症　446
スミフェロン®　59, 284
スルバクタムナトリウム/アンピシリンナトリウム　236, 237
スルピリド　268, 467, 469, 476
スルファメトキサゾール　227
スルファメトキサゾール・トリメトプリム合剤　143, 214, 452
スロンノン®　352
スワンネック変形　98
Stevens-Johnson 症候群　454

セ

生活機能障害度　496
正常眼圧緑内障　365
正常血圧　183
正常高値血圧　183
精神運動制止　466
精神科診断統計マニュアル　474
精神的苦痛　78
成人T細胞白血病/リンパ腫　20
精製ヒアルロン酸ナトリウム　107
性腺刺激ホルモン　49
生存期間中央値　35, 39
生物化学修飾　37
セイヨウオトギリソウ　479
セヴァリン®イットリウム（90Y）21
赤色血栓　349
赤痢アメーバ　456
セクレチン　298
ゼチーア®　216, 402
節外性リンパ腫　20
セツキシマブ　36
赤血球恒数　320
切除不能進行再発大腸癌　42
節性リンパ腫　20
セディール®　192, 461
セファドール®　372, 373
ゼフィックス®　285
セフォゾプラン　237, 422
セフォチアム塩酸塩　226

セフカペンピボキシル　235
セフカペンピボキシル塩酸塩　195, 225, 226, 227, 232
セフジニル　196, 225, 226
セフゾン®　196, 225, 226
セフタジジム　227
セフトリアキソン　236
セフトリアキソンナトリウム　226, 227
ゼフナート®　443
セベラマー　209, 210
セベラマー塩酸塩　207
セラチア感染症　421
セラチア属　421
セララ®　151
セルシン®　484, 489, 490
セルセプト®　128, 129
セルニチンポーレンエキス　222
セルニルトン®　222
セルベックス®　266, 267, 271
セレキノン®　267, 311
セレギリン塩酸塩　497
セレコキシブ　134
セレコックス®　117, 134
セレニカR®　492, 509
セレネース®　475
セレベント®　244
セロケン®　164, 181
ゼローダ®　36, 49
セロトニン　466, 473
セロトニン受容体　461
セロトニン症候群　463, 465
腺癌　1, 28, 31, 34
浅在性真菌症　441
浅在性白癬　442
全身性エリテマトーデス　132, 211
全人的苦痛　78
全生存期間　39
喘息治療薬
　薬理学的メカニズム　250
選択的エストロゲン受容体調整薬　50
選択的エストロゲン受容体モジュレーター　89
選択的セロトニン再取り込み阻害剤　466
選択的ノルアドレナリン再取り込み阻害剤　466
センチネルリンパ節　47
前頭側頭葉変性症　502
セント・ジョーンズ・ワート　479
全トランス型レチノイン酸　9
センノシド　83, 303, 475
全般強直間代発作　483
全般性不安障害　460, 461
全般発作　480, 481
前立腺癌　63

前立腺特異抗原　218
前立腺肥大　218
前立腺肥大症領域別重症度判定基準　220
XELOX レジメン　36, 39

ソ

臓器障害　344
双極性うつ病　470
双極性障害　466
造血幹細胞　321
造血幹細胞移植　12, 13, 16, 131
相互転座　8
増殖網膜症　381
蒼白　122
爪白癬　442, 444
躁病　466
即時型アレルギー反応　123
即時型喘息反応　242
続発性高尿酸血症　404
続発性骨粗鬆症　87
組織型 PA　344
組織プラスミノーゲン活性化因子　179
ゾシン®　226
ゾニサミド　485, 487, 489
ゾビラックス®　432, 434, 435, 436
ソモジー効果　389
ゾラデックス®　48, 268, 461, 463
ソラフェニブ　57, 59
ソリナーゼ®　352, 360
ソリブジン　46, 437
ゾリンザー®　21
ゾール系抗真菌薬　446
ソル・コーテフ®　124
ゾルピデム　478
ソル・メドロール®　128, 197, 214, 246, 323, 438

タ

ダイアコート®　112
ダイアップ®　489
ダイアモックス®　484, 490
大うつ病性障害　466
第IX因子　337
タイケルブ®　49, 51
大細胞癌　29, 31
代謝性アシドーシス　96, 204
代償性肝硬変　290, 291
帯状疱疹後神経痛　434
代替エンドポイント　39
大腸癌　33
　抗体医薬に関与する分子群　38
　発生部位　33

Stage 分類　35
T 分類　34
TNM 分類　35
大腸癌化学療法　40
大腸癌取り扱い規約　35
大腸菌死菌・ヒドロコルチン　316
大動脈内バルーンパンピング　154
ダイノルフィン神経　85
大発作　481
ダウノマイシン®　13
ダウノルビシン　13
タガメット®　124, 265, 267, 271, 300
ダカルバジン　21
タキサン系　76
タキソテール®　64
タキソール®　49, 66, 67, 70
タクロリムス　60, 128, 129
　IL-2 合成阻害作用　129
タクロリムス水和物　134, 135
タクロリムス軟膏　113
タケプロン®　271, 274, 279, 209
タゴシッド®　416
多剤併用療法　140
ダサチニブ　13, 16, 17
タシグナ®　16
多臓器障害　122
タゾバクタム　226
脱分極相　157
脱力発作　481, 483
ダナゾール　323
タナトリル®　188
ダナパロイドナトリウム　345
ダニ　119
多発神経障害　380
多発性骨髄腫　24
ダビガトラン　352, 353
ダプトマイシン　413, 414, 417
タフマック®　299, 300
タミフル®　236, 428
たむし　442
タムスロシン塩酸塩　220
タモキシフェン　48, 50
ダラシン S®　237
タルセバ®　31, 55
ダルテパリンナトリウム　206, 345
胆管細胞癌　56
単極性うつ病　469
単クローン性免疫グロブリン　24
炭酸水素ナトリウム　204, 372, 406
炭酸ランタン水和物チュアブル　207
炭酸リチウム　470, 471
短時間作用性 β_2 刺激薬　252
単純ヘルペス　430

単純ヘルペスウイルス　430
単純ヘルペスウイルス 1 型　431
単純ヘルペスウイルス 2 型　431
タンドスピロン　192, 461
ダントロレンナトリウム　476
タンニン　319
タンパク結合阻害薬　101
タンパク同化ステロイドホルモン　325, 326
タンパク尿　211
タンパク分解酵素　106
WHO 3 段階除痛ラダー　82
WHO 分類　8
WHO 方式がん疼痛治療法　81

チ

チアジド系利尿剤　470
チアゾリジン誘導体　378
チアトン®　304
チアマゾール　393, 394
チウラジール®　393, 394
チエナム®　296
チオトロピウム臭化物水和物　254
チガソン®　9
チキジウム臭化物　304
チクロピジン　171, 181, 352
チクロピジン塩酸塩　355
チソキナーゼ　352, 360
チトクロム P4503A4　14
遅発型喘息反応　242
遅発性ジスキネジア　476
チミジル酸合成酵素　37
チモプトール®　367
チモロールマレイン酸塩　366, 367
中心静脈栄養　202
中枢性めまい　371
中断症候群　171
中毒性表皮壊死症　454
腸炎　305
腸管内 MRSA 感染症　420
超急性拒絶反応　127
蝶形紅斑　132
超速効型インスリン製剤　389
直接監視下療法　259
チラーヂン S®　394, 395
治療強度　11, 51
治療薬物濃度モニタリング　419
チロキシン　392
チロシンキナーゼ　17
チロシンキナーゼ阻害薬　14, 16, 31, 45
チロナミン®　395
鎮暈薬　372
鎮咳・去痰薬
　作用部位　231
沈降炭酸カルシウム　207

鎮痛薬
　作用部位　80
Child-Pugh 分類　56, 57

ツ

痛覚伝導路　80
通年性アレルギー性結膜炎　119
痛風　404
　腎臓障害　410
　診断　406
ツベルクリン反応　258
ツムラ抑肝散エキス®　509
ツロブテロール　230

テ

ティーエスワン®　45, 46, 54
ディオバン®　151, 152, 197, 205, 209, 217
低血圧　191
テイコプラニン　237, 413, 414, 416
低タンパク血症　211
低分子ヘパリン　345
定量噴霧器　246
定量噴霧吸入器　256
低リン血症　95
デオキシグアノシン三リン酸　438
テオドール®　210, 248, 249, 255
テオフィリン　210, 244, 248, 249, 255
テオフィリン
　血中濃度　256
デカドロン®　25, 70, 101
テガフール・ギメラシル・オテラシルカリウム　46
デキサメタゾン　25, 70, 101, 112
デキサメタゾン吉草酸エステル　112
デキストロメトルファン臭化水素酸塩水和物　230
摘脾　336
テクスメテン®　112
テグレトール®　470, 484, 487, 489, 490, 491
デスモプレシン　339
テセロイキン　59
鉄　318
鉄欠乏性貧血　317
鉄剤　318
テトラコサクチド酢酸塩　485
テトラサイクリン　233
デトルシトール®　221
デノシン®　438
テノーミン®　171, 187

日本語索引

デパケン®　485, 489, 490
デパケン R®　487
デパス®　192
テプレノン　266, 267, 271
デプロドンプロピオン酸エステル　112
デプロメール®　462
テムシロリムス　60
テモカプリル塩酸塩　205
デュタステリド　222
テリパラチド　94
テリパラチド酢酸塩　94
テリボン®　94
テルミサルタン　206
デルモベート®　112
てんかん　480
てんかん重積症　480
てんかん治療
　フローチャート　488
てんかん発作　481
転写活性化因子　17
転倒発作　481
DA 受容体　478
Du Bois 式　5
TC レジメン　67
Th2 サイトカイン阻害剤　114
Th1 細胞　114
Th2 細胞　114
TNF α 阻害薬　104
T/NK 細胞腫瘍　20
TNM 分類　35
T 細胞　114
T 細胞標的薬　104
T リンパ球　326

ト

糖化ヘモグロビン　389
統合失調症　472
　臨床症状　473
統合失調症治療薬　373
疼痛治療　80
糖尿病　375
　高血圧の治療計画　189
　三大合併症　376
　診断　379
　妊娠　390
糖尿病性巨大児　390
糖尿病性ケトアシドーシス　381, 383
糖尿病性神経障害　380
糖尿病性腎症　381
糖尿病性網膜症　381
動脈化学塞栓療法　57
動脈血栓　349
動脈硬化症　399
ドキシル®　67
トキソプラズマ症　456

ドキソルビシン　21, 25, 27, 49, 62, 66
ドキソルビシン塩酸塩リポソーム注射剤　67
トーク®　117
特異的免疫療法　119
特殊アミノ酸製剤　292, 293
特発性血小板減少性紫斑病　334
特発性再生不良性貧血　321
ドグマチール®　268, 467, 469, 476
ゲムシタビン　55
トシリズマブ　104
トシル酸スプラタスト　114
トスフロキサシン　239
ドセタキセル　64
ドネペジル　508
ドネペジル塩酸塩　505, 509
ドパミン　124, 149, 473
ドパミン系精神活動機能　477
ドパミン受容体拮抗薬　83
ドパミン神経　85
ドパミン補充療法　494
ドパミン D_2 受容体　467
トピナ®　485
トピラマート　485
トプシム®　112
ドプス®　192, 498
ドブタミン　149
トブラシン®　226
トフラニール®　471
トブラマイシン　226
トポテシン®　36
トミロン®　196
トラスツズマブ　45, 46, 48, 51, 52
トラスツズマブ療法　48
トラネキサム酸　338, 345
トラベルミン®　372
トラボプロスト　366
トラボプロスト・チモロールマレイン酸配合剤　366
ドラマミン®　372
トラムセット®　435
トランサミン®　338, 340, 345
トリアゾラム　461, 462
トリアムシノロンアセトニド　112
トリクロルメチアジド　187
トリコモナス症　456
トーリセル®　60
トリプタノール®　435
トリヘキシフェニジル塩酸塩　496, 497
トリベノシド　316
トリメタジオン　485
トリメトプリム　227
努力呼気曲線　248
努力性肺活量　240, 247

トリヨードチロニン　392
トルソプト®　368
ドルゾラミド　369
ドルゾラミド塩酸塩　366, 368
ドロキシドパ　192, 498
トロンビン　266
トロンビン・アンチトロンビンⅢ複合体　348
トロンボキサン A_2　181
トロンボテスト　358
トロンボモジュリンアルファ　345
ドンペリドン　267, 462, 496, 497, 499
dose dense 療法　11, 52
dose intensity　11
triple negative 乳癌　48

ナ

内因性交感神経刺激作用　171
内視鏡検査　34
内視鏡陽性 GERD　277
内分泌療法　48
ナウゼリン®　267, 462, 496, 497, 499
ナトリウムチャネル遮断薬
　解離速度　162
ナトリウムポンプ　158
ナトリックス®　188
75 g OGTT 2 時間値　379
ナファモスタットメシル酸塩　296
ナフトピジル　220
ナブメトン　100
難治性うつ病　471

ニ

2 型糖尿病　375, 379
肉腫　1
ニコチネル®　254
ニコチンガム　255
ニコレット®　254
ニザチジン　279
二次血栓　354
二次性再生不良性貧血　322
二硝酸イソソルビド　171, 172
ニゾラール®　443
ニソルジピン　172
日内変動　466, 500
日赤アルブミン®　292
Ⅱ度高血圧　183
ニトラゼパム　469, 485
ニトログリセリン　149, 168, 170, 172
ニトロダーム TTS®　171, 172
ニトロペン　168, 170
ニトロール®　168
ニトロール R®　171

ニバジール® 188
ニフェジピン 172, 187, 188
　膜電位依存性L型カルシウムチャネルの阻害 173
ニプラジオール 366
ニフレック® 294
日本住血吸虫症 456
乳癌 47
乳酸リンゲル液 296
乳幼児痙攣発作 481
ニューキノロン 233
ニューモシスチス・ジロヴェチ 451
ニューモシスチス肺炎 451
ニューロタン® 188
尿酸 404
尿素呼気試験法 275
尿中Ⅰ型コラーゲン架橋C-テロペプチド 90
尿中Ⅰ型コラーゲン架橋N-テロペプチド 90
尿中デオキシピリジノリン 90
尿道
　薬物の作用部位 219
尿閉 218
尿路感染症 223
　分類 224
ニルバジピン 188
ニロチニブ 16
妊娠糖尿病 375
認知機能障害治療薬 505
認知症 501
認知症治療薬 507
　剤形 509
　服薬指導 510

ネ

ネオアミユー® 202
ネオフィリン® 246
ネオラミン・マルチV® 202
ネオーラル® 128, 213, 323, 324
ネキシウム® 182, 274, 279, 280
ネクサバール® 57, 59
ネスプ® 206
熱帯熱マラリア 457
ネフローゼ症候群 211
　診断基準 212
ネリゾナ® 112
ネルボン® 469, 485
粘液水腫 395
粘膜関連リンパ組織リンパ腫 2, 20

ノ

ノイアート® 345, 360
ノイトロジン® 324
ノイラミニダーゼ 426
ノイラミニダーゼ阻害薬 236, 427, 428
脳血管性認知症 502
脳塞栓 350
脳内ドパミン神経経路 474
ノバクトM® 338, 339
ノバスタン® 352, 360
ノバミン® 373
ノボセブン® 339
ノボラピッド® 390
ノルアドレナリン 466
ノルアドレナリン作動性・特異的セロトニン作動性抗うつ剤 467
ノルエピネフリン 149
ノルゲストレル® 64
ノルバスク® 152, 172, 187, 205
ノルバデックス® 48
ノロウイルス 440
ノンスロン® 360

ハ

バイアグラ® 170
バイアスピリン® 151, 163, 164, 171, 181, 350, 352, 355
肺アスペルギローマ 447, 448
肺うっ血 149
肺炎 233
肺炎球菌 233, 235
バイオマーカー 52
ハイカリック® 202
肺癌 28
肺カンジダ症 445
肺気腫 240, 250
肺クリプトコッカス症 450
肺結核 257
　初回標準治療法 258
敗血症 423
肺血栓塞栓症 359
肺真菌症 442
ハイドロキシアパタイト 95
ハイドロコルチゾン 124
排尿困難 218
排尿痛 218
バイパス療法 339
ハイペン® 100
バイミカード® 172
ハウスダスト 119
パキシル® 464, 467
パーキンソニズム 476, 494
パーキンソン症候群 494

パーキンソン病 493
　重症度分類 496
パーキンソン病治療薬 495
　作用部位 495
　副作用 499
白色血栓 349
白色ワセリン 110
白癬 442
バクタ® 143, 214, 227, 452
バクトラミン® 452
パクリタキセル 49, 52, 66, 67
パクリタキセル注射液 70
橋本病 395
バージャー病 190
播種性カンジダ症 445
播種性血管内凝固症候群 8, 339, 343
バシリキシマブ 128, 130
バセドウ病 392
バゼドキシフェン塩酸塩 92
ハーセプチン® 45, 48, 51
バソプレシン 294
バソレーターテープ 172
パタノール® 120
八味地黄丸エキス 223
発癌性チロシンキナーゼ/キナーゼファミリー 17
白金製剤 76
白血病 7
発熱性好中球減少症 73
バップフォー 221
パナルジン® 181, 352, 355
パニック障害 460, 463
パニツムマブ 36
パニペネム・ベタミプロン 236
ハパーゼ® 352, 360
パピローマウイルス 65
パピローマウイルスワクチン 65
バファリン® 181, 341, 355, 508
バファリン81® 350, 352
パフォーマンスステータス 29
ハベカシン® 416
ハマダラカ 457
パミテプラーゼ 352, 360
バラクルード® 284
バラシクロビル 432, 435, 436
パラトルモン 87, 88, 210
パラプラチン® 31, 67
パリエット® 271, 274, 279
バリキサ® 438
針刺し事故 145
バルガンシクロビル 438
バルコーゼ® 303
バルサルタン 150, 151, 152, 197, 205, 209, 217
ハルシオン® 461
ハルシノニド 112

バルトレックス® 432, 435, 436
ハルナール® 220
バルプロ酸ナトリウム 485, 487, 489, 490, 492, 509
パロキセチン 464, 465, 467, 468
パーロデル® 496, 497
ハロペリドール 475, 476
バンコマイシン 237, 413
　副作用 420
バンコマイシン耐性腸球菌感染症 420
パンスポリン® 226
ハンター舌炎 331
パンデル® 112
パンヌス 97
Barrett 食道腺癌 68
HAART 療法 140
Hamilton の anxiety rating scale 460
HER2 陰性乳癌 48
HER2 ホモ/ヘテロ二量体 53
HER2 陽性乳癌 48

ヒ

ヒアルロン酸 106
ピオグリタゾン 386
ビオフェルミン® 311
ビカルタミド 64
ビグアナイド剤 385
ビクトーザ® 388
ピークフロー値 242, 247
ピークフローメーター 247
鼻腔用抗コリン薬 118
ピコスルファートナトリウム水和物 303
非小細胞肺癌 28
微小変化群 211, 213
非浸潤癌 47
ヒスタミン 115
ヒスタミン H_1 受容体 478
ヒスタミン H_2 受容体拮抗薬 264
ビスダーム® 112
非ステロイド系消炎鎮痛薬 98
非ステロイド性鎮痛薬 81
ヒストン脱アセチル化酵素 23
ビスホスホネート製剤 89, 90
ピーゼットシー® 373
非増殖網膜症 381
脾臓摘出 336
ビソプロロール 149
ビソルボン® 231
非代償性肝硬変 290, 292
ピタバスタチン 401
ビタミン B_{12} 70, 331
ビタミン D_3 92
ビタミン D 依存症 I 型 95
ビタミン D 依存症 II 型 95

ビダラビン 432, 435
非定型抗酸菌症
　1 次予防 143
非定型抗精神病薬 474, 476
非定型肺炎 233, 234
ヒト化抗体 21
ヒト型結核菌 257
ピドキサール® 102
人血清アルブミン 292
ヒト抗体 21
ヒト上皮増殖因子受容体 2 型 46
ヒトヘルペスウイルス 8 431
ヒト免疫グロブリン G 335
ヒト免疫不全ウイルス 137, 439
ピトレシン 294
ヒドロコルチゾン 326
ヒドロコルチゾン酪酸エステル 112
ビビアント® 92
非びらん性胃食道逆流症 277
ビフィズス菌 304
皮膚カンジダ症 445
皮膚糸状菌 442
皮膚真菌症 442
皮膚粘膜眼症候群 454
皮膚粘膜真菌症 441
非プリン型選択的キサンチンオキシダーゼ阻害薬 210
ピペラシリン 422
ピペラシリン水和物 226
ビペリデン塩酸塩 475
非弁膜症性心房細動 351
非ホジキンリンパ腫 19
ビホナゾール 443, 445
ビームゲン® 282
冷汗 122
ヒューマリン® 300
ヒューマログ® 390
ヒュミラ® 104
日和見感染 137
日和見感染症 144, 421, 423, 442, 450, 452
ピラジナミド 259
ピラセタム 485
ピラマイド 259
びらん性胃炎 266
ピリドキサールリン酸エステル 102
ピリナジン® 230
微量アルブミン尿 381
ピルシカイニド 161
ピルメノール 161
ピロカルピン塩酸塩 366, 368
ピロミジン 259
ピロリン酸カルシウム結晶 410
ビンカアルカロイド系 76
ビンクリスチン 13, 21, 25
貧血 317, 321, 327, 331

便潜血 35
ビンブラスチン 21, 62
頻脈性不整脈 156
B 型肝炎 280
　治療薬 284
B 型肝炎ウイルス 281
B 型肝炎ワクチン 282
B 型慢性肝炎 284
　治療ガイドライン 285
B 細胞 114
B 細胞腫瘍 20
B 細胞性非ホジキンリンパ腫 21
BCG 膀胱内注入療法 62
Bcr-Abl 遺伝子 12, 15
BG 剤 385
BPSD 治療薬 506
BZP 系抗不安薬
　作用時間と作用強度 464
P-糖タンパク質 131
PI＋NRTI 併用療法 142
PML-RAR α 融合遺伝子 8
PML-RAR α 融合タンパク質 10

フ

ファイバ® 338, 339
ファーストシン® 237, 422
ファムシクロビル 435, 436
ファムビル® 435, 436
ファモチジン 70, 129, 214, 259, 265, 271, 279
ファルモルビシン® 49
ファレカルシトリオール 207
ファンガード® 446, 451
ファンギゾン® 129, 445, 446, 450
不安障害 459
　分類 460
不安定狭心症 168
ブイフェンド® 445, 446, 448, 450, 453
フィラデルフィア染色体 12, 15
フィラデルフィア染色体陽性急性リンパ性白血病 13
フィルグラスチム 70, 324
フェキソフェナジン 260
フェジン® 318
フェニトイン 485, 488
フェノバール® 486, 490
フェノバルビタール 486, 490
フェノフィブラート 402
フェブキソスタット 209, 210, 405, 407
フェブリク® 209, 210, 407
フェロ・グラデュメット® 318
フェロジピン 192
フェロミア® 318
フェンタニル 82

フオイパン® 299
フォサマック® 90
フォリアミン® 99, 332
フォルテオ® 94
負荷投与 416
副甲状腺ホルモン 87
複雑性腎盂腎炎 227
複雑性尿路感染症 227
複雑性膀胱炎 227
副腎皮質ステロイド 406
副腎皮質ステロイド類 330
副腎皮質ホルモン 325
　糖質作用と鉱質作用 199
副腎皮質ホルモン剤 130, 325
　作用機作 136
副腎皮質ホルモン配合剤 117
腹水 292
フサン® 296, 345, 346, 347
藤本式 5
浮腫 203
ブシラミン 102, 103
ブスコパン® 266, 267, 299
ブスルファン 13
不整脈 156, 160
ブチルスコポラミン臭化物 299
フッ化ピリミジン系抗がん薬 37
ぶどう膜 369
ぶどう膜強膜流水路 369
ブナゾシン塩酸塩 366
ブプレノルフィン 84
ブプレノルフィン塩酸塩 296
部分てんかん 491
部分発作 480, 481, 483
フマル酸ビソプロロール 151
プラウノトール 266, 267
プラーク 177
フラグミン® 345
プラザキサ® 352, 353
フラジール® 274, 456
プラスベータ® 352, 360
プラスミノーゲンアクチベーター 343
プラトー相 157
プラバスタチン 182, 401
プラバスタチンナトリウム 181, 216
プラビックス® 181, 355
フランドル® 171
フランドルテープ® 171, 172
プランルカスト 248
フリバス® 220
ブリプラチン® 30, 31, 62, 65, 66, 68
プリミドン 486
プリモボラン® 323
ブリンクマン指数 29
ブリンゾラミド 366
プリン体 404

プリンペラン® 372
フルイトラン® 187
フルオシノニド 112
フルオシノロンアセトニド 112
フルオロウラシル 36, 55
5-フルオロウラシル 45
フルオロウラシル系抗癌剤 437
フルオロメトロン 120
フルクトサミン 389
フルコート® 112
フルコナゾール 445, 446, 450
5-フルシトシン 451
プルゼニド® 303, 475
フルタイド® 242, 244
フルタミド 64
フルチカゾンプロピオン酸エステル 242, 244
フルナーゼ® 117
フルニトラゼパム 475
フルバスタチン 401
フルベストラント 48, 50, 51
フルボキサミン 462
フルメタ® 112
フルメトロン® 120
ブレオ® 21
ブレオマイシン 21
フレカイニド 161, 165
プレガバリン 77, 84, 435
フレスミンS® 332
プレタール® 352, 355
プレディニン® 135, 214
プレドニゾロン 13, 21, 64, 101, 112, 134, 135, 195, 197, 198, 213, 285, 308, 314, 323, 324, 329, 335
プレドニン® 13, 21, 64, 101, 134, 135, 197, 213, 285, 308, 314, 323, 324, 329, 335
プロクトセディル® 316
プログラフ® 60, 128, 129, 135
プロクロルペラジン 83, 373
プロゲステロン受容体 48
プロジフ® 446, 450
プロスタグランジンG_2 181
プロスタグランジンH_2 181
プロスタグランジンI_2 345
プロスタサイクリン 181
フロセミド 149, 151, 164, 196, 203, 205, 209, 215, 292, 407
プロチアデン® 311
プロトカジン® 279
プロトコル 63
プロトピック® 113
プロトロンビン時間 358, 361
プロトロンビンフラグメント 348
プロトンポンプ阻害薬 182, 264, 268, 278
プロパデルム® 112

プロピオン酸アルクロメタゾン 110
プロピオン酸デキサメタゾン 112
プロピオン酸フルチカゾン 117
プロピベリン塩酸塩 221
プロピルチオウラシル 393, 394
プロプラノロール 394
プロプラノロール塩酸塩 294
プロプレス® 187
フロプロピオン 299
プロベネシド 405
フロー・ボリューム曲線 251
ブロムヘキシン塩酸塩 231
ブロモクリプチン 476
ブロモクリプチンメシル酸塩 496, 497
フロモックス® 195, 196, 225, 235
ブロモビニルウラシル 46
フロリード® 445
フロリネフ® 192
分化誘導療法 9
分枝鎖アミノ酸製剤 293
分子標的薬
　用量設定 5
分泌性下痢 304
block and replace 療法 394
Fanconi 貧血 321
Fisher 比 293
FOLFIRI レジメン 36
FOLFIRINOX レジメン 54, 55
FOLFOX 療法 40
Forrester の心不全分類 153
VP 療法 29
v-Src 遺伝子 19
VZV ワクチン 437

へ

平均赤血球ヘモグロビン濃度 320
平均赤血球ヘモグロビン量 320
平均赤血球容積 320
閉経後骨粗鬆症 87
閉経前乳癌 48
ベイスン® 386
閉塞隅角緑内障 365, 366
閉塞性ショック 122
ペガシス® 286
ベクティビックス® 36
ベクロメタゾンプロピオン酸エステル 112
ベコタイト® 256
ベザトールSR® 402
ベザフィブラート 402
ベシケア® 221
ベシル酸アムロジピン 152, 171, 187
ベタヒスチンメシル酸塩 372,

373
ベタメタゾン吉草酸エステル　112
ベタメタゾンジプロピオン酸エステル　112
ベトネベート®　112
ベナンバックス®　452, 143
ベニジピン　172
ベニジピン塩酸塩　196
ペニシラミン　102, 103
ペニシリン耐性肺炎球菌　233, 238
ベネット®　90
ベバシズマブ　30, 31, 32, 36, 77
ヘパリン®　345, 352, 356, 360
ヘパリン起因性血小板減少症　360
ヘパリンナトリウム　345, 352, 360
ペプチドグリカン　344
ベプリジル　160, 161
ヘマグルチニン　426
ペメトレキセド　30, 31, 70
ヘモグロビン　318
ヘモグロビン A$_{1c}$　389
ヘモクロン　316
ベラパミル　161, 172, 381
ペラミビル　428, 430
ペリアクチン®　463
ベリチーム®　304
ペリンドプリルエルブミン　188
ペルオキシソーム増殖剤応答性受容体γ　386
ベルケイド®　25
ペルサンチン®　215
ペルサンチンL®　196
ヘルツァーS®　171
ヘルパーT細胞　114
ペルフェナジン　373, 468
ヘルペスウイルス　431
ヘルベッサー®　172
ベロテック®　246
変形性関節症　106
ベンザリン®　469
ベンズブロマロン　405, 407
ベンゾジアゼピン系抗不安薬　461
ベンゾジアゼピン系睡眠薬　370
ペンタサ®　308, 314
ペンタミジン　143
鞭虫症　456
ペントシリン®　422
便秘　83, 302, 463
扁平上皮癌　1, 28, 68
β遮断薬　149, 171, 186, 366, 370, 396
11β-水酸化ステロイド脱水素酵素　289
βラクタマーゼ　421
βラクタマーゼ阻害薬配合ペニシ

リン系薬　225, 233
Bethesda 単位　340
Helicobacter pylori 除菌治療薬　268
Helicobacter pylori 除菌療法　20, 271, 274
Paget 病　47
Payne の式　207

ホ

ボアラ®　112
防御因子増強薬　271
膀胱
　薬物の作用部位　219
膀胱炎　223
膀胱癌　61
膀胱尿管逆流症　228
放射線　69
包虫症　456
ホクナリン®　230
ボグリボース　386
ホジキン病　19
ホジキンリンパ腫　21
保湿薬　110
補充療法　339, 346
ホスカビル®　438
ホスカルネットナトリウム水和物　438
ホスフルコナゾール　446, 450
ホスホジエステラーゼⅢ阻害薬　149
ボスミン®　246
ホスレノール®　207
補体依存性細胞傷害　22
補体系　22
ボタン穴変形　98
発作性上室性頻拍　158, 160, 161
ポテリジオ　21
ボナロン®　90, 214
骨のリモデリング　88
ホーネル®　207
ボノテオ®　90
ポラキス®　221
ポリオキシエチレンヒマシ油　72
ポリカルボフィルカルシウム　311
ボリコナゾール　445, 446, 447, 448, 450, 453
ポリスチレンスルホン酸カルシウム　203, 209
ポリドカノール　294
ホリナートカルシウム　99
ポリニューロパシー　380
ポリノスタット　21, 23
ポリモーダル侵害受容器　79
ホーリン®　93
ボルタレン®　100, 406
ボルテゾミブ　25, 77
ポルトラック®　292

ホルモン応答配列　136
ホルモン療法　49, 64
ボンゾール®　323
Hoehn & Yahr の重症度分類　496

マ

マイクロ波凝固療法　57
マイコスポール®　443, 445
マイコプラズマ　236
マイコプラズマ肺炎　233
マイザー®　112
マイスタン®　484, 489, 492
マイスリー®　478
マイロターグ　9, 10
マキサカルシトール　207
膜性腎症　211
マグミット®　509
マグラックス®　303
マクロライド　233
末期腎不全　201
末梢神経障害　76
末梢性めまい　371
マトリックスメタロプロテアーゼ　97
マブリン®　13
マラリア　456
マルチキナーゼ阻害薬　60
マルファ®　266
マレイン酸エナラプリル　187
マレイン酸トリメブチン　267, 311
慢性胃炎　263
慢性壊死性肺アスペルギルス症　448
慢性肝炎　283
慢性気管支炎　240, 250
慢性拒絶反応　127
慢性甲状腺炎　395
慢性骨髄性白血病　15
慢性糸球体腎炎　193, 196
慢性腎臓病　200
慢性心不全　149
慢性腎不全　200, 202, 205
　合併症　208
慢性膵炎　299
慢性喘息　242, 244
慢性疼痛　79
慢性特発性血小板減少性紫斑病　73
慢性白血病　15
慢性閉塞性肺疾患　240, 250
慢性便秘　302
MALT リンパ腫　44
MAO-B 阻害薬　498, 500
Multinational Association of Supportive Care in Cancer スコア　74

ミ

ミオカーム® 485
ミオクロニー発作 481, 483, 492
ミオコール® 168
味覚異常 479
ミカファンギン 451
ミカファンギンナトリウム 446, 448
ミカルディス® 206
ミケランLA® 368
ミコナゾール 445
ミコフェノール酸モフェチル 128, 129
水虫 442
ミソプロストール 182, 266
ミゾリビン 134, 135, 214
ミドドリン 192
ミネラルコルチコイドレセプター 289
ミノアレ® 485
ミノドロン酸水和物 90, 91
ミノマイシン® 236
脈拍不触 122
ミリスロール® 171
ミリプラ® 57
ミリプラチン 57, 58
ミルタザピン 467, 468
ミルリノン 149
μ受容体 81
MIC値 419

ム

無機リン製剤 96
ムコスタ® 266, 267, 271
ムコソルバン® 231, 255
ムコダイン® 231, 255, 256
ムコール症 446
無増悪生存期間 39
無動 493, 498
胸やけ 277

メ

メイアクト® 196
メイラックス® 311
メイロン® 204, 372
メインテート® 151
メキシレチン 160
メコバラミン 332
メサデルム® 112
メサラジン 308, 314
メジコン® 230
メシル酸ガベキサート 345, 346, 347
メシル酸ナファモスタット 345, 346, 347
メスナ 27, 70, 71
メソトレキセート® 13, 62
メタルカプターゼ® 102
メチコバール® 332
メチシリン耐性黄色ブドウ球菌 411
メチルコバラミン 333
メチルプレドニゾロン 128, 129, 134, 198
メチルプレドニゾロンコハク酸エステルナトリウム 214, 323
5,10-メチレンテトラヒドロ葉酸 37
メテノロン酢酸エステル 323
メトグルコ 385
メトクロプラミド 372
メトトレキサート 13, 62, 70, 99
メトトレキサート・ロイコボリン救援療法 12
メトプロロール酒石酸塩 164
メトホルミン 385
メトリジン 192
メトロニダゾール 274, 455, 456
メドロール® 128, 129
メナテトレノン 93
メニエール症候群 373, 468
メニエール病 371, 373
メネシット® 497
メバロチン® 181, 216, 401
メファキン® 457
メプチン® 242, 244
メフロキン 457
メベンダゾール 457
めまい 371
メマリー® 505, 508
メマンチン塩酸塩 505, 508
メリスロン® 372, 373
メルカゾール® 393, 394
メルカプトプリン 13
メロキシカム 100
メロペネム 227
メロペン® 227
免疫グロブリン大量静注療法 335
免疫疾患 127
免疫性溶血性貧血 327
免疫抑制薬 131, 134
免疫抑制療法 325
メンタックス® 443

モ

妄想 473
モガムリズマブ 21, 23
モキシフロキサシン 236, 239
モサプリドクエン酸塩水和物 280
モダシン® 227
モノアミン仮説 466
モノエタノールアミンオイレン酸塩 294
モノクローナル抗体 21, 130
モービック® 100
モメタゾンフランカルボン酸エステル 112
モルヒネ 82
モンテプラーゼ 179, 352, 360
モンテルカストナトリウム 244

ヤ

夜間頻尿 218
薬剤性肝障害 281
薬剤性錐体外路症状 475
薬剤性パーキンソニズム 500
薬物動態学 6
薬力学 6

ユ

輸血 73
ユナシンS® 236, 237
ユニフィル® 244, 245
ユーパスタコーワ 294
ユビキチン 25
ユビキチン-プロテアソームシステム 25
ユリノーム® 407
ユリーフ® 220
UDPグルクロン酸転移酵素 37
UFT/LV療法 35
UGT1A1
   遺伝子多型 38
   AUC比率 38

ヨ

溶血性貧血 330
葉酸 99, 332
溶血性連鎖球菌 193
抑肝散 509
予防的鼻腔内除菌薬 415
予防補充療法 340
Ⅳ型アレルギー反応 109

ラ

ラキソベロン® 303
酪酸プロピオン酸ヒドロコルチゾン 112
酪酸プロピオン酸ベタメタゾン 112
ラクチトール水和物 292
ラクツロース 292
ラクテック® 296
ラクトミン製剤 311

日本語索引　**527**

ラクナ梗塞　399
ラジオ波焼灼療法　57, 58
ラシックス®　151, 164, 196, 203, 205, 209, 215, 292, 407
ラスブリカーゼ　27, 70, 72, 405
ラスリテック®　27, 70
ラタノプロスト　366
ラタノプロスト・チモロールマレイン酸塩配合剤　366
ラタモキセフナトリウム　411
ラックビー®　304
ラニチジン　70
ラニチジン塩酸塩　265, 296
ラニナミビル　428
ラノコナゾール　443
ラパチニブ　49, 51, 53
ラピアクタ®　428, 430
ラフチジン　279
ラベプラゾール　271
ラベプラゾールナトリウム　274, 279, 280
ラミクタール®　486, 492
ラミシール®　443, 445
ラミブジン　142, 285
ラモキシフェン塩酸塩　92
ラモトリギン　486, 492
卵巣癌　66
ランソプラゾール　209, 268, 271, 274, 279
ランダ®　30, 31, 62, 65, 66, 68
ランドセン®　490
卵胞刺激ホルモン　49
Lyell症候群　454
Reye症候群　232

リ

リウマトレックス®　99
リエントリー　158, 159
リオチロニンナトリウム　395
リカマイシン　249
リカルボン®　90
リコモジュリン®　345, 346
リシノプリル　150
リスパダール®　476, 509
リスペリドン　476, 509
リズミック®　192
リーゼ®　300
リセドロン酸　91
リセドロン酸ナトリウム水和物　90
リチウム　470
　中毒症状　471
リツキサン®　21, 70
リツキシマブ　21, 23, 70
六君子湯　280
リドカイン　160

リトナビル　142
リドメックス®　110, 112
リドーラ　101
利尿薬　186, 215
リネゾリド　413, 414, 415
リーバクト®　293
リバス　505
リバスチグミン　505
リバビリン　286
リバロ　401
リバーロキサバン　352, 353
リピディル®　402
リピトール®　171, 216, 401, 402, 407
リファジン　259, 260, 418
リファンピシン　259, 260, 418
　薬物相互作用　262
リフレックス®　467
リボトリール　499
リポバス®　401
リボリトール　484
リーマス®　470, 471
リマチル　102
硫酸アミカシン　422
硫酸アルベカシン　414, 416
硫酸ゲンタマイシン　418
硫酸サルブタモール　242, 255
硫酸鉄　318
硫酸プロタミン　346
リュープリン　48
リュープロレリン酢酸塩　48, 64
良性腫瘍　1
緑内障　365
　禁忌　370
　発症メカニズム　366
緑内障治療薬
　作用機序　367
リラグルチド　388
リラナフタート　443
リリカ　77, 435
リレンザ　428, 429
リン酸オセルタミビル　236
リン酸カルシウム　87
リン酸二カリウム補正液　202
リン酸ピリドキサール　259
リン酸ベタメタゾンナトリウム　308
リンデロンDP®　112
リンデロンV®　112
リンパ球除去療法　134
リンパ性白血病　7
リン不足　95

ル

ルトラール®　64
ルネスタ®　478
ループス腎炎　132

ルボックス®　462
ルリコナゾール　443
ルリコン®　443

レ

冷式抗体　327
レイノー症状　132
レイノー病　190
レグパラ®　207, 209, 210
レジオネラ　236
レジメン　63
レスキュラ®　368
レスピラトリーキノロン　236, 239
レダコート®　112
レチノイン酸受容体　9
レチノイン酸症候群　9
裂肛　315
レナジェル®　207, 209, 210
レニベース®　381, 151, 187, 197, 217
レニン・アンギオテンシン・アルドステロン系　147
レニン-アンギオテンシン系阻害薬　195
レノグラスチム（遺伝子組換え）324
レバミピド　266, 267, 271
レビー小体　494
レビー小体型認知症　502
レペタン　296
レベチラセタム　486, 491
レボセチリジン塩酸塩　110, 116
レボチロキシンナトリウム　394, 395
レボドパ・カルビドパ配合剤　497
レボフロキサシン　225, 226, 227, 232, 235, 239, 260
レボホリナート　36, 37, 55
レミケード®　103, 314
レミニール®　505, 506
レリフェン　100
Lennox-Gastaut症候群　481
Lesch-Nyhan症候群　404
LES圧　277
RECIST効果判定基準　40
red neck症候群　419

ロ

ロイケリン®　13
ロイコトリエン　115, 118
ロイコボリン®　70, 99
ロイナーゼ®　13
労作性狭心症　168
老人性骨粗鬆症　87
ロカルトロール®　91

ロキソニン®　100, 230, 300
ロキソプロフェンナトリウム
　100, 230, 300
ロキタマイシン　249
ロコイド®　112
ローコール®　401
ロサルタン　150
ロサルタンカリウム　188, 381
ロセフィン®　226, 227
ローディングドーズ　416, 446

ロバスタチン　401
ロピナビル　142
ロヒプノール®　475
ロフラゼプ酸エチル　311
ロペミン®　304, 311
ロペラミド塩酸塩　304, 311
ロミプロスチム　73
log kill 仮説　11
Rome Ⅲ 診断基準　309, 310

ワ

ワソラン®　172
ワーファリン®　164, 215, 350, 352, 360
ワルファリン　351, 356
ワルファリンカリウム　164, 215, 350, 352, 360
ワンアルファ®　91, 207

外国語索引

A

ABK　413, 414
ACEI　149
ACPA　97
acquired immunodeficiency syndrome　137
ACS　167
ACTH　491
activating transcription factor　17
active potential duration　157, 158
acute coronary syndrome　167
acute kidney injury　200
acute lymphocytic leukemia　12
acute myeloid leukemia　8
acute promyelocytic leukemia　8
ADCC　22
adenocarcinoma　1
adjuvant chemotherapy　2
adult T-cell leukemia/lymphoma　20
AGML　263
AIDS　137
AIHA　328
AKI　200
ALL　12
allodynia　79
all-*trans* retinoic acid　9
ALT　280
AML　8
antibody-dependent cell-mediated cytotoxicity　22
anti-cyclic citrullinated peptide antibody　97
antithymocyte globulin　325
anti-TSH receptor antibody　392
APD　157, 158
APL　8
APTT　346, 361
ARB　149, 186, 195
ART　140, 144
aspartate　178
Aspergillus fumigatus　447
AST　178, 280
$α_1$-AT　252
AT-Ⅲ　360
ATF　17
ATG　325
ATLL　20
ATRA　9
augmentation therapy　471

B

BAP　90
behavioral and psychological symptoms of dementia　505
benign tumor　1
best supportive care　78
biochemical modulation　37
bipolar disorder　466
BMT　323
bone marrow transplantation　323
BPSD　505

C

carcinoma　1, 34
Cardiac Arrhythmia Suppression Trial　165
cardio-renal-anemia syndrome　206
CAST　165
CCC　56
CC chemokine receptor 4　23
CCR4　23
CD20　20
CD33　10
CDC　22
chemoreceptor trigger zone　462, 467
cholangiocellular carcinoma　56
chronic kidney disease　200
chronic myelogenous leukemia　15
chronic obstructive pulmonary disease　250
5,10-CH$_2$-THF　37
CK　178
CKD　200
CKD-MBD　207
CML　15
CMV　437
colorectal cancer　33
complement-dependent cytotoxicity　22
complement system　22
complete remission　8
compromised host　423, 424
COPD　250
COX　181
CPT-11　37
creatine kinase　178
Cryptococcus neoformans　450
CTX　90
CTZ　462, 467
CYP1A2　256, 265, 479
CYP3A4　14, 131, 265
CYP2C9　265
CYP2C19　182
CYP2D6　51, 265

D

DA　473
DAP　413, 414
dawn phenomenon　389
DDAVP　338, 339
deep vein thrombosis　359
dGTP　438
DIC　8, 339, 343
dihydropyrimidine dehydrogenase　45
dipeptidyl peptidase 4　386
directly observed therapy　259
disease modifying anti-rheumatic drugs　98
disseminated intravascular coagulation　8
disseminated intravascular coagulation syndrome　343
diurnal variation　466
DMARDs　98
dopamine　473
dose intensity　11, 51
DOT　259
DPD　45, 90
DPP-4　386
DSM-Ⅳ　474
DVT　359

E

EBM　32
EGFR　29, 31, 38, 39
end-stage kidney disease　201
enhanced permeability and retention　67
Entamoeba histolytica　455
EPA　355
epidermal growth factor receptor　29, 31, 39
EPS　475
ER　48
ErbB2　52
ESKD　201
estrogen receptor　48
Europian Stroke Initiative　353
EUSI　353
evidence based medicine　32
extranodal lymphoma　20
extra-pyramidal syndrome　475

F

fast kinetic drug　160
febrile neutropenia　73

FEV₁.₀   240, 247
% FEV₁.₀   247
FK binding protein   128
FKBP   128
FN   73
FOLFIRI   40, 42
FOLFOX4   35, 40, 41
FOLFOX6   40, 41
follicle-stimulating hormone   49
forced expiratory volume in one second   247
forced vital capacity   247
FRAX ®   89
FSH   49
FTD   502
5-FU   37, 45, 69
FVC   247

G

GABA   461
gamma aminobutyric acid   461
gastric carcinoma   2
gastroesophageal reflux disease   277
gastrointestinal stromal tumor   2, 17, 44
G-CSF   73
GERD   277
Ginkgo biloba   479
GIP   163, 377, 386
GIST   2, 17, 44
GLP-1   163, 377, 386, 388
glucagon-like peptide 1   163, 377, 386
glucose-dependent insulinotropic polypeptide   163, 377, 386
GLUT2   162
GOT   178
graft-versus-host disease   131
granulocyte colony stimulating factor   73
GVHD   131

H

HA   426
hANP   149
HbA₁C   389
HCC   56
HDAC   23
Helicobacter pylori   44, 263, 264, 269, 275
hemagglutinin   426
heparin-induced thrombocytopenia   360
hepatocellular carcinoma   56
HER2   45, 46, 48, 52
HHV-1   431

HHV-2   431
HHV-3   431
HHV-4   431
HHV-5   431
HHV-8   431
highly active anti-retroviral therapy   140
histone deacetylase   23
HIT   360
HIV   137, 439
hormone response element   136
H₂RA   264
HRE   136
11β-HSD   289
HSV   430
5-HT   461, 466, 473
HTLV1   20
human epidermal growth factor receptor type 2   46
human immunodeficiency virus   137, 439
human T-lymphotropic virus 1   20
11β-hydroxysteroid dehydrogenase   289
5-hydroxytryptamine   461, 466, 473
hyperdynamic state   123
hyperthyroidism   392
hypothyroidism   394

I

IABP   154
IAR   242
IBS   309
ICT   168
IDDM   375
idiopathic thrombocytopenic purpura   334
IFN   287
IFN/Ara-C   18
IgE   126
IK_ATP   162
IL-6   344
IL-12   114
immediate asthmatic response   242
infusion reaction   72
INR   358, 362
INSTI   140
intermediate kinetic drug   160
International Normalized Ratio   358, 362
International Prostate Symptom Score   219
International Union Against Cancer   35
intra-aortic balloon pumping   154
intracoronary stenting   168

intracoronary thrombolysis   168
intravenous hyperalimentation   203
invasive pulmonary aspergilosis   447
IPA   447
IPSS   218, 219
irritable bowel syndrome   309
ISA   171
ITP   334, 336
IVH   203
IVIgG   335

K

KIT   17

L

lactate dehydrogenase   178
L-AMB   446, 447
LAR   242
late asthmatic response   242
LDH   178
LDL-C   401
LH   49
LH-RH   49
lipopolysaccharide   344
liposarcoma   1
lower esophageal sphincter   277
LPS   344
luteinizing hormone   49
luteinizing hormone-releasing hormone   49
LZD   413, 414

M

major depressive disorder   466
malignant lymphoma   19
malignant tumor   1
MALT lymphoma   2, 20
mammalian target of rapamycin   60
MARTA   474, 476, 478
maximum tolerated dose   5
MCH   320
MCHC   320
MCV   320
MDI   246, 256
mean corpuscular hemoglobin   320
mean corpuscular hemoglobin concentration   320
mean corpuscular volume   320
median survival time   35, 39
metered dose inhaler   246, 256
methicillin resistant *S. aureus*   411
methotrexate   99
1-methyl-4-phenyl-1,2,3,6-tetrahydropyridine   494
mFOLFOX 6   35, 41

MI 177
MIC 238
mineral and bone disorder 207
MMI 393
MMP 97
modified FOLFOX 6 41
MOF 122
MPTP 494
MRSA 411
MST 36, 39
MTD 5
mTOR 60
MTX 99
mucosa-associated lymphoid tissue lymphoma 2, 20
multiacting-receptor-targeted antipsychotic agent 474
multiple myeloma 24
multiple organ failure 122
myocardial infarction 177

N

NA 426, 466
Na^+-K^+ ATPase 158
narrative based medicine 32
NaSSA 467
neoadjuvant chemotherapy 2
NERD 277
neuraminidase 426
NF-AT 128
NF-κB 25, 26
NIDDM 375
NNRTI 140
nodal lymphoma 20
non-erosive reflux disease 277
nonsteroidal anti-inflammatory drugs 98
noradrenaline 466
noradrenergic and specific serotonergic antidepressant 467
NRTI 140
NSAIDs 81, 98, 269, 407
NTX 90
NVAF 351

O

ODP 510
OGTT 379
oncogene 19
opportunistic infections 423
orotate phosphoribosyltransferase 46
ORS 304
OS 39
osteosarcoma 1
overall survival 39
2-oxoglutarate aminotransferase 178

P

PA 343
PAF 115
pallor 122
pancreatic endocrine tumor 54
parathyroid hormone 87
PBP2′ 411
PCI 178
PCP 451
PDQ® 63
peak expiratory flow rate 247
PEFR 242, 247
PEG-IFN-α2a 286
PEIT 57
peptidoglycan 344
percutaneous coronary intervention 178
percutaneous transluminal coronary angioplasty 168
perspiration 122
PFS 39
PGE_2 114
PGG_2 181
PGH_2 181
PGI_2 181, 345
PgR 48
pharmacodynamics 6
pharmacokinetics 6
PHN 434
phosphatidylinositol 355
PI 140, 355
α_2-PI 346
PMCT 57
PML-RARα 8
P-NET 54
Pneumocystis jiroveci 451
Pneumocystis pneumonia 451
postherpetic neuralgia 434
PPARγ 386
PPI 182, 264, 278
PPIC 348
progesterone receptor 48
progression free survival 39
prostration 122
protocol 63
proto-oncogene 19
PRSP 233, 238
PSA 63, 218
PSVT 161
psychomotor retardation 466
PT 358, 361
PTCA 168
PTE 359
PTH 87
PTSD 460
PTU 393

pulmonary insufficiency 122
pulmonary thromboembolism 359
pulselessness 122

R

RA 97
RECIST 39
regimen 63
Response Evaluation Criteria in Solid Tumors 39
reverse transcriptase 137
RFA 57, 58
rheumatoid arthritis 97
RT 137

S

SABA 252
sarcoma 1
SARS 440
SDA 474, 476
selective estrogen receptor modulator 50, 89
selective estrogen receptor downregulator 51
selective noradrenaline reuptake inhibitor 466
selective serotonin reuptake inhibitor 462, 466
SERD 51
SERM 50, 89
seroconversion 284
serotonin-dopamine antagonist 474
Serratia marcescens 421,
severe acute respiratory syndrome 440
short-acting β_2-agonist 252
SIRS 295
SLE 132, 211
slow kinetic drug 160
small round structured vivus 440
SN-38 37
SNRI 466
Somogyi effect 389
squamous cell carcinoma 1
SRSV 440
SSRI 462, 464, 466
St. John's wort 479
Staphylococcus aureus 411
systemic inflammatory response syndrome 295
systemic lupus erythematosus 132
systemic lupus erythematosus like syndrome 211

T

T₃ 392
T₄ 392
TACE 57, 58
TAE 58
TAM 238
TAT 348
TDM 325, 419
TEIC 413, 414
tetrahydrofolic acid 333
therapeutic drug monitoring 325, 419
thymidylate synthase 37
TIA 399
TIBC 319
Time above MIC 238
TNF-α 344, 345, 347
Torsade de pointes 162, 165
total cell kill 10
total iron binding capacity 319
total pain 78
total parenteral nutrition 203
t-PA 179, 344, 360
TPN 202, 203
TRAb 392
transitional cell carcinoma 1
Trichophyton mentagrophytes 442
Trichophyton rubrum 442
TS 37
TT 358
tumor 1
tumor lysis syndrome 26, 404
two-phase chemotherapy 258
TXA₂ 181

U

UGT1A1 37
UIBC 319
UICC 35
unsaturated iron binding capacity 319

V

vancomycin-resistant enterococcus 420
varicella-zoster virus 434
vascular endothelial growth factor 30, 38
VCM 413, 414
VEGF 30, 38
VEGFR 60
VRE 420
VZV 434

W

withdrawal syndrome 171